그림으로
쉽게
공부하는

핵심해부학

그림으로
쉽게
공부하는
핵심해부학

메디컬아카데미아 해부학연구회 편

아카데미아

그림으로 쉽게 공부하는 **핵심해부학**

1판 1쇄 발행 | 2023년 3월 2일
1판 2쇄 발행 | 2024년 3월 4일

메디컬아카데미아 해부학연구회 편

펴낸이 | 주용진
펴낸곳 | 도서출판 아카데미아
주　　소 | 경기도 안양시 동안구 시민대로 401 대륭테크노타운15차 2003호
전　　화 | 031-389-8811
팩　　스 | 031-389-8817
E-mail | books@academya.co.kr
http://www.academya.co.kr

ISBN 978-89-5938-504-1
값 43,000원

편 저 자   메디컬아카데미아 해부학연구회

도움주신 분   / 가나다순 /

강 양 훈 | 목포과학대학교 물리치료과

김 경 완 | 청암대학교 응급구조과

김 덕 원 | 전주비전대학교 응급구조학과

김 미 숙 | 춘해보건대학교 응급구조과

김 성 길 | 선문대학교 물리치료학과

김 여 진 | 원광보건대학교 간호학과

김 연 래 | 춘해보건대학교 방사선과

김 영 희 | 위덕대학교 간호학과

김 용 연 | 신구대학교 스포츠재활과

김 은 하 | 동원과학기술대학교 간호학과

김 익 성 | 동아보건대학교 응급구조과

김 인 경 | 송곡대학교 간호학과

김 정 삼 | 목포과학대학교 방사선과

김 주 홍 | 호원대학교 작업치료학과

김 진 욱 | 경동대학교 응급구조학과

김 철 용 | 울산과학대학교 물리치료과

김 철 태 | 건양대학교 응급구조학과

김 형 균 | 김천대학교 방사선학과

문 효 정 | 마산대학교 보건행정과

박 상 남 | 경동대학교 임상병리학과

박 시 화 | 원광보건대학교 물리치료과

박 정 숙 | 남부대학교 간호학과

박 진 홍 | 충청대학교 응급구조과

송 종 남 | 동신대학교 방사선학과

송 창 호 | 전북대학교 의과대학 해부학교실

양 대 중 | 세한대학교 물리치료학과

양 승 범 | 원광보건대학교 응급구조과

여 진 동 | 서라벌대학교 방사선과

오 승 휴 | 위덕대학교 물리치료학과

원 영 덕 | 전주기전대학교 응급구조과

이 종 원 | 서영대학교 임상병리과

이 준 호 | 대전대학교 응급구조학과

이 지 웅 | 서영대학교 임상병리과

이 진 화 | 우송대학교 응급구조과

이 창 현 | 우석대학교 한의예과

이 태 훈 | 남서울대학교 응급구조학과

이 행 기 | 수성대학교 방사선과

이 현 주 | 건양대학교 물리치료과

임 인 철 | 동의대학교 방사선학과

장 근 실 | 광양보건대학교 응급구조과

전 경 희 | 전남과학대학교 물리치료과

정 동 주 | 호서대학교 임상병리학과

정 우 석 | 전주기전대학교 응급구조과

조 광 호 | 백석문화대학교 방사선과

진 종 언 | 동강대학교 방사선과

최 고 야 | 경북전문대학교 간호학과

한 상 우 | 광주여자대학교 작업치료학과

한 상 현 | 대원대학교 방사선학과

한 용 수 | 한림성심대학교 방사선과

한 의 혁 | 전북대학교 의과대학 해부학교실

현 주 협 | 순천제일대학교 의료재활과

머리말

다년간 여러 해부학 교재를 출간하여 오면서 기존에 출간한 해부학 교재들에 대하여 많은 교수님과 학생들에게 호평을 받았지만, 한편으로는 좀 더 다양한 교육 여건과 학습 수준을 고려한 교재도 필요하다는 피드백도 받았다.

이러한 독자 여러분의 귀중한 의견과 요구에 부응하기 위해 메디컬아카데미아 해부학 연구회에서는 여러 교수님과 해부 관련 일러스트레이터 등 많은 분들의 도움을 받아 학교에서 요구하는 해부학 내용의 수준으로 정리하여 본서를 출판하게 되었다.

본서의 주요 특징은,

학생들이 반드시 이해하고 알아야 하는 주요 핵심 내용만을 정리하고 학습 분량과 난이도를 조정하여 어렵고 생소한 해부학을 쉽게 학습할 수 있도록 하였다. 좀 더 자세한 내용의 경우에는 별도의 표로 정리하여 참고할 수 있도록 하였다.

해부그림에는 본문에 설명된 부위 위주로 캡션을 넣어서 학생들이 해부학 구조를 바로 확인할 수 있도록 하였으며, 여기에 다양한 모식도 등을 추가하여 "그림으로 쉽게 공부하는"이라는 본서 제목처럼 해부학을 한층 더 쉽게 학습할 수 있도록 하였다.

본문 및 그림의 용어는 대한해부학회 해부학용어 여섯째판의 신용어를 기준으로, 구용어와 영어용어를 병기하여 학생들이 해부학을 학습하는 데 신·구 의학용어에 따른 어려움을 없게 하였다.

이 책에는 독자분들을 위한 좋은 교재를 만들고자 하는 저자와 출판사의 정성과 땀이 배어 있다. 특히, 많은 교수님들이 참여함으로써 한층 더 완성된 해부학 교재가 되었다. 이 자리를 빌어 감사의 말씀을 드린다.

많은 노력을 기울였지만 미처 알지 못한 오류나 부족한 부분이 있을 것이다. 판을 거듭 하면서 더 좋은 내용으로 보답할 것을 약속드린다.

아무쪼록 본서가 해부학을 학습하는 모든 분들에게 좋은 길잡이가 되기를 기원한다.

2023년 2월
메디컬아카데미아 해부학연구회

차 례

Chapter 3. 뼈대계통

Chapter 4. 관절계통

Chapter 5. 근육계통

Chapter 6. 순환계통

Chapter 7. 림프계통

Chapter 8. 소화계통

Chapter 9. 호흡계통

Chapter 10. 비뇨계통

Chapter 14. 감각기관

Chapter

1

해부학 총론

인체의 개요

인체는 한 사람 한 사람을 지탱하고 있는 생명체이며, 복잡한 구조와 정교한 기능이 있는 넓은 세계이다. 이런 신체의 세계를 탐험하기 위한 길잡이가 바로 해부학이다.

해부학은 현대의학의 모체인 서양의학의 출발점이다. 해부학을 배우면, 인체의 여러 구조가 어떻게 구성되어 있고, 어떠한 기능을 하며, 어떻게 발달해 왔는지 이해할 수 있는 기초지식을 가지게 된다.

인체를 설명하기 위한 기본적인 규칙과 신체 부위나 부분을 가리키는 용어가 정해져 있다. 인체의 구조와 기능을 이해하는 데에는 두 가지 접근 방법이 있다.

첫 번째는 부위별로 구성하는 구조물들을 설명하는 방법으로 **국소해부학** 또는 **비교해부학**이 있다. 즉, 몸의 부위에 따라 그 부위의 구조를 일괄적으로 다룬다.

두 번째는 기능에 따라 기관계통별로 설명하는 방법으로 **계통해부학**이 있다. 즉, 구조 및 기능상 서로 연관성이 있는 계통을 중심으로 학습하는 것을 말한다.

또한, 해부학의 지식을 외과해부학, 방사선해부학 등과 같이 어떤 특수 분야 또는 목적에 이용하기 위하여 체계화한 것이 있는데 이를 **응용해부학**이라고 한다.

이 책에서는 사람 몸의 구조를 계통해부학적으로 기술하였으며, 중점을 맨눈(육안)해부학에 두고 있다.

구조로 본 인체

1. 겉모습에서 부위 [그림 1-1]

인체를 겉에서 보면 **몸통** 동체/torso; trunk 을 중심으로 위쪽으로 **머리** head 가 돌출되어 있고, 몸통 위부분의 좌우로 **팔** arm 이 있고 몸통 아래부분에는 **다리** leg 가 있다.

몸통 앞쪽의 위부분에는 뼈대로 둘러싸인 **가슴** 흉부/chest 이 있고, 아래부분에는 근육으로 둘러싸인 **배** 복부/abdomen 가 있다. 몸통 뒤쪽에는 **등** 배부/back 이 있으며, 몸통 아래끝부분의 양쪽 다리 사이에 있는 부분은 **샅** 회음/perineum 이라고 한다.

머리 아래에는 가늘고 움직일 수 있는 **목** 경부/neck 이 있다. 목 위부분에는 상자 모양의 뼈대로 이루어진 **머리** 두/head 가 있다. 머리의 앞부분은 **얼굴** 안면/face 이며 눈, 귀, 코, 입이 있다.

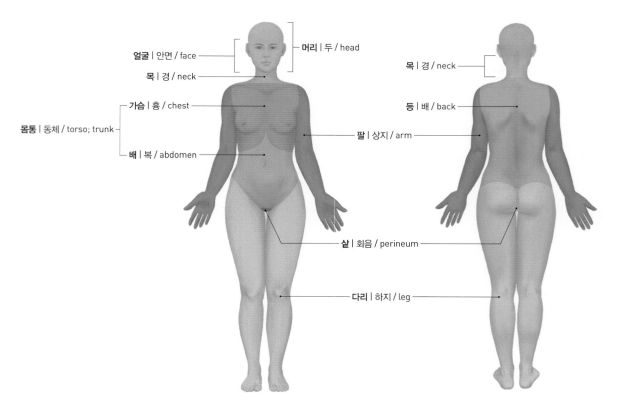

그림 1-1. **인체의 겉모습에서 부위**

2. 뼈대에 기초한 부위 [그림 1-2]

인체 구조는 뼈대로 이루어져 있기 때문에 뼈대를 기초로 부위를 구분하는 것이 바람직하다.

우선 중심축을 이루는 **몸통** 동체/torso; trunk 과 그곳에서 좌우로 뻗어 나온 2쌍의 **팔다리** 사지/extremity 로 구분한다.

몸통뼈대는 머리 뼈대를 이루는 **머리뼈** 두개/skull 와 목에서부터 아래로 뻗어 있는 **척주** vertebral column 로 이루어져 있다. 척주의 가슴부위에는 **가슴** 흉곽/thorax 이라고 하는 바구니 모양의 뼈대가 더해지고 척주 아래쪽 끝부분은 다리와 연결되는 **골반** pelvis 을 이루고 있다. 즉 몸통뼈대는 머리뼈, 가슴, 골반의 3부분으로

되어 있고, 그 사이에는 움직임이 가능한 목과 허리가 있다. 척주는 **목뼈** 경추/cervical vertebra, **등뼈** 흉추/thoracic vertebra, **허리뼈** 요추/lumbar vertebra, **엉치뼈** 천추/sacral vertebra, **꼬리뼈** 미추/coccygeal vertebra 로 구분한다.

팔다리에는 **팔** 상지/upper limb; upper extremity 과 **다리** 하지/lower limb; lower extremity 가 있다. **팔이음부위** 상지대/shoulder girdle 와 **다리이음부위** 하지대/pelvic girdle 는 각각 팔과 다리의 시작 부위이며, 몸통과 이어주는 부위이기도 하다. 겉모습으로는 몸통에 포함되어 있지만 기능적으로는 팔과 다리의 일부로 움직인다. 팔이음부위와 다리이음부위 각각에 이어지는 팔과 다리부위는 **자유팔뼈** 자유상지골/bones of free part of upper limb 와 **자유다리뼈** 자유하지골/bones of free part of lower limb 로 구성되어 있다.

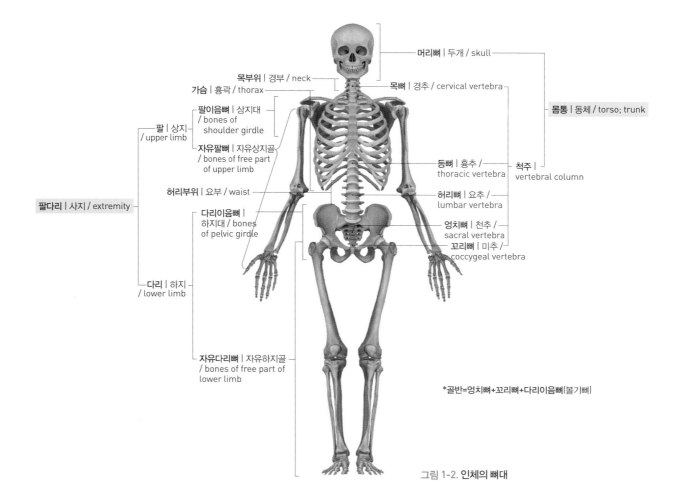

머리뼈 | 두개 / skull

목부위 | 경부 / neck

가슴 | 흉곽 / thorax

목뼈 | 경추 / cervical vertebra

팔이음뼈 | 상지대 / bones of shoulder girdle

몸통 | 동체 / torso; trunk

팔 | 상지 / upper limb

자유팔뼈 | 자유상지골 / bones of free part of upper limb

등뼈 | 흉추 / thoracic vertebra

척주 | vertebral column

허리부위 | 요부 / waist

허리뼈 | 요추 / lumbar vertebra

팔다리 | 사지 / extremity

다리이음뼈 | 하지대 / bones of pelvic girdle

엉치뼈 | 천추 / sacral vertebra

꼬리뼈 | 미추 / coccygeal vertebra

다리 | 하지 / lower limb

자유다리뼈 | 자유하지골 / bones of free part of lower limb

*골반=엉치뼈+꼬리뼈+다리이음뼈(볼기뼈)

그림 1-2. **인체의 뼈대**

3. 각 부위별 부위

1) 머리얼굴부위 [그림 1-3]

머리 head 는 동물이나 인간의 신체 중에서도 가장 특별한 부위이다. 우선 1) 뇌라고 하는 신경계통의 중추가 있고, 2) 눈, 귀, 코와 같은 특수감각기관이 있으며, 3) 입, 코와 같은 소화기관과 호흡기관의 입구가 있다.

개체의 생존에 있어 중요한 이들 기관들은 동물인 경우에는 신체의 가장 앞쪽 끝부분에 위치하고, 인간은 직립해 있기 때문에 가장 높은 위치에 있다.

2) 목부위 [그림 1-4]

목 경부/neck 은 머리와 가슴 사이에 있는 몸통의 잘록한 부위이며 팔로도 연결된다.

3) 가슴부위 [그림 1-5]

몸에서 가장 두꺼운 부분은 **몸통** 동체/torso; trunk 이고 그 위쪽 절반은 **가슴** 흉부/thorax, 아래쪽 절반은 **배** 복부/abdomen 이다. 가슴벽은 **가슴우리** 흉곽/thoracic cage 라고

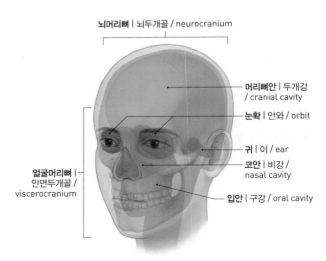

그림 1-3. **머리의 개요**

하는 뼈대로 구성되어 있으며 배벽은 주로 근육으로 이루어져 있다.

가슴부위의 위쪽은 잘록한 **목** 경부/neck 으로 이어져 있다. 또한 가슴부위 위가쪽에는 **어깨** 견/shoulder 가 있으며 양쪽 팔로 이어지는 팔이음뼈가 있다.

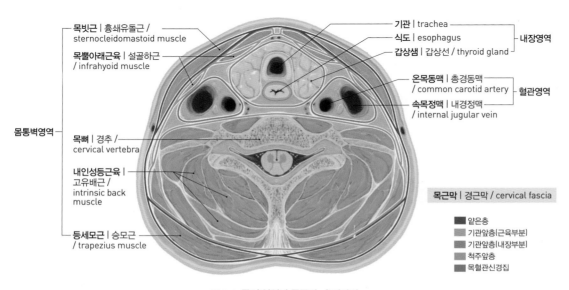

그림 1-4. **목의 영역과 목근막, 수평단면**

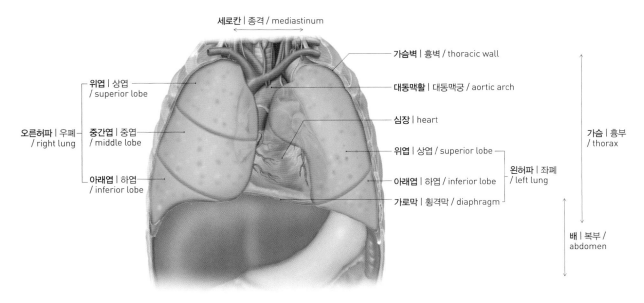

세로칸 | 종격 / mediastinum

가슴벽 | 흉벽 / thoracic wall

위엽 | 상엽 / superior lobe

대동맥활 | 대동맥궁 / aortic arch

오른허파 | 우폐 / right lung

심장 | heart

중간엽 | 중엽 / middle lobe

위엽 | 상엽 / superior lobe

왼허파 | 좌폐 / left lung

아래엽 | 하엽 / inferior lobe

아래엽 | 하엽 / inferior lobe

가로막 | 횡격막 / diaphragm

가슴 | 흉부 / thorax

배 | 복부 / abdomen

그림 1-5. **가슴의 개요**

4) 배부위 (그림 1-6)

몸의 두꺼운 부분이 **몸통** 동체/torso; trunk 이며 그 위쪽 절반 부분이 **가슴** 흉부/thorax 이고 아래쪽 절반 부분이 **배** 복부/abdomen 이다. 배의 아래쪽에는 **골반** pelvic part 이 있어서 배의 내장을 받치고 있다. 가슴에는 가슴우리 라고 하는 뼈대가 있고 골반에는 골반뼈가 있으며 배 벽은 주로 근육으로 되어있다. 배 높이의 등과 이어진 아래쪽은 **허리** 요/loin 라고 한다.

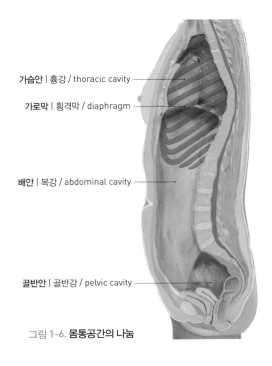

가슴안 | 흉강 / thoracic cavity

가로막 | 횡격막 / diaphragm

배안 | 복강 / abdominal cavity

골반안 | 골반강 / pelvic cavity

그림 1-6. **몸통공간의 나눔**

5) 몸표면에서 배의 구분〔그림 1-7〕

몸표면에서 본 배는 가슴우리보다 아래쪽에 있고, 골반보다 위쪽에 있으며, 근육으로 된 벽으로 둘러싸여 있다. 뒤쪽의 척주와 그 주변은 등부위에 포함된다. 임상적으로 통증의 위치와 촉진 내용을 기록하기 위해 수직면과 수평면을 사용해 배의 부위를 나눈다.

● 9개의 배부위

2개의 수직면(양쪽 **빗장중간면**)과 2개의 수평면(**갈비밑면**과 **결절사이면**)에 의해 나뉜다. 중앙부위가 3개의 부위(**명치부위** 상위부/epigastric region, **배꼽부위** 제부위/umbilical region, **두덩부위** 치골부/pubic region)로, 가쪽부분은 각각 3개의 부위(**갈비밑부위** 하늑부/hypochondriac region, **옆구리부위** 측복부/lateral region, **고샅부위** 서혜부/inguinal region)로 나뉜다.

● 배의 사분역

하나의 수직면(정중면)과 하나의 수평면(배꼽면)에 의해 **오른 · 왼위사분역** 우 · 좌상복부/right · left upper quadrant과 **오른 · 왼아래사분역** 우 · 좌하복부/right · left lower quadrant으로 나뉜다. 임상의사들은 영문약어(RUQ, RLQ, LUQ, LLQ)를 많이 사용한다.

6) 골반부위〔그림 1-8〕

골반부위 골반부/pelvic part 는 몸통의 가장 아래부분에 있다. **배** 복부/abdomen 의 아래쪽으로 연결되며 배안 내장을 아래에서 받치고 있다. 골반부위는 2부분으로 나뉜다. 위부분인 큰골반은 배안의 바닥을 형성하고, 아래부분인 작은골반은 골반안을 둘러싼다.

샅 회음/perineum 은 앞쪽의 두덩뼈와 뒤쪽의 꼬리뼈 사이에서 좌우 넓적다리 사이에 끼어있는 영역이며, 골반바닥 아래쪽에 있다. 소화관의 출구(항문)와 비뇨기관의 출구(요도), 남성과 여성의 바깥생식기가 있다.

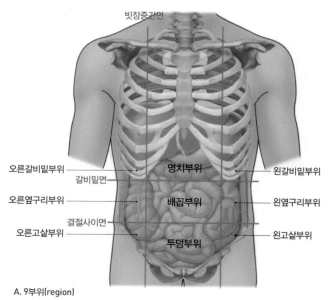

빗장중간면

오른갈비밑부위
갈비밑면
오른옆구리부위
결절사이면
오른고샅부위

명치부위
배꼽부위
두덩부위

왼갈비밑부위
왼옆구리부위
왼고샅부위

A. 9부위(region)

그림 1-7. **배부위**

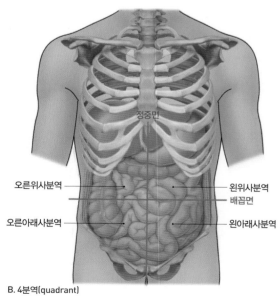

정중면

오른위사분역
오른아래사분역

왼위사분역
배꼽면
왼아래사분역

B. 4분역(quadrant)

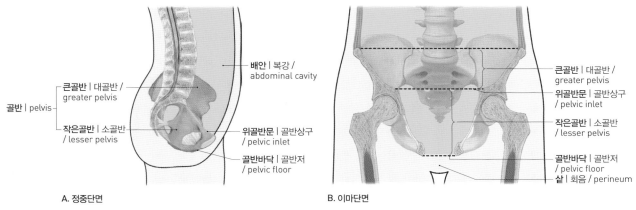

A. 정중단면

B. 이마단면

그림 1-8. 큰골반과 골반안

7) 등부위(그림 1-9)

등부위 배부/back 는 몸통 뒤쪽에 있는 척주와 그 주변 영역이다. 등부위 중에서 목부위 뒤쪽은 **목덜미** 항/nucha 라고 부르며 배부위 뒤쪽은 **허리** 요/loin 라고 한다.

8) 팔부위(그림 1-10)

팔 상지/upper limb 은 몸통 위부분에서 양옆으로 돌출 되어 있는 부위를 말한다. 팔이음부위, 위팔, 아래팔, 손의 4부분으로 나뉘며 큰 관절을 이루는 부위에 따라

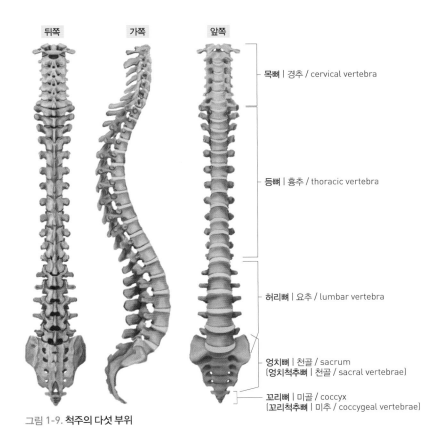

뒤쪽   가쪽   앞쪽

목뼈 | 경추 / cervical vertebra

등뼈 | 흉추 / thoracic vertebra

허리뼈 | 요추 / lumbar vertebra

엉치뼈 | 천골 / sacrum
[엉치척추뼈 | 천골 / sacral vertebrae]

꼬리뼈 | 미골 / coccyx
[꼬리척추뼈 | 미추 / coccygeal vertebrae]

그림 1-9. 척주의 다섯 부위

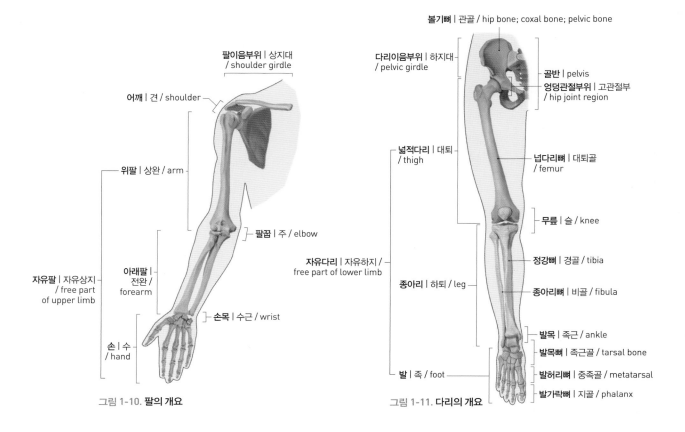

그림 1-10. 팔의 개요

그림 1-11. 다리의 개요

분리되어 있다.

팔이음부위는 팔이 몸통에서 나오는 부위에 해당한다. 겉으로 보면 몸통에 포함되어 있는 것처럼 보인다. **위팔, 아래팔, 손**은 몸통에서 바깥으로 튀어나와 있는 부분이며 이들을 **자유팔** 자유상지/free part of upper limb 이라고 한다.

9) 다리부위(그림 1-11)

다리 하지/lower limb 는 몸통의 아래 부분에서 아래쪽으로 뻗어 나와 있는 구조이며 다리이음부위, 넓적다리, 종아리, 발의 4부분으로 나뉘어져 있다. 뼈대는 큰 관절에 의해 분리되어 있다.

다리이음부위는 다리의 바닥부분에 해당하며 외견상 몸통에 포함되어 있는 것처럼 보인다. **넓적다리, 종아리, 발**은 몸통에서 아래쪽으로 뻗어 나와 있는 부분이며 이들을 묶어서 **자유다리** 자유하지/free part of lower limb 라고 한다.

해부학의 기본용어

1. 해부학자세 (그림 1-12)

인체의 부위와 구조물의 위치를 명료하게 표시하고 통일성 있게 기술하기 위한 표준자세를 **해부학자세** anatomical position 라고 한다. 즉, 해부학자세란 1) 발 끝부분이 앞쪽을 향하도록 양쪽 발을 나란히 해서 똑바로 서고, 2) 손바닥이 앞쪽을 향하도록 해서 양쪽 손을 몸통 옆에 두고, 3) 얼굴은 정면을 향해 앞쪽을 바라보는 것을 말한다. 이 자세에서 면, 위치, 방향 및 운동을 나타내는 용어들을 간추려 보면 다음과 같다.

2. 몸의 면에 대한 용어 (그림 1-13A)

신체의 방향을 기술하기 위해서는 서로 직각으로 교차하는 3개의 단면을 기준으로 한다.

시상면 sagittal plane | 앞뒤 방향에서 수직으로 자른 면이며 신체를 좌우로 나눈다. 시상면 중에서 신체의 가운데를 통과해 좌우를 정확히 반으로 나누는 면을 **정중면** median plane 이라고 한다.
이마면 전두면/frontal plane (관상면 coronal plane) | 좌우 방향에서 수직으로 자른 면이며, 신체를 앞뒤로 나눈다.
가로면 횡단면/transverse plane (수평면 horizontal plane) | 지면과 평행한 면, 또는 신체의 축에 대해 직각을 이루도록 가로 방향에서 자른 면이며, 신체를 위아래로 나눈다.

3. 방향을 나타내는 용어 (그림 1-13B)

방향이나 위치관계를 나타내기 위해 다음과 같이 짝지은 용어를 사용한다.

앞 전/anterior / 뒤 후/posterior (배쪽 복측/ventral / 등쪽 배측/dorsal) | 인체는 앞쪽에 배가 있고 뒤쪽에 등이 있다. 동물은 앞쪽에 머리가 있고 뒤쪽에 꼬리가 있다. 인간과 동물 공통으로 방향을 나타내는 경우에는 배쪽 / 등쪽을 사용한다.

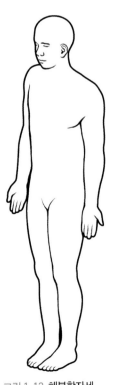

그림 1-12. **해부학자세**

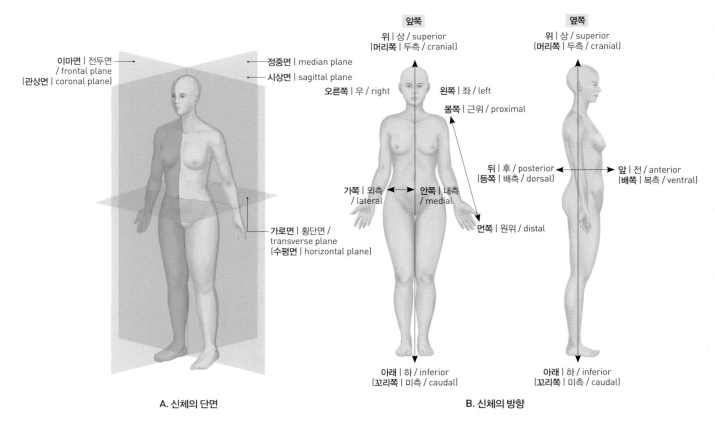

A. 신체의 단면　　　　　　　　　　**B. 신체의 방향**

그림 1-13. **신체의 단면과 방향을 나타내는 용어**

위 상/superior / 아래 하/inferior (머리쪽 두측/cranial / 꼬리쪽 미측/caudal) | 인체는 위쪽에 머리가 있고 아래쪽에 발이 있다. 동물은 위쪽에 등이 있고 아래쪽에 배가 있다. 인간과 동물 공통으로 방향을 나타내는 경우에는 머리쪽 / 꼬리쪽을 사용한다.

오른 우/right / 왼 좌/left | 관찰 대상 인체 기준에서 오른쪽 / 왼쪽이다. 관찰자 기준에서 본 오른쪽 / 왼쪽이 아님을 주의해야 한다.

안쪽 내측/medial / 가쪽 외측/lateral | 정중면과의 위치관계를 나타낸다. 안쪽은 정중면과 가까운 쪽이고 가쪽은 정중면에서 먼 쪽이다.

속 내/internal / 바깥 외/external | 신체중심과의 위치관계를 나타낸다. 속은 중심과 가까운 쪽이고 바깥은 중심에서 먼 쪽이다.

얕은 천/superficial / 깊은 심/deep | 신체표면과의 위치관계를 나타낸다. 얕은쪽은 신체표면에 가까운 쪽이고 깊은쪽은 신체표면에서 먼 쪽이다.

몸쪽 근위/proximal / 먼쪽 원위/distal | 몸통에서 주변으로 뻗어나간 구조에 대해 사용한다. 몸쪽은 몸통에서 가까운 쪽이고 먼쪽은 몸통에서 먼 쪽이다.

4. 운동을 나타내는 용어 (그림 1-14)

신체에서 일어나는 운동을 설명하기 위해 다음과 같이 짝지은 용어를 사용한다.

굽힘 굴곡/flexion / 폄 신전/extension | 관절을 사이에 둔 2개의 부분이 각도를 바꾸는 운동이다. 굽힘은 각도를 줄이고 폄은 각도를 180°에 가깝게 넓힌다.

벌림 외전/abduction / 모음 내전/adduction | 축(또는 정중면)으로부터 거리(또는 각도)를 바꾸는 운동이다. 벌림은 축에서 멀어지고 모음은 축에 가까워진다. 이러한 운동을 담당하는 근육을 **벌림근육** 외전근/abductor muscle / **모음근육** 내전근/adductor muscle 이라고 한다.

돌림 회전/rotation | 축을 중심으로 회전하는 운동이며 일반적으로 **가쪽돌림** 외회전/external rotation / **안쪽돌림** 내회전/internal rotation 이라고 한다. 아래팔의 운동은 **뒤침** 회외/supination / **엎침** 회내/pronation 이라고 한다. 가쪽돌림과 뒤침은 바깥쪽으로 돌리는 것으로 팔다리의 앞쪽이 바깥쪽으로 향한다. 안쪽돌림과 엎침은 안쪽으로 돌리는 것으로 팔다리의 앞쪽이 정중앙으로 향한다.

올림 거상/elevation / 내림 하제/depression | 신체의 어느 한 부분을 위아래로 움직이는 운동이다. 이러한 운동을 담당하는 근육을 **올림근육** 거근/levator muscle / **내림근육** 하제근/depressor muscle 이라고 한다(예: 어깨올림근, 입꼬리내림근).

조임 괄약/constriction / 확대 산대/dilation | 구멍을 닫거나 여는 운동이다. 이러한 운동을 담당하는 근육을 **조임근육** 괄약근/sphincter / **확대근육** 산대근/dilator muscle 이라고 한다(예: 바깥항문조임근, 동공확대근).

5. 몸 부위 형태와 관계있는 용어 (그림 1-15)

1) 돌출부위 용어

관절융기 과/condyle | 관절부위에서 둥글게 튀어나온 모양

위관절융기 상과/epicondyle | 융기 위쪽

돌기 process | 크고 무디게 튀어나온 모양

결절 tubercle | 작게 튀어나온 모양

가시 극/spine | 가늘고 뾰족하게 튀어나온 모양

거친면 조면/tuberosity | 작게 튀어나와 면을 이루는 모양

거친선 조선/linea aspera | 작게 튀어나와 선을 이루는 모양

능선 능/crest; ridge | 무디게 튀어나와 길게 늘어진 모양

면 facet | 매끈한 표면

선 line | 가늘게 튀어나와 선을 이루는 모양

2) 함몰부위 용어

오목(우묵) 와/fossa | 움푹 꺼진 모양

고랑 구/groove | 길게 움푹 파인 모양

굴 동/sinus | 뼈 속이 파인 모양

구멍 공/foramen | 뼈를 관통하는 구멍

관 canal | 구멍이 길어져 생긴 긴 공간

틈새 열/fissure | 갈라진 것처럼 생긴 틈새

패임 절흔/notch | 뼈의 모서리가 움푹 들어간 모양

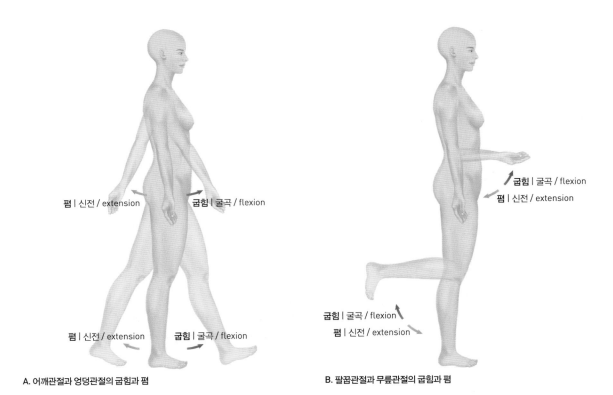

펴 | 신전 / extension   굽힘 | 굴곡 / flexion

펴 | 신전 / extension   굽힘 | 굴곡 / flexion

A. 어깨관절과 엉덩관절의 굽힘과 폄

굽힘 | 굴곡 / flexion
폄 | 신전 / extension

굽힘 | 굴곡 / flexion
폄 | 신전 / extension

B. 팔꿉관절과 무릎관절의 굽힘과 폄

가쪽돌림 | 외회전 /
external rotation
안쪽돌림 | 내회전 /
internal rotation

벌림 | 외전 / abduction

모음 | 내전 / adduction

가쪽돌림 | 외회전 / external rotation
안쪽돌림 | 내회전 / internal rotation

벌림 | 외전 / abduction   모음 | 내전 / adduction

C. 팔과 다리의 벌림과 모음, 가쪽돌림과 안쪽돌림

엎침 | 회내
/ pronation   뒤침 | 회외
/ supination

D. 아래팔의 뒤침과 엎침

그림 1-14. **운동용어**

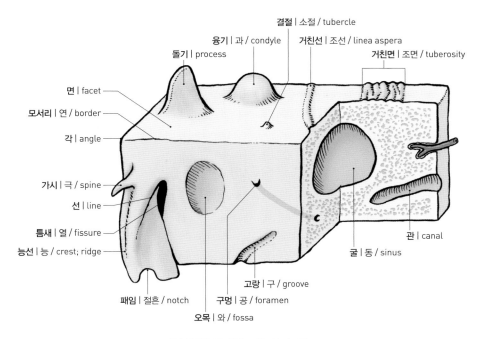

그림 1-15. **뼈의 특징을 보여주는 가상의 뼈그림**

기관과 계통

인체에는 다양한 **기관(장기)** organ 이 있으며 각각 고유의 기능을 하고 있다. 기관이 하는 다양한 기능은 몇 가지 기능그룹으로 모아지며, 기능그룹은 각각 **기관계통** 기관계/organ system 으로 묶을 수 있다.

인체의 기능은 식물성기능과 동물성기능으로 크게 구분된다.

1. 식물성기능의 기관계통 (그림 1-16)

소화계통 소화기계/digestive system | 입에서 시작해서 배부위의 위, 작은창자, 큰창자가 중심이 되는 소화관과 간과 이자 등의 부속샘으로 이루어져 있다. 위와 창자는 음식물을 소화해서 영양분을 흡수하고 간은 영양소의 대사 활동을 한다.

호흡계통 호흡기계/respiratory system | 코와 입에서 시작하고 후두와 이어지는 가슴부위의 기도와 허파(폐)로 이루어져 있다. 허파에서 외부 공기와 교환이 이루어져서 산소를 혈액으로 흡수하고 이산화탄소를 몸밖으로 배출한다.

비뇨계통 비뇨기계/urinary system | 소변을 만드는 콩팥과 배뇨가 이루어지는 요관, 방광, 요도로 이루어져 있다. 소변을 생성해서 체액의 양과 성분을 조절하고, 체내의 불필요한 물질을 배출한다.

순환계통 순환기계/circulatory system | 혈액을 내보내는 심장과 혈액을 온몸으로 운반하는 혈관으로 이루어져 있다. 혈액을 순환시켜서 신체의 각 부위로 물질을 제공하고 회수한다.

생식계통 생식기계/reproductive system | 남성과 여성의 구조가 다르다. 남성의 고환에서 정자를 만든다. 여성의 난소에서 난자를 만든다. 정자와 난자가 만나 수정란이 되고, 자궁에 착상하게 된다. 자궁에서 태아가 성장하고, 출산을 통해 몸밖으로 나오게 된다.

내분비계통 내분비계/endocrine system | 뇌하수체, 갑상샘, 부신, 이자의 랑게르한스섬 등의 내분비샘과 여러 곳에 흩어져 있는 내분비세포가 있다. 호르몬을 체내에 분비해서 기관과 세포의 기능을 조절한다.

림프계통 면역계/immune system | 면역계통의 세포가 모여 있는 림프조직은 림프절, 내장의 점막, 지라 등에 있다. 병원체나 이물질에 대해 면역 반응을 나타내며, 신체를 방어한다.

소화계통, 호흡계통, 비뇨계통은 모두 외부와 물질 교환을 하며, 아래와 같은 공통적인 특징을 가지고 있어서 3대 내장이라고 한다.

- 외부와 연결되어 있다.
- 넓은 표면적을 가지고 있다.
- 혈류량이 많다.

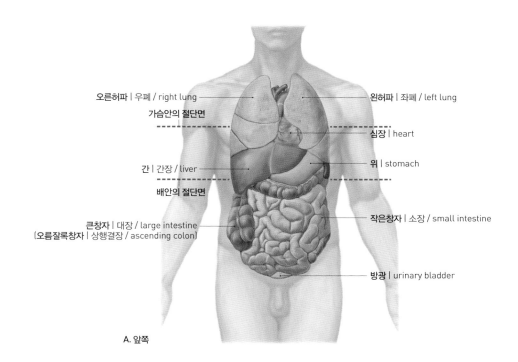

A. 앞쪽

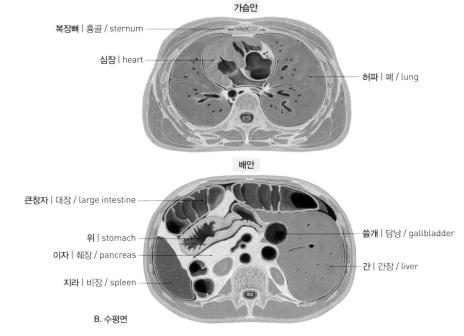

B. 수평면

그림 1-16. 식물성기능의 기관계통(내장)

2. 동물성기능의 기관계통 (그림 1-17)

뼈대계통 골격계/skeletal system | 온몸의 206개의 뼈와
연골, 관절 등으로 이루어져 있다. 뼈대를 이루며
신체를 지지한다.

근육계통 근계/muscular system | 팔 근육, 다리 근육, 몸통
근육, 머리부위 근육 등으로 나뉜다. 뼈대근육으로
이루어져 있으며 온몸의 뼈대를 움직여서 운동을
한다.

피부계통 외피계/integumentary system | 온몸을 덮고 있는

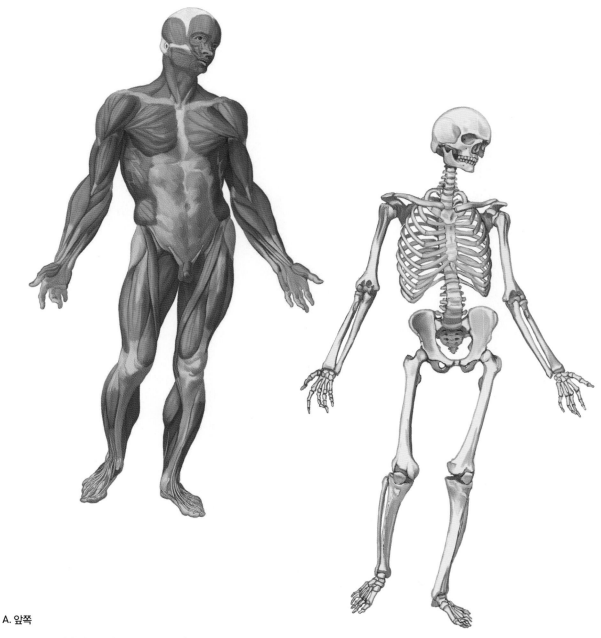

A. 앞쪽

그림 1-17. **몸벽의 개요: 근육계통과 뼈대계통** (다음 페이지에 계속됨)

피부이며 상피조직인 표피와 결합조직인 진피로 이루어져 있다. 신체를 외부로부터 보호하고 감각을 받아들인다.

신경계통 신경계/nervous system | 중추신경인 뇌와 척수, 그곳으로 들어가고 나오는 말초신경으로 이루어져

있다. 말초신경은 뇌와 온몸을 연결해서 정보를 받아들이고 보내는 기능을 담당한다.

감각계통 감각기계/sensory system | 머리부위에 있는 특수 감각기관으로 이루어져 있다. 눈은 시각을, 귀는 청각을, 코는 후각을 담당한다.

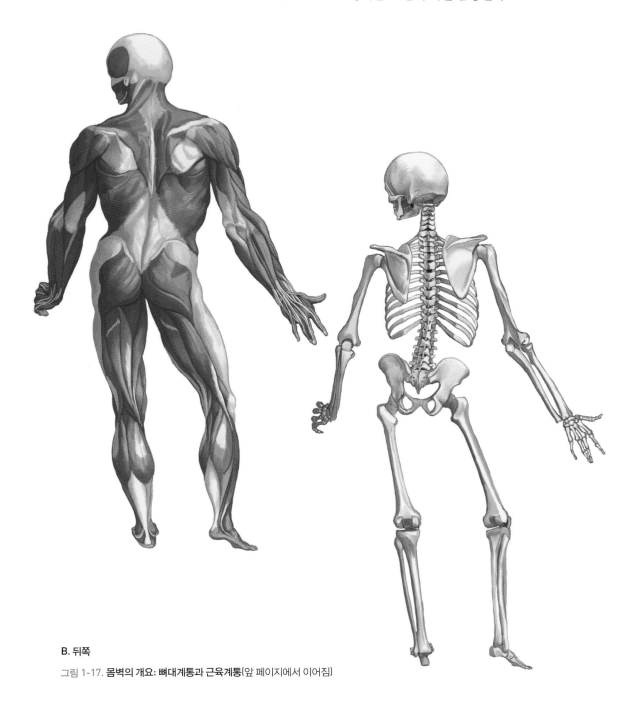

B. 뒤쪽

그림 1-17. **몸벽의 개요: 뼈대계통과 근육계통**(앞 페이지에서 이어짐)

몸속의 공간[그림 1-18]

몸속의 공간은 내장기관을 보호해 주고, 구분 지어 주고, 지지해 주는 몸속 공간이다. 뼈, 근육, 인대들에 의해 몸속의 공간이 서로 구분된다.

1. 머리뼈안과 척주안

머리뼈에 의해 형성되는 **머리뼈안** 두개강/cranial cavity 에는 뇌가 들어 있으며, 척추뼈로 만들어지는 **척주안** vertebral cavity 은 척수를 담고 있다.

2. 가슴안

가슴안 흉강/thoracic cavity 은 갈비뼈, 가슴근육, 복장뼈와 척주의 가슴부분에 의해 만들어지는 공간이다. 가슴안 내부에는 심장을 둘러싸고 있는 **심장막안** 심막강/pericardial cavity 과 양쪽 허파를 싸고 있는 두 개의 **가슴막안** 흉막강/pleural cavity 이 있다. 가슴안 중앙에는 **세로칸** 종격/mediastinum 이라고 불리는 해부학 부위가 있다. **가로막** 횡격막/diaphragm 은 가슴안과 배골반안을 분리시켜 주는 반구형의 근육이다.

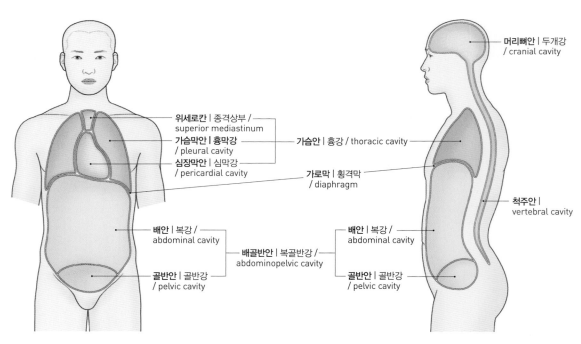

위세로칸 | 종격상부 / superior mediastinum
가슴막안 | 흉막강 / pleural cavity
심장막안 | 심막강 / pericardial cavity
머리뼈안 | 두개강 / cranial cavity
가슴안 | 흉강 / thoracic cavity
가로막 | 횡격막 / diaphragm
척주안 | vertebral cavity
배안 | 복강 / abdominal cavity
배골반안 | 복골반강 / abdominopelvic cavity
골반안 | 골반강 / pelvic cavity
배안 | 복강 / abdominal cavity
골반안 | 골반강 / pelvic cavity

그림 1-18. **몸안**

3. 배골반안

배골반안 ^{복골반강/abdominopelvic cavity} 은 가로막에서부터 고샅부위까지 공간으로 배벽근육과 골반의 뼈와 근육으로 둘러싸여 있다. **배안** ^{복강/abdominal cavity} 에는 위, 간,

쓸개, 작은창자, 큰창자의 대부분이 담겨 있다. **골반안** ^{골반강/pelvic cavity} 은 방광, 큰창자의 일부, 생식계통의 내부 기관들을 담고 있다. 가슴안과 배골반안에 들어 있는 기관들을 **내장** ^{viscera} 이라고 한다.

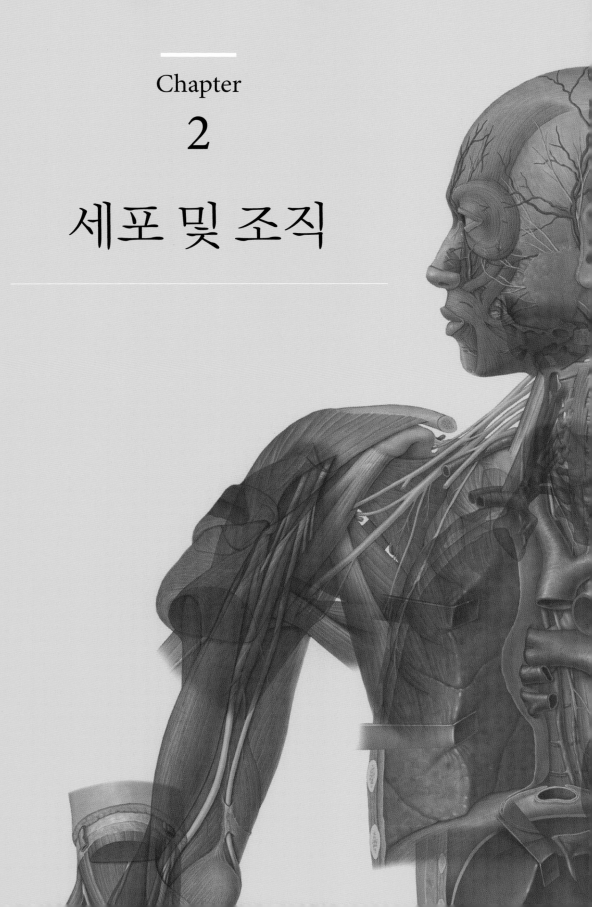

Chapter

2

세포 및 조직

세포 및 조직의 개요

인체는 다양한 구조가 모여서 이루어진 것이다. 그중에서도 신체를 만드는 구조에서, 육안으로 보이는 형태를 가진 것은 **기관** organ 이라고 부른다. 예를 들어 간이나 심장 등이 기관의 예이다. 또한 세밀하게 현미경으로 들여다 보면 **세포** cell 라고 하는 생명의 단위가 되는 작은 구조가 보인다. 인체는 약 60조개의 세포로 구성되어 있다.

인체는 기관이나 세포가 무질서하게 모여 있는 것이 아니라 공통의 기능을 가진 기관이 모여서 **기관계통** organ system 이라고 하는 기능계통 (시스템)을 만들고 있다. 기관을 만드는 소재는 몇 가지 종류의 세포가 모여 이루어져 있으며 이를 **조직** tissue 이라고 한다.

세포

모든 생명체를 이루는 가장 작은 기본 구성요소는 **원자** atom 이며, 원자가 모여 **분자** molecule 를 이루며, 많은 분자가 모여 생명체의 구조와 기능의 기본단위가 되는 **세포** cell 를 이룬다. 인간의 신체는 무수히 많은 세포로 구성되어 있다.

1. 세포의 구조 (그림 2-1)

세포는 세포마다 그 기능에 따라 다양하게 분화하여 특징적인 구조를 갖지만 공통된 기본적인 구조를 가지고 있다. 세포를 구성하는 기본적인 성분은 다음과 같다.

원형질 protoplasm | 원형질은 점성이 강한 반투명의 액체로 모든 동식물의 기본적인 구성요소이다.

핵질 necleoplasm 은 세포핵의 원형질이며 복제기능을 담당한다. **세포질** cytoplasm 은 핵을 둘러싸고 있는 세포체의 원형질로서 원료를 에너지로 바꾸는 역할을 담당하며 대부분의 합성활동이 일어나는 곳이다.

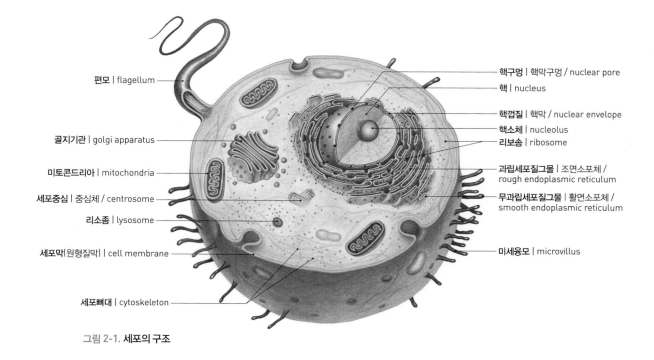

편모 | flagellum
골지기관 | golgi apparatus
미토콘드리아 | mitochondria
세포중심 | 중심체 / centrosome
리소좀 | lysosome
세포막(원형질막) | cell membrane
세포뼈대 | cytoskeleton

핵구멍 | 핵막구멍 / nuclear pore
핵 | nucleus
핵껍질 | 핵막 / nuclear envelope
핵소체 | nucleolus
리보솜 | ribosome
과립세포질그물 | 조면소포체 / rough endoplasmic reticulum
무과립세포질그물 | 활면소포체 / smooth endoplasmic reticulum
미세융모 | microvillus

그림 2-1. **세포의 구조**

세포막 cell membrane/원형질막 plasma membrance | 세포막은 지질분자들이 두 층을 이루고 있고, 그 사이사이에 여러 단백질분자가 다양하게 끼어 들어가 있는 구조를 갖는다. 기능은 외부의 위험으로부터 세포를 보호하고 외부와의 경계를 만들며, 물질들이 드나드는 투과성을 조절한다.

핵 nucleus | 세포 안에는 보통 한 개의 핵(세포핵)이 있으며, 형태는 거의 구형에 가깝다. 핵은 안과 밖에 두 장의 막(핵껍질)으로 둘러싸여 있다. 핵껍질의 여기저기에는 핵구멍이 있어서 핵의 내부와 그 외부의 세포질 사이에 교류를 가능하게 한다. 핵 안에는 그물모양구조를 나타내는 한 개나 여러 개의 **핵소체** nucleolus 가 보인다. 세포의 종류에 따라서 핵의 수나 형태는 서로 약간씩 다르다.

핵에는 **데옥시리보핵산** deoxyribonucleic acid, DNA 이 **히스톤** histone 이라고 하는 단백질과 합성되고 저장되어진다. 세포분열이 진행되면 DNA와 히스톤이 응집해서 **염색체** chromosome 가 된다. DNA는 유전정보를 저장하는 분자이며 인체의 설계도로서 기능하고 있다. 핵소체에는 **리보핵산** ribonucleic acid, RNA 이 모여 있다. RNA는 DNA의 유전정보를 복사해서 핵에서 세포질로 옮기는 등의 기능을 한다.

2. 세포소기관

세포를 구성하는 내용 중에는 핵을 제외한 부분을 **세포질** cytoplasm 이라고 부른다. 세포질에는 세포소기관이 있다. **세포소기관** cell organelle 에는 다양한 종류가 있으며, 그 대부분은 세포막과 동일한 종류의 막으로 둘러싸여 있다. 그 외에는 세포뼈대라고 불리는 섬유형태의 구조물이 있어서 세포의 구조를 유지하거나 운동을 행하기도 한다.

미토콘드리아 mitochondria | 0.5~1 μm 정도의 구형이나 실모양의 구조를 가지며, 내막과 바깥막의 2중의 주머니로 이루어져 있다. 탄수화물이나 지방을 산화하는 산소를 다량 포함하고 있으며, 세포 내부에서 활동의 에너지 원천이 되는 **아데노신삼인산** adenosine triphosphate, ATP 을 효율적으로 생산한다.

리보솜 ribosome | 리보솜은 작은 과립형태로 과립세포질그물에 부착하는 것과 세포질 안으로 유리되는 것이 있다. 핵에서 유전정보를 운반해 온 RNA를 기준으로 **단백질 합성**이 일어나는 곳이다. 과립세포질그물에는 세포막의 일부가 되는 단백질이나 세포 바깥으로 분비되는 단백질이 만들어지고, 유리리보솜에서는 세포질 안에서 사용되는 단백질이 만들어진다.

세포질그물 소포체/endoplasmic reticulum | 얇은 막으로 덮여 있는 주머니 형태(또는 관 형태)의 구조이며 세포 내부에 그물처럼 넓게 퍼져 있다. 표면에 리보솜이 붙어있는 것을 **과립세포질그물** 조면소포체/rough endoplasmic reticulum 이라고 하며, 리보솜이 부착되어 있지 않은 세포질그물을 **무과립세포질그물** 활면소포체/smooth endoplasmic reticulum 이라고 한다. 지질대사에 관여하며, 특히 근육세포에서는 Ca^{2+}의 저장부위이며 근육의 수축에 중요한 역할을 한다(근육세포질그물).

골지기관 golgi apparatus | 막으로 둘러싸인 끝이 불룩한 납작한 주머니가 나란하게 배열된 모양을 한다. 탄수화물 분자를 합성하고, 이 분자들은 과립세포질그물이 만들어낸 단백질과 결합하여 당단백질과 같은 분비물을 생산한다.

리소좀 용해소체/lysosome | 막에 둘러싸인 구형의 소체로 고분자 물질을 가수분해하는 산소를 다량 포함하고 있다. 더 이상 필요 없어진 세포의 구성성분이나 세포

안으로 들어온 이물질을 분해한다.

과산화소체 peroxisome | 리소좀과 비슷하지만 더 작고, 여러 산화효소를 포함하고 있어 아미노산과 지방산 그리고 여러 독성물질을 산화한다. 그래서 해독작용이 일어나는 간에 매우 많다. 산화작용의 부산물인 과산화수소(H_2O_2)를 분해하여 세포를 보호한다.

세포뼈대 cytoskeleton | 세포질속에 단백질로 구성된 가느다란 섬유가 그물처럼 연결되어 세포의 틀을 유지하는데 이들을 세포뼈대라고 한다. 세포소기관의 위치를 유지하고 **포식작용** phagocytosis 때 세포의 이동 그리고 세포속 물질의 이동에도 작용한다.

세포중심 중심체/centrosome | 작은 막대 형태의 **중심소체** centriole 2개가 직각 방향으로 쌍을 이루고 있으며 핵 분열이 일어날 때 염색체를 양쪽 끝으로 분리시키는 역할을 한다.

조직

일정한 구조와 기능을 가진 체내의 구조물을 **기관** ^{organ} 이라고 부르며, 기관의 다양한 부분을 이루고 있는 재질을 **조직** ^{tissue} 이라고 부른다.

조직을 이루고 있는 것은 세포이다. 또한 세포와 세포 사이에는 빈틈이 있고 여기에 세포사이물질이라고 하는 물질이 채워져 있기 때문에 조직은 세포와 **세포사이물질** ^{intercellular substance} 로 이루어져 있다고 말하는 것이 정확하다. 조직은 크게 **상피조직, 지지조직, 근육조직, 신경조직**으로 구별할 수 있다.

1. 상피조직(그림 2-2)

몸의 표면을 시작으로 입의 안, 위와 창자의 안쪽 면, 샘의 도관, 체강과 혈관의 안쪽 면 등, 자유표면을 덮고 있는 모든 막 형태의 세포층을 **상피** ^{epithelium} 라고 하며 이 세포집단을 **상피조직** ^{epithelial tissue} 이라고 부른다. 상피조직의 특징은 그것을 만드는 세포가 한 층, 또는 몇 개의 층으로 마치 잉카의 벽에 있는 돌처럼 맞붙어 있으며 그 사이에 세포사이물질이 거의 없다는 것이다.

상피의 일부가 자유표면에서 깊은 곳으로 들어가서 분비 기능을 하는 세포무리를 만드는 경우가 있는데 이러한 분비기관을 **샘** ^{gland} 이라고 한다. 커다란 샘으로는 침샘, 간, 이자가 있고 작은 샘으로는 피부의 땀샘이나 기름샘이 있다. 이러한 샘은 상피와 도관으로 연결되어 있으며 분비물을 밖으로 방출하므로 **외분비샘** ^{exocrine gland} 이라고 불린다. 그러나 갑상샘이나 뇌하수체(앞엽) 등은 상피와 연결되어 있지 않으며 도관도 가지고 있지 않으므로, 분비물인 호르몬을 혈액 안으로 방출하는데, 이것을 **내분비샘** ^{endocrine gland} 이라고 한다. 상피조직은 세포의 형태와 배열에 따라 다음과 같이 분류된다.

1) 편평상피(그림 2-2A, D)

편평상피 ^{squamous epithelium} 는 얇고 편평한 세포로 이루어진 상피이다. 한 층만 있는 경우는 **단층편평상피** ^{simple squamous epithelium} 라고 불리며, 가슴부위와 배부위의 내부장기 표면 등에서 볼 수 있다. 혈관과 림프관의 안쪽 면 역시 단층편평상피로 덮여 있으며 이것들은 내피라고 불린다. 편평한 세포가 몇 개의 층으로 겹쳐서 두꺼운 판을 이루면 **중층편평상피** ^{stratified squamous epithelium} 라고 불린다. 중층편평상피는 물리적인 자극(마찰과

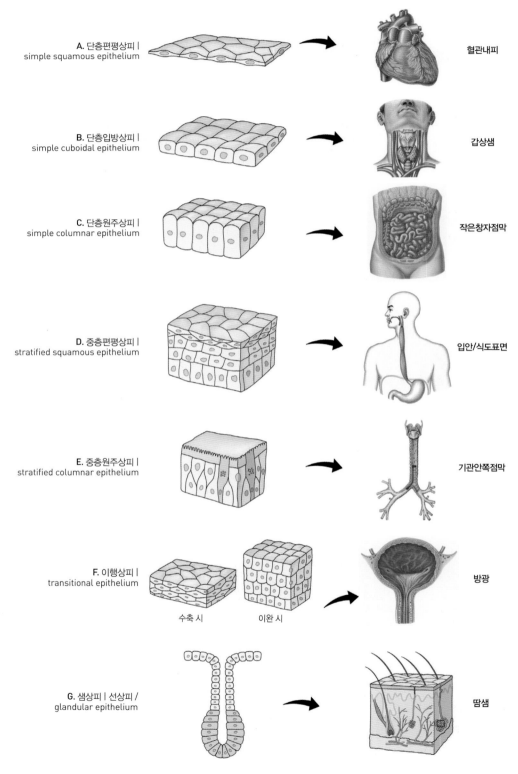

A. 단층편평상피 |
simple squamous epithelium

혈관내피

B. 단층입방상피 |
simple cuboidal epithelium

갑상샘

C. 단층원주상피 |
simple columnar epithelium

작은창자점막

D. 중층편평상피 |
stratified squamous epithelium

입안/식도표면

E. 중층원주상피 |
stratified columnar epithelium

기관안쪽점막

F. 이행상피 |
transitional epithelium

수축 시   이완 시

방광

G. 샘상피 | 선상피 /
glandular epithelium

땀샘

그림 2-2. **상피조직**

온도)이나 화학적 자극에 강해서 몸의 표면을 덮고 있는 피부나 입안, 식도, 곧창자의 아래 끝부분, 질의 점막이 이러한 형태의 상피로 덮여 있다.

2) 원주상피(그림 2-2B, C, E, G)

원주상피 columnar epithelium 는 기다란 원기둥 형태 (사실은 육각기둥 형태)의 세포가 한 층으로 늘어서 있는 상피이다. 원주상피는 기계적인 자극에는 약하며 특정 물질을 흡수하거나 분비하는 세포들로 이루어져 있는 경우가 많아 위나 창자의 점막 표면에는 이러한 종류의 상피가 덮여 있다. 많은 수의 **샘** 선/gland 과 **도관** duct 역시 원주상피로 이루어져 있다. 원주상피 중에서 길이가 짧은 것은 **입방상피** cuboidal epithelium 라고 부르기도 한다. 원주상피의 위면에 섬모라고 불리는 다수의 미세한 털이 나 있는 경우에는 이를 **섬모상피** ciliated epithelium 라고 부른다. 섬모는 일정한 방향으로 채찍을 때리는 것과 같은 운동을 해서 상피 표면에 있는 분비물이나 이물질을 그 방향으로 운반할 수 있어 **기관** trachea 과 **기관지** bronchus, **자궁관** 난관/fallopian tube 등의 안쪽 면은 섬모상피로 덮여 있다.

3) 이행상피(그림 2-2F)

요관과 방광과 같이 신축 능력이 큰 상피를 **이행상피** transitional epithelium 라고 한다. 작은 원주 형태의 세포가 몇 개의 단으로 겹쳐 있고 그 위를 큰 돔 형태의 세포가 덮고 있으며, 모든 세포가 돌기를 바닥막에 붙이고 있다. 소변이 차면 세포가 세포 사이에서 크게 어긋나며 편평하게 됨으로써 면적을 확대할 수가 있다.

2. 지지조직(그림 2-3, 4)

몸을 지지해 주고, 각각의 부위를 결합해 주는 다양한 조직을 통틀어 **지지조직** supporting tissue 이라고 부른다. 지지조직은 세포사이물질의 특성에 의해 **결합조직** connective tissue, **연골조직** cartilage tissue, **뼈조직** 골조직/osseous tissue 의 3종류로 크게 구별된다. 결합조직은 **성긴결합조직** 소성결합조직/loose connective tissue 과 **치밀결합조직** dense connective tissue 이 있다.

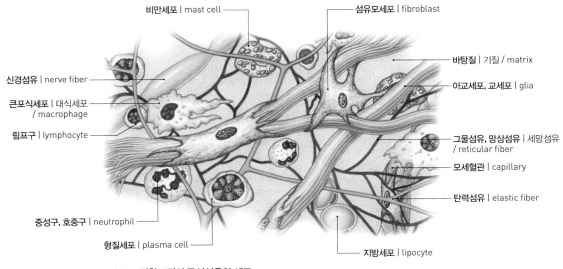

비만세포 | mast cell
섬유모세포 | fibroblast
신경섬유 | nerve fiber
바탕질 | 기질 / matrix
큰포식세포 | 대식세포 / macrophage
아교세포, 교세포 | glia
림프구 | lymphocyte
그물섬유, 망상섬유 | 세망섬유 / reticular fiber
모세혈관 | capillary
탄력섬유 | elastic fiber
중성구, 호중구 | neutrophil
형질세포 | plasma cell
지방세포 | lipocyte

그림 2-3. **결합조직의 구성섬유와 세포**

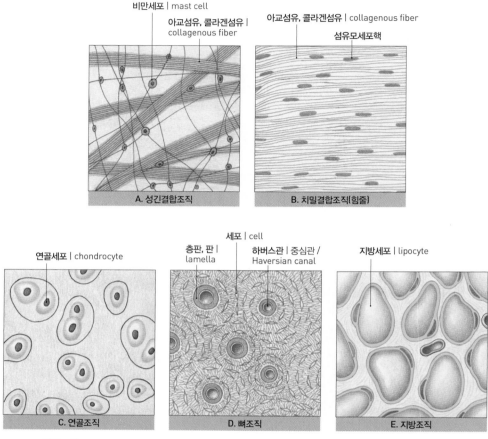

연골세포 | chondrocyte

비만세포 | mast cell

아교섬유, 콜라겐섬유 | collagenous fiber

아교섬유, 콜라겐섬유 | collagenous fiber

섬유모세포핵

세포 | cell

층판, 판 | lamella

하버스관 | 중심관 / Haversian canal

지방세포 | lipocyte

A. 성긴결합조직

B. 치밀결합조직(힘줄)

C. 연골조직

D. 뼈조직

E. 지방조직

그림 2-4. **결합조직**

1) 성긴결합조직

조직과 조직을 결합하거나 틈을 매우거나 하는 유연하고 변형이 잘 되는 조직이다. 이 조직의 주요 성분은 **아교섬유(콜라겐섬유)** collagenous fiber 라고 하는 섬유이며, 이것과 혼합된 형태로 미세하게 탄력을 지닌 **탄력섬유** elastic fiber 가 있다. 성긴결합조직 안에는 때때로 다량의 지방이 포함되기도 한다. 세포가 크고 동그랗게 부풀어 올라서 그 안에 지방을 한가득 지니고 있는 것을 **지방세포** lipocyte 라고 부른다. 지방세포가 특히 많이 포함되어 있는 조직을 **지방조직** adipose tissue 이라고 한다.

성긴결합조직에는 **림프구** lymphocyte 나 **형질세포** plasma cell (항체를 만드는 세포), **비만세포** mast cell (히스타민을 분비하며 알레르기반응에 관여하는 세포) 등이 산재해 있다. 또한 세균이나 노화, 변성된 세포를 먹어치우는 (포식작용) **큰포식세포** 대식세포/macrophage 가 민달팽이처럼 여기저기 돌아다니고 있다(그림 2-4A, E).

2) 치밀결합조직(그림 2-4B)

성긴결합조직과는 대조적으로 **아교섬유** collagenous fiber 의 배열이 밀집되어 있으며, 섬유의 방향도 그 부분에 가해지는 장력의 방향으로 모여 있다. 이 때문에 단단하며 일정한 형태가 무너지지 않는 결합조직을 이루고 있다. 피부의 진피처럼 가로와 세로 방향으로 뻗어 있는 섬유로 짜여 있는 조직이나 **힘줄** 건/tendon (근육과 뼈, 때로는 근육과 근육을 결합하는 띠), **인대** ligament (뼈와 뼈를 결합하는 띠)처럼 평행하는 섬유의 다발도 있다.

3) 연골조직(그림 2-4C, 5)

우리 몸의 뼈는 태아 때에는 연골로 이루어져 있다. 임신 후기에 연골의 뼈 되기가 시작되고 출생 후에는 대부분이 뼈로 자라지만 성인이 되어서도 갈비뼈의 앞 방향 부위 (갈비연골)나, 뼈의 관절에 닿아 있는 부분 (관절연골) 등에는 연골이 남아 있다. 연골은 뼈보다 부드럽고 칼로 자를 수 있으며, 압력에 대해 놀라울 정도의 저항력을 가진 조직이다.

연골은 바탕질에 있는 섬유의 성질과 배열에 따라 **유리연골** hyaline cartilage, **섬유연골** fibrous cartilage, **탄력연골** elastic cartilage 로 분류한다.

4) 뼈조직(그림 2-4D)

뼈의 기본을 이루는 단단한 조직이다. 이 조직은 베니어판과 같이 층을 이루며 겹쳐서 **층판** lamella 이라고 하는 구조를 이루고 있다. 층판의 대부분은 혈관이 통하는 구멍(하버스관)을 중심으로 동심원 형태로 늘어서 있으며, 이를 **하버스층판** Haversian lamella 이라고 한다. 또한 뼈의 표층 부위에는 층판에 있는 몇 개의 층이 뼈 표면과 평행으로 배열되어 있으며 이를 **바탕질층판** ground lamella 이라고 부른다. 뼈를 만드는 세포는 **뼈모세포** osteoblast 이며 분해하고 흡수하는 것은 **뼈파괴세포** 파골세포/osteoclast 이다.

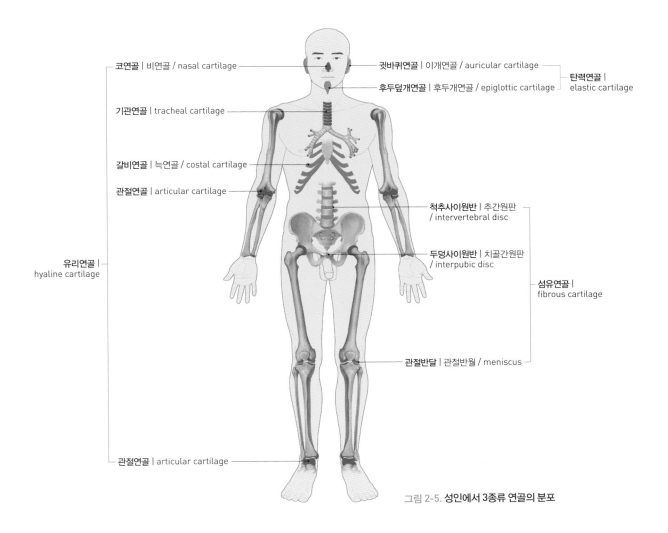

코연골 | 비연골 / nasal cartilage

귓바퀴연골 | 이개연골 / auricular cartilage

후두덮개연골 | 후두개연골 / epiglottic cartilage

탄력연골 | elastic cartilage

기관연골 | tracheal cartilage

갈비연골 | 늑연골 / costal cartilage

관절연골 | articular cartilage

척추사이원반 | 추간원판 / intervertebral disc

두덩사이원반 | 치골간원판 / interpubic disc

유리연골 | hyaline cartilage

섬유연골 | fibrous cartilage

관절반달 | 관절반월 / meniscus

관절연골 | articular cartilage

그림 2-5. **성인에서 3종류 연골의 분포**

3. 근육조직

근육조직 muscle tissue 은 세포뼈대의 일종인 **액틴** actin **(가는근육미세섬유** thin filament)과 **미오신** myosin **(굵은 근육미세섬유** thick filament)을 수축장치로서 발달시킨 **근육섬유(근육세포)** myofiber 로 이루어진다. 근육조직에는 뼈대를 움직이는 **뼈대근육** 골격근/skeletal muscle 외에, 심장벽을 만드는 **심장근육** 심근/cardiac muscle 과, 그 외의 내장이나 혈관의 벽을 만드는 **민무늬근육** 평활근/smooth muscle 의 3종류가 있다.

뼈대근육과 심장근육은 근육섬유 안에 줄무늬가 있기 때문에 **가로무늬근육** 횡문근/striated muscle 이라고 불린다. 한편 뼈대근육은 운동신경의 명령을 받아서 의지에 따라 수축시키거나 이완시키는 것이 가능한 것에 비해, 심장근육이나 민무늬근육의 수축은 의지의 영향을 받지 않기 때문에 **뼈대근육** 골격근/skeletal muscle 은 **수의근육** voluntary muscle, **심장근육** 심근/cardiac muscle 과 **민무늬근육** 평활근/smooth muscle 은 **불수의근육** involuntary muscle 이라고도 불린다.

1) 민무늬근육조직(그림 2-6C)

민무늬근육섬유라고 불리는 가늘고 긴 방추 모양의 세포집합으로 민무늬근육섬유의 세포 중앙에는 가늘고 긴 핵이 하나씩 있고 세포질 안에는 **근육원섬유** 근원섬유/myofibril 라고 불리는 가는 섬유가 세로 방향으로 뻗어 있다. 민무늬근육조직은 **위** stomach, **방광** urinary bladder 등 내부장기의 벽 안에서 층을 이루고 있으며, 그 수축운동에 의해 음식을 소화하거나 운반하거나 소변으로 배출한다. **혈관** blood vessel 의 벽에도 민무늬근육 조직층이 있어서 경우에 따라 긴장하거나 수축하기도 한다. **동공** pupil 이 열리거나 닫히는 것은 민무늬근육의 역할이며 피부에 닭살이 돋는 것은 **털세움근** 입모근/arrector pili muscle 이라고 하는 민무늬근육의 수축에 의한 것이다.

2) 뼈대근육조직(그림 2-6A)

뼈대근육을 만드는 조직으로 **가로무늬근육** 횡문근/striated muscle 이라고 불리는 긴 끈 형태를 가진 세포들의 집합체이다. 세포질에는 많은 수의 **근육원섬유** 근원섬유/myofibril 가 수직으로 평행하게 뻗어 있으며 하나의

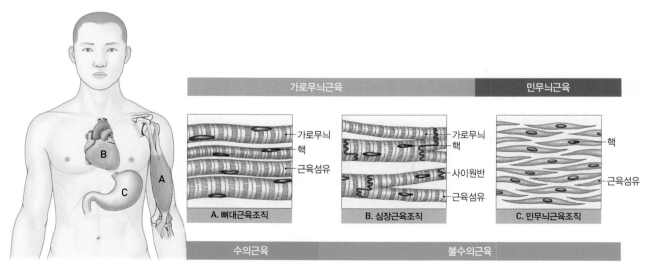

그림 2-6. **근육조직**

근육섬유 안에서는 근육원섬유의 띠 높이가 모두 같기 때문에 근육섬유의 아름다운 가로줄무늬를 볼 수 있다.

근육섬유에는 **백색근(육)섬유** white muscle fiber 와 **적색근(육)섬유** red muscle fiber 의 2가지 종류가 있다. 전자를 많이 포함한 근육은 하얗게 보이고(백색근육), 후자를 많이 포함한 근육은 붉은 정도가 강하다(적색근육). 백색근(육)섬유는 짧은 시간의 민첩한 운동에 적합하며 팔다리 근육과 눈을 움직이는 근육 등에 많이 포함되어 있다. 적색근(육)섬유는 긴 시간에 걸친 운동에 적합하며 자세의 유지를 담당하는 몸줄기 근육에 많이 포함되어 있다. 이처럼 분포되는 장소가 서로 다르기는 하지만 인체의 뼈대근육은 일반적으로 백색근(육)섬유와 적색근(육)섬유가 모자이크 형태의 조합으로 이루어져 있다.

3) 심장근육조직[그림 2-6B]

심장의 벽을 만드는 근육에도 **뼈대근육** 골격근/skeletal muscle 과 비슷한 **가로무늬** 횡문/cross striation 가 있다. 그러나 세포 그 자체의 형태와 기능은 뼈대근육과 다른 점이 많아서 **심장근육조직** 심근조직/cardiac muscle tissue 으로 분류된다. 심장근육세포의 중앙에는 핵이 하나 있으며, 이 핵을 피해 근육원섬유가 뻗어 있다. 근육원섬유에 가로무늬가 있는 점이나 근육수축의 분자적 구조 역시 뼈대근육과 비슷하다.

민무늬근육과 심장근육은 마음먹은 대로 움직이거나 멈출 수 없어서 의지에 따르지 않는 근육이라는 뜻으로 **불수의근육** involuntary muscle 이라고 부른다. 뼈대근육은 일반적으로 의지에 따라 움직일 수 있으므로 **수의근육** voluntary muscle 이라고 부르며 수의와 불수의의 구별이 명확하지 않은 경우도 있다.

4. 신경조직

뇌 brain 와 **척수** spinal cord (**중추신경** central nerve) 그리고 온몸으로 퍼지는 **말초신경** peripheral nerve 을 만드는 것이 **신경조직** nervous tissue 이다. 신경조직은 **신경세포** nerve cell 와 **신경아교세포** 신경교/neuroglia 로 이루어져 있다. 신경세포는 자극에 반응하여 그것을 전달하는 형태로 바꾸어서 다른 신경세포나 근육 또는 샘으로 전달하고, 신경아교세포는 자극전달에 관여하지 않으며, 신경세포를 지지하고 보호한다.

1) 신경세포[그림 2-7]

신경세포 neuron 는 흥분의 전달이라고 하는 특별한 기능을 담당하기 위해 분화된 세포로, 핵과 핵을 둘러싼 세포체 그리고 다양한 형태의 돌기를 갖추고 있다. 전형적인 신경세포는 2종류의 돌기를 갖는다. 일반적으로 흥분을 말초에서 세포체 방향으로 전달하는 것을 **가지돌기** 수상돌기/dendrite 라고 하고, 흥분을 세포체에서 먼 곳으로 보내는 것을 **신경돌기** neurite (**축삭돌기** 또는 간단히 **축삭** 축삭돌기/axon 이라고 한다)라고 부른다. 신경세포의 돌기나 세포체는 다른 신경세포의 그것들과 접촉하며, 복잡한 신경세포의 연쇄와 그물망을 만든다. 신경세포와 신경세포가 접촉하는 부분은 특수한 구조와 흥분전달 능력을 갖추고 있으며 **연접** 시냅스/synapse 이라고 부른다.

신경섬유는 신경세포의 돌기인 **축삭** 축삭돌기/axon 과 **말이집(미엘린집)** 수초/myelin sheath 이라고 불리는 지질이 풍부하고 두꺼운 껍질로 이루어져 있다.

말이집은 간격마다 잘록해져서 단절되어 있으며 이 잘록한 부분을 **랑비에마디** node of Ranvier 라고 한다. 말이

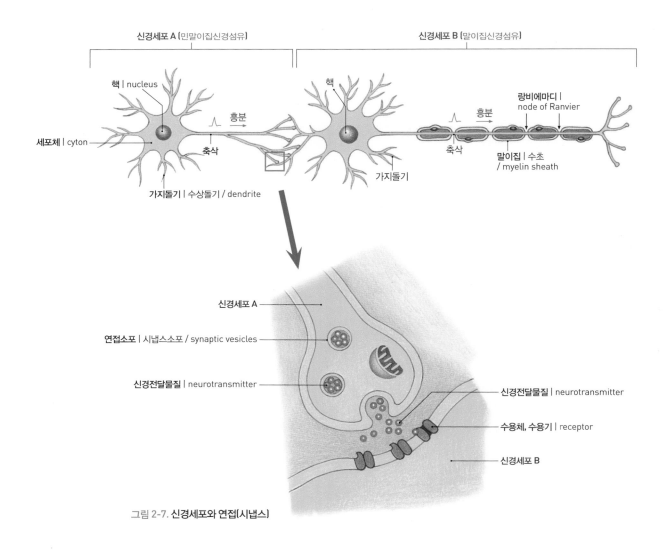

신경세포 A (민말이집신경섬유)

신경세포 B (말이집신경섬유)

핵 | nucleus

핵

랑비에마디 |
node of Ranvier

흥분

흥분

세포체 | cyton

축삭

축삭

말이집 | 수초
/ myelin sheath

가지돌기 | 수상돌기 / dendrite

가지돌기

신경세포 A

연접소포 | 시냅스소포 / synaptic vesicles

신경전달물질 | neurotransmitter

신경전달물질 | neurotransmitter

수용체, 수용기 | receptor

신경세포 B

그림 2-7. **신경세포와 연접(시냅스)**

집은 축삭이 전기적으로 흥분을 전달할 때에 절연체 역할을 하며 도약전도(흥분이 결절에서 결절로 건너 뛰며, 따라서 신속하게 전달되는 구조)를 가능하게 한다.

신경섬유 안에는 말이집을 가지지 않은 것도 있는데, 이 경우는 신경집세포가 축삭을 직접 둘러싸고 있다. 말이집을 가진 신경섬유는 **말이집신경섬유** 유수신경섬유/ myelinated nerve fiber 라고 하고, 가지지 않은 섬유는 **민말이집신경섬유** 무수신경섬유/nonmyelinated nerve fiber 라고 한다.

2) 신경아교세포(그림 2-8)

중추신경의 신경조직을 만드는 것은 신경세포와 그 돌기뿐만이 아니다. **신경아교세포** 신경교/neuroglia 는 중추신경을 지지하고 또한 영양을 공급해 주며 주위의 유해물질을 제거해 주는 역할을 한다. 중추신경에는 **별아교세포** 성상교세포/astrocyte, **미세아교세포** 소교세포/microglia, **희소돌기아교세포** 핍지교/oligodendroglia 가 있으며, 말초신경에는 **신경집세포** 슈반세포/Schwann cell 가 있다.

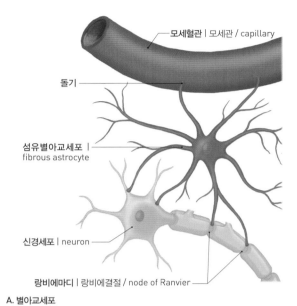

A. 별아교세포

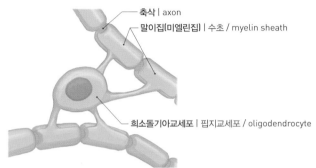

B. 희소돌기아교세포

그림 2-8. **아교세포의 종류**

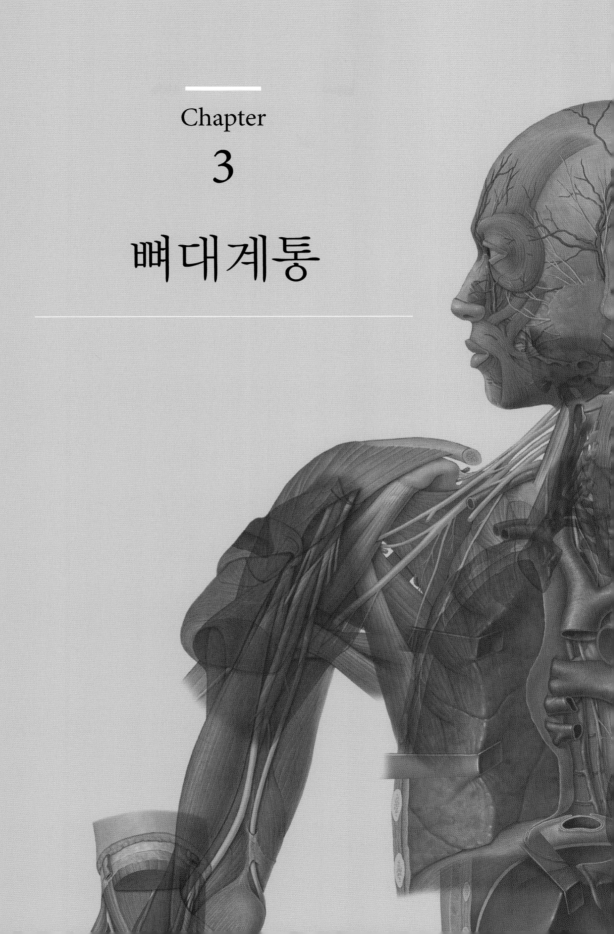

Chapter

3

뼈대계통

뼈대계통의 개요

인체는 **뼈대** 골격/skeleton 에 의해 지지된다. 뼈대는 주로 뼈와 연골로 이루어져 있으며 섬유결합조직도 보조적인 역할을 담당하고 있다. 뼈와 연골은 아교섬유가 풍부한 특수한 결합조직이다.

1. 뼈대계통의 분류[그림 3-1, 표 3-1]

어른의 뼈는 206개 정도이지만 어린이의 뼈는 아직 결합이 되지 않아서 그보다 많다. 어른의 뼈는 크게 몸통뼈대와 팔다리뼈대로 분류한다.

몸통뼈대는 머리 뼈를 이루는 **머리뼈** 두개/skull 와 목에서부터 아래로 뻗어 있는 **척주** vertebral column 로 이루어져 있다. 척주의 가슴부위에는 **가슴** 흉곽/thorax 이라고 하는 바구니 모양의 뼈대가 더해지고 척주 아래쪽 끝부분은 다리와 연결되는 **골반** pelvis 을 이루고 있다. 즉 몸통뼈대는 머리뼈, 가슴, 골반의 3부분으로 되어 있고, 그 사이에는 움직임이 가능한 목과 허리가 있다. 척주는 **목뼈** 경추/cervical vertebra, **등뼈** 흉추/thoracic vertebra, **허리뼈** 요추/lumbar vertebra, **엉치뼈** 천추/sacral vertebra, **꼬리뼈** 미추/coccygeal vertebra 로 구분한다.

팔다리에는 **팔** 상지/upper limb; upper extremity 과 **다리** 하지/lower limb; lower extremity 가 있다. **팔이음부위** 상지대/shoulder girdle 와 **다리이음부위** 하지대/pelvic girdle 는 각각 팔과 다리의 시작 부위이며, 몸통과 이어주는 부위이기도 하다. 팔이음부위와 다리이음부위 각각에 이어지는 팔과 다리부위는 위팔뼈, 노뼈, 자뼈, 손목뼈, 손허리뼈, 손가락뼈로 된 **자유팔뼈** 자유상지골/bones of free part of upper limb 와 넙다리뼈, 무릎뼈, 정강뼈, 종아리뼈, 발목뼈, 발허리뼈, 발가락뼈로 된 **자유다리뼈** 자유하지골/bones of free part of lower limb 로 구성되어 있다.

2. 뼈대의 구성 성분

뼈 골/bone 는 단단한 성질의 희고 불투명한 성분이며 세포바깥바탕질의 아교섬유에 인산칼슘이 더해져 단단함을 유지한다. 구석구석까지 혈관이 분포되어 있으며 조직의 회복능력이 뛰어나다.

연골 cartilage 은 덜 단단한 성질의 탄력성이 있는 불투명한 성분이다. 조직 속에는 혈관이 없으며 회복능력이 매우 약하다. 관절연골, 연골결합

가슴우리 | 흉곽 / thoracic cage
갈비뼈 | 늑골 / rib
궁둥뼈 | 좌골 / ischium
꼬리뼈 | 미골 / coccyx
넓적다리 | 대퇴 / thigh
넙다리뼈 | 대퇴골 / femur; thigh bone
노뼈 | 요골 / radius
다리 | 하지 / lower limb
다리이음뼈 | 하지대 / bones of pelvic girdle
두덩뼈 | 치골 / pubis
등(척추)뼈 | 흉추 / thoracic vertebrae
머리뼈 | 두개 / skull
목(척추)뼈 | 경추 / cervical vertebrae
몸통 | 동체 / torso; trunk
무릎뼈 | 슬개골 / patella
발 | 족 / foot
발가락뼈 | 지골 / phalanges
발목뼈 | 족근골 / tarsal bone
발허리뼈 | 중족골 / metatarsals
복장뼈 | 흉골 / sternum
볼기뼈 | 관골 / hip bone; coxal bone
빗장뼈 | 쇄골 / clavicle
손 | 수 / hand
손가락뼈 | 지골 / phalanges
손목뼈 | 수근골 / carpal bone
손허리뼈 | 중수골 / metacarpals
아래팔 | 전완 / forearm
어깨뼈 | 견갑골 / scapula
엉덩뼈 | 장골 / ilium
엉치뼈 | 천골 / sacrum
위팔 | 상완 / arm
위팔뼈 | 상완골 / humerus
자뼈 | 척골 / ulna
정강뼈 | 경골 / tibia
종아리 | 하퇴 / leg
종아리뼈 | 비골 / fibula
척주 | vertebral column
팔 | 상지 / upper limb
팔다리 | 사지 / extremity
팔이음뼈 | 상지대 / bones of shoulder girdle
허리(척추)뼈 | 요추 / lumbar vertebrae

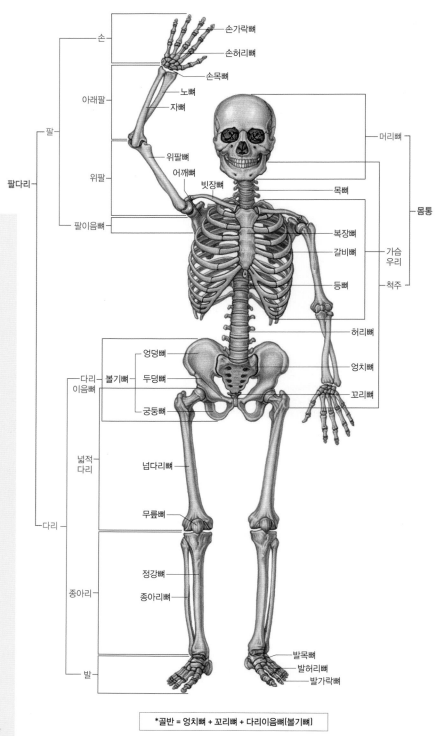

*골반 = 엉치뼈 + 꼬리뼈 + 다리이음뼈(볼기뼈)

그림 3-1. **뼈대계통**(다음 페이지에 계속됨)

가슴우리 | 흉곽 / thoracic cage
갈비뼈 | 늑골 / rib
궁둥뼈 | 좌골 / ischium
꼬리뼈 | 미골 / coccyx
넓적다리 | 대퇴 / thigh
넙다리뼈 | 대퇴골 / femur; thigh bone
노뼈 | 요골 / radius
다리 | 하지 / lower limb
다리이음뼈 | 하지대 / bones of pelvic girdle
두덩뼈 | 치골 / pubis
등(척추)뼈 | 흉추 / thoracic vertebrae
머리뼈 | 두개 / skull
목(척추)뼈 | 경추 / cervical vertebrae
몸통 | 동체 / torso; trunk
발 | 족 / foot
발가락뼈 | 지골 / phalanges
발목뼈 | 족근골 / tarsal bone
발허리뼈 | 중족골 / metatarsals
볼기뼈 | 관골 / hip bone; coxal bone
빗장뼈 | 쇄골 / clavicle
손 | 수 / hand
손가락뼈 | 지골 / phalanges
손목뼈 | 수근골 / carpal bone
손허리뼈 | 중수골 / metacarpals
아래팔 | 전완 / forearm
어깨뼈 | 견갑골 / scapula
엉덩뼈 | 장골 / ilium
엉치뼈 | 천골 / sacrum
위팔 | 상완 / arm
위팔뼈 | 상완골 / humerus
자뼈 | 척골 / ulna
정강뼈 | 경골 / tibia
종아리 | 하퇴 / leg
종아리뼈 | 비골 / fibula
척주 | vertebral column
팔 | 상지 / upper limb
팔다리 | 사지 / extremity
팔이음뼈 | 상지대 / bones of shoulder girdle
허리(척추)뼈 | 요추 / lumbar vertebrae

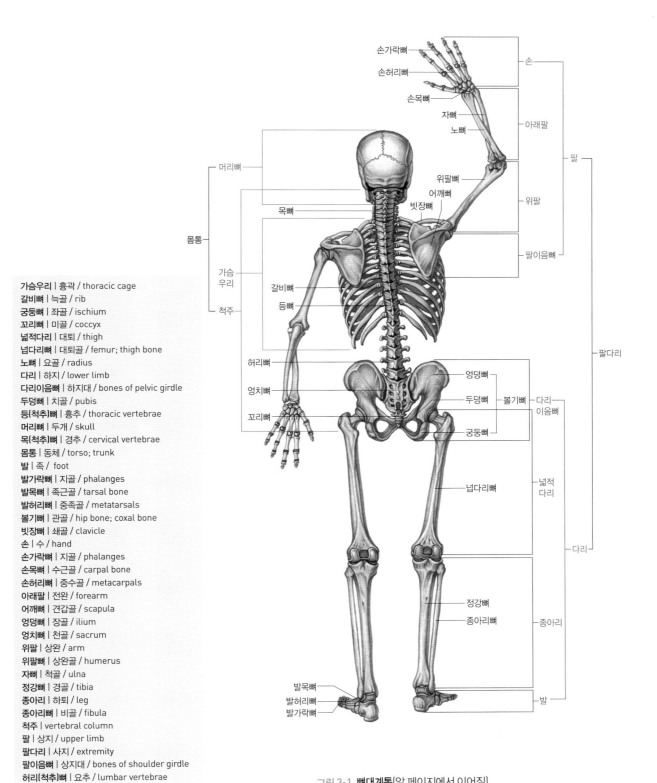

그림 3-1. **뼈대계통**(앞 페이지에서 이어짐)

표 3-1. 뼈대계통의 구분

몸통뼈대 (구간골격; 중축성골격)	머리 (두부)	머리뼈(두개)	뇌머리뼈(뇌두개골)	이마뼈(전두골)	1개
				뒤통수뼈(후두골)	1개
				마루뼈(두정골)	2개
				관자뼈(측두골)	2개
				나비뼈(접형골)	1개
				벌집뼈(사골)	1개
			얼굴머리뼈 (안면두개골)	광대뼈(관골)	2개
				눈물뼈(누골)	2개
				코뼈(비골)	2개
				보습뼈(서골)	1개
				코선반뼈(하비갑개)	2개
				입천장뼈(구개골)	2개
				위턱뼈(상악골)	2개
				아래턱뼈(하악골)	1개
		목구멍(인후)		목뿔뼈(설골)	1개
	몸통 (동체)	척주	기둥(주부)	목뼈(경추)	7개
				등뼈(흉추)	12개
				허리뼈(요추)	5개
			바닥(기저부)	엉치뼈(천골)	1개
				꼬리뼈(미골)	1개
		가슴(흉곽)		갈비뼈(늑골)	12쌍
				복장뼈(흉골)	1개
팔다리뼈대 (부속성골격; 사지골격)	팔 (상지)	어깨(견)		어깨뼈(견갑골)	1쌍
				빗장뼈(쇄골)	1쌍
		위팔(상완)		위팔뼈(상완골)	1쌍
		아래팔(전완)		자뼈(척골)	1쌍
				노뼈(요골)	1쌍
		손(수)	손목(수근)	손배뼈(주상골)	1쌍
				반달뼈(월상골)	1쌍
				세모뼈(삼각골)	1쌍
				콩알뼈(두상골)	1쌍
				큰마름뼈(대능형골)	1쌍
				작은마름뼈(소능형골)	1쌍
				알머리뼈(유두골)	1쌍
				갈고리뼈(유구골)	1쌍
			손허리(중수)	손허리뼈(중수골)	5쌍
			손가락(지)	손가락뼈(지절골)	14쌍
	다리 (하지)	엉덩이		볼기뼈(관골)	1쌍
		넓적다리(대퇴)		넙다리뼈(대퇴골)	1쌍
		무릎(슬)		무릎뼈(슬개골)	1쌍
		종아리(하퇴)		정강뼈(경골)	1쌍
				종아리뼈(비골)	1쌍
		발(족)	발목(족근)	목말뼈(거골)	1쌍
				발꿈치뼈(종골)	1쌍
				발배뼈(주상골)	1쌍
				쐐기뼈(설상골)	3쌍
				입방뼈(입방골)	1쌍
			발허리(중족)	발허리뼈(중족골)	5쌍
			발가락(지)	발가락뼈(지절골)	14쌍

(척추사이원반, 두덩결합), 가슴(갈비연골), 얼굴의 연골
(귓바퀴, 바깥코), 기도(후두, 기관), 연골속뼈되기 과정
등에 나타난다.

섬유결합조직 fibrous connective tissue 은 주로 아교섬유
로부터 만들어지며 인대, 힘줄, 근막 등의 구조를 이룬다.
인대 ligament 는 주로 관절 주위에 있으며 뼈와 뼈 사이를
연결해서 관절을 보강한다. **힘줄** 건/tendon 은 근육 끝부
분을 뼈에 연결해서 근육의 수축력을 뼈대에 전달한다.
근막 fascia 은 막 모양의 결합조직이며 대부분 근육을
감싸고 있다.

3. 뼈의 크기와 모양

인체에는 206개의 뼈가 있으며 크기와 모양은 다양
하다. 인체에서 가장 큰 뼈는 넙다리뼈이고, 가장 작은
뼈는 귀속뼈 가운데 하나인 등자뼈이다.

형태적인 특징에 따라 뼈를 다음과 같이 나눌 수 있다.

긴뼈 장골/long bone | 팔이나 다리의 길쭉한 뼈다. 관

모양을 하고 있어서 긴뼈라고 한다.

짧은뼈 단골/short bone | 손목이나 발목을 구성하는 주사
위 모양의 뼈다.

납작뼈 편평골/flat bone | 머리덮개뼈같이 납작한 뼈이다.

불규칙뼈 불규칙골/irregular bone | 얼굴을 구성하는 뼈같이
복잡한 모양의 뼈이다.

긴뼈의 가운데부분은 **뼈몸통** 골간/diaphysis 이라고
하며 양쪽 끝부분은 **뼈끝** 골단/epiphysis 이라고 한다.

4. 뼈의 구조[그림 3-2, 3]

뼈를 구성하는 뼈구조는 2종류가 있다.
치밀뼈 치밀골/compact bone 는 강하고 단단한 구조이며
뼈의 바깥부분을 이룬다.

치밀뼈 속에는 혈관이 통과하기 위한 관이 많이 있다.
긴뼈의 치밀뼈에는 뼈의 긴축 방향으로 뻗어있는 **중심관**
하버스관/Haversian canal 과 뼈막에서 속으로 가로질러
뻗어있는 **관통관** 폴크만관/Volkmann's canal 이 있다. 중심관

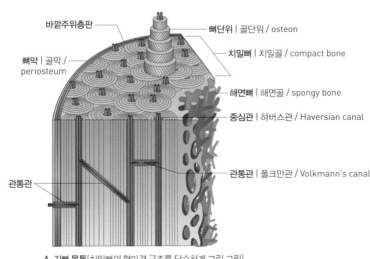
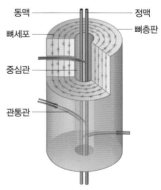

A. 긴뼈 몸통[치밀뼈의 현미경 구조를 단순하게 그린 그림]

B. 뼈단위의 단순 그림

3-2. 뼈의 구조

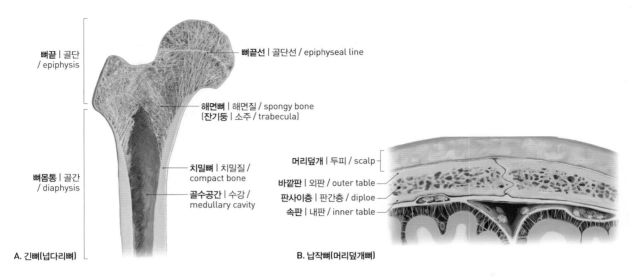

뼈끝 | 골단 / epiphysis

뼈끝선 | 골단선 / epiphyseal line

**해면뼈 | 해면질 / spongy bone
〔잔기둥 | 소주 / trabecula〕**

뼈몸통 | 골간 / diaphysis

치밀뼈 | 치밀질 / compact bone

골수공간 | 수강 / medullary cavity

A. 긴뼈(넙다리뼈)

머리덮개 | 두피 / scalp
바깥판 | 외판 / outer table
판사이층 | 판간층 / diploe
속판 | 내판 / inner table

B. 납작뼈(머리덮개뼈)

그림 3-3. **긴뼈와 납작뼈의 구조**

주위에는 층판이 모여서 **뼈단위** 골단위/osteon 를 이루고 있다. 층판 사이 좁은 틈새에 **뼈세포** 골세포/osteocyte 가 있다.

해면뼈 해면골/spongy bone 는 틈이 많은 구조이며 속부분을 차지하고 있다.

대부분의 뼈에서는 바깥쪽의 얇은 치밀뼈가 안쪽의 해면뼈 덩어리를 감싸고 있다. 해면뼈에는 미세한 **잔기둥** 소주/trabecula 이 촘촘히 배열되어 있으며 그 틈새에 **골수** bone marrow 가 채워져 있다.

● 긴뼈(그림 3-3A)

긴뼈는 뼈구조의 배치가 부위에 따라 다르다. 뼈끝에서는 다른 뼈와 마찬가지로 얇은 치밀뼈가 속의 해면뼈 잔기둥을 둘러싸고 있다. 뼈몸통에서는 표면의 치밀뼈가 눈에 띄게 두꺼워지고 속의 해면뼈가 사라져서 넓은 **골수공간** 수강/medullary cavity 이 형성되고 골수가 채워져 있다.

● 납작뼈(그림 3-3B)

머리덮개뼈를 이루는 판자 모양의 납작뼈에서 양면의

치밀뼈는 두꺼운 **바깥판 · 속판** 외판 · 내판/outer · inner table 을 구성하며, 그 사이에 끼워진 해면뼈는 **판사이층** 판간층/diploe 이라 한다.

● 뼈막

뼈의 표면은 **뼈막** 골막/periosteum 이 덮고 있다. 뼈막에는 혈관과 신경이 풍부하게 분포하고 있다. 또한 뼈모세포의 전구세포가 있어서 새로운 뼈를 만든다. 이 때문에 뼈막이 없어지면 그 부위의 뼈는 살 수 없게 된다.

● 골수

골수 bone marrow 는 해면뼈의 틈새와 골수공간을 채우고 있는 내용물로서 **적색골수** red bone marrow 와 **황색골수** yellow bone marrow 가 있다. 적색골수는 혈액세포(적혈구와 백혈구)를 만드는 것으로 출생 후 모든 뼈의 골수는 적색골수로 되어 있다. 그러나 나이가 들면서 지방으로 대치되는데, 노랗게 보이기 때문에 황색골수라고 한다. 적색골수는 몸통이나 팔다리의 몸쪽부위 같이 체온이 높은 부위의 뼈에 분포한다. 팔다리뼈의 골수 대부분은 지방으로 이루어진 황색골수 이다.

5. 뼈의 발생과 성장 (그림 3-4)

뼈는 태아기의 미분화된 **결합조직** 중간엽/mesenchyme 에서 2가지 방식으로 발생한다.

막속뼈되기 막내골화/intramembranous ossification | 막속뼈되기에서는 결합조직으로부터 직접 뼈가 형성된다. 이러한 양식으로 만들어진 뼈를 **막뼈** 막상골/membrane bone 라고 하며 머리덮개뼈의 대부분과 빗장뼈가 이에 해당한다.

연골속뼈되기 연골내골화/endochondral ossification | 연골속뼈되기에서는 먼저 작은 연골모형이 생기고 그것이 뼈로 바뀐다. 이러한 양식으로 만들어진 뼈는 **연골뼈** cartilage bone 라고 하며 머리덮개 중심부의 뼈와 목에서부터 아래로 이어지는 대부분의 뼈가 이에 해당한다.

팔다리의 긴뼈는 연골뼈이며 다음과 같이 형성된다.

배아기 | 연골모형이 만들어지고 가운데부위에 **일차뼈되기중심** primary ossification center 이 나타나며 뼈몸통의 분화가 시작된다.

출생 후 | 양쪽 끝부분에 **이차뼈되기중심** secondary ossification center 이 나타나고 뼈끝의 분화가 시작된다.

영유아기~사춘기 | 뼈몸통과 뼈끝 사이에 판자 모양의 **뼈끝연골** 골단연골/epiphysial cartilage (**뼈끝단** 골단판/epiphyseal plate)이 있어 연골이 성장하는 한편, 뼈되기가 진행되어 연골이 뼈로 바뀌고 뼈의 길이가 성장한다. 굵기의 성장은 뼈막에 의해 이루어진다.

사춘기 이후 | 뼈몸통과 뼈끝이 합쳐지고 뼈끝연골이 사라져 그 흔적이 해면뼈 안에 **뼈끝선** 골단선/epiphyseal line 으로 남는다.

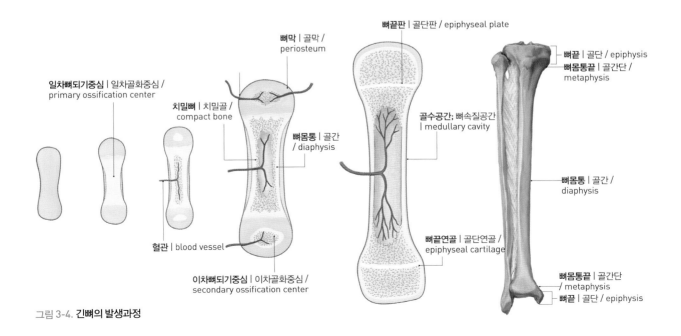

그림 3-4. **긴뼈의 발생과정**

머리뼈

머리뼈는 15종류 23개의 뼈로 구성되어 있으며, 뇌를 감싸는 뇌머리뼈와 얼굴부분을 형성하는 얼굴머리뼈로 나뉜다. 뇌머리뼈는 돔 모양의 머리덮개뼈와 바닥부분의 머리뼈바닥으로 이루어져 있으며 납작뼈이다. 얼굴머리뼈는 입주위와 눈확 그리고 코와 코안을 이루는 뼈들로 이루어져 있으며 불규칙뼈이다.

일부 머리뼈(이마뼈, 관자뼈, 벌집뼈, 나비뼈)는 안에 공기가 차 있어서 뼈의 무게를 가볍게 해 주며 코곁굴을 형성한다. 아래턱뼈와 관자뼈사이의 턱관절은 움직일 수 있지만 나머지 머리뼈 대부분은 봉합으로 이루어져 움직임이 없다.

1. 머리뼈의 바깥면

머리뼈는 **뇌머리뼈**와 **얼굴머리뼈**의 2부분으로 나뉜다.

뇌머리뼈 뇌두개골/neurocranium | 머리부위의 뒤위쪽을 차지하고 있으며 뇌를 수용하고 있는 머리안의 벽을 만든다. 뇌머리뼈는 이마뼈, 마루뼈, 관자뼈, 뒤통수뼈, 나비뼈, 벌집뼈로 구성되어 있다.

얼굴머리뼈 안면두개골/viscerocranium | 머리부위의 앞아래쪽을 차지하고 있으며 정보의 창(눈, 귀, 코)과 물질의 창(입, 코)이라고 하는 2개의 중요한 역할을 담당하고 있다. 얼굴머리뼈는 코뼈, 눈물뼈, 입천장뼈, 코선반뼈, 보습뼈, 위턱뼈, 아래턱뼈, 광대뼈로 이루어져 있다.

1) 머리뼈의 앞쪽 [그림 3-5]

머리뼈의 앞쪽은 눈, 코, 입을 위한 3개의 입구와 그것들로 인해 나눠진 3개의 영역으로 구별된다.

●입구

눈확 안와/orbit 은 눈을 위한 뼈대로 된 용기이며 머리뼈 앞쪽의 위부분에서 좌우로 열려있고 안쪽으로 깊게 패여 있다. 눈확의 위모서리는 이마뼈로 이루어져 있으며 **눈확위패임 · 구멍** 안와상절흔 · 공/supraorbital notch · foramen (눈확위동맥/신경의 통로)이 있다. 아래안쪽모서리는 위턱뼈로 이루어져 있고 아래가쪽모서리는 광대뼈로 이루어져 있다.

뼈콧구멍 이상구/piriform aperture 은 코를 위한 삼각형의 구멍이며 눈확보다

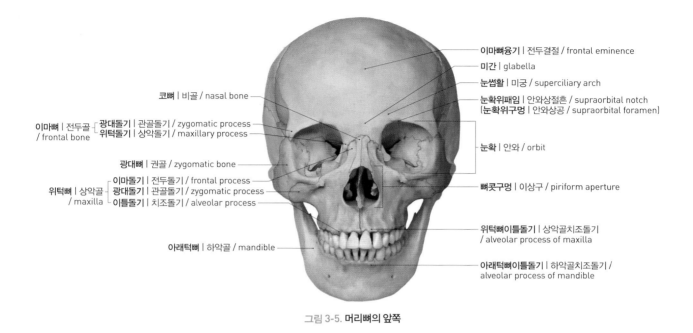

이마뼈융기 | 전두결절 / frontal eminence
미간 | glabella
눈썹활 | 미궁 / superciliary arch
눈확위패임 | 안와상절흔 / supraorbital notch
(눈확위구멍 | 안와상공 / supraorbital foramen)

코뼈 | 비골 / nasal bone

이마뼈 | 전두골 {광대돌기 | 관골돌기 / zygomatic process
/ frontal bone {위턱돌기 | 상악돌기 / maxillary process

광대뼈 | 권골 / zygomatic bone

위턱뼈 | 상악골 {이마돌기 | 전두돌기 / frontal process
/ maxilla {광대돌기 | 관골돌기 / zygomatic process
{이틀돌기 | 치조돌기 / alveolar process

눈확 | 안와 / orbit

뼈콧구멍 | 이상구 / piriform aperture

위턱뼈이틀돌기 | 상악골치조돌기
/ alveolar process of maxilla

아래턱뼈 | 하악골 / mandible

아래턱뼈이틀돌기 | 하악골치조돌기 /
alveolar process of mandible

그림 3-5. **머리뼈의 앞쪽**

약간 아래쪽의 정중앙에서 외부로 열려있다. 뼈콧구멍의 위부분은 코뼈로 이루어져 있고 나머지 대부분은 위턱뼈로 이루어져 있다.

입 mouth 은 위턱뼈와 아래턱뼈 사이의 틈새에 있다.

● 영역

이마 sinciput (전두 forehead)는 눈확 위쪽에서 머리뼈 앞쪽 위부분의 영역에 있다. 이마뼈로 이루어져 있다. 눈확 위모서리의 약간 위쪽은 튀어나와서 **눈썹활** 미궁/ superciliary arch 을 만들며 그 사이의 약간 패인 부분이 **미간** glabella 이다.

위턱 상악골/maxilla 은 위쪽의 눈확과 아래쪽의 입 사이에 끼인 영역에 있다. 위턱뼈로 이루어져 있다. 입을 향해 **위치아활** 상악치열궁/maxillary dental arcade 이 튀어나와 있다.

아래턱 하악골/mandible 은 입보다 아래쪽 영역에 있다. 아래턱뼈로 이루어져 있다. 입을 향해 **아래치아활** 하치열궁/mandibular dental arcade 이 튀어나와 있다.

● 머리뼈 앞쪽을 구성하는 뼈

이마뼈 전두골/frontal bone 는 이마부위에 있는 조개껍질과 같은 평평한 뼈이다. 대부분의 편평한 부분을 **비늘부분** 인부/squamous part 이라고 하며 머리안의 앞벽을 만들고, 아래쪽 부분은 눈확의 위벽을 만든다. 위쪽에는 마루뼈와 연결되고(그림 3-6), 아래가쪽으로 광대뼈와, 아래안쪽으로는 위턱뼈와 연결된다.

광대뼈 관골/zygomatic bone 는 눈확의 아래가쪽에서 볼의 튀어나온 부분을 만드는 별 모양의 뼈이다(한 쌍). 눈확의 아래가쪽모서리를 만들며 안쪽에서 위턱뼈와 연결된다. 위쪽으로 이마뼈와, 뒤가쪽으로는 관자뼈와 연결되며 광대활을 만든다(그림 3-8).

코뼈 비골/nasal bone 는 코뿌리부분에 있는 직사각형 모양의 작은 뼈이다(한 쌍). 뼈콧구멍의 위모서리를 만든다.

위턱뼈 상악골/maxilla 는 위턱부분을 차지하는 복잡한 모양의 뼈이다(한 쌍). 위쪽에서 눈확의 아래안쪽벽을 만들고, 안쪽에서 뼈콧구멍의 모서리를 만들며, 아래쪽에서 입천장을 만든다.

아래턱뼈 하악골/mandible 는 아래턱을 형성하는 말굽모양의 뼈이다(쌍을 이루지 않는다). 아래턱 몸통(**턱뼈몸통** 하악체/body of mandible)의 뒤쪽부분에서 위쪽으로 **턱뼈가지** 하악지/ramus mandible 가 튀어나오고 그 위쪽끝부분이 2개로 갈라진다. 위쪽의 **근육돌기** 근돌기/coronoid process 에는 관자근이 정지하고 뒤쪽의 **관절돌기** condylar process 는 관자뼈와의 사이에서 턱관절을 만든다(그림 3-8).

2) 머리덮개뼈

머리덮개뼈 두개관/calvaria 는 머리안의 위덮개이며 머리뼈 앞쪽 이외에도 위쪽, 가쪽, 뒤쪽에서도 관찰할 수 있다.

● 머리덮개뼈의 위쪽 (그림 3-6)

앞쪽의 이마뼈, 좌우의 마루뼈, 뒤쪽의 뒤통수뼈와 그 사이를 이어주는 3종류의 봉합이 있다.

관상봉합 coronal suture 은 머리뼈 앞쪽을 가로질러서 이마뼈와 좌우의 마루뼈를 연결한다.

시상봉합 sagittal suture 은 정중앙을 세로로 뻗어나가서 좌우의 마루뼈를 연결한다.

시옷봉합 lambdoid suture 은 뒤통수부분을 가로질러서 좌우의 마루뼈와 뒤통수뼈 사이를 연결한다.

시상봉합의 앞끝부분이 관상봉합과 연결되는 부위를 **정수리점** 전정/bregma, 뒤끝부분이 시옷봉합과 연결되는 부위를 **시옷점** 람다/Lambda 이라고 하며 머리뼈 측정의 기준이 된다.

● 머리덮개뼈의 뒤쪽 (그림 3-7)

마루뼈, 뒤통수뼈, 관자뼈와 그 사이를 이어주는 봉합이 있다.

뒤통수꼭지봉합 후두유돌봉합/occipitomastoid suture 은 뒤통수뼈와 관자뼈 사이를 연결한다. 뒤통수뼈의 뒤쪽에서 정중앙으로 **바깥뒤통수뼈융기** 외후두융기/external occipital protuberance 라고 하는 튀어나온 부분이 있으며, 그 꼭대기는 **뒤통수점** inion 이라고 하며 생체에서 기준점이 된다.

● 머리덮개뼈의 가쪽면

위에서 설명한 3종류의 뼈와 봉합에 더해서 관자부위의 관자뼈와 그 앞쪽에 나비뼈의 큰날개와 그것들 사이를 연결하는 봉합이 있다.

비늘봉합 인상봉합/squamous suture 은 마루뼈와 관자뼈 사이를 연결한다. 비늘봉합의 앞끝부분에서 이마뼈,

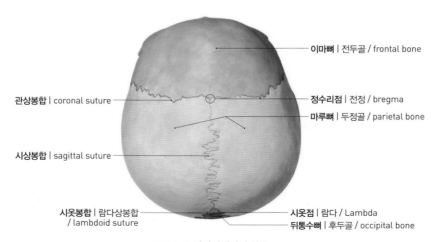

이마뼈 | 전두골 / frontal bone

관상봉합 | coronal suture

정수리점 | 전정 / bregma

마루뼈 | 두정골 / parietal bone

시상봉합 | sagittal suture

시옷봉합 | 람다상봉합 / lambdoid suture

시옷점 | 람다 / Lambda

뒤통수뼈 | 후두골 / occipital bone

그림 3-6. **머리덮개뼈의 위쪽**

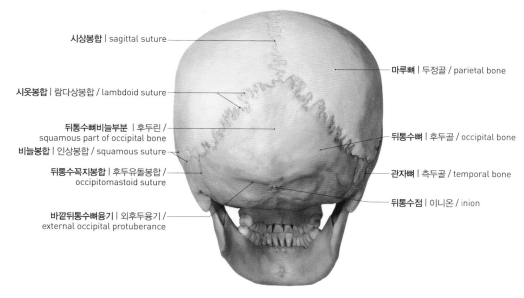

시상봉합 | sagittal suture

시옷봉합 | 람다상봉합 / lambdoid suture

뒤통수뼈비늘부분 | 후두린 / squamous part of occipital bone

비늘봉합 | 인상봉합 / squamous suture

뒤통수꼭지봉합 | 후두유돌봉합 / occipitomastoid suture

바깥뒤통수뼈융기 | 외후두융기 / external occipital protuberance

마루뼈 | 두정골 / parietal bone

뒤통수뼈 | 후두골 / occipital bone

관자뼈 | 측두골 / temporal bone

뒤통수점 | 이니온 / inion

그림 3-7. 머리뼈의 뒤쪽

마루뼈, 나비뼈, 관자뼈가 만나는 부위를 **관자놀이점** pterion 이라고 하며 머리덮개뼈에서 가장 약한 부분이다.

● 머리덮개뼈를 구성하는 뼈

마루뼈 두정골/parietal bone 는 머리뼈 위부분에 있는 사각형의 편평한 뼈이다(한 쌍). 앞쪽에서 이마뼈와, 뒤쪽에서 뒤통수뼈와, 아래쪽에서 관자뼈와, 위쪽에서 반대쪽의 마루뼈와 정중앙에서 연결된다(그림 3-7).

뒤통수뼈 후두골/occipital bone 는 뒤통수부위에 있는 나뭇잎 모양의 뼈이다(쌍을 이루지 않는다). 앞쪽에서 마루뼈, 관자뼈, 나비뼈와 연결된다. 앞아래부분에는 **큰구멍** 대후두공/foramen magnum 이라고 하는 머리안과 척주관을 연결하는 큰 구멍이 있으며(그림 3-9), 그 보다 아래쪽의 편평한 부분은 **뒤통수뼈비늘부분** 후두린/ squamous part of occipital bone 이라고 한다(그림 3-7).

3) 얼굴머리뼈의 가쪽면 [그림 3-8]

머리덮개뼈의 가쪽면에는 위부분에 머리덮개뼈, 아래부분에 얼굴머리뼈가 있다. 얼굴머리뼈의 가쪽면

에는 눈확, 위턱, 아래턱과 함께 광대활, 꼭지돌기, 바깥귓구멍이 있다.

광대활 관골궁/zygomatic arch 은 광대뼈의 관자돌기와 관자뼈의 광대돌기에서 만들어지며 그 깊은층에는 관자근이 통과하고 있다.

꼭지돌기 유양돌기/mastoid process 는 관자뼈 뒤쪽에서 아래쪽으로 둥글게 튀어나와서 목빗근이 이곳에 닿는다. **바깥귓구멍** 외이공/external acoustic opening 은 관자뼈 가운데에 열려있는 구멍이며 바깥귀길의 입구이다.

● 얼굴머리뼈의 가쪽면을 구성하는 뼈

관자뼈 측두골/temporal bone 는 머리안 가쪽벽의 아래부분과 얼굴머리뼈의 일부를 만드는 복잡한 모양의 뼈이다(한 쌍). 위쪽에서 마루뼈와, 뒤쪽에서 뒤통수뼈와, 앞쪽에서 나비뼈와 연결되며 다음의 3부분에서 갈라진다(그림 3-8).

비늘부분 인부/squamous part | 위쪽으로 튀어나온 편평한 부분이며 머리안의 아래가쪽벽을 만든다.

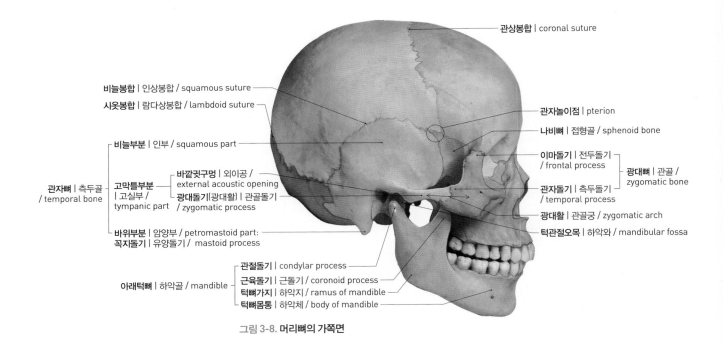

그림 3-8. 머리뼈의 가쪽면

바위부분(바위꼭지부분) 암양부/petromastoid part | 뒤부분에서 안쪽은 바위가 되어 머리뼈바닥속면으로 튀어나오고, 가쪽에서는 꼭지돌기가 되어 아래쪽으로 튀어나온다.

고막틀부분 고실부/tympanic part | 양쪽 중간의 바깥귀길 주변 부위에 있다. 가쪽면에서 광대돌기가 앞쪽으로 튀어나와 있다.

4) 머리뼈의 아래쪽 (그림 3-9, 표 3-2)

머리뼈의 아래쪽은 **머리뼈바닥바깥면** 외두개저/external surface of cranial base 이라고 한다. 물렁입천장의 뒤모서리와 큰구멍의 앞모서리를 경계로 앞, 중간, 뒤부분으로 나뉜다.

● 앞부분

치아와 물렁입천장을 포함한 부분이다.

위턱뼈의 **이틀돌기** 치조돌기/alveolar process 가 입천장을 둘러싸듯이 U자 모양으로 튀어나와 있으며 이곳에서 위턱의 치아가 나와 있다. 뼈로 이루어진 입천장을

단단입천장 경구개/hard palate 이라고 한다.

단단입천장의 앞끝부분에는 앞니관의 구멍(**앞니구멍** 절치공/incisive foramen)이 있으며, 뒤끝부분의 양쪽에는 **큰·작은입천장관**(큰·작은입천장동맥·정맥과 신경의 통로)**의 구멍** 대·소구개공 greater·lesser palatine foramen 이 있다(그림 3-9, 10).

입천장뼈 구개골/palatine bone 는 위턱뼈의 뒤쪽에 맞닿아 있는 L자 모양의 뼈이다(한 쌍). **수직판** perpendicular plate 은 코안뒤벽의 뒤부분을 만들고 **수평판** horizontal plate 은 물렁입천장의 뒤부분을 만든다.

● 중간부분

물렁입천장의 뒤모서리에서 큰구멍의 앞모서리까지의 부분이며 표면이 울퉁불퉁하다.

물렁입천장의 바로 뒤쪽은 **뒤콧구멍** 후비공/choana 이며 코중격의 뒤쪽을 만드는 **보습뼈** 서골/vomer 에 의해 좌우로 나뉘어져 있다. 보습뼈는 코중격의 절반을 만드는 얇은 뼈이며 벌집뼈 수직판 아래에 맞닿아 있다. 뒤콧구멍의 양쪽에는 나비뼈의 **날개돌기** 익상돌기/ptery-

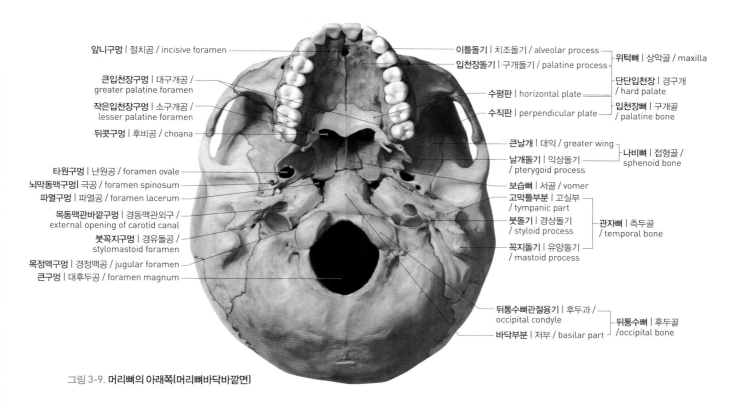

그림 3-9. 머리뼈의 아래쪽(머리뼈바닥바깥면)

표 3-2. 머리뼈를 구성하는 뼈와 관여하는 부위

	개수	머리안	얼굴	눈확	코안	입안	관자부위
이마뼈	1	●	●	●	●		
마루뼈	2	●					
뒤통수뼈	1	●					
관자뼈	2	●					●
나비뼈	1	●		●	●		
벌집뼈	1	●		●	●		
위턱뼈	2		●	●	●	●	●
광대뼈	2		●	●			●
눈물뼈	2			●	●		
코뼈	2		●		●		
보습뼈	1				●		
아래코선반	2				●		
입천장뼈	2		●	●	●	●	●
아래턱뼈	1		●			●	●
목뿔뼈*	1						

*목뿔뼈는 머리와 목의 경계에 있다.

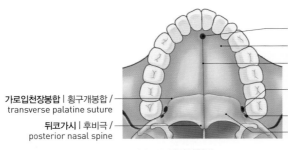

그림 3-10. 단단입천장

앞니구멍 | 절치공 / incisive foramen
위턱뼈 | 상악골 / maxilla
정중입천장봉합 | 정중구개봉합 / median palatine suture
큰입천장구멍 | 대구개공 / greater palatine foramen
작은입천장구멍 | 소구개공 / lesser palatine foramen
입천장뼈 | palatine bone

가로입천장봉합 | 횡구개봉합 / transverse palatine suture
뒤코가시 | 후비극 / posterior nasal spine

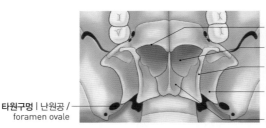

그림 3-11. 뒤콧구멍

입천장뼈수평판의 뒤모서리
뒤콧구멍 | 후비공 / choana
날개돌기안쪽판 | 익상돌기내측판 / medial plate of pterygoid process
날개돌기가쪽판 | 익상돌기외측판 / lateral plate of pterygoid process
보습뼈날개 | 서골익 / ala of vomer

타원구멍 | 난원공 / foramen ovale

goid process 가 튀어나와 있으며, 그 가쪽에는 나비뼈의 **큰날개** 대익/greater wing 가 머리안의 아래가쪽 벽의 일부를 만들고 있다. 큰날개의 뒤부분에는 **타원구멍** 난원공/foramen ovale (아래턱신경[V₃]의 통로)이 열려 있다(그림 3-9, 11).

바위부분 아래쪽에는 가느다란 **붓돌기** 경상돌기/styloid process 가 튀어나와 있으며, 바로 그 뒤쪽에는 얼굴신경관(얼굴신경[VII]의 통로)의 구멍(**붓꼭지구멍** 경유돌공/stylomastoid foramen)이 있다. 관자뼈 붓돌기 안쪽 바위부분의 바닥면에는 **목동맥관** 경동맥관/carotid canal (속목동맥의 통로)의 바깥구멍이 있으며, 바위부분의 안쪽끝부분과 나비뼈 사이의 틈새인 **파열구멍** 파열공/foramen lacerum 이 있다(그림 3-9).

● 뒤부분

큰구멍과 그 뒤쪽 부분에 있으며 평탄하고 단조로운 모양을 띠고 있다.

뒤통수뼈의 **큰구멍** 대후두공/foramen magnum 은 척주관을 연결하는 큰 구멍이며 그 양쪽에 **뒤통수뼈관절융기** 후두과/occipital condyle (첫째목뼈와의 관절면)가 튀어나와 있다. 뒤통수뼈와 관자뼈 사이에는 **목정맥구멍** 경정맥공/jugular foramen (속목정맥의 통로)이 있다(그림 3-9).

2. 머리안의 속면

머리안 두개강/cranial cavity 의 천정은 머리덮개뼈이고 바닥은 머리뼈바닥속면이다.

1) 머리덮개뼈 [그림 3-12]

머리덮개뼈 두개관/calvaria 의 속면은 이마뼈, 마루뼈, 뒤통수뼈로 구성되어 있다. 앞쪽 정중앙에는 **이마뼈능선** 전두릉/frontal crest 이라고 하는 융기가 있다. 이마뼈능선 위쪽끝에서 **위시상정맥굴고랑** 상시상동구/groove for superior sagittal sinus 이 시작되며 뒤쪽으로 넓어지고 깊어진다. 그 좌우에는 작은 함입부분(거미막과립오목)이

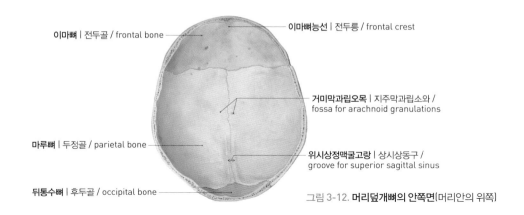

이마뼈 | 전두골 / frontal bone

이마뼈능선 | 전두릉 / frontal crest

거미막과립오목 | 지주막과립소와 / fossa for arachnoid granulations

마루뼈 | 두정골 / parietal bone

위시상정맥굴고랑 | 상시상동구 / groove for superior sagittal sinus

뒤통수뼈 | 후두골 / occipital bone

그림 3-12. **머리덮개뼈의 안쪽면**(머리안의 위쪽)

몇 군데 보인다.

2) 머리뼈바닥속면 [그림 3-13]

머리뼈바닥속면 내두개저/internal surface of cranial base 은 앞 · 중간 · 뒤머리뼈우묵이라고 하는 3개의 영역으로 나뉜다. 앞머리뼈우묵과 중간머리뼈우묵의 경계는

나비뼈의 작은날개이며 중간머리뼈우묵과 뒤머리뼈 우묵의 경계는 관자뼈의 바위부분이다.

● 앞머리뼈우묵

앞머리뼈우묵 전두개와/anterior cranial fossa 의 대부분은 이마뼈로 이루어져 있으며 뒤쪽부위의 일부는 나비뼈로

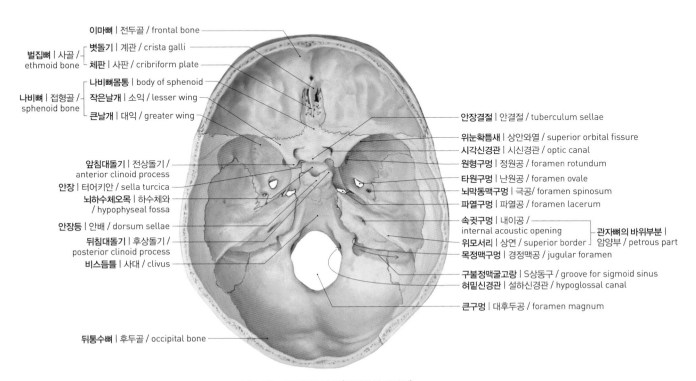

이마뼈 | 전두골 / frontal bone

벌집뼈 | 사골 / ethmoid bone
볏돌기 | 계관 / crista galli
체판 | 사판 / cribriform plate

나비뼈 | 접형골 / sphenoid bone
나비뼈몸통 | body of sphenoid
작은날개 | 소익 / lesser wing
큰날개 | 대익 / greater wing

앞침대돌기 | 전상돌기 / anterior clinoid process
안장 | 터어키안 / sella turcica
뇌하수체오목 | 하수체와 / hypophyseal fossa
안장등 | 안배 / dorsum sellae
뒤침대돌기 | 후상돌기 / posterior clinoid process
비스듬틀 | 사대 / clivus

뒤통수뼈 | 후두골 / occipital bone

안장결절 | 안결절 / tuberculum sellae
위눈확틈새 | 상안와열 / superior orbital fissure
시각신경관 | 시신경관 / optic canal
원형구멍 | 정원공 / foramen rotundum
타원구멍 | 난원공 / foramen ovale
뇌막동맥구멍 | 극공 / foramen spinosum
파열구멍 | 파열공 / foramen lacerum
속귓구멍 | 내이공 / internal acoustic opening
위모서리 | 상연 / superior border
목정맥구멍 | 경정맥공 / jugular foramen
구불정맥굴고랑 | S상동구 / groove for sigmoid sinus
혀밑신경관 | 설하신경관 / hypoglossal canal
큰구멍 | 대후두공 / foramen magnum

관자뼈의 바위부분 | 암양부 / petrous part

그림 3-13. **머리뼈바닥속면**(머리안의 바닥면)

이루어져 있다. 앞머리뼈우묵의 중앙부분은 벌집뼈로 이루어져 있고 큰 쐐기 모양의 **볏돌기** 계관/crista galli 가 정중앙으로 튀어나와 있다. 볏돌기 양쪽에는 작은구멍이 여러 개 있는 영역이 있으며 이를 **체판** 사판/cribriform plate (후각신경의 통로)이라고 한다.

벌집뼈 사골/ethmoid bone 는 코안의 천정을 만드는 뼈이며 나비뼈 앞에서 이마뼈 바로 아래와 맞닿아 있다 (쌍을 이루고 있지 않다).

● 중간머리뼈우묵〔그림 3-13, 14〕

중간머리뼈우묵 중두개와/middle cranial fossa 의 정중부분은 높게 되어 있으며 **나비뼈몸통** 접형골체/body of sphenoid 으로 이루어져 있다. 앞부분은 크게 패여 있어서 대뇌반구의 이마엽을 수용하고 나비뼈의 큰날개와 관자뼈로 이루어져 있다.

중간머리뼈우묵의 꼭대기부분은 **안장** 터어키안/sella turcica 이며 중심부분은 **뇌하수체오목** 하수체와/hypophyseal fossa (뇌하수체를 수용한다)이라고 하는 함입부분으로 되어 있다.

시각신경관 시신경관/optic canal (시각신경[II]과 눈동맥이 통과한다)은 안장의 앞쪽에 있으며 눈확으로 이어진다.

위눈확틈새 상안와열/superior orbital fissure (눈신경[V_1], 눈돌림신경[III], 도르래신경[IV], 갓돌림신경[VI]이 통과한다)는 나비뼈의 작은날개와 큰날개 사이에 있으며 눈확으로 이어진다.

원형구멍 정원공/foramen rotundum (위턱신경[V_2]이 통과한다)은 위눈확틈새 안쪽끝부분의 뒤쪽에 있으며 날개입천장오목으로 이어진다.

타원구멍 난원공/foramen ovale (아래턱신경[V_3]이 통과한다)은 원형구멍의 뒤가쪽에 있는 큰 구멍이며 관자아래우묵으로 이어진다.

뇌막동맥구멍 극공/foramen spinosum 은 타원구멍 가쪽에 있는 작은 구멍이며 관자아래우묵으로 이어진다. 뇌막동맥구멍을 통해 들어온 중간뇌막동맥이 지나가는 작은 고랑이 중간머리뼈우묵의 바닥과 가쪽벽에 보인다.

파열구멍 파열공/foramen lacerum 은 타원구멍의 뒤안쪽에서 바위끝과 나비뼈몸통 사이에 있는 불규칙한 구멍이다. 생체에서는 섬유연골에 묻혀 있으며 이곳에서 **목동맥관** 경동맥관/carotid canal (속목동맥이 통과한다)의 속구멍이 열려있다.

나비뼈 접형골/sphenoid bone 는 머리뼈바닥의 가운데에 위치해 있으며 나비 모양을 하고 있다. 중앙부분의 몸통

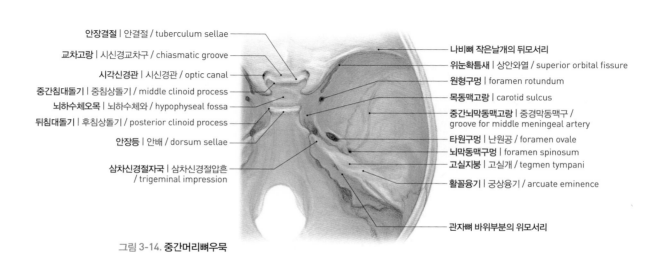

안장결절 | 안결절 / tuberculum sellae
교차고랑 | 시신경교차구 / chiasmatic groove
시각신경관 | 시신경관 / optic canal
중간침대돌기 | 중침상돌기 / middle clinoid process
뇌하수체오목 | 뇌하수체와 / hypophyseal fossa
뒤침대돌기 | 후침상돌기 / posterior clinoid process
안장등 | 안배 / dorsum sellae
삼차신경절자국 | 삼차신경절압흔 / trigeminal impression

나비뼈 작은날개의 뒤모서리
위눈확틈새 | 상안와열 / superior orbital fissure
원형구멍 | foramen rotundum
목동맥고랑 | carotid sulcus
중간뇌막동맥고랑 | 중경막동맥구 / groove for middle meningeal artery
타원구멍 | 난원공 / foramen ovale
뇌막동맥구멍 | foramen spinosum
고실지붕 | 고실개 / tegmen tympani
활꼴융기 | 궁상융기 / arcuate eminence

관자뼈 바위부분의 위모서리

그림 3-14. **중간머리뼈우묵**

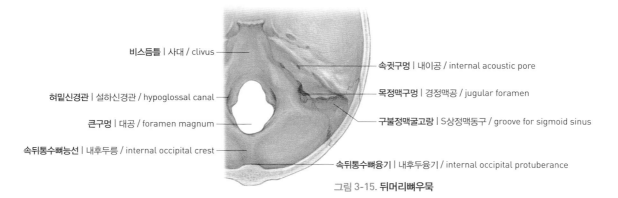

비스듬틀 | 사대 / clivus

허밑신경관 | 설하신경관 / hypoglossal canal

큰구멍 | 대공 / foramen magnum

속뒤통수뼈능선 | 내후두릉 / internal occipital crest

속귓구멍 | 내이공 / internal acoustic pore

목정맥구멍 | 경정맥공 / jugular foramen

구불정맥굴고랑 | S상정맥동구 / groove for sigmoid sinus

속뒤통수뼈융기 | 내후두융기 / internal occipital protuberance

그림 3-15. 뒤머리뼈우묵

에서 좌우로 한 쌍의 **큰날개** 대익/greater wing 와 **작은날개** 소익/lesser wing 가 있다. 몸통의 위쪽은 오목하게 패여서 안장이 되고 속에는 나비굴이라고 하는 코곁굴이 있다. 큰날개는 중간머리뼈우묵의 바닥을 형성하고 이곳으로 원형구멍, 타원구멍, 뇌막동맥구멍이 열려있다. 작은날개는 앞머리뼈우묵과 중간머리뼈우묵의 경계가 되며 그 바닥부분을 시각신경관이 관통하고 있다.

● **뒤머리뼈우묵**(그림 3-13, 15)

뒤머리뼈우묵 후두개와/posterior cranial fossa 은 깊게 패여 있으며 뇌줄기와 소뇌를 수용하고 있다. 뒤통수뼈가 대부분을 차지하고 있다.

뒤머리뼈우묵의 가운데에는 **큰구멍** 대후두공/foramen magnum 이라고 하는 커다란 구멍이 있으며, 그 앞쪽은 **비스듬틀** 사대/clivus 이라고 하는 경사면이 안장으로 향하고 있다.

속귀길 내이도/internal acoustic meatus (얼굴신경[VII]과 속귀신경[VIII]이 통과한다)의 입구인 **속귓구멍** 내이공/internal acoustic opening 이 바위부분의 뒤쪽으로 열려있다.

목정맥구멍 경정맥공/jugular foramen (속목정맥, 혀인두신경[IX], 미주신경[X], 더부신경[XI]이 통과한다)은 관자뼈의 바위부분과 뒤통수뼈 사이에 있다.

혀밑신경관 설하신경관/hypoglossal canal (혀밑신경[XII]이 통과한다)은 큰구멍 앞가쪽모서리의 약간 위쪽

으로 열려있다.

바위부분과 뒤통수뼈 사이에 **구불정맥굴고랑** S상동구/groove for sigmoid sinus 이 구불구불하게 뻗어있다.

3. 숫구멍(그림 3-16)

머리덮개를 이루는 뼈는 각 뼈의 중심부분에서부터 뼈발생이 부챗살처럼 진행되어 가므로 뼈들이 만나는 부위는 태어난 후에도 뼈가 미처 형성되어 있지 않아 피부와 뇌막으로만 덮여 있다. 이런 곳을 만지면 말랑말랑한데 이런 곳을 **숫구멍** 천문/fontanelle 이라고 한다. **관상봉합**과 **시상봉합**이 만나는 곳의 숫구멍을 **앞숫구멍** 이라고 하며, 성인의 정수리에 해당하는 부위에 있다. **시상봉합**과 **시옷봉합**이 만나는 곳에 있는 것을 **뒤숫구멍** 이라고 한다.

앞숫구멍 대천문/anterior fontanelle | 좌우의 이마뼈와 좌우의 마루뼈 사이에 있으며 마름모 모양이다.

뒤숫구멍 소천문/posterior fontanelle | 좌우의 마루뼈와 뒤통수뼈 사이에 있으며 삼각형이다. 앞숫구멍은 1살 6개월 무렵까지, 뒤숫구멍은 1살 무렵까지 만져서 확인할 수 있다.

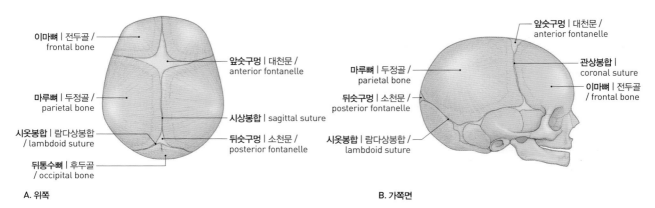

A. 위쪽

B. 가쪽면

그림 3-16. **신생아의 머리뼈**

4. 머리뼈의 복합적 구조들

1) 코중격 [그림 3-17]

코중격 비중격/nasal septum 은 공기가 지나는 콧길을 왼쪽과 오른쪽의 콧구멍으로 나누며, 코중격이 뭉툭하게 끝나는 부분을 코기둥이라 한다. 보습뼈, 벌집뼈 수직판은 단단한 뼈부분으로 뒤쪽에 위치하고 부드럽고 약간의 움직임이 있는 연골부분인 코중격연골은 앞쪽에 있다. 벌집뼈수직판 뒤모서리에는 보습뼈의 위앞모서리가 연결되어 코중격의 맨 뒷부분을 형성한다.

2) 눈확 [그림 3-18]

● 눈확의 뼈

눈확 안와/orbit 은 안구와 부속구조물(안구근육, 눈물기관, 신경, 혈관 등)을 보호하며 7개의 뼈들(이마뼈, 나비뼈, 벌집뼈, 입천장뼈, 광대뼈, 눈물뼈, 위턱뼈)이 서로 연결되어 있다. 눈확의 주요 구조물은 다음과 같다.

위벽 | 눈확의 천장부분으로 이마뼈의 눈확부분과 그보다 안쪽에 나비뼈작은날개로 이루어져있다. 앞

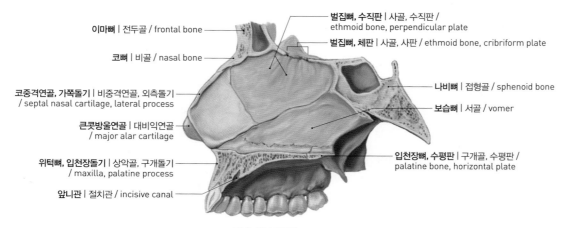

그림 3-17. **코중격**

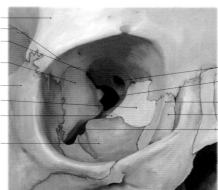

이마뼈 | 전두골 / frontal bone
눈물샘오목 | 누선와 / lacrimal fossa
나비뼈작은날개 | 접형골소익 / lesser wing of sphenoid
나비뼈큰날개 | 접형골대익 / greater wing of sphenoid
광대뼈 | 관골 / zygomatic bone
벌집뼈 | 사골 / ethmoid bone
입천장뼈 | 구개골 / palatine bone
위턱뼈 | 상악골 / maxilla

시각신경관 | 시신경관 / optic canal
위눈확틈새 | 상안와열 / superior orbital fissure
눈물뼈 | 누골 / lacrimal bone
눈물고랑 | 누낭구 / lacrimal groove
아래눈확틈새 | 하안와열 / inferior orbital fissure

그림 3-18. **눈확의 벽**

가쪽에는 눈물샘의 눈확부분을 수용하는 **눈물샘오목**
누선와/lacrimal fossa 이 있다.

안쪽벽 | 벌집뼈, 이마뼈, 눈물뼈, 나비뼈로 이루어져
있으며 두께가 몹시 얇다. 앞아래쪽으로 눈물주머니를
수용하는 **눈물고랑** 누낭구/lacrimal groove 이 있다.

가쪽벽 | 광대뼈와 나비뼈큰날개로 이루어져 있다.
벽 중에서 가장 단단하며 위벽과 경계부위에 위눈확
틈새가 있다.

아래벽 | 주로 위턱뼈로 이루어져 있으며 광대뼈와
입천장뼈의 일부도 포함된다. 가쪽벽과 경계부위에
아래눈확틈새가 있다.

● **눈확의 통로**
눈확의 벽에는 틈새와 구멍이 있으며 대부분의 신경과
혈관이 들어가고 나온다.

시각신경관 시신경관/optic canal | 눈확의 가장 깊은부분
에서 원형으로 보이는 구멍이며 시각신경과 눈동맥이
통과한다.

위눈확틈새 상안와열/superior orbital ssure | 시각신경관 바
로 가쪽에 있는 삼각형의 나비뼈의 작은날개로, 아래
벽은 큰날개로 이루어져 있다. 틈새 속을 눈돌림신경
[III]의 위가지와 아래가지, 도르래신경[IV], 갓돌림
신경[VI], 눈신경[V_1]의 가지, 위눈정맥이 통과한다.

아래눈확틈새 하안와열/inferior orbital ssure | 눈확의 가쪽
벽과 아래벽의 경계에서 앞뒤로 뻗어 있는 틈새이며,
위턱신경[V_2]의 가지, 눈확아래동맥 · 정맥, 날개근
정맥얼기로 향하는 정맥이 통과한다.

3) 코곁굴〔그림 3-19〕
코곁굴 부비동/paranasal sinus 은 코안 근처 머리뼈에 공
기가 차 있는 곳으로 끈끈한 점막으로 덮여 있으며 여
기서 나온 분비물은 코안으로 흘러들어 간다. 이마뼈,
나비뼈, 벌집뼈, 위턱뼈 속에 각각 쌍으로 있으며 머리
뼈의 시상면절단면에서 쉽게 관찰할 수 있다. 코곁굴은
머리뼈의 무게를 최소화하고, 코점막의 표면적을 넓혀
공기를 더 촉촉하고 깨끗하게 하며, 소리를 더 크고
길게 늘이는 공명기관의 역할도 한다.

4) 목뿔뼈〔그림 3-20〕
목뿔뼈 설골/hyoid bone 는 U자 모양의 작은 뼈이며 셋째
목뼈 높이에서 아래턱뼈의 약간 뒤쪽에 위치해 있다.
가운데에는 **목뿔뼈몸통** 설골체/body of hyoid bone 이 있으
며 양쪽의 **큰뿔** 대각/greater horn 이 뒤쪽에서 약간 위쪽
으로 튀어나와 있고, 몸통과 큰뿔의 경계에서 뒤위쪽
으로 **작은뿔** 소각/lesser horn 이 튀어나와 있다. 여기에
부착되는 근육들은 혀를 지지하고 삼킴작용에 관여
한다.

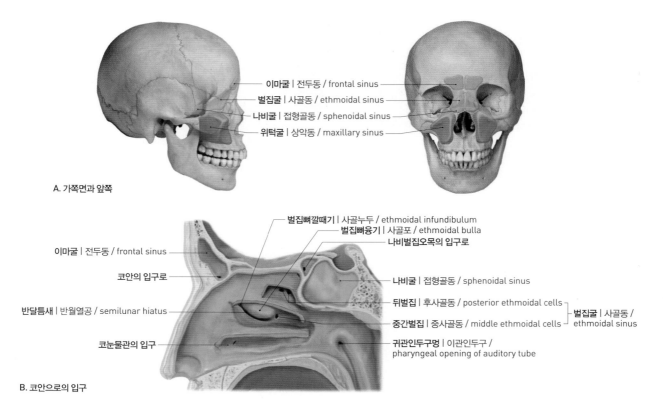

A. 가쪽면과 앞쪽

이마굴 | 전두동 / frontal sinus
벌집굴 | 사골동 / ethmoidal sinus
나비굴 | 접형골동 / sphenoidal sinus
위턱굴 | 상악동 / maxillary sinus

벌집뼈깔때기 | 사골누두 / ethmoidal infundibulum
벌집뼈융기 | 사골포 / ethmoidal bulla
나비벌집오목의 입구로

이마굴 | 전두동 / frontal sinus
코안의 입구로
반달틈새 | 반월열공 / semilunar hiatus
코눈물관의 입구

나비굴 | 접형골동 / sphenoidal sinus
뒤벌집 | 후사골동 / posterior ethmoidal cells
중간벌집 | 중사골동 / middle ethmoidal cells
벌집굴 | 사골동 / ethmoidal sinus
귀관인두구멍 | 이관인두구 / pharyngeal opening of auditory tube

B. 코안으로의 입구

그림 3-19. **코곁굴**

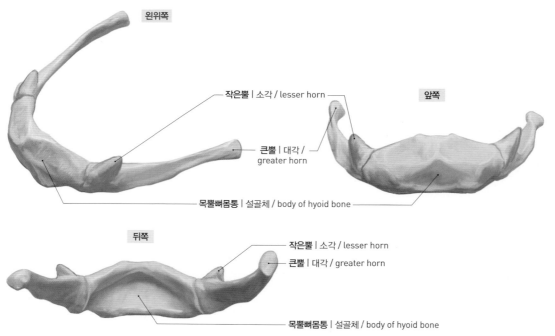

왼위쪽

작은뿔 | 소각 / lesser horn
큰뿔 | 대각 / greater horn
목뿔뼈몸통 | 설골체 / body of hyoid bone

앞쪽

뒤쪽

작은뿔 | 소각 / lesser horn
큰뿔 | 대각 / greater horn
목뿔뼈몸통 | 설골체 / body of hyoid bone

그림 3-20. **목뿔뼈**

척주

척주 ^{vertebral column} 는 **척추뼈** ^{추골/vertebra} 와 **척추사이원반** ^{추간원판/interverte-bral disc} 이 연결된 기둥모양의 뼈대로 우리 몸의 중심축을 이룬다. 척주는 척수를 감싸서 보호하고, 머리뼈를 지지하며, 갈비뼈와 연결되어 **가슴우리** ^{흉곽/thoracic cage} 를 이루며, **다리이음뼈** ^{하지대/bones of pelvic girdle} 와 연결되고, 몸통근육의 부착점을 제공한다. 척주는 앞뒤나 옆으로 움직일 때 또는 회전할 때 필요한 유연성을 제공하고 위로부터의 충격을 흡수한다.

척주는 척추뼈가 쌓아 올려져서 만들어진 것이며 5개의 부분으로 구분된다. **목뼈** ^{경추/cervical vertebra} 는 7개, **등뼈** ^{흉추/thoracic vertebra} 는 12개, **허리뼈** ^{요추/lumbar vertebra} 는 5개의 척추뼈로 이루어져 있으며, 엉치부위의 5개의 척추뼈가 합쳐져서 **엉치뼈** ^{천골/sacrum} 를 이루고 꼬리척추뼈의 흔적인 4~5개의 척추뼈가 합쳐져서 **꼬리뼈** ^{미골/coccyx} 를 이룬다. 척주 속에 세로로 뻗어있는 **척주관** ^{vertebral canal} 에는 **척수** ^{spinal cord} 가 들어있다(그림 3-21).

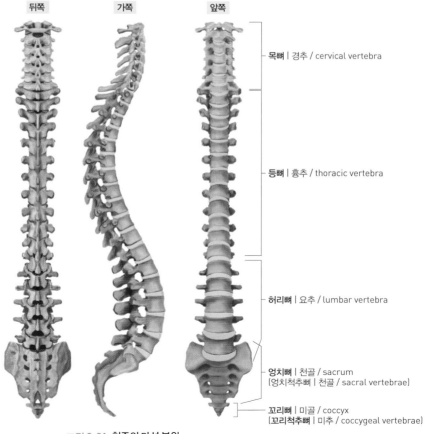

뒤쪽   가쪽   앞쪽

목뼈 | 경추 / cervical vertebra

등뼈 | 흉추 / thoracic vertebra

허리뼈 | 요추 / lumbar vertebra

엉치뼈 | 천골 / sacrum
[엉치척추뼈 | 천골 / sacral vertebrae]

꼬리뼈 | 미골 / coccyx
[꼬리척추뼈 | 미추 / coccygeal vertebrae]

그림 3-21. **척주의 다섯 부위**

1. 척추뼈의 일반적 구조

척추뼈 추골/vertebra 는 부위에 따라 차이는 있지만 기본적으로 공통적인 형태를 가지고 있다. 척추뼈는 본체인 **척추뼈몸통** 추체/vertebral body 과 그 뒤쪽에 붙어 있는 아치 모양의 **척추뼈고리** 추궁/vertebral arch 로 이루어져 있다. 척추뼈몸통과 척추뼈고리는 **척추뼈구멍** 추공/vertebral foramen 이라고 하는 큰 구멍을 둘러싸고 있다. 척추뼈몸통에 붙어있는 척추뼈고리의 앞쪽부분은 **고리뿌리** 추궁근/pedicle 이며 뒤쪽부분은 **고리판** 추궁판/

lamina 이다. 척추뼈구멍은 척주 안에서 위아래로 이어져서 **척주관** vertebral canal 을 이루며 중추신경인 척수를 포함하고 있다. 척추뼈고리에는 위관절돌기 2개, 아래관절돌기 2개, 가로돌기 2개, 가시돌기 1개, 3종류 7개의 돌기가 튀어나와 있다(그림 3-22).

가시돌기 극돌기/spinous process | 척추뼈고리의 뒤끝 중앙에서 뒤아래쪽으로 튀어나와 있다.
가로돌기 횡돌기/transverse process | 고리뿌리 바로 뒤에서 가쪽으로 튀어나와 있다.

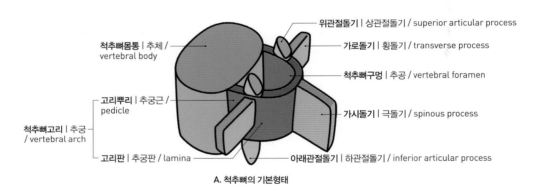

A. 척추뼈의 기본형태

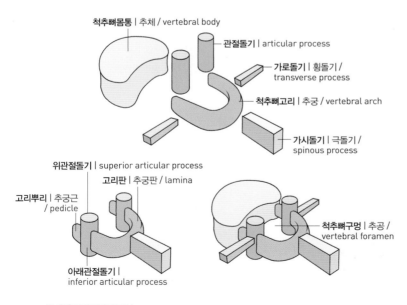

B. 척추뼈의 일반적 구성

그림 3-22. **척추뼈의 일반적인 구조**

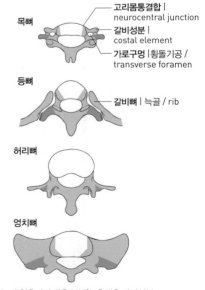

C. 각 척추뼈의 같은 부분(분홍색은 갈비성분,
보라색은 가로돌기, 하늘색은 척추뼈고리를 나타내었음)

위 · 아래관절돌기 상 · 하관절돌기/superior · inferior articular process | 고리뿌리 바로 뒤에서 위쪽과 아래쪽으로 튀어나와 있다.

가시돌기와 가로돌기는 내인성등근육의 부착부위가 된다. 위·아래관절돌기는 위쪽과 아래쪽의 척추뼈 사이에서 관절을 이룬다.

고리뿌리가 있는 곳에서 척추뼈고리의 위모서리와 아래모서리는 오목하게 들어가 있어서 **위 · 아래척추뼈패임** 상 · 하추절흔/superior · inferior vertebral notch 을 만들고 있다. 위 · 아래척추뼈패임은 위쪽과 아래쪽의 척추뼈 사이에 **척추사이구멍** 추간공/intervertebral foramen 을 만든다. 척추사이구멍은 척수가 들어가고 나오는 척수신경의 통로가 된다.

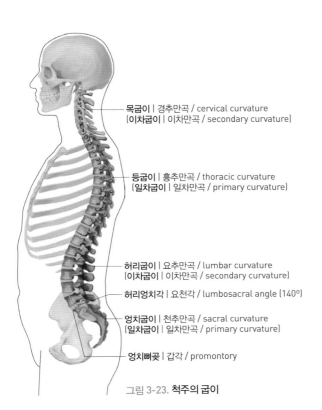

목굽이 | 경추만곡 / cervical curvature
(이차굽이 | 이차만곡 / secondary curvature)

등굽이 | 흉추만곡 / thoracic curvature
(일차굽이 | 일차만곡 / primary curvature)

허리굽이 | 요추만곡 / lumbar curvature
(이차굽이 | 이차만곡 / secondary curvature)

허리엉치각 | 요천각 / lumbosacral angle (140°)

엉치굽이 | 천추만곡 / sacral curvature
(일차굽이 | 일차만곡 / primary curvature)

엉치뼈곶 | 갑각 / promontory

그림 3-23. **척주의 굽이**

2. 척주굽이(그림 3-23)

성인의 **척주** vertebral column 에는 앞뒤 방향의 굽이가 4군데 있다. **목굽이** 경추만곡/cervical curvature 는 앞쪽이 볼록하고 **등굽이** 흉추만곡/thoracic curvature 는 뒤쪽이 볼록하다. **허리굽이** 요추만곡/lumbar curvature 는 앞쪽이 볼록하고 **엉치굽이** 천추만곡/sacral curvature 는 뒤쪽이 볼록하다.

앞쪽이 볼록한 굽이를 **척주앞굽음** 전만/lordosis 이라고 하며 목부위와 허리부위에서 볼 수 있다. 뒤쪽이 볼록한 굽이는 **척주뒤굽음** 후만/kyphosis 이라고 하며 등부위와 엉치부위에서 볼 수 있다. 다섯째허리뼈와 엉치뼈 사이는 약 140° 정도로 꺾여 있으며 **허리엉치각** 요천각/lumbosacral angle 이라고 한다. 엉치뼈의 가장 위끝부분은 **엉치뼈곶** 갑각/promontory 이라고 하며 앞쪽으로 튀어나와 있다.

등부위와 엉치부위에서 보이는 척추뒤굽음은 태아기에서 신생아기에 나타나는 굽이가 유지된 것으로 **일차굽이** 일차만곡/primary curvature 이다. 이에 비해 목부위와 허리부위는 원래 뒤굽이였지만 성장함에 따라 앞굽이로 바뀐 **이차굽이** 이차만곡/secondary curvature 이며, 앉은 자세나 선자세 등의 자세변화로 인해 발생한 것이다 (그림 3-24).

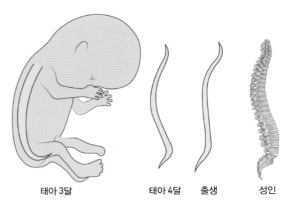

태아 3달   태아 4달   출생   성인

그림 3-24. **척주굽이의 변화**(태아 3달 말까지 척주는 태아 몸통의 굽이에 맞게 하나의 굽이만 이룸)

척주가 4개의 굽이를 갖게 됨으로써 직립자세를 취할 때 그 중심선이 척주굽이와 겹쳐지게 된다. 이 때문에 가벼운 근육수축으로도 직립자세가 유지되게 된다.

3. 목뼈 (그림 3-25, 26)

목뼈 경추/cervical vertebra 는 7개가 있으며(C1~7), 다른 척추뼈에 비해 짧고 다음과 같은 특징이 있다.

- 척추뼈몸통은 가로로 넓은 타원형이며 높이가 낮다. 척추뼈몸통의 위쪽면은 양 가쪽부분이 위로 솟아 있고 가운데가 오목하며 아래쪽면은 약간 볼록하게 되어 있다.
- 가로돌기에는 둥근 **가로구멍** 횡돌기공/foramen transversarium 이 있으며 끝부분이 앞뒤로 나뉘어져 앞·뒤결절을 만들고 있다. 척추동맥·정맥이 가로구멍 사이를 통과하고 있다.
- 가시돌기는 짧고 끝부분이 두 갈래로 나뉘어져 있다.
- 척추뼈구멍의 모양은 삼각형에 가깝다.
- 위·아래관절돌기의 관절면은 이마면에서 앞쪽으로 약 45° 기울어져 있어서 앞뒤와 좌우로 굽히는 것이 가능하다.

첫째, 둘째, 일곱째목뼈는 다른 척추뼈와 형태가 크게 다르며, 각각의 기능에 적합한 구조로 되어있다.

1) 첫째목뼈 (그림 3-27)
첫째목뼈(고리뼈 환추/atlas, C1)는 가시돌기와 척추뼈 몸통이 없고 좌우의 **가쪽덩이** 외측괴/lateral mass 와 그것을 연결하는 **앞고리** 전궁/anterior arch 와 **뒤고리** 후궁/posterior arch 로 이루어져 있다. 각각의 가쪽덩이는 위쪽과 아래쪽에 관절면이 있고(**위·아래관절면** 상·하관절면/superior·inferior articular surface), 위쪽의 뒤통수뼈관절융기와 아래쪽의 둘째목뼈(중쇠뼈) 위관절면이 관절을 이루고 있다. 첫째목뼈의 가로돌기는 가쪽으로 크게 튀어나와서 머리부위를 움직이는 뒤통수밑근육의 부착부위가 된다.

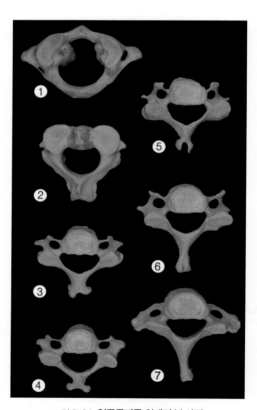

그림 3-26. **일곱목뼈를 위에서 본 사진**
〔숫자는 목뼈의 순서를 나타냄〕

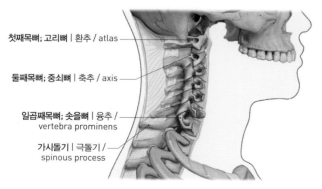

첫째목뼈; 고리뼈 | 환추 / atlas

둘째목뼈; 중쇠뼈 | 축추 / axis

일곱째목뼈; 솟을뼈 | 융추 / vertebra prominens

가시돌기 | 극돌기 / spinous process

그림 3-25. **목뼈, 가쪽면**

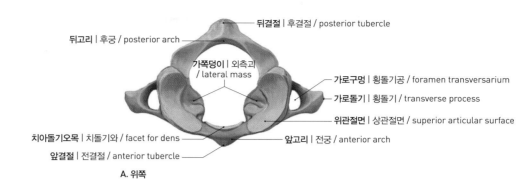

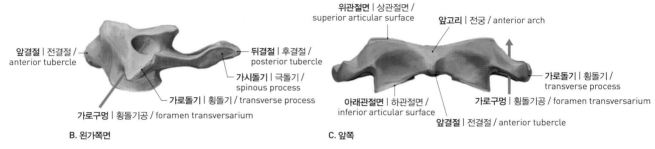

그림 3-27. **첫째목뼈**

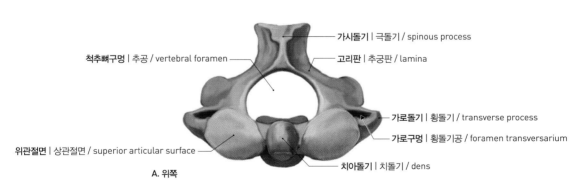

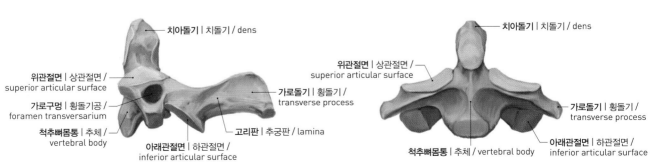

그림 3-28. **둘째목뼈**

2) 둘째목뼈 (그림 3-28)

둘째목뼈(중쇠뼈 축추/axis, C2)에서는 척추뼈몸통에서 위쪽으로 **치아돌기** 치돌기/dens 가 튀어나와 있다. 치아돌기는 첫째목뼈의 앞고리와 가쪽덩이에 둘러싸이고 척추뼈구멍의 앞부분에 끼여서 중쇠(차축) 형태의 관절을 이루고 있다. 치아돌기의 좌우에는 **위관절면** 상관절면/superior articular surface 이 있다.

3) 일곱째목뼈

일곱째목뼈(C7)는 가시돌기가 현저하게 튀어나와서 **솟을뼈** 융추/vertebra prominens 라고 하며, 척추뼈의 위치를 정하는 표지가 된다.

4. 등뼈 (그림 3-29, 30)

등뼈 흉추/thoracic vertebra 는 12개가 있으며(T1~12) 12쌍의 갈비뼈와 관절을 이루어 가슴우리를 구성한다.

- 척추뼈몸통은 앞으로 튀어나온 하트 모양이며 아래쪽으로 내려오면서 커진다.
- 척추뼈구멍은 거의 원형이다.
- 가시돌기는 길고 아래쪽으로 급격히 경사져 있다.
- 등뼈는 몸통과 가로돌기에 갈비뼈와의 관절면이 있어 다른 척추뼈와 쉽게 구별된다.

전형적인 등뼈는 척추뼈몸통의 양쪽 면에서 위모서리와 아래모서리로 된 2개의 접시오목(**위·아래갈비오목** 상·하늑골와/superior·inferior costal facet)을 가지며 갈비뼈머리와 관절을 이룬다. 또한 가로돌기 끝부분에 하나의 접시오목(**가로돌기갈비오목** 횡돌기늑골와/transverse costal facet)을 가지고 있어서 갈비뼈결절과 관절을 이룬다. 위갈비오목과 가로돌기갈비오목은 동일한 높이의 관절을 이루고 아래갈비오목은 아래쪽 갈비뼈와 관절을 이룬다(그림 3-30).

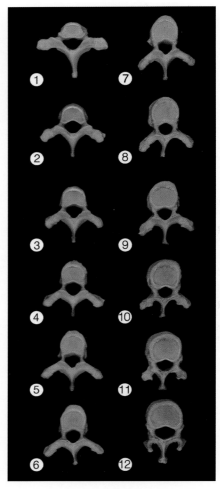

그림 3-29. **열두 등뼈를 위에서 본 사진**
(숫자는 등뼈의 순서를 나타냄)

5. 허리뼈 (그림 3-31, 32)

허리뼈 요추/lumbar vertebra 는 5개가 있으며(L1~5) 다른 척추뼈에 비해 크기가 크다.

- 척추뼈몸통은 가로로 넓은 타원형이며 크고 두껍다.
- 척추뼈구멍은 뒤쪽을 정점으로 하는 삼각형이다.
- 가시돌기는 사변형의 판 모양이며 거의 수평으로 튀어나와 있다.
- 척추뼈고리에는 가시돌기와 가로돌기 외에도 몇

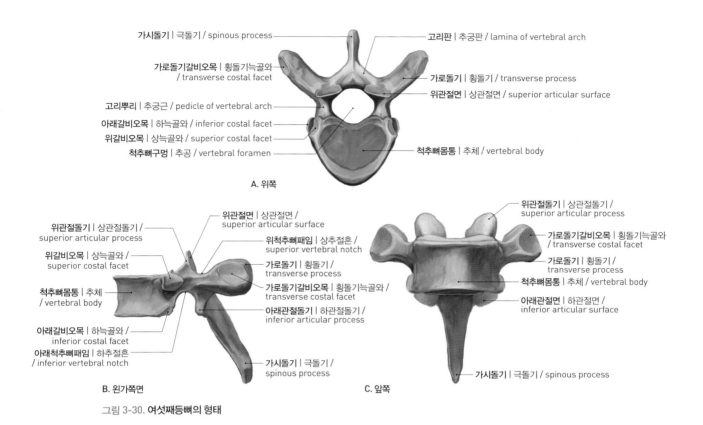

가시돌기 | 극돌기 / spinous process

고리판 | 추궁판 / lamina of vertebral arch

가로돌기갈비오목 | 횡돌기늑골와 / transverse costal facet

가로돌기 | 횡돌기 / transverse process

위관절면 | 상관절면 / superior articular surface

고리뿌리 | 추궁근 / pedicle of vertebral arch

아래갈비오목 | 하늑골와 / inferior costal facet

위갈비오목 | 상늑골와 / superior costal facet

척추뼈구멍 | 추공 / vertebral foramen

척추뼈몸통 | 추체 / vertebral body

A. 위쪽

위관절돌기 | 상관절돌기 / superior articular process

위관절면 | 상관절면 / superior articular surface

위척추뼈패임 | 상추절흔 / superior vertebral notch

위갈비오목 | 상늑골와 / superior costal facet

가로돌기 | 횡돌기 / transverse process

가로돌기갈비오목 | 횡돌기늑골와 / transverse costal facet

척추뼈몸통 | 추체 / vertebral body

아래관절돌기 | 하관절돌기 / inferior articular process

아래갈비오목 | 하늑골와 / inferior costal facet

아래척추뼈패임 | 하추절흔 / inferior vertebral notch

가시돌기 | 극돌기 / spinous process

B. 왼가쪽면

위관절돌기 | 상관절돌기 / superior articular process

가로돌기갈비오목 | 횡돌기늑골와 / transverse costal facet

가로돌기 | 횡돌기 / transverse process

척추뼈몸통 | 추체 / vertebral body

아래관절면 | 하관절면 / inferior articular surface

가시돌기 | 극돌기 / spinous process

C. 앞쪽

그림 3-30. 여섯째등뼈의 형태

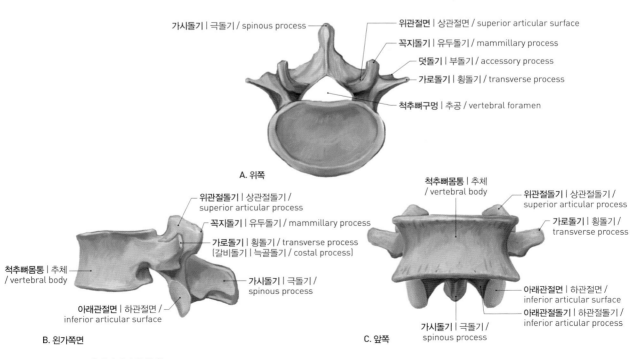

가시돌기 | 극돌기 / spinous process

위관절면 | 상관절면 / superior articular surface

꼭지돌기 | 유두돌기 / mammillary process

덧돌기 | 부돌기 / accessory process

가로돌기 | 횡돌기 / transverse process

척추뼈구멍 | 추공 / vertebral foramen

A. 위쪽

위관절돌기 | 상관절돌기 / superior articular process

꼭지돌기 | 유두돌기 / mammillary process

가로돌기 | 횡돌기 / transverse process [갈비돌기 | 늑골돌기 / costal process]

척추뼈몸통 | 추체 / vertebral body

가시돌기 | 극돌기 / spinous process

아래관절면 | 하관절면 / inferior articular surface

B. 왼가쪽면

척추뼈몸통 | 추체 / vertebral body

위관절돌기 | 상관절돌기 / superior articular process

가로돌기 | 횡돌기 / transverse process

아래관절면 | 하관절면 / inferior articular surface

아래관절돌기 | 하관절돌기 / inferior articular process

가시돌기 | 극돌기 / spinous process

C. 앞쪽

그림 3-31. 넷째허리뼈의 형태

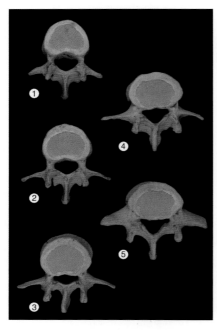

그림 3-32. 다섯 허리뼈를 위에서 본 사진
(숫자는 허리뼈의 순서를 나타냄)

가지의 작은 돌기가 있으며 복잡한 겉모습을 가지고 있다.

• 관절돌기는 이마면에서 가쪽으로 약 45° 기울어져 있으며 위관절면이 오목하고 아래관절면이 볼록한 원통 모양으로 구부러져 있다. 돌림운동과 가쪽 굽힘을 매우 제한한다.

허리뼈의 **가로돌기** 횡돌기/transverse process 는 발생학적으로 갈비뼈에서 나온 것이어서 **갈비돌기** 늑골돌기/costal process 라고도 한다. 첫째~넷째허리뼈의 가로돌기는 얇고 길며 다섯째허리뼈의 가로돌기는 두껍고 **엉덩허리인대** 장요인대/iliolumbar ligament 가 붙어 있다. **꼭지돌기** 유두돌기/mammillary process 는 위관절돌기의 뒤가쪽모서리가 튀어나온 것으로 내인성등근육의 부착부위가 된다. **덧돌기** 부돌기/accessory process 는 가로돌기의 바닥부위에서 뒤쪽으로 나온 작은 돌기이며 원래 가로돌기의 흔적이다(그림 3-31).

6. 엉치뼈와 꼬리뼈 (그림 3-33)

엉치뼈 천골/sacrum 는 5개의 **엉치척추뼈** 천추/sacral vertebra (S1~5)가 합쳐져서 이루어진 뼈이다. 엉치뼈의 모양은 역삼각형이며, 앞쪽이 오목하고 뒤쪽이 볼록하게 굽어져 있다. 위끝부분의 **엉치뼈바닥** 천골저/base of sacrum 은 다섯째허리뼈와 관절을 이루고 아래끝부분의 **엉치뼈끝** 천골첨/apex of sacrum 은 꼬리뼈와 관절을 이룬다(엉치꼬리관절). 엉치뼈바닥의 앞모서리는 앞쪽으로 튀어나와 있으며, **엉치뼈곶** 천골곶/sacral promontory 이라고 한다. 엉치뼈의 앞쪽에는 **앞엉치뼈구멍** 전천골공/anterior sacral foramen 이라고 하는 4쌍의 구멍이 있으며, 척수신경 S1~4의 앞가지가 통과하는 경로가 된다. 뒤쪽에 있는 4쌍의 **뒤엉치뼈구멍** 후천골공/posterior sacral foramen 은 S1~4의 뒤가지가 통과하는 경로가 된다. 척주관의 일부를 이루는 **엉치뼈관** 천골관/sacral canal 은 엉치뼈의 등쪽 정중앙에 세로로 뻗어있으며, 그 아래끝부분에는 **엉치뼈틈새** 천골열공/sacral hiatus 가 있어서 등쪽 아래부분으로 열려있다. 엉치뼈의 엉치뼈구멍 가쪽에 있는 부분을 **가쪽부분** 외측부/lateral part 이라고 하며, 그 가쪽면에 있는 **귓바퀴면** 이상면/auricular surface 은 볼기뼈의 귓바퀴면과의 사이에서 엉치엉덩관절을 만든다. 가쪽부분의 위끝부분은 엉치뼈바닥에서 좌우로 날개처럼 퍼져있어서 **엉치뼈날개** 천골익/ala of sacrum 라고 한다(그림 3-33).

꼬리뼈 미골/coccyx 는 척주 아래끝부분에 있는 작은 역삼각형의 뼈이며, 4개의 꼬리척추뼈가 합쳐진 것이다. 꼬리뼈의 뒤쪽에서 위쪽으로 **꼬리뼈뿔** 미골각/coccygeal cornu 이라고 하는 한 쌍의 돌기가 나와서 엉치뼈 뒤쪽에서 아래쪽으로 나오는 **엉치뼈뿔** 천골각/sacral horn 과 함께 관절을 이룬다(그림 3-33).

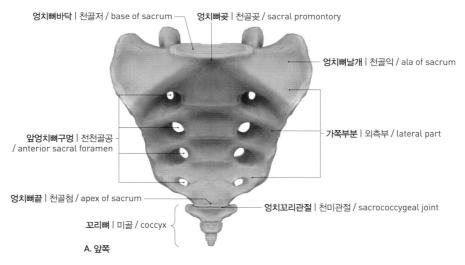

엉치뼈바닥 | 천골저 / base of sacrum   **엉치뼈곶** | 천골곶 / sacral promontory

엉치뼈날개 | 천골익 / ala of sacrum

앞엉치뼈구멍 | 전천골공
/ anterior sacral foramen

가쪽부분 | 외측부 / lateral part

엉치뼈끝 | 천골첨 / apex of sacrum

엉치꼬리관절 | 천미관절 / sacrococcygeal joint

꼬리뼈 | 미골 / coccyx

A. 앞쪽

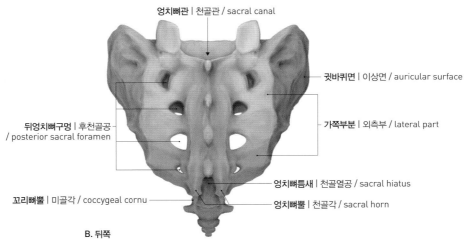

엉치뼈관 | 천골관 / sacral canal

귓바퀴면 | 이상면 / auricular surface

뒤엉치뼈구멍 | 후천골공
/ posterior sacral foramen

가쪽부분 | 외측부 / lateral part

엉치뼈틈새 | 천골열공 / sacral hiatus

꼬리뼈뿔 | 미골각 / coccygeal cornu   **엉치뼈뿔** | 천골각 / sacral horn

B. 뒤쪽

그림 3-33. **엉치뼈와 꼬리뼈**

가슴우리

가슴우리 흉곽/thoracic cage 는 가슴벽의 뼈대이며 안쪽에 **가슴안** 흉강/thoracic cavity 을 만들어 허파, 심장, 식도, 기관 등의 장기들을 보호하며, 호흡운동에 중요한 역할을 한다. 위쪽으로 좁게 열려 있는 부분은 **위가슴문** 흉곽상구/superior thoracic aperture 이라고 하며 아래쪽으로 넓게 열려 있는 부분을 **아래가슴문** 흉곽하구/inferior thoracic aperture 이라고 한다. 아래가슴문은 **가로막** 횡격막/diaphragm 으로 막혀 있으며 가로막은 가슴안과 배안을 거의 완전하게 분리하고 있다.

가슴우리는 **등뼈, 갈비뼈, 복장뼈** 등 3종류의 뼈로 이루어져 있다(그림 3-34).

- 뒤쪽에 위치해 있는 12개의 **등뼈** 흉추/thoracic vertebra
- 가쪽벽을 구성하는 12쌍의 **갈비뼈** 늑골/rib
- 앞쪽에 있는 **복장뼈** 흉골/sternum 로 이루어져 있다.

인접해 있는 갈비뼈 사이의 공간은 **갈비사이공간** 늑간극/intercostal space 이라고 한다. 갈비뼈가 등뼈와 복장뼈 사이에서 움직일 수 있는 관절을 이루고 있기 때문에 가슴우리가 유연하게 움직여서 가슴안의 부피를 바꿀 수 있게 된다.

1. 가슴문 (그림 3-34)

위가슴문 흉곽상구/superior thoracic aperture 은 가슴우리 위쪽으로 좁아지면서 열려 있는 부분이다. 뒤쪽은 첫째등뼈, 좌우는 첫째갈비뼈의 안쪽 모서리, 앞쪽은 복장뼈자루에 의해 테두리를 만든다. 첫째갈비뼈가 앞쪽을 향해 아래로 비스듬하여 위가슴문이 만드는 면은 앞쪽으로 약간 기울어져 있다.

아래가슴문 흉곽하구/inferior thoracic aperture 은 가슴우리 아래쪽의 넓은 구멍을 말한다. 아래가슴문의 대부분은 갈비활이 테두리를 만들며, 앞가쪽은 일곱째부터 열째갈비연골이, 뒤가쪽은 열한째, 열두째갈비뼈가 만든다. 나머지 앞쪽은 복장뼈 칼돌기, 뒤쪽은 열두째등뼈에 의해 둘러싸여 있다. 아래가슴문은 위가슴문보다 넓고 윤곽은 불규칙하다. 아래가슴문은 **가로막** 횡격막/diaphragm 으로 막혀있으며 가로막은 가슴안과 배안을 거의 완전하게 분리하고 있다.

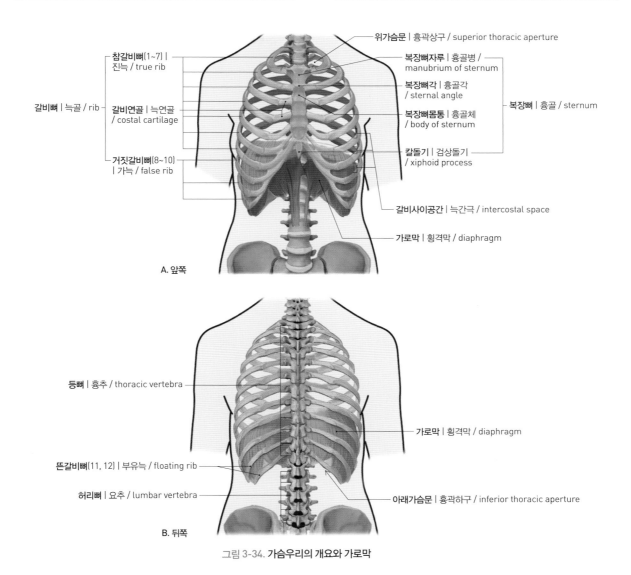

A. 앞쪽

- 참갈비뼈(1~7) | 진늑 / true rib
- 갈비뼈 | 늑골 / rib
- 갈비연골 | 늑연골 / costal cartilage
- 거짓갈비뼈(8~10) | 가늑 / false rib
- 위가슴문 | 흉곽상구 / superior thoracic aperture
- 복장뼈자루 | 흉골병 / manubrium of sternum
- 복장뼈각 | 흉골각 / sternal angle
- 복장뼈몸통 | 흉골체 / body of sternum
- 복장뼈 | 흉골 / sternum
- 칼돌기 | 검상돌기 / xiphoid process
- 갈비사이공간 | 늑간극 / intercostal space
- 가로막 | 횡격막 / diaphragm

B. 뒤쪽

- 등뼈 | 흉추 / thoracic vertebra
- 뜬갈비뼈(11, 12) | 부유늑 / floating rib
- 허리뼈 | 요추 / lumbar vertebra
- 가로막 | 횡격막 / diaphragm
- 아래가슴문 | 흉곽하구 / inferior thoracic aperture

그림 3-34. **가슴우리의 개요와 가로막**

2. 복장뼈 [그림 3-35]

복장뼈 흉골/sternum 는 가슴 중앙에 위치한 길고 납작한 뼈로 위쪽부터 **복장뼈자루, 복장뼈몸통, 칼돌기**의 3부분으로 나뉜다. 복장뼈자루와 복장뼈몸통의 연결부위는 앞쪽으로 약간 튀어나와 있어서 **복장뼈각** 흉골각/sternal angle 이라고 하며 피부에서 만져질 수 있다.

복장뼈자루 흉골병/manubrium of sternum | 거의 팔각 모양이며 위모서리 중앙에 **목아래패임** 경절흔/jugular notch

이 있고, 양쪽으로 빗장뼈와 관절하는 **빗장패임** 쇄골절흔/clavicular notch 이 있다. 가쪽 모서리에는 첫째갈비연골과 관절을 이루는 **갈비패임** 늑골절흔/costal notch 이 있고, 그 아래쪽에 둘째갈비연골과 관절하는 갈비패임이 있다.

복장뼈몸통 흉골체/body of sternum | 몸통은 길이가 짧은 넥타이처럼 아래로 갈수록 넓어지다 끝부분에서 다시 좁아진다. 위쪽 끝부분 양쪽에 둘째갈비연골과 관절하는 갈비패임이 있으며, 가쪽모서리에는 셋째~일곱째갈비연골과 관절하는 갈비패임이 있다.

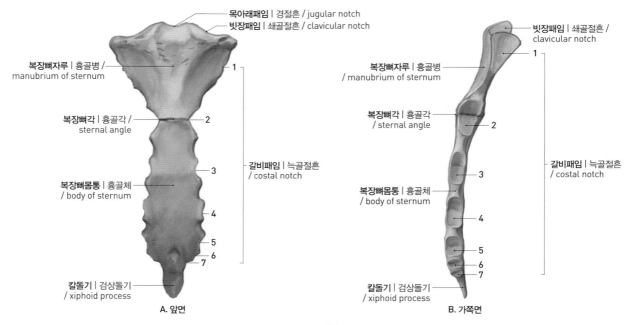

목아래패임 | 경절흔 / jugular notch
빗장패임 | 쇄골절흔 / clavicular notch

복장뼈자루 | 흉골병 /
manubrium of sternum

복장뼈각 | 흉골각 /
sternal angle

복장뼈몸통 | 흉골체
/ body of sternum

갈비패임 | 늑골절흔
/ costal notch

칼돌기 | 검상돌기
/ xiphoid process

A. 앞면

빗장패임 | 쇄골절흔 /
clavicular notch

복장뼈자루 | 흉골병
/ manubrium of sternum

복장뼈각 | 흉골각
/ sternal angle

복장뼈몸통 | 흉골체
/ body of sternum

갈비패임 | 늑골절흔
/ costal notch

칼돌기 | 검상돌기
/ xiphoid process

B. 가쪽면

그림 3-35. **복장뼈**

칼돌기 ^{검상돌기/xiphoid process} | 복장뼈에서 가장 작은 부분이며 모양은 사람에 따라 다양하다. 위가쪽 끝부분에 일곱째갈비연골과 관절하는 갈비패임이 있다.

3. 갈비뼈 (그림 3-36)

갈비뼈 ^{늑골/rib} 는 12쌍이 있다. 뒤쪽 부분은 뼈이고 앞쪽은 **갈비연골** ^{늑연골/costal cartilage} 로 이어진다. 또한 뒤쪽에서 등뼈와 관절을 이루고 있다.

첫째~일곱째쌍 | **참갈비뼈** ^{진늑/true rib} 라고 부르며 갈비연골이 복장뼈와 직접 관절한다(그림 3-36B).
여덟째~열두째쌍 | **거짓갈비뼈** ^{가늑/false rib} 라고 부르며 이어진 갈비연골이 직접 복장뼈와 관절하지 않는다. 이 중에서 여덟째~열째쌍은 일곱째갈비연골에 이어진다. 열한째, 열두째쌍은 **뜬갈비뼈** ^{부유늑/floating rib} 라고 부르며 다른 갈비연골이나 복장뼈와 관절을 이루지 않는다(그림 3-36A).

갈비뼈 뒤쪽 끝부분의 **갈비뼈머리** ^{늑골두/head of rib} 는 **갈비뼈머리능선** ^{늑골두능/crest of rib} 에 의해 위아래의 관절면으로 나뉘어져 있다. 약간 작은 위관절면은 위쪽 척추뼈몸통의 아래접시오목과 관절을 이루고 더 큰 아래관절면은 같은 높이에 있는 척추뼈몸통의 위접시오목과 관절한다. 갈비뼈머리에서 짧은 **갈비뼈목** ^{늑골경/neck of rib} 을 지나면 **갈비뼈결절** ^{늑골결절/tubercle} 이 바깥쪽으로 뻗어 나와 있으며, 결절 끝에 있는 타원형의 **갈비뼈결절관절면** ^{늑골결절관절면/articular facet} 은 같은 높이의 척추뼈가로돌기와 관절한다. 갈비뼈결절의 약간 가쪽에서 갈비뼈가 급격하게 구부러지며 이를 **갈비뼈각** ^{늑골각/angle of rib} 이라고 한다(그림 3-36C).

첫째갈비뼈 ^{제1늑골/first rib} 는 폭이 넓고 짧다. 또한 위아래로 납작하고 위쪽과 아래쪽이 구분된다. 위쪽 중앙에 **목갈비근결절** ^{사각근결절/scalene tubercle} 이라고 하는 작은 융기가 있으며 그곳에 앞목갈비근이 붙게 된다(그림 3-36D).

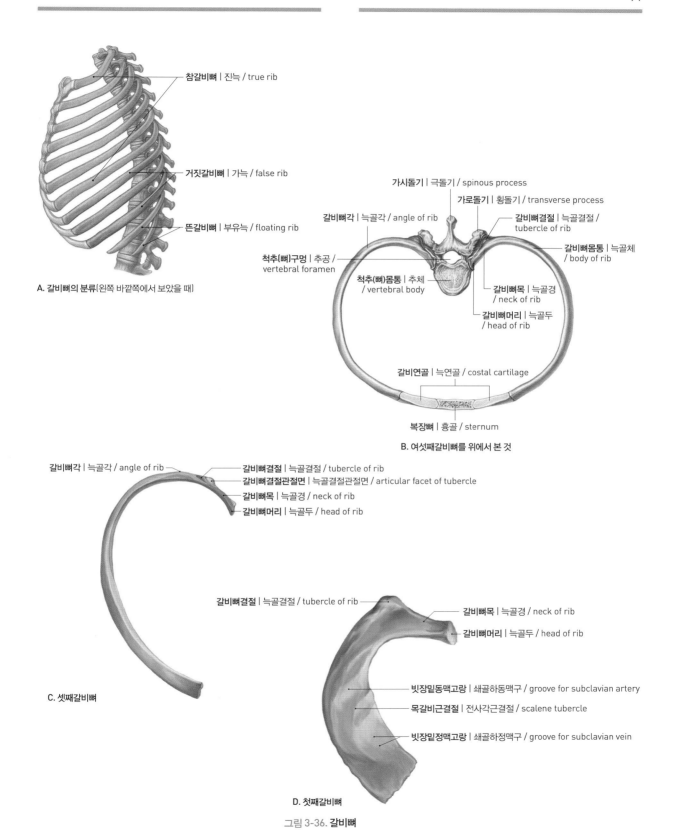

참갈비뼈 | 진늑 / true rib

거짓갈비뼈 | 가늑 / false rib

뜬갈비뼈 | 부유늑 / floating rib

A. 갈비뼈의 분류(왼쪽 바깥쪽에서 보았을 때)

가시돌기 | 극돌기 / spinous process

가로돌기 | 횡돌기 / transverse process

갈비뼈각 | 늑골각 / angle of rib

갈비뼈결절 | 늑골결절 / tubercle of rib

척추(뼈)구멍 | 추공 / vertebral foramen

갈비뼈몸통 | 늑골체 / body of rib

척추(뼈)몸통 | 추체 / vertebral body

갈비뼈목 | 늑골경 / neck of rib

갈비뼈머리 | 늑골두 / head of rib

갈비연골 | 늑연골 / costal cartilage

복장뼈 | 흉골 / sternum

B. 여섯째갈비뼈를 위에서 본 것

갈비뼈각 | 늑골각 / angle of rib

갈비뼈결절 | 늑골결절 / tubercle of rib

갈비뼈결절관절면 | 늑골결절관절면 / articular facet of tubercle

갈비뼈목 | 늑골경 / neck of rib

갈비뼈머리 | 늑골두 / head of rib

C. 셋째갈비뼈

갈비뼈결절 | 늑골결절 / tubercle of rib

갈비뼈목 | 늑골경 / neck of rib

갈비뼈머리 | 늑골두 / head of rib

빗장밑동맥고랑 | 쇄골하동맥구 / groove for subclavian artery

목갈비근결절 | 전사각근결절 / scalene tubercle

빗장밑정맥고랑 | 쇄골하정맥구 / groove for subclavian vein

D. 첫째갈비뼈

그림 3-36. **갈비뼈**

팔의 뼈

팔의 뼈는 4개의 부분으로 구성되어 있다. 팔을 이루고 있는 4개의 부분 중에서 팔이음부위는 빗장뼈와 어깨뼈, 위팔은 위팔뼈, 아래팔은 자뼈와 노뼈, 손은 손목뼈(8개)와 손허리뼈(5개), 손가락뼈(14개)로 되어 있다 (그림 3-37).

1. 빗장뼈 [그림 3-38]

빗장뼈 쇄골/clavicle 는 신체 앞쪽에서 보았을 때 목부위와 가슴부위의 경계에 위치해 있는 막대 모양의 뼈이며 팔을 몸통에 연결시키는 유일한 뼈이다.

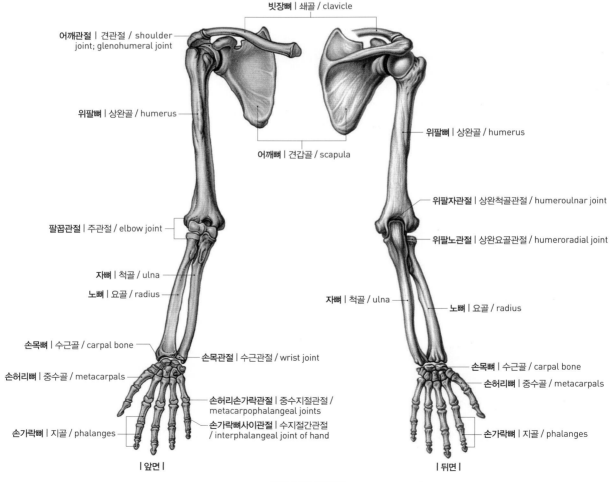

빗장뼈 | 쇄골 / clavicle

어깨관절 | 견관절 / shoulder joint; glenohumeral joint

위팔뼈 | 상완골 / humerus

어깨뼈 | 견갑골 / scapula

위팔뼈 | 상완골 / humerus

위팔자관절 | 상완척골관절 / humeroulnar joint

위팔노관절 | 상완요골관절 / humeroradial joint

팔꿈관절 | 주관절 / elbow joint

자뼈 | 척골 / ulna

노뼈 | 요골 / radius

자뼈 | 척골 / ulna

노뼈 | 요골 / radius

손목뼈 | 수근골 / carpal bone

손목관절 | 수근관절 / wrist joint

손허리뼈 | 중수골 / metacarpals

손허리손가락관절 | 중수지절관절 / metacarpophalangeal joints

손가락뼈사이관절 | 수지절간관절 / interphalangeal joint of hand

손가락뼈 | 지골 / phalanges

손목뼈 | 수근골 / carpal bone

손허리뼈 | 중수골 / metacarpals

손가락뼈 | 지골 / phalanges

| 앞면 |

| 뒤면 |

그림 3-37. **팔의 뼈**

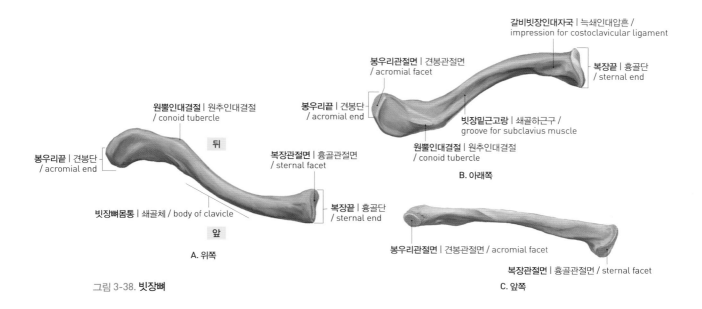

그림 3-38. 빗장뼈

1) 모양

S자 모양으로 완만하게 굽어져 있으며, 안쪽부분은 앞쪽으로 볼록하게 튀어나와 있고 가쪽부분은 뒤쪽으로 볼록하게 튀어나와 있다.

- 안쪽의 **복장끝** 흉골단/sternal end 은 복장뼈자루 및 첫째 갈비연골과 관절을 이룬다.
- 가쪽의 **봉우리끝** 견봉단/acromial end 은 봉우리의 안쪽면과 관절을 이룬다.
- 아래쪽의 가쪽부위에는 뒤쪽으로 튀어나온 결절 (**원뿔인대결절** conoid tubercle)과 아래쪽의 중앙에는 얕은 고랑(**빗장밑근고랑** groove for subclavius muscle) 이 있다.
- 위쪽은 대체로 평평하고 매끄럽다.

2) 역할

팔의 연결 | 빗장뼈는 크레인처럼 어깨뼈와 팔 전체를 몸통에서 떨어진 위치에서 이어주고 있다. 이로 인해 몸통에 붙어있는 팔이 매우 자유롭게 움직일 수 있게 된다.

위팔 경로의 앞모서리 | 팔의 혈관과 신경은 목부위로부터 겨드랑을 통해 팔로 들어온다. 빗장뼈는 그곳을 통과하는 혈관과 신경을 보호한다.

2. 어깨뼈 [그림 3-39]

어깨뼈 견갑골/scapula 는 척주와 어깨 사이에 있는 삼각형의 편평한 뼈이다. 어깨관절을 통해 위팔뼈와 관절을 이루고 팔 전체를 지탱한다.

- 뒤쪽의 **등쪽면** 배측면/dorsal surface 은 **어깨뼈가시** 견갑극/spine of scapula 라고 하는 두꺼운 뼈능선에 의해 위쪽의 좁은 **가시위오목** 극상와/supraspinous fossa (가시위근이 붙어있다)과 아래쪽의 넓은 **가시아래오목** 극하와/infraspinous fossa (가시아래근이 붙어있다)으로 나뉜다. 어깨뼈가시의 위끝부분을 **봉우리** 견봉/acromion 라고 한다.
- 앞쪽의 **갈비면** 늑골면/costal surface 은 편평하고 전체가 가볍게 패여 있어서 **어깨뼈밑오목** 견갑하와/subscapular fossa (어깨밑근이 붙어있다)이라고 한다. 위

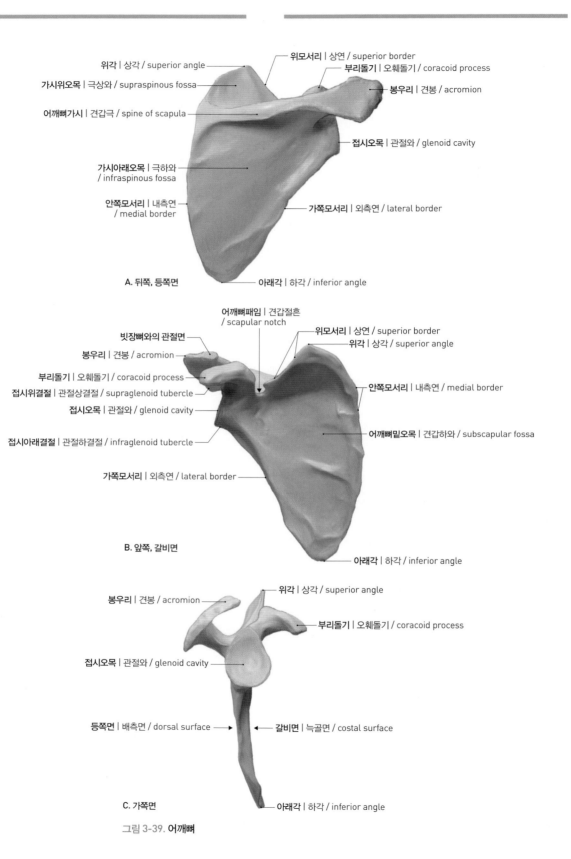

위각 | 상각 / superior angle
가시위오목 | 극상와 / supraspinous fossa
어깨뼈가시 | 견갑극 / spine of scapula
위모서리 | 상연 / superior border
부리돌기 | 오훼돌기 / coracoid process
봉우리 | 견봉 / acromion
접시오목 | 관절와 / glenoid cavity
가시아래오목 | 극하와 / infraspinous fossa
안쪽모서리 | 내측연 / medial border
가쪽모서리 | 외측연 / lateral border
아래각 | 하각 / inferior angle

A. 뒤쪽, 등쪽면

어깨뼈패임 | 견갑절흔 / scapular notch
빗장뼈와의 관절면
봉우리 | 견봉 / acromion
부리돌기 | 오훼돌기 / coracoid process
접시위결절 | 관절상결절 / supraglenoid tubercle
접시오목 | 관절와 / glenoid cavity
접시아래결절 | 관절하결절 / infraglenoid tubercle
가쪽모서리 | 외측연 / lateral border
위모서리 | 상연 / superior border
위각 | 상각 / superior angle
안쪽모서리 | 내측연 / medial border
어깨뼈밑오목 | 견갑하와 / subscapular fossa
아래각 | 하각 / inferior angle

B. 앞쪽, 갈비면

봉우리 | 견봉 / acromion
접시오목 | 관절와 / glenoid cavity
등쪽면 | 배측면 / dorsal surface
위각 | 상각 / superior angle
부리돌기 | 오훼돌기 / coracoid process
갈비면 | 늑골면 / costal surface
아래각 | 하각 / inferior angle

C. 가쪽면

그림 3-39. **어깨뼈**

모서리의 가쪽에서 1/3 되는 부근에 **어깨뼈패임** 견갑절흔/scapular notch (어깨위신경과 동맥이 통과한다) 이라고 하는 깊이 패인 곳이 있고, 바로 그 가쪽에는 **부리돌기** 오훼돌기/coracoid process 가 앞가쪽을 향해 오리의 부리 모양으로 튀어나와 있다.

- 가쪽 끝부분에는 타원형의 얕은 **접시오목** 관절와/glenoid cavity 이 있어서 위팔뼈의 머리와 함께 어깨 관절을 이룬다. 접시오목의 위끝과 아래끝부분에는 작은 융기(접시위결절, 접시아래결절)가 있으며 이곳에서 위팔로 이어지는 두 근육(위팔두갈래근 긴갈래, 위팔세갈래근긴갈래)이 시작된다. 접시오목의 위앞쪽에는 부리돌기가 있고 위뒤쪽에는 봉우리가 튀어나와 있어서 위팔뼈가 위쪽으로 밀리는 것을 막고 있다.

3. 위팔뼈 (그림 3-40)

위팔뼈 상완골/humerus 는 위팔의 뼈대를 이루는 뼈이다. 위쪽에는 어깨뼈와의 사이에서 어깨 관절을 만들고 아래쪽에서는 자뼈와 노뼈 사이에서 팔꿉관절을 만든다.

1) 위끝

반구 모양의 **위팔뼈머리** 상완골두/head of humerus 가 위안쪽으로 뻗어 어깨뼈의 접시오목과 어깨 관절을 이룬다. 위팔뼈머리 아래의 잘록한 곳을 해부목이라 하며, 그 뒤 가쪽에 큰결절과 앞 안쪽에 작은결절이 있다. **큰결절** 대결절/greater tubercle 은 어깨뼈 뒤쪽에서 시작되는 근육(가시위근, 가시아래근, 작은원근)이 닿는곳이다. **작은결절** 소결절/lesser tubercle 은 어깨뼈 앞쪽에서 시작되는 근육(어깨밑근)이 닿는곳이다. 2개의 결절 사이에는 **결절사이고랑** 결절간구/intertubercular groove 이 있으며 이곳을 위팔두갈래근 힘줄이 통과한다. 위팔뼈의 두꺼운 위끝부분에서 가느다란 위팔뼈몸통으로의 이행부위(외과목)에서 골절이 일어나기 쉽다.

2) 뼈몸통

위팔뼈몸통 상완골체/body of humerus 가쪽면에는 V자 모양의 **어깨세모근거친면** 삼각근조면/deltoid tuberosity (어깨세모근의 닿는곳)이 있으며, 뼈몸통 뒤쪽에는 **노신경고랑** 요골신경구/groove for radial nerve (노신경과 깊은 위팔동맥이 통과한다)이 있다.

3) 아래부분, 아래끝

아래끝부분은 좌우로 넓게 퍼져서 **가쪽·안쪽위관절융기** 외측·내측상과/lateral·medial epicondyle 라고 하는 볼록한 부분이 있어 피부표면에서 잘 만져진다. 이들은 아래팔의 근육들이 붙는 중요한 부착점을 제공한다. 위팔뼈 아래끝에는 자뼈 및 노뼈와 만나 팔꿉관절을 만드는 관절면이 있는데, 안쪽에는 자뼈의 도르래패임과 관절하는 **위팔뼈도르래** 상완골활차/trochlea of humerus 가 있고, 가쪽에는 노뼈머리와 관절하는 **위팔뼈작은머리** 상완골소두/capitulum of humerus 가 있다.

아래끝 앞면에는 **갈고리오목** 구상돌기와/coronoid fossa, 뒷면에 **팔꿉치오목** 주두와/olecranon fossa 이 있는데, 이들은 팔꿉관절을 굽히고 펼 때 갈고리오목에는 자뼈의 갈고리돌기가, 노오목에는 노뼈의 노뼈머리가, 팔꿉치오목에는 자뼈의 팔꿉치머리가 관절하는 곳이다. 또한 안쪽위관절융기 뒷면에 **자신경고랑** 척골신경구/groove for ulnar nerve 이 있어서 **자신경** 척골신경/ulnar nerve 이 통과한다.

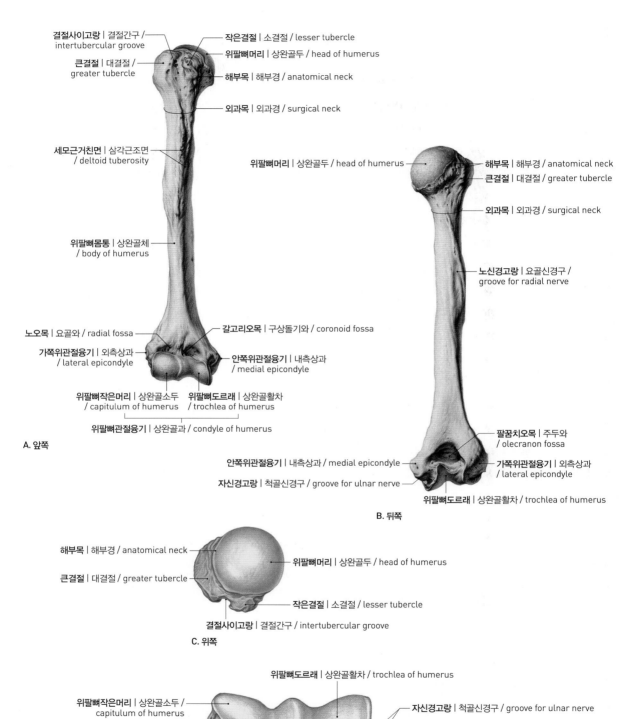

결절사이고랑 | 결절간구 / intertubercular groove
큰결절 | 대결절 / greater tubercle
작은결절 | 소결절 / lesser tubercle
위팔뼈머리 | 상완골두 / head of humerus
해부목 | 해부경 / anatomical neck
외과목 | 외과경 / surgical neck
세모근거친면 | 삼각근조면 / deltoid tuberosity
위팔뼈머리 | 상완골두 / head of humerus
해부목 | 해부경 / anatomical neck
큰결절 | 대결절 / greater tubercle
외과목 | 외과경 / surgical neck
위팔뼈몸통 | 상완골체 / body of humerus
노신경고랑 | 요골신경구 / groove for radial nerve
노오목 | 요골와 / radial fossa
갈고리오목 | 구상돌기와 / coronoid fossa
가쪽위관절융기 | 외측상과 / lateral epicondyle
안쪽위관절융기 | 내측상과 / medial epicondyle
위팔뼈작은머리 | 상완골소두 / capitulum of humerus
위팔뼈도르래 | 상완골활차 / trochlea of humerus
위팔뼈관절융기 | 상완골과 / condyle of humerus

A. 앞쪽

안쪽위관절융기 | 내측상과 / medial epicondyle
자신경고랑 | 척골신경구 / groove for ulnar nerve
팔꿈치오목 | 주두와 / olecranon fossa
가쪽위관절융기 | 외측상과 / lateral epicondyle
위팔뼈도르래 | 상완골활차 / trochlea of humerus

B. 뒤쪽

해부목 | 해부경 / anatomical neck
큰결절 | 대결절 / greater tubercle
위팔뼈머리 | 상완골두 / head of humerus
작은결절 | 소결절 / lesser tubercle
결절사이고랑 | 결절간구 / intertubercular groove

C. 위쪽

위팔뼈도르래 | 상완골활차 / trochlea of humerus
위팔뼈작은머리 | 상완골소두 / capitulum of humerus
가쪽위관절융기 | 외측상과 / lateral epicondyle
자신경고랑 | 척골신경구 / groove for ulnar nerve
안쪽위관절융기 | 내측상과 / medial epicondyle
팔꿈치오목 | 주두와 / olecranon fossa

그림 3-40. **위팔뼈**   D. 아래쪽

4. 아래팔의 뼈: 자뼈와 노뼈 [그림 3-41]

아래팔의 뼈대는 자뼈와 노뼈 2개의 뼈로 이루어져 있다. **자뼈** 척골/ulna 는 안쪽(새끼쪽)에 있으며 위쪽이 두껍고 위팔뼈와 강한 관절(팔꿈관절; 중쇠형 관절)을 이룬다. **노뼈** 요골/radius 는 가쪽(엄지쪽)에 있으며 아래쪽이 두껍고 손목뼈와 강한 관절(손목관절)을 이룬다.

1] 자뼈
위끝부분 | 두꺼우며 2개의 큰 돌기와 그 사이에 옴폭하게 패인 관절면이 있다. 뒤쪽의 **팔꿈치머리** 주두/olecranon 는 위쪽으로, 앞쪽의 **갈고리돌기** 구상돌기/coronoid process 는 앞쪽으로 튀어나와 있다. 이들 사이에는 **도르래패임** 활차절흔/trochlear notch 이라고 하는 깊은 함입부분이 있으며 위팔뼈도르래와 관절을 이룬다 (위팔자관절). 갈고리돌기의 가쪽에는 **노패임** radial notch 이라고 하는 작은 오목부위가 있으며, 노뼈머리와 관절을 이룬다(몸쪽노자관절).
뼈몸통 | **자뼈몸통** 척골체/body of ulna 은 원통 모양이며 아래쪽으로 향할수록 좁아진다. 노뼈쪽으로 향하는 가쪽에 예리한 **뼈사이모서리** 골간연/interosseous border (뼈사이막이 붙어 있다)가 있다.
아래끝부분 | 아래쪽으로 지름이 약간 넓어져 있어서 자뼈머리라고 하며 노뼈의 자패임과 관절을 이룬다 (면쪽노자관절). 자뼈머리 뒤쪽으로는 **붓돌기** 경상돌기/styloid process 가 아래쪽으로 튀어나와 있다.

2] 노뼈
위끝부분 | 위쪽으로 약간 넓어져 있는 **노뼈머리** 요골두/head of radius 가 있으며 그 위쪽(접시오목)은 위팔뼈 작은머리와 관절을 이루고(위팔노관절), 원통 모양의 가쪽면(둘레관절면)은 자뼈의 노패임과 관절을 이룬다(몸쪽노자관절).
뼈몸통 | **노뼈몸통** 요골체/body of radius 은 아래쪽으로

향할수록 넓어진다. 자뼈쪽으로 향하는 안쪽에는 예리한 **뼈사이모서리** 골간연/interosseous border (뼈사이막이 붙어 있다)가 있다.
아래끝부분 | 두껍게 퍼져 있으며 그 가쪽모서리는 **붓돌기** 경상돌기/styloid process 가 되어 아래쪽으로 튀어나와 있다. 아래끝부분의 안쪽면에는 **자패임** 척골절흔/ulnar notch 이라고 하는 함입부분이 있으며 그 관절면은 자뼈머리와 관절을 이룬다(면쪽노자관절). 아래끝부분의 아래쪽에는 타원 모양의 함입부분이 있으며 그 관절면은 손목뼈와 관절을 이룬다(노쪽손목관절).

3] 자뼈와 노뼈의 운동
자뼈와 노뼈는 팔꿈과 손목 사이를 연결하는 동시에 자뼈와 노뼈 사이에서 비틀림운동을 해서 손의 앞뒤 방향을 바꾸는 운동을 담당한다. 이러한 운동을 **엎침** 회내/pronation, **뒤침** 회외/supination 이라고 하며 노뼈와 자뼈의 위끝과 아래끝부분에 있는 원통 모양의관절 (몸쪽·면쪽노자관절)에서 이루어진다.

5. 손의 뼈: 손목뼈, 손허리뼈, 손가락뼈

손의 뼈대는 손목뼈, 손허리뼈, 손가락뼈의 3개 그룹으로 이루어진다.

1] 손목뼈 [그림 3-42~44]
손목뼈 수근골/carpal bone 는 손목에 있는 작은 8개의 뼈이며, 4개의 몸쪽 줄과 4개의 면쪽 줄로 나뉘어져 있다.

몸쪽 줄 | 엄지손가락쪽부터 차례대로 **손배뼈** 주상골/scaphoid, **반달뼈** 월상골/lunate, **세모뼈** 삼각골/triquetrum, **콩알뼈** 두상골/pisiform 이다. 손배뼈와 반달뼈는 아래 팔로 향하는 타원 모양의 관절면을 만들고 노뼈의 면쪽끝과 관절을 이룬다(노쪽손목관절). 콩알뼈는

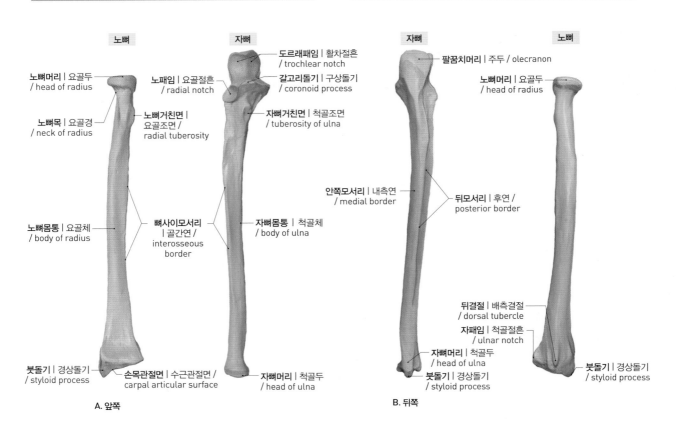

노뼈 / 자뼈

노뼈머리 | 요골두 / head of radius

노패임 | 요골절흔 / radial notch

도르래패임 | 활차절흔 / trochlear notch

갈고리돌기 | 구상돌기 / coronoid process

노뼈목 | 요골경 / neck of radius

노뼈거친면 | 요골조면 / radial tuberosity

자뼈거친면 | 척골조면 / tuberosity of ulna

노뼈몸통 | 요골체 / body of radius

뼈사이모서리 | 골간연 / interosseous border

자뼈몸통 | 척골체 / body of ulna

붓돌기 | 경상돌기 / styloid process

손목관절면 | 수근관절면 / carpal articular surface

자뼈머리 | 척골두 / head of ulna

A. 앞쪽

자뼈 / 노뼈

팔꿈치머리 | 주두 / olecranon

노뼈머리 | 요골두 / head of radius

안쪽모서리 | 내측연 / medial border

뒤모서리 | 후연 / posterior border

뒤결절 | 배측결절 / dorsal tubercle

자패임 | 척골절흔 / ulnar notch

자뼈머리 | 척골두 / head of ulna

붓돌기 | 경상돌기 / styloid process

붓돌기 | 경상돌기 / styloid process

B. 뒤쪽

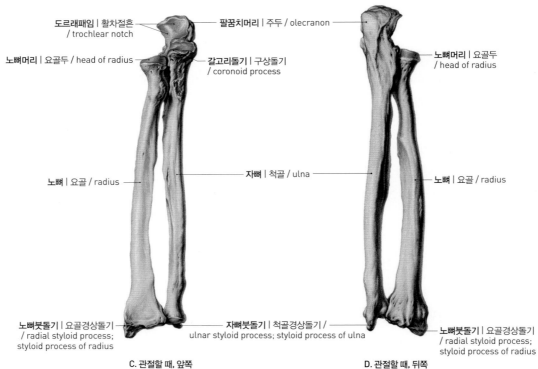

도르래패임 | 활차절흔 / trochlear notch

팔꿈치머리 | 주두 / olecranon

노뼈머리 | 요골두 / head of radius

갈고리돌기 | 구상돌기 / coronoid process

노뼈머리 | 요골두 / head of radius

노뼈 | 요골 / radius

자뼈 | 척골 / ulna

노뼈 | 요골 / radius

노뼈붓돌기 | 요골경상돌기 / radial styloid process; styloid process of radius

자뼈붓돌기 | 척골경상돌기 / ulnar styloid process; styloid process of ulna

노뼈붓돌기 | 요골경상돌기 / radial styloid process; styloid process of radius

C. 관절할 때, 앞쪽

D. 관절할 때, 뒤쪽

그림 3-41. **아래팔: 자뼈와 노뼈**

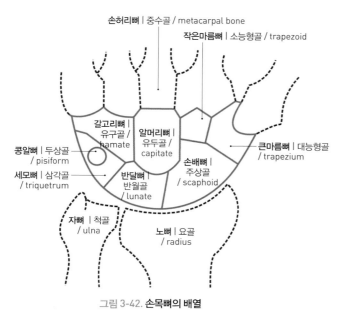

손허리뼈 | 중수골 / metacarpal bone
작은마름뼈 | 소능형골 / trapezoid
갈고리뼈 유구골 / hamate
알머리뼈 유두골 / capitate
콩알뼈 | 두상골 / pisiform
세모뼈 | 삼각골 / triquetrum
반달뼈 반월골 / lunate
손배뼈 | 주상골 / scaphoid
큰마름뼈 | 대능형골 / trapezium
자뼈 | 척골 / ulna
노뼈 | 요골 / radius

그림 3-42. 손목뼈의 배열

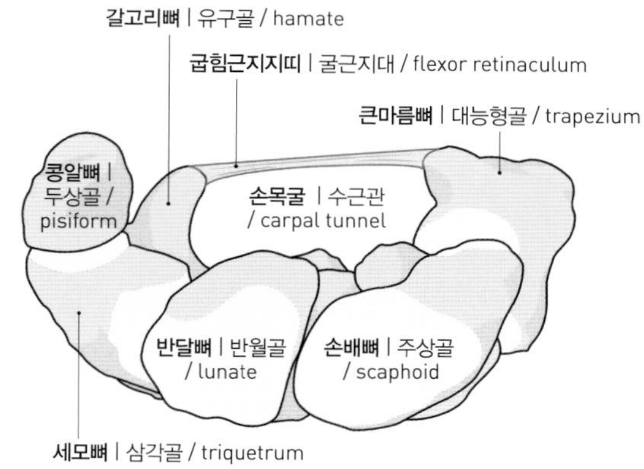

갈고리뼈 | 유구골 / hamate
굽힘근지지띠 | 굴근지대 / flexor retinaculum
큰마름뼈 | 대능형골 / trapezium
콩알뼈 두상골 / pisiform
손목굴 | 수근관 / carpal tunnel
반달뼈 | 반월골 / lunate
손배뼈 | 주상골 / scaphoid
세모뼈 | 삼각골 / triquetrum

그림 3-43. 오른쪽 손목뼈를 몸쪽에서 본 그림

원래 종자뼈이며 세모뼈의 앞쪽과 관절을 이룬다. 손배뼈의 가쪽부분은 손바닥쪽으로 튀어나와 있다(**손배뼈결절** 주상골결절/tubercle of scaphoid).

먼쪽 줄 | 엄지손가락쪽부터 차례대로 **큰마름뼈** 대능형골/trapezium, **작은마름뼈** 소능형골/trapezoid, **알머리뼈** 유두골/capitate, **갈고리뼈** 유구골/hamate 이다. 큰마름뼈는 엄지손가락의 손허리뼈 몸쪽끝과 관절을 이룬다[엄지손가락의 손목손허리관절(CM관절)]. 또한 큰마름뼈의 일부는 손바닥쪽으로 현저하게 튀어나와 있다(**큰마름뼈결절** 대능형골결절/tubercle of trapezium). 갈고리뼈에서는 갈고리 모양의 돌기(**갈고리뼈갈고리** 유구골구/hook of hamate)가 튀어나와 있다.

손목뼈의 몸쪽 줄과 먼쪽 줄은 엄지손가락쪽과 새끼손가락쪽에서 바닥쪽으로 튀어나와 있으며 전체적으로는 U자 모양으로 관절하고 있다. 이러한 U자 모양으로 움푹 패인 부위를 굽힘근지지띠가 덮고 있어 **손목굴** 수근관/carpal tunnel 이라고 하는, 아래팔에서 손바닥으로 이어지는 통로를 만든다(그림 3-43).

2) 손허리뼈[그림 3-44]

손허리뼈 중수골/metacarpal 는 손등을 이루는 5개의 뼈이다. 엄지(첫째)손허리뼈는 엄지손가락과 대응하며 그 몸쪽끝은 큰마름뼈와 관절을 이룬다[엄지손가락의 손목손허리관절(CM관절)]. 둘째~다섯째손허리뼈 각각 집게손가락, 중간손가락 , 반지손가락, 새끼손가락에 대응한다. 각 손허리뼈의 몸쪽끝은 **바닥** 저/base, 뼈몸통은 **몸통** 체/body, 먼쪽끝은 **머리** 두/head 라고 한다.

3) 손가락뼈[그림 3-44]

손가락뼈 지골/phalanx 는 손가락을 이루는 뼈이며 엄지손가락에 2개, 다른 손가락에는 3개씩 있다. 몸쪽에 있는 것을 **첫마디뼈** 기절골/proximal phalanx, 중간에 있는 것을 **중간마디뼈** 중절골/middle phalanx, 먼쪽에 있는 것을 **끝마디뼈** 말절골/distal phalanx 라고 한다. 엄지손가락에는 첫마디뼈와 끝마디뼈만 있다. 각 손가락뼈의 몸쪽끝은 **바닥** 저/base, 뼈몸통은 **몸통** 체/body, 먼쪽끝부분은 **머리** 두/head 라고 한다.

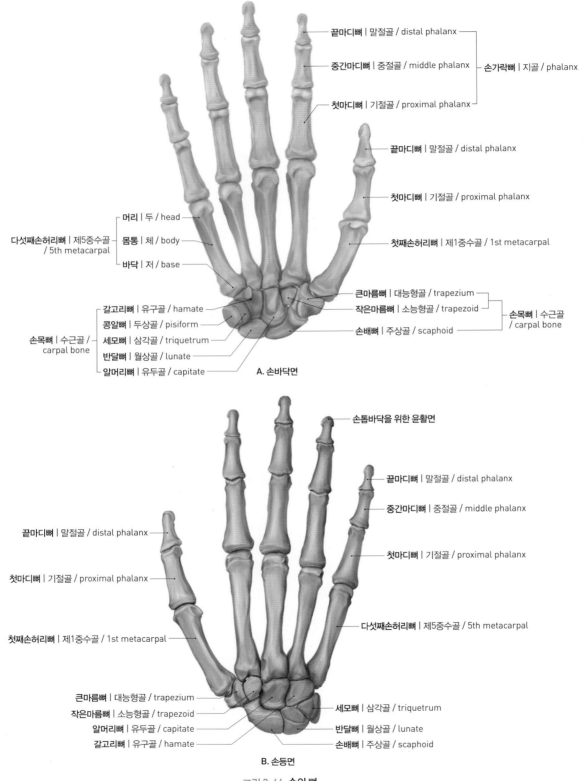

끝마디뼈 | 말절골 / distal phalanx

중간마디뼈 | 중절골 / middle phalanx — 손가락뼈 | 지골 / phalanx

첫마디뼈 | 기절골 / proximal phalanx

끝마디뼈 | 말절골 / distal phalanx

첫마디뼈 | 기절골 / proximal phalanx

머리 | 두 / head

다섯째손허리뼈 | 제5중수골 / 5th metacarpal — 몸통 | 체 / body

바닥 | 저 / base

첫째손허리뼈 | 제1중수골 / 1st metacarpal

큰마름뼈 | 대능형골 / trapezium

갈고리뼈 | 유구골 / hamate — 작은마름뼈 | 소능형골 / trapezoid — 손목뼈 | 수근골 / carpal bone

콩알뼈 | 두상골 / pisiform

손목뼈 | 수근골 / carpal bone — 세모뼈 | 삼각골 / triquetrum — 손배뼈 | 주상골 / scaphoid

반달뼈 | 월상골 / lunate

알머리뼈 | 유두골 / capitate — A. 손바닥면

손톱바닥을 위한 윤활면

끝마디뼈 | 말절골 / distal phalanx

중간마디뼈 | 중절골 / middle phalanx

첫마디뼈 | 기절골 / proximal phalanx

끝마디뼈 | 말절골 / distal phalanx

첫마디뼈 | 기절골 / proximal phalanx

다섯째손허리뼈 | 제5중수골 / 5th metacarpal

첫째손허리뼈 | 제1중수골 / 1st metacarpal

큰마름뼈 | 대능형골 / trapezium

작은마름뼈 | 소능형골 / trapezoid — 세모뼈 | 삼각골 / triquetrum

알머리뼈 | 유두골 / capitate — 반달뼈 | 월상골 / lunate

갈고리뼈 | 유구골 / hamate — 손배뼈 | 주상골 / scaphoid

B. 손등면

그림 3-44. 손의 뼈

다리의 뼈

다리의 뼈대는 4부분으로 나뉘어져 있으며, 다리이음부위에는 볼기뼈, 넓적다리에는 넙다리뼈, 종아리에는 정강뼈와 종아리뼈, 발에는 발목뼈 (7개), 발허리뼈(5개), 발가락뼈(14개)로 구성되어 있다(그림 3-45).

1. 볼기뼈 [그림 3-46]

볼기뼈 관골/hip bone (coxal bone, pelvic bone) 는 가쪽면과 안쪽면으로 구분 된다.

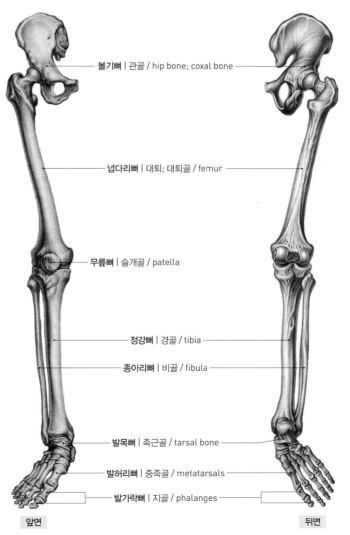

볼기뼈 | 관골 / hip bone; coxal bone

넙다리뼈 | 대퇴; 대퇴골 / femur

무릎뼈 | 슬개골 / patella

정강뼈 | 경골 / tibia

종아리뼈 | 비골 / fibula

발목뼈 | 족근골 / tarsal bone

발허리뼈 | 중족골 / metatarsals

발가락뼈 | 지골 / phalanges

앞면 　 뒤면

그림 3-45. **다리뼈**

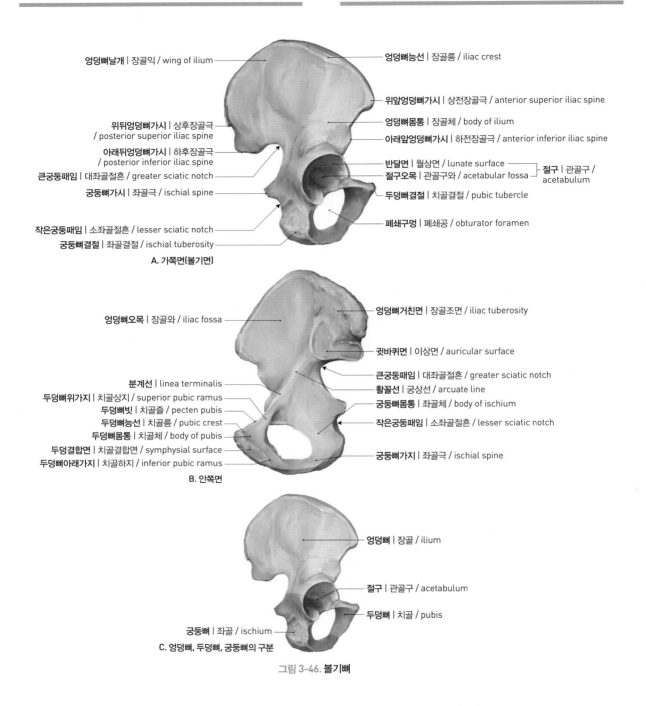

엉덩뼈날개 | 장골익 / wing of ilium

엉덩뼈능선 | 장골릉 / iliac crest

위앞엉덩뼈가시 | 상전장골극 / anterior superior iliac spine

엉덩뼈몸통 | 장골체 / body of ilium

아래앞엉덩뼈가시 | 하전장골극 / anterior inferior iliac spine

위뒤엉덩뼈가시 | 상후장골극 / posterior superior iliac spine

아래뒤엉덩뼈가시 | 하후장골극 / posterior inferior iliac spine

큰궁둥패임 | 대좌골절흔 / greater sciatic notch

궁둥뼈가시 | 좌골극 / ischial spine

반달면 | 월상면 / lunate surface

절구오목 | 관골구와 / acetabular fossa

절구 | 관골구 / acetabulum

두덩뼈결절 | 치골결절 / pubic tubercle

작은궁둥패임 | 소좌골절흔 / lesser sciatic notch

궁둥뼈결절 | 좌골결절 / ischial tuberosity

폐쇄구멍 | 폐쇄공 / obturator foramen

A. 가쪽면(볼기면)

엉덩뼈오목 | 장골와 / iliac fossa

엉덩뼈거친면 | 장골조면 / iliac tuberosity

귓바퀴면 | 이상면 / auricular surface

분계선 | linea terminalis

두덩뼈위가지 | 치골상지 / superior pubic ramus

두덩뼈빗 | 치골즐 / pecten pubis

두덩뼈능선 | 치골릉 / pubic crest

두덩뼈몸통 | 치골체 / body of pubis

두덩결합면 | 치골결합면 / symphysial surface

두덩뼈아래가지 | 치골하지 / inferior pubic ramus

큰궁둥패임 | 대좌골절흔 / greater sciatic notch

활꼴선 | 궁상선 / arcuate line

궁둥뼈몸통 | 좌골체 / body of ischium

작은궁둥패임 | 소좌골절흔 / lesser sciatic notch

궁둥뼈가지 | 좌골극 / ischial spine

B. 안쪽면

엉덩뼈 | 장골 / ilium

절구 | 관골구 / acetabulum

두덩뼈 | 치골 / pubis

궁둥뼈 | 좌골 / ischium

C. 엉덩뼈, 두덩뼈, 궁둥뼈의 구분

그림 3-46. **볼기뼈**

1) 가쪽면

가쪽면 중앙에는 **절구** 관골구/acetabulum 라고 하는 반구형의 접시오목이 있고 넙다리뼈머리와 엉덩관절을 구성한다. 절구 아래쪽에는 **폐쇄구멍** 폐쇄공/obturator foramen 이라고 하는 큰 구멍이 있다.

뒤모서리 | **큰·작은궁둥패임** 대·소좌골절흔/greater·lesser sciatic notch 이라고 하는 2개의 패임이 있으며 그 사이를 **궁둥뼈가시** 좌골극/ischial spine 가 분리하고 있다. 뒤쪽 모서리 아래끝부분에는 큰 **궁둥뼈결절** 좌골결절/ischial tuberosity 이 있다.

앞모서리 | **위앞 · 아래앞엉덩뼈가시** 상전 · 하전장골극/ anterior superior · inferior iliac spine 와 **두덩뼈결절** 치골결절/ pubic tubercle 이 튀어나와 있다.

2) 안쪽면

큰궁둥패임 위쪽에는 **귓바퀴면** 이상면/auricular surface 이라고 하는 불규칙한 영역이 있으며 엉치뼈와 엉치 관절을 이룬다. 귓바퀴면의 앞모서리에서 앞아래쪽 으로 향해 두덩결합에 도달하는 **분계선** linea terminalis 이라고 하는 능선이 있으며 골반입구의 가장자리를 이루고 있다.

3) 볼기뼈의 형성과 분류

볼기뼈는 소아기까지 **엉덩뼈, 두덩뼈, 궁둥뼈**라고 하는 3개의 뼈로 나뉘어져 있으며, 연골에 의해 연결 되어 있지만 16~18세 무렵에는 합쳐져서 하나의 단일 한 뼈가 된다. 엉덩뼈는 위부분, 두덩뼈는 앞아래부분, 궁둥뼈는 뒤아래부분에 위치해 있으며 3개의 뼈는 절구 중앙에서 서로 만난다.

엉덩뼈 장골/ilium | 엉덩뼈의 중심부분은 **엉덩뼈몸통** 장골체/body of ilium 이며 절구 바로 위에 위치해 있다. 위쪽으로 **엉덩뼈날개** 장골익/wing of ilium 가 부채꼴로 퍼져 있고, 그 안쪽면은 가볍게 패여 있어서 **엉덩뼈 오목** 장골와/iliac fossa 이라고 한다. 엉덩뼈의 위모서리는 **엉덩뼈능선** 장골릉/iliac crest 이라고 하며, 엉덩뼈능선의 앞끝부분과 뒤끝부분은 튀어나와서 **위앞엉덩뼈가시 · 위뒤엉덩뼈가시** 상전장골극 · 상후장골극/anterior · posterior superior iliac spine 를 이룬다. 이러한 돌출부위의 아래쪽 에는 **아래앞엉덩뼈가시 · 아래뒤엉덩뼈가시** 하전장골극 · 하후장골극/anterior · posterior inferior iliac spine 가 가볍게 튀어나와 있다. 안쪽면의 뒤부분에는 엉치뼈와 관절 을 이루는 **귓바퀴면** 이상면/auricular surface 이 있다. 귓 바퀴면의 앞모서리에서 앞아래쪽으로 향하는 **활꼴선**

궁상선/arcuate line 이라고 하는 능선은 분계선의 일부를 이룬다.

궁둥뼈 좌골/ischium | 궁둥뼈의 중심부분인 **궁둥뼈몸통** 좌골체/body of ischium 은 폐쇄구멍의 뒤위쪽에 위치해 있으며, 폐쇄구멍의 뒤쪽을 향해 **궁둥뼈가지** 좌골지/ ramus of ischium 가 나온다. 궁둥뼈의 뒤모서리에서는 **궁둥뼈가시** 좌골극/ischial spine 가 튀어나와서 큰 · 작은 궁둥패임을 분리하고 있다. 궁둥뼈의 뒤아래끝부분은 두꺼워서 **궁둥뼈결절** 좌골결절/ischial tuberosity 이라고 하는 둥근 융기부분을 형성하고, 다리부위 근육의 부착부위가 되는 동시에 앉은자세에서 신체를 지지 하는 역할을 한다.

두덩뼈 치골/pubis | 두덩뼈의 중심부분인 **두덩뼈몸통** 치골체/body of pubis 은 폐쇄구멍의 앞쪽에위치해 있으 며, 폐쇄구멍의 위쪽과 아래쪽을 향해 **두덩뼈위 · 아래 가지** 치골상 · 하지/superior · inferior pubic ramus 가 나온다. 두덩뼈몸통은 **두덩결합** 치골결합/pubic symphysis 에 의해 반대쪽 두덩뼈와 결합한다. 두덩뼈몸통의 위쪽에는 **두덩뼈결절** 치골결절/ pubic tubercle 이라고 하는 돌출부분 이 있고, 안쪽으로는 **두덩뼈능선** 치골릉/pubic crest 으로 이어진다. 가쪽으로는 두덩뼈위가지 위모서리의 **두덩뼈빗** 치골즐/pecten pubis 으로 이어지며 분계선의 일부를 이룬다.

2. 골반

1) 골반의 뼈 [그림 3-47]

골반 pelvis 의 뼈는 좌우의 **볼기뼈**와 **엉치뼈, 꼬리뼈**로 이루어져 있다. 좌우의 볼기뼈는 뒤쪽에서 엉치뼈와 관절을 이루고(엉치엉덩관절), 앞쪽에서 좌우의 볼기 뼈가 섬유연골을 통해 결합한다(두덩결합). 볼기뼈는 **다리이음부위** 하지대/pelvic girdle 이며, 엉치뼈와 꼬리뼈는 **척주** vertebral column 의 일부이다. 엉치뼈는 다섯째허리

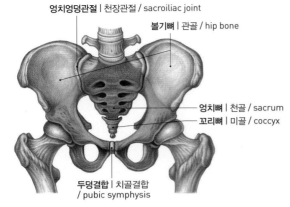

엉치엉덩관절 | 천장관절 / sacroiliac joint
볼기뼈 | 관골 / hip bone
엉치뼈 | 천골 / sacrum
꼬리뼈 | 미골 / coccyx
두덩결합 | 치골결합 / pubic symphysis

그림 3-47. **골반의 뼈**

표 3-3. **남녀 골반 비교**

골반뼈	여자	남자
일반적 형태	가볍고 얇음	무겁고 두꺼움
큰골반	얕음	깊음
작은골반	넓고 얕음	좁고 깊음
위골반문	넓고 둥근모양	좁고 하트모양
아래골반문	큼	작음
두덩각	70°보다 큼	70°보다 작음
폐쇄구멍	타원형	원형

뼈와 관절을 이룬다(허리엉치관절).

2) 골반의 모양

골반은 위부분의 큰골반과 아래부분의 작은골반으로 나뉜다. **큰골반** 대골반/greater pelvis 은 골반안의 바닥이 되어 배안내장을 아래로부터 받치고 있다. **작은골반** 소골반/lesser pelvis 은 골반안을 둘러싸며, 골반안내장을 안전하게 보호하고 있다. 골반안의 위끝부분은 **위골반문** 골반상구/pelvic inlet 이고, 아래끝부분은 **아래골반문** 골반하구/pelvic outlet 이다. 위골반문의 모서리를 **분계선** linea terminalis 이라고 한다.

3) 남녀의 골반차이[그림 3-48, 표 3-3]

골반의 모양은 남성과 여성이 명확하게 다르다. 전반적으로 남성의 골반은 단단하고 무거우며, 여성의 골반은 작고 폭이 넓다. 다음 사항에 주목하면 남성과 여성의 골반을 구별하기 쉽다.

위골반문의 모양 | 남성은 하트모양이고, 여성은 원모양에 가깝다.
좌우 두덩뼈아래가지 사이의 각도(두덩밑각) | 남성은 작고(50~60°), 여성은 크다(80~85°).

3. 넙다리뼈 [그림 3-49]

넙다리뼈 대퇴골/femur 는 가장 길고 큰 뼈이며 넓적다리의 뼈대를 이룬다. 위쪽에서는 볼기뼈와 엉덩관절을 만들고 아래쪽에서는 정강뼈와 무릎관절을 만든다.

1) 위끝부분

반구 모양의 **넙다리뼈머리** 대퇴골두/head of femur 가 위안쪽으로 튀어나와서 볼기뼈의 절구와 관절을 이룬다. 넙다리뼈머리의 거의 중앙에 있는 넙다리뼈오목이라고 하는 작은 함입부위가 있으며, 이곳에 넙다리뼈머리인대가 붙어있다. **넙다리뼈목** 대퇴골경/neck of femur 은 넙다리뼈의 머리와 몸통을 이어주는 원통형의 부분이며 위안쪽으로 튀어나와 있다.

넙다리뼈의 머리와 몸통의 이행부분에는 2개의 융기가 있다. 위가쪽에는 **큰돌기** 대전자/greater trochanter 가 크게 튀어나와 있으며, 골반에서 시작되는 근육이 닿고 있다. 앞쪽에는 **돌기사이선** 전자간선/intertrochanteric line 이라고 하는 거친 선상 구조물이 연결되어 있으며, 뒤쪽에는 **돌기사이능선** 전자간릉/intertrochanteric crest 이라고 하는 뼈능선이 연결되어 있다. 큰돌기 바닥부분의 안쪽에는 **돌기오목** 전자와/trochanteric fossa 이라고 하는 깊은 함입부위가 있다.

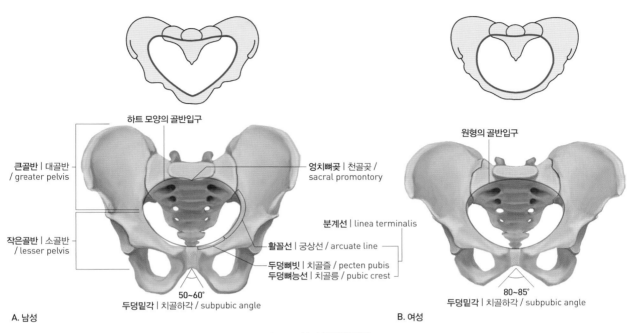

그림 3-48. **남녀 골반의 차이**

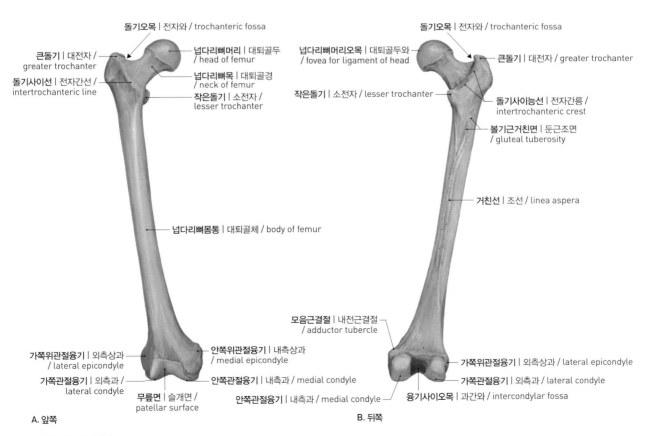

그림 3-49. **넙다리뼈**

2) 뼈몸통

넙다리뼈몸통 대퇴골체/body of femur 이라고 하며 앞쪽이 볼록한 모양으로 아치를 그리며 구부러져 있다. 표면은 대체로 편평하고 매끄럽지만 뒤쪽에 **거친선** 조선/linea aspera 이라고 불리는 세로로 뻗어있는 띠 모양의 거친 영역이 있다.

3) 아래끝부분

넙다리뼈의 아래끝부분은 **가쪽·안쪽관절융기** 외측·내측과/lateral · medial condyle 라고 하는 큰 돌기부위가 있으며, 정강뼈의 위끝과 관절을 이룬다. 가쪽·안쪽관절융기 사이는 뒤쪽으로 **융기사이오목** 과간와/intercondylar fossa 이라고 하는 깊은 함입부위를 형성하며, 앞쪽으로 서로 연결되어서 **무릎면** 슬개면/patellar surface 이 되고

무릎뼈와 관절을 이룬다. 가쪽·안쪽관절융기 의 가쪽으로 솟아 있는 부분은 **가쪽·안쪽위관절융기** 외측·내측상과/lateral · medial epicondyle 라고 한다.

4. 무릎뼈[그림 3-50]

무릎뼈는 무릎관절 앞에 위치한 작은 역삼각형 모양으로 **넙다리네갈래근** 대퇴사두근/quadriceps femoris muscle 안에서 발달한 **종자뼈** 종자골/sesamoid bone 이다. 무릎뼈는 넙다리네갈래근의 힘줄 근력을 강화해 주는 지렛대 역할을 하므로 무릎을 구부릴 때 근육 위치를 유지하고 무릎관절을 보호하는 역할을 한다.

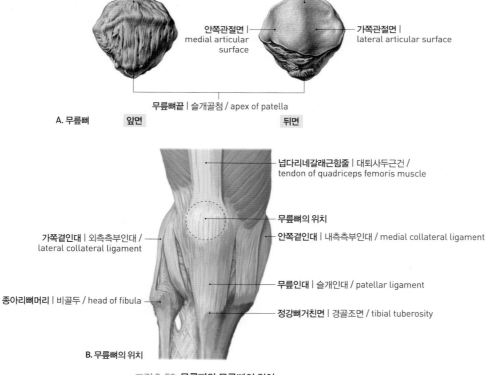

그림 3-50. **무릎뼈와 무릎뼈의 위치**

5. 정강뼈와 종아리뼈 (그림 3-51)

종아리의 뼈대는 2개의 뼈로 이루어져 있다. 정강뼈는 크고 강하며 안쪽(엄지쪽)에 있고 넙다리뼈 및 발목의 목말뼈와 관절을 이룬다. 종아리뼈는 가늘며 가쪽(새끼쪽)에 있다.

1) 정강뼈

정강뼈 경골/tibia 는 넙다리뼈에서 이어지는 큰 뼈이며 종아리부위에서 체중을 지지하는 역할을 한다.

위끝부분 | 좌우와 뒤쪽으로 넓게 퍼져 있으며 **가쪽 · 안쪽관절융기** 외측 · 내측과/lateral · medial condyle 를 형성한다. 가쪽 · 안쪽관절융기의 **위관절면** 상관절면/superior articular surface 에는 2개의 타원형 관절면이 있어서 넙다리뼈의 가쪽 · 안쪽관절융기와 관절을 이루며, 그 사이에 **융기사이융기** 과간융기/intercondylar eminence 라고 하는 작은 융기가 있다. 가쪽관절융기의 뒤가쪽에는 작은관절면이 있어서 종아리뼈와 관절을 이룬다.

뼈몸통 | **정강뼈몸통** 경골체/body of tibia 은 삼각기둥 모양이며, 앞모서리의 위끝에는 넙다리네갈래근이 닿는 **정강뼈거친면** 경골조면/tibial tuberosity 이라고 하는 융기부분이 있으며, 가쪽모서리에는 종아리뼈사이막이 붙어있어서 종아리뼈와의 사이를 연결하고 있다.

아래끝부분 | 안쪽부분은 아래쪽으로 튀어나와서 **안쪽복사** 내과/medial malleolus 를 형성하고 아래끝부분의 아래쪽과 가쪽면은 목말뼈와 서로 관절하며, 먼쪽 끝 가쪽부분에는 **종아리패임** 비골절흔/fibular notch 이라고

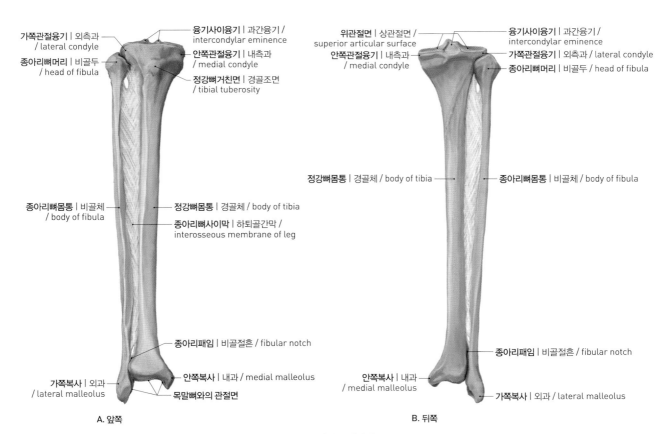

A. 앞쪽

B. 뒤쪽

그림 3-51. **종아리: 정강뼈와 종아리뼈**

하는 가벼운 함입부분이 있어 종아리뼈의 아래끝
부분과 맞닿아 있다.

2) 종아리뼈

종아리뼈 ^{비골/fibula} 는 종아리의 가쪽에 있는 가늘고
긴 뼈이며 체중의 지지에는 관여하지 않는다.

위끝부분 | **종아리뼈머리** ^{비골두/head of fibula} 는 약간
튀어나와 있으며 정강뼈와의 사이에 관절면이 있다.

뼈몸통 | **종아리뼈몸통** ^{비골체/body of fibula} 의 안쪽모서
리에는 종아리뼈사이막이 붙어있어서 정강뼈와의
사이를 연결하고 있다.

아래끝부분 | 특히 가쪽부분이 아래쪽으로 튀어나와
서 **가쪽복사** ^{외과/lateral malleolus} 를 이룬다.

6. 발의 뼈: 발목뼈, 발허리뼈, 발가락뼈
〔그림 3-52〕

발의 뼈대는 발목뼈, 발허리뼈, 발가락뼈의 3그룹
으로 이루어져 있다(그림 3-53).

1) 발목뼈

발목뼈 ^{족근골/tarsal bone} 는 발목에 있는 7개의 뼈로
구성되어있다. 몸쪽부위에는 2개의 큰뼈(목말뼈, 발꿈
치뼈) 가 있고 면쪽부위에는 5개의 작은뼈(발배뼈, 안쪽
· 중간 · 가쪽쐐기뼈, 입방뼈)가 있다.

목말뼈 ^{거골/talus} 는 발목의 몸쪽 부위에서 가장 위쪽에
위치해 있으며, 위쪽의 **목말뼈도르래** <sup>거골활차/trochlea of
talus</sup> 와 정강뼈, 종아리뼈가 관절하여 발목관절을 만든다.
아래쪽에서 다른 발목뼈(발꿈치뼈, 발배뼈)와 관절을
이룬다.

발꿈치뼈 ^{종골/calcaneus} 는 가장 큰 발목뼈이며 발목의

몸쪽 아래부분에 있다. 발꿈치로 체중을 지면에 전달
하고 위쪽에 있는 목말뼈를 지지하며 앞쪽에서 다른
발목뼈(발배뼈, 입방뼈)와 관절을 이룬다. 뒤부분의
1/3은 뒤아래쪽으로 튀어나와서 **발꿈치융기** <sup>종골융기/
calcaneal tuberosity</sup> 를 만들고 그 뒤위끝부분으로 아킬레
스힘줄이 붙어 있다.

발배뼈 ^{주상골/navicular} 는 발의 안쪽부분에 위치해
있으며 뒤쪽에 있다. 목말뼈머리와 앞쪽에 있는 3개의
쐐기뼈 사이에 끼워져 있으며 뒤위쪽으로 목말뼈와,
가쪽으로 입방뼈와 맞닿아 있다.

입방뼈 ^{입방골/cuboid} 는 발의 가쪽부분에 있으며 뒤쪽
으로 발꿈치뼈와, 안쪽으로 발배뼈 및 가쪽쐐기뼈와,
앞쪽으로 넷째, 다섯째발허리뼈와 맞닿아 있다.

가쪽 · 중간 · 안쪽쐐기뼈 <sup>외측 · 중간 · 내측설상골/lateral ·
intermediate · medial cuneiform</sup> 는 발의 안쪽부분에 있고
뒤쪽의 발배뼈와 앞쪽의 첫째~셋째발허리뼈 사이에
끼워져 있으며 가쪽으로 입방뼈와 맞닿아 있다.

2) 발허리뼈

발허리뼈 ^{중족골/metatarsal} 는 발의 등쪽을 이루는 5개의
뼈이다. 각 발허리뼈의 몸쪽끝은 **바닥** ^{저/base}, 뼈몸통은
몸통 ^{체/body}, 면쪽끝은 **머리** ^{두/head} 라고 한다. 발허리
뼈의 머리는 지면에 닿아서 체중을 전달한다. 첫째발
허리뼈가 가장 두껍고 짧다.

3) 발가락뼈

발가락뼈 ^{지골/phalanx} 는 발가락을 만드는 뼈이며 엄
지에 2개, 다른 발가락에 3개씩 있다. 몸쪽에 있는 것을
첫마디뼈 ^{기절골/proximal phalanx}, 중간에 있는 것을 **중간
마디뼈** ^{중절골/middle phalanx}, 면쪽에 있는 것을 **끝마디뼈**
^{말절골/distal phalanx} 라고 한다. 엄지발가락은 첫마디뼈와
끝마디뼈만 있다. 각 발가락뼈의 몸쪽끝은 바닥, 뼈몸
통은 몸통, 면쪽끝부분은 머리라고 한다.

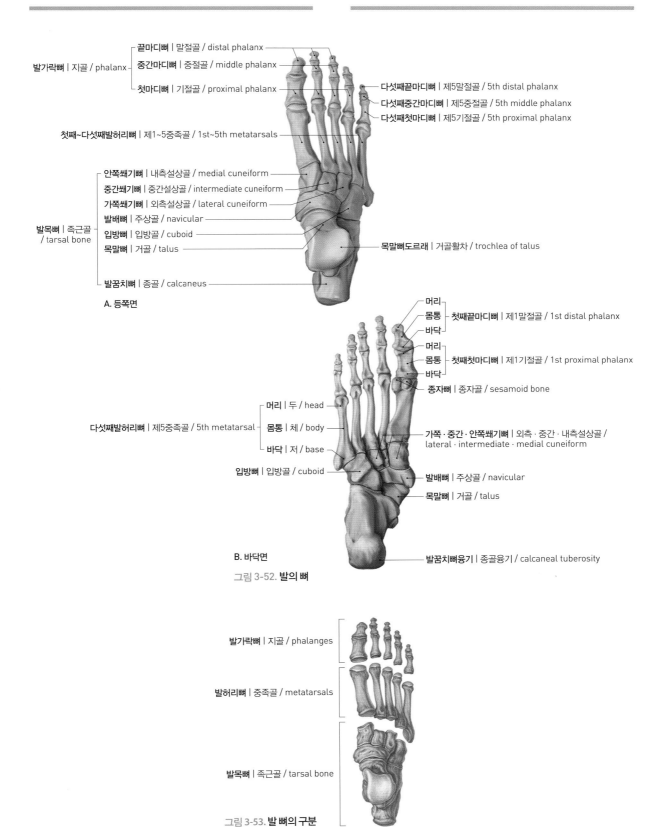

발가락뼈 | 지골 / phalanx
끝마디뼈 | 말절골 / distal phalanx
중간마디뼈 | 중절골 / middle phalanx
첫마디뼈 | 기절골 / proximal phalanx

다섯째끝마디뼈 | 제5말절골 / 5th distal phalanx
다섯째중간마디뼈 | 제5중절골 / 5th middle phalanx
다섯째첫마디뼈 | 제5기절골 / 5th proximal phalanx

첫째~다섯째발허리뼈 | 제1~5중족골 / 1st~5th metatarsals

안쪽쐐기뼈 | 내측설상골 / medial cuneiform
중간쐐기뼈 | 중간설상골 / intermediate cuneiform
가쪽쐐기뼈 | 외측설상골 / lateral cuneiform
발배뼈 | 주상골 / navicular
입방뼈 | 입방골 / cuboid
목말뼈 | 거골 / talus

발목뼈 | 족근골 / tarsal bone

목말뼈도르래 | 거골활차 / trochlea of talus

발꿈치뼈 | 종골 / calcaneus

A. 등쪽면

머리
몸통 — 첫째끝마디뼈 | 제1말절골 / 1st distal phalanx
바닥
머리
몸통 — 첫째첫마디뼈 | 제1기절골 / 1st proximal phalanx
바닥
종자뼈 | 종자골 / sesamoid bone

다섯째발허리뼈 | 제5중족골 / 5th metatarsal
머리 | 두 / head
몸통 | 체 / body
바닥 | 저 / base

가쪽 · 중간 · 안쪽쐐기뼈 | 외측 · 중간 · 내측설상골 / lateral · intermediate · medial cuneiform

입방뼈 | 입방골 / cuboid

발배뼈 | 주상골 / navicular
목말뼈 | 거골 / talus

발꿈치뼈융기 | 종골융기 / calcaneal tuberosity

B. 바닥면

그림 3-52. **발의 뼈**

발가락뼈 | 지골 / phalanges

발허리뼈 | 중족골 / metatarsals

발목뼈 | 족근골 / tarsal bone

그림 3-53. **발 뼈의 구분**

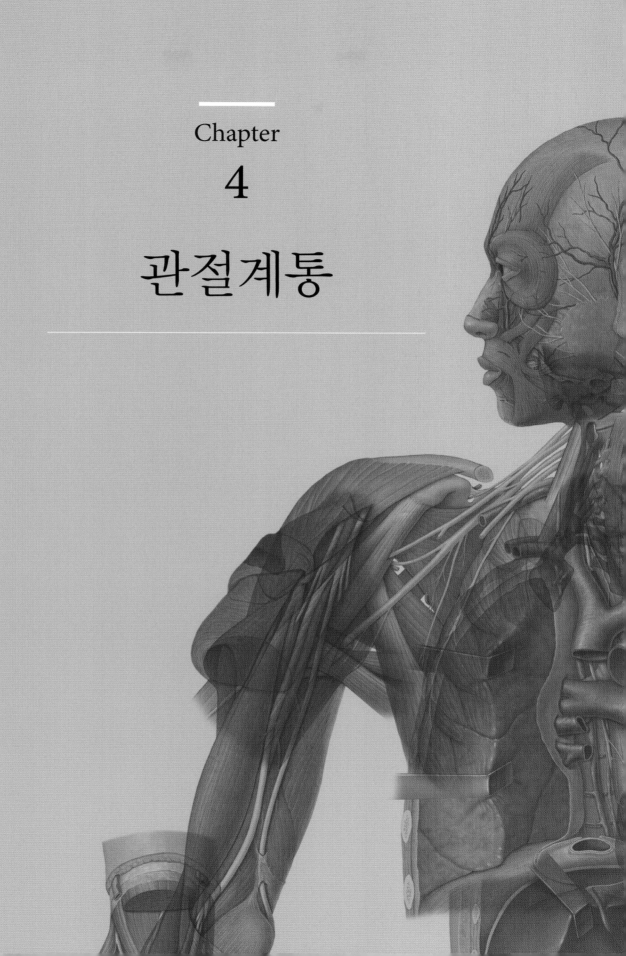

Chapter
4

관절계통

관절계통의 개요

관절이란 어떤 한 개의 뼈끝과 또 다른 한 개의 뼈끝이 서로 마주하고 있거나, 혹은 뼈와 뼈의 모서리가 서로 나란히 놓여져 연결되는 해부학적 구조를 말한다. 뼈의 **관절** joint 에는 못움직관절(부동관절)과 움직관절(가동관절)이 있다.

1. 못움직관절 [그림 4-1, 표 4-1~3]

못움직관절 부동관절/synarthrosis 은 뼈와 뼈 사이가 다양한 조직으로 결합되어 있기 때문에 움직임이 없다. 사이에 끼여 있는 조직의 종류에 따라 **섬유관절** 섬유성연결/fibrous joint, **연골관절** 연골성연결/cartilaginous joint, **뼈붙음** 골결합/synostosis 으로 구분한다.

1) 섬유관절
뼈 사이가 섬유결합조직에 의해 결합되어 있으며 4종류가 있다.

인대결합 syndesmosis | 뼈 사이를 인대가 결합하고 있다. 예를 들면, 앞과 뒤 정강종아리인대에 의해 정강뼈와 종아리뼈가 결합된 것이 있다.
못박이관절 정식/gomphosis | 치아와 이틀뼈의 결합이며 섬유결합조직인 치아주위막이 연결하고 있다.
뼈사이막 골간막/interosseous membrane | 2개의 뼈 사이에 있는 섬유결합조직막이며 아래팔뼈사이막과 종아리뼈사이막이 있다.
봉합 suture | 머리덮개뼈에 있는 톱니 모양의 연결이며 뼈 사이는 섬유결합조직으로 결합되어 있다.

2) 연골관절
뼈 사이가 연골에 의해 결합되어 있으며 연골의 종류에 따라 다음과 같이 나눌 수 있다.
유리연골결합 연골결합/synchondrosis | 유리연골로 결합되어 있어서 유연성이 크다. 예를 들면, 가슴의 갈비연골과 성장기의 뼈끝연골이 있다.
섬유연골결합 symphysis | 아교질이 풍부한 섬유연골로 결합되어 있으며 강하게 연결되어 있다. 예를 들면, 두덩결합이나 척추의 척추사이원반이 있다.

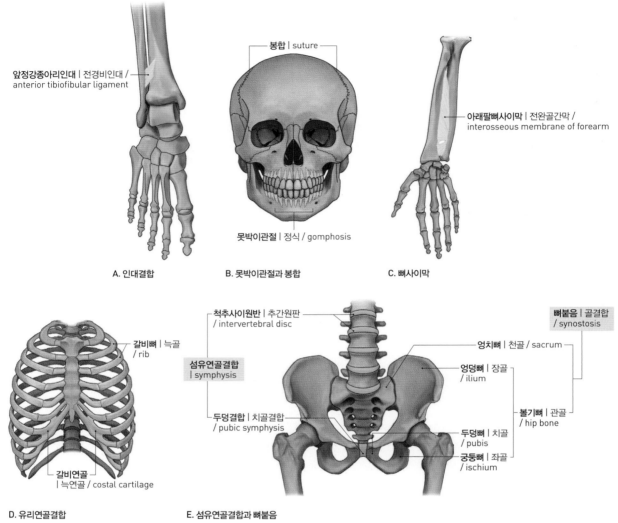

A. 인대결합

B. 못박이관절과 봉합

C. 뼈사이막

D. 유리연골결합

E. 섬유연골결합과 뼈붙음

그림 4-1. **뼈 연결**

3) 뼈붙음

개별적인 뼈가 합쳐진 것이다. 예를 들면, 엉치뼈(5개의 엉치척추뼈가 합쳐짐)와 볼기뼈(엉덩뼈, 두덩뼈, 궁둥뼈가 합쳐짐)가 이에 해당한다.

2. 움직관절: 윤활관절 (그림 4-2, 표 4-1~3)

움직관절 가동관절/diarthrosis 은 뼈와 뼈 사이에 관절안이 있어서 움직일 수 있다. **관절** articulation 또는 **윤활관절** 활막성연결/synovial joint 이라고도 한다.

1) 기본 구조
윤활관절에는 3개의 공통적인 기본구조가 있다.

관절안 관절강/articular cavity | 관절안은 뼈 사이에 간격을 만든다.

관절주머니 관절낭/articular capsule | 관절주머니가 뼈 사이를 연결하고 관절안을 감싸고 있다. 관절주머니는 안과 바깥의 2층으로 이루어져 있다. 속층의 **윤활막** 활액막/synovial membrane 은 혈관이 풍부하며 **윤활액** 활액/synovial fluid 을 생산한다. 윤활액은 관절안을 채우고 있으며 관절면 사이에서 윤활을 담당한다. 바깥층의 **섬유막** fibrous membrane 은 질긴 섬유결합조직으로 이루어져 있으며 관절을 감싸서 안정적인 상태로 만든다. 또한 섬유막의 일부는 두꺼워져서 **인대** ligament 가 되어 관절을 강화한다. 일부 관절에서는 관절주머니로부터 독립적인 인대도 있다.

관절연골 articular cartilage | 관절연골이 뼈의 관절면을 덮고 있다. 관절연골은 유리연골이며, 표면은 탄력성이 있고 매끄러워 마찰이 거의 없다.

2) 보조적인 구조[그림 4-3]
그 외에도 일부 관절에서 볼 수 있는 보조적인 구조가 있다.

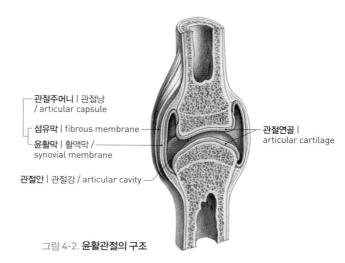

그림 4-2. 윤활관절의 구조

관절주머니 | 관절낭 / articular capsule
섬유막 | fibrous membrane
윤활막 | 활액막 / synovial membrane
관절안 | 관절강 / articular cavity
관절연골 | articular cartilage

관절반달 관절반월/meniscus | 관절반달은 관절주머니로부터 관절안 속으로 돌출된 고리모양의 섬유연골이며 무릎관절에서 볼 수 있다. 무게를 분산시켜서 관절연골을 보호하는 역할을 한다.

관절원반 관절원판/articular disc | 관절원반은 관절주머니로부터 관절안 속으로 돌출된 판자형태의 섬유연골이며 관절안을 2부분으로 나눈다. 턱관절이나 복장빗장관절에서 볼 수 있으며 관절의 움직임 범위를 크게 하는 역할을 한다.

접시테두리 관절순/glenoid labrum | 접시테두리는 접시오목 주위에 쐐기 모양으로 뻗어 나온 섬유연골이며

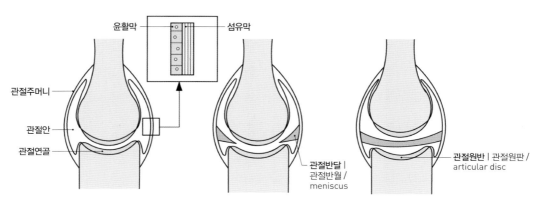

윤활막
섬유막
관절주머니
관절안
관절연골
관절반달 | 관절반월 / meniscus
관절원반 | 관절원판 / articular disc

그림 4-3. 윤활관절의 보조적인 구조

어깨관절과 엉덩관절에서 볼 수 있다. 관절면을 넓혀서 관절을 안정시키는 역할을 한다.

3) 움직관절의 종류(그림 4-4)

관절의 움직임은 각각 다르지만 운동축이 몇 개 있는가에 따라 **홑축** 일축성/uniaxial, **두축** 이축성/biaxial, **뭇축** 다축성/multiaxial 으로 분류한다. 운동축의 숫자는 주로

관절면의 모양에 따라 결정된다. 대표적인 관절면의 형태로 다음의 7가지 종류를 들 수 있다.

절구관절 구관절; 구상관절/ball and socket joint; spheroidal joint; cotyloid joint | 공모양 관절면으로 되어 있어서 여러 방향으로 움직일 수 있는 뭇축이다. 예를 들어 어깨관절과 엉덩관절이 이에 해당한다. 엉덩관절은 접시오목이

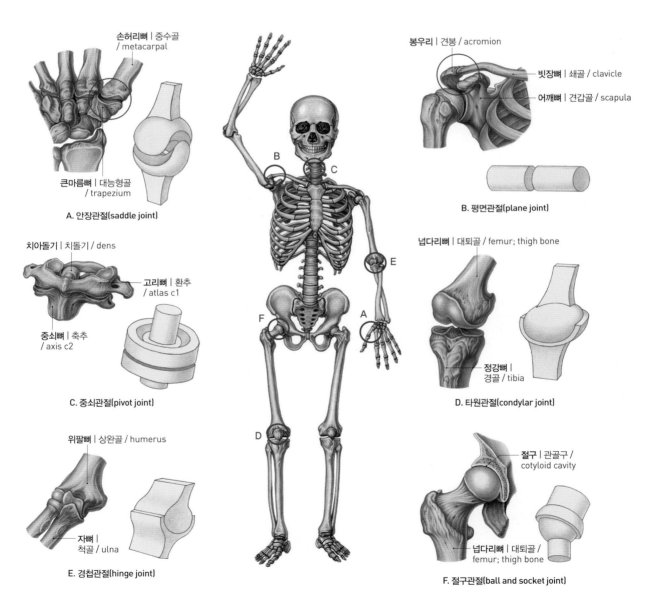

손허리뼈 | 중수골 / metacarpal

큰마름뼈 | 대능형골 / trapezium

A. 안장관절(saddle joint)

치아돌기 | 치돌기 / dens

고리뼈 | 환추 / atlas c1

중쇠뼈 | 축추 / axis c2

C. 중쇠관절(pivot joint)

위팔뼈 | 상완골 / humerus

자뼈 | 척골 / ulna

E. 경첩관절(hinge joint)

봉우리 | 견봉 / acromion

빗장뼈 | 쇄골 / clavicle

어깨뼈 | 견갑골 / scapula

B. 평면관절(plane joint)

넙다리뼈 | 대퇴골 / femur; thigh bone

정강뼈 | 경골 / tibia

D. 타원관절(condylar joint)

절구 | 관골구 / cotyloid cavity

넙다리뼈 | 대퇴골 / femur; thigh bone

F. 절구관절(ball and socket joint)

그림 4-4. **관절의 다양한 모양**

깊다(그림 4-4F).

타원관절 ^{ellipsoid joint} (융기관절 ^{condylar joint}) | 타원형의 관절면으로 되어 있어서 긴축과 짧은축 방향으로 움직일 수 있는 두축이다. 예를 들어 손목관절이나 넙다리뼈와 정강뼈의 관절이 이에 해당한다(그림 4-4D).

안장관절 ^{안관절/saddle joint} | 말안장과 같은 관절면으로 되어 있어서 직각으로 교차하는 두 방향으로 움직일 수 있는 두축이다. 예를 들어 엄지손가락의 손목손허리관절이 이에 해당한다(그림 4-4A).

두융기관절 ^{쌍과관절/bicondylar joint} | 2개의 둥근 관절면이

나란히 있으며 주로 한 방향으로 운동하는 홑축이지만 다른 방향으로도 약간 운동한다. 예를 들면, 무릎관절이 이에 해당한다(그림 4-4D).

경첩관절 ^{접번관절/hinge joint} | 뼈의 축과 직각으로 교차하는 원통형의 관절면으로 되어 있으며 폄과 굽힘운동을 하는 홑축이다. 예를 들면, 팔꿉관절이나 손(발)가락뼈사이관절이 이에 해당한다(그림 4-4E).

중쇠관절 ^{차축관절/pivot joint} | 뼈의 축과 평행한 원통형의 관절면으로 되어 있으며 뼈 주위를 회전하는 홑축이다. 예를 들면, 몸쪽노자관절과 먼쪽노자관절, 정중고리중쇠관절이 이에 해당한다(그림 4-4C).

표 4-1. 움직관절(윤활관절)의 종류와 예(표 4-2, 3 참고)

관절	예
안장관절(saddle joint)	엄지손가락의 손목손허리관절
평면관절(plane joint)	가쪽고리중쇠관절, 복장빗장관절, 봉우리빗장관절, 복장갈비관절, 갈비뼈머리관절, 갈비가로돌기관절, 돌기사이관절, 몸쪽손목뼈사이관절, 먼쪽손목뼈사이관절, 안쪽네손가락의 손목손허리관절, 위정강종아리관절, 발목발허리관절
중쇠관절(pivot joint)	정중고리중쇠관절, 몸쪽노자관절, 먼쪽노자관절
타원관절(condylar joint)	고리뒤통수관절, 손목관절, 손허리손가락관절, 발허리발가락관절
경첩관절(hinge joint)	팔꿉관절, 손(발)가락뼈사이관절, 발목관절
절구관절(ball and socket joint)	어깨관절, 엉덩관절
두융기관절(bicondylar joint)	넙다리뼈와 정강뼈사이의 무릎관절

표 4-2. 몸통뼈대관절

관절	관절 요소	구조적 유형	운동
봉합	머리뼈 사이	섬유관절	못움직관절
고리뒤통수	고리뼈와 뒤통수뼈 사이	윤활관절(타원)	굽힘, 폄, 약간의 가쪽굽힘
고리중쇠	중쇠뼈 치아돌기와 고리뼈 사이	윤활관절(중쇠)	머리의 돌림
척추사이	척추뼈 사이	연골관절(섬유연골결합)	굽힘, 폄, 가쪽굽힘, 돌림
갈비척추	갈비뼈와 등뼈, 척추사이원반 사이	윤활관절(평면)	미끄럼
복장갈비	복장뼈와 위쪽 7쌍의 갈비연골 사이	연골관절(유리연골결합)	복장뼈와 위쪽 첫 번째 쌍의 갈비연골 사이에서는 운동이 일어나지 않음. 2~7번째 갈비연골과 복장뼈 사이에서는 미끄럼 운동이 살짝 일어남
허리엉치	허리뼈와 엉치뼈 사이	섬유관절(섬유연골결합), 윤활관절(평면)	폄, 굽힘, 가쪽굽힘, 돌림

표 4-3. **팔다리뼈대관절**

관절	관절 요소	구조적 유형	운동
복장빗장	빗장뼈의 복장끝과 복장뼈자루 사이	윤활관절(평면)	거의 모든 방향으로 제한된 운동과 미끄럼
봉우리빗장	어깨뼈의 봉우리와 빗장뼈의 봉우리끝 사이	윤활관절(평면)	봉우리의 미끄럼, 돌림
노자	노뼈머리와 자뼈 노패임 사이(몸쪽노자관절), 노뼈 자패임과 자뼈머리 사이(먼쪽노자관절)	윤활관절(중쇠)	아래팔의 돌림
손목	노뼈의 먼쪽과 손목뼈(손배뼈, 반달뼈, 세모뼈) 사이	윤활관절(타원)	손목의 굽힘, 폄, 벌림, 모음, 휘돌림, 약한 젖힘
손목뼈사이	몸쪽 손목뼈와 먼쪽 손목뼈 사이, 그리고 각 손목뼈들 사이(손목뼈중간관절)	윤활관절(평면), 갈고리뼈, 손배뼈, 반달뼈는 윤활관절(안장)	미끄럼, 굽힘, 폄, 벌림, 모음, 약한 돌림
손목손허리뼈	손목의 큰마름뼈와 제1 손허리뼈 사이. 나머지 네 손가락의 손목손허리관절은 손목과 나머지 4개의 손허리뼈 사이	엄지손가락은 윤활관절(안장), 나머지 네 손가락은 윤활관절(평면)	엄지손가락에서는 굽힘, 폄, 벌림, 모음, 휘돌림. 나머지 네 손가락에서는 미끄럼
손허리손가락 (발허리발가락)	손허리(발허리)뼈머리와 손가락(발가락)뼈 바닥 사이	윤활관절(타원)	손가락의 굽힘, 폄, 모음, 벌림, 휘돌림
손가락뼈사이	손가락뼈머리와 먼쪽 손가락뼈바닥 사이	윤활관절(경첩)	손가락의 굽힘과 폄
엉치엉덩	엉치뼈의 귀 모양 면과 엉덩뼈의 사이	윤활관절(평면)	약한 미끄럼운동(임신 중에 더 잘 이루어짐)
두덩결합	두덩뼈의 안쪽면	연골관절(섬유연골결합)	약한 운동(임신 중에 더 잘 이루어짐)
정강종아리	정강뼈의 가쪽관절융기와 종아리뼈머리 사이(몸쪽정강종아리관절), 종아리뼈 먼쪽끝과 정강뼈의 종아리패임 사이(먼쪽정강종아리관절)	몸쪽은 윤활관절(평면), 먼쪽은 섬유관절(인대결합)	몸쪽은 약한 미끄럼, 먼쪽은 발등굽힘이 일어날 때 약한 돌림
발목뼈사이	목말뼈와 발꿈치뼈 사이, 발꿈치뼈와 입방뼈 사이	윤활관절(평면), 윤활관절(안장)	안쪽번짐, 가쪽번짐
발목발허리	발목의 쐐기뼈 3개와 5개의 발허리뼈의 바닥 사이	윤활관절(평면)	약한 미끄럼

평면관절 plane joint | 평면의 관절면으로 되어 있으며 면 위에서 미끄러지는 운동을 한다. 인대에 의해 움직임이 제한된다. 예를 들면, 돌기사이관절이나 봉우리빗장관절이 이에 해당한다(그림 4-4B).

몸통뼈대의 관절

1. 턱관절 (그림 4-5)

턱관절 악관절/temporomandibular joint 은 관자뼈와 아래턱뼈 사이에 있는 뼈막으로 이루어진 관절이다. 관자뼈에서는 턱관절오목과 관절결절, 아래턱뼈에서는 관절돌기의 턱뼈머리가 관절을 이룬다. 턱관절의 관절주머니는 위쪽에서 관자뼈의 턱관절오목과 관절결절 주위에 붙어 있고 아래쪽에서는 턱뼈목 위부분의 바깥 둘레에 붙어 있다. 관절의 중앙을 섬유로 이루어진 **관절원반** articular disc 이 가로지르고 관절안에서 위아래로 나뉜다.

턱관절은 **가쪽인대** 외측인대/lateral ligament, **나비아래턱인대** 접하악인대/sphenomandibular ligament, **붓아래턱인대** 경돌하악인대/stylomandibular ligament 에 의해 보강된다.

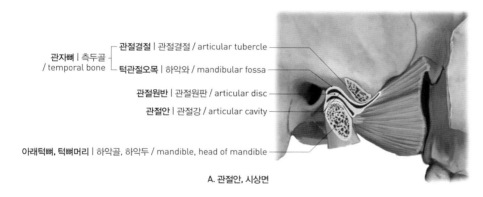

관절결절 | 관절결절 / articular tubercle
관자뼈 | 측두골 / temporal bone
턱관절오목 | 하악와 / mandibular fossa
관절원반 | 관절원판 / articular disc
관절안 | 관절강 / articular cavity
아래턱뼈, 턱뼈머리 | 하악골, 하악두 / mandible, head of mandible

A. 관절안, 시상면

가쪽인대 | 외측인대 / lateral ligament
관절주머니 | 관절낭 / articular capsule
나비아래턱인대 | 접하악인대 / sphenomandibular ligament
붓아래턱인대 | 경돌하악인대 / stylomandibular ligament
아래턱뼈, 턱뼈허돌기 | 하악골, 하악소설 / mandible, lingula
턱뼈각 | 하악각 / angle of mandible

B. 인대

그림 4-5. **턱관절**

2. 척주의 관절

척추뼈 사이의 연결은 척추뼈몸통 사이의 **척추사이원반**과 척추뼈고리 사이의 **돌기사이관절**에 의해 이루어져 있다.

1) 척추사이원반 [그림 4-6]

척추사이원반 추간원판/intervertebral disc 은 위아래의 척추뼈몸통 사이에 끼여 있는 원반 모양의 구조로 주변부의 섬유테와 중심부의 속질핵으로 이루어져 있다 (그림 4-6A).

척추뼈몸통과 척추사이원반은 척주의 전체 길이에 걸쳐 앞쪽과 뒤쪽에서 **앞세로인대** 전종인대/anterior longi-

tudinal ligament, **뒤세로인대** 후종인대/posterior longitudinal ligament 를 통해 보강되어 있다(그림 4-6B, C, D).

2) 돌기사이관절 [그림 4-6, 7]

돌기사이관절 추간관절/zygapophysial joint 은 위쪽 척추뼈의 아래관절돌기와 아래쪽 척추뼈의 위관절돌기 사이에서 이루어지는 윤활관절이다. 관절면의 각도는 척추의 부위에 따라 달라서 척주가 운동할 수 있는 범위를 결정하고 있다.

척추뼈고리와 그곳에서 나오는 가시돌기는 인접해 있는 척추뼈 사이에서 **황색인대** ligamenta flava, **가시사이인대** 극간인대/interspinous ligament, **가시끝인대** 극상인대/supraspinous ligament, **가로사이인대** 횡돌간인대/intertrans-

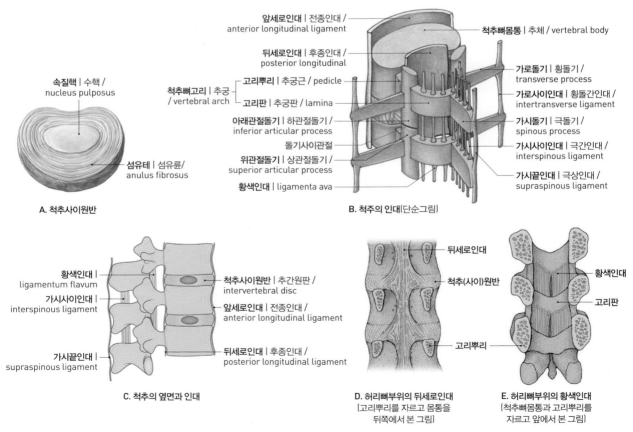

A. 척추사이원반

속질핵 | 수핵 / nucleus pulposus

섬유테 | 섬유륜/ anulus fibrosus

B. 척주의 인대 [단순그림]

앞세로인대 | 전종인대 / anterior longitudinal ligament
뒤세로인대 | 후종인대 / posterior longitudinal
척추뼈고리 | 추궁 / vertebral arch
고리뿌리 | 추궁근 / pedicle
고리판 | 추궁판 / lamina
아래관절돌기 | 하관절돌기 / inferior articular process
돌기사이관절
위관절돌기 | 상관절돌기 / superior articular process
황색인대 | ligamenta ava
척추뼈몸통 | 추체 / vertebral body
가로돌기 | 횡돌기 / transverse process
가로사이인대 | 횡돌간인대 / intertransverse ligament
가시돌기 | 극돌기 / spinous process
가시사이인대 | 극간인대 / interspinous ligament
가시끝인대 | 극상인대 / supraspinous ligament

C. 척추의 옆면과 인대

황색인대 | ligamentum flavum
가시사이인대 | interspinous ligament
가시끝인대 | supraspinous ligament
척추사이원반 | 추간원판 / intervertebral disc
앞세로인대 | 전종인대 / anterior longitudinal ligament
뒤세로인대 | 후종인대 / posterior longitudinal ligament

D. 허리뼈부위의 뒤세로인대 [고리뿌리를 자르고 몸통을 뒤쪽에서 본 그림]

뒤세로인대
척추(사이)원반
고리뿌리

E. 척추뼈부위의 황색인대 [척추뼈몸통과 고리뿌리를 자르고 앞에서 본 그림]

황색인대
고리판

그림 4-6. 척추사이원반과 척주의 인대

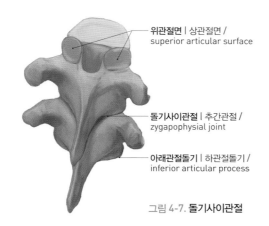

위관절면 | 상관절면 / superior articular surface

돌기사이관절 | 추간관절 / zygapophysial joint

아래관절돌기 | 하관절돌기 / inferior articular process

그림 4-7. 돌기사이관절

으며 특수한 형태를 지니고 있다.

고리뒤통수관절 환추후두관절/atlantooccipital joint 은 뒤통수뼈의 뒤통수뼈관절융기와 고리뼈의 위관절면 사이에서 이루어지는 관절이다. 원통 모양의 뒤통수뼈관절융기가 오목하게 들어간 위관절면에서 앞뒤로 미끌어지며 머리부위를 앞뒤로 기울어지게 하는 운동을 한다.

고리중쇠관절 환축관절/atlantoaxial joint 은 고리뼈와 중쇠뼈 사이의 관절이며 2개의 부분으로 나뉜다.

정중고리중쇠관절 | 고리뼈와 치아돌기 사이의 관절이며 고리뼈가 치아돌기 주위를 돌아서 머리부위를 좌우로 회전시키는 운동을 한다.

가쪽고리중쇠관절 | 고리뼈의 아래관절면과 중쇠뼈의 위관절면 사이의 관절이며 머리부위의 하중을 지지하는 역할을 한다.

verse ligament 에 의해 연결되어 있다(그림 4-6B, C).

3) 목뼈와 머리뼈 사이의 관절 [그림 4-8]

뒤통수뼈와 고리뼈, 고리뼈와 둘째목뼈(중쇠뼈) 사이에 있는 2개의 관절은 머리뼈의 움직임과 관계가 있

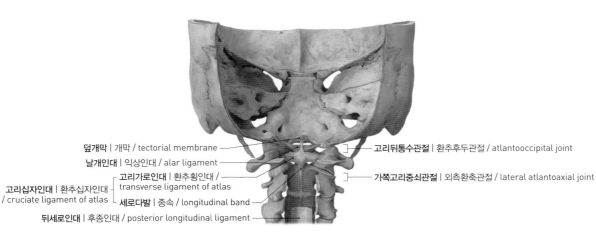

덮개막 | 개막 / tectorial membrane
날개인대 | 익상인대 / alar ligament
고리가로인대 | 환추횡인대 / transverse ligament of atlas
고리십자인대 | 환추십자인대 / cruciate ligament of atlas
세로다발 | 종속 / longitudinal band
뒤세로인대 | 후종인대 / posterior longitudinal ligament

고리뒤통수관절 | 환추후두관절 / atlantooccipital joint
가쪽고리중쇠관절 | 외측환축관절 / lateral atlantoaxial joint

A. 뒤쪽(척추뼈고리 및 뒤세로인대를 제거한 상태)

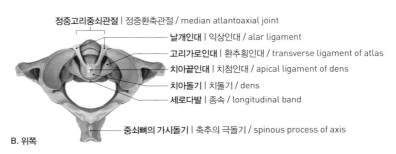

정중고리중쇠관절 | 정중환축관절 / median atlantoaxial joint
날개인대 | 익상인대 / alar ligament
고리가로인대 | 환추횡인대 / transverse ligament of atlas
치아끝인대 | 치첨인대 / apical ligament of dens
치아돌기 | 치돌기 / dens
세로다발 | 종속 / longitudinal band
중쇠뼈의 가시돌기 | 축추의 극돌기 / spinous process of axis

B. 위쪽

그림 4-8. 목뼈와 머리뼈의 관절

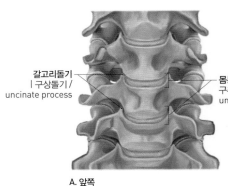

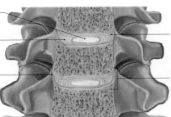

A. 앞쪽

B. 이마단면

그림 4-9. **몸통갈고리관절**

머리뼈와 고리뼈, 중쇠뼈를 보강하는 인대에는 **덮개막** 개막/tectorial membrane, **고리십자인대** 환추십자인대/cruciate ligament of atlas, **날개인대** 익상인대/alar ligament, **치아끝인대** 치첨인대/apical ligament of dens 가 있다.

4) 몸통갈고리관절 [그림 4-9]

아래쪽 목뼈에는 척추뼈몸통 위쪽의 가쪽모서리가 튀어나와서 시상방향으로 뻗어 나온 **갈고리돌기** 구상돌기/ uncinate process 가 있다. 갈고리돌기는 위쪽 척추뼈의 척추 뼈몸통 사이에서 작은 윤활관절(**몸통갈고리관절** 구추 관절/uncovertebral joint)을 만들고, 아래쪽 목뼈와의 사이 에서 이루어지는 돌림운동을 강하게 제한한다.

3. 가슴우리의 관절 [그림 4-10]

가슴우리는 가슴벽의 뼈대이다. 등뼈, 갈비뼈, 복장뼈 등 3종류의 뼈로 이루어져 있으며, 각 뼈들이 관절하고 있다.

1) 갈비척추의 관절

갈비척추관절 늑추관절/costovertebral joint 은 등뼈와 갈비 뼈 사이의 연결이며, 2종류의 관절이 있다.

갈비뼈머리관절 늑골두관절/joint of head of rib | 갈비뼈머리 에 있는 2개의 관절면과 위쪽 척추뼈몸통의 아래갈비 오목 및 같은 높이에 있는 척추뼈몸통의 위갈비오목 사이에 있는 윤활관절이다. 갈비뼈머리와 척추사이 원반을 이어주는 관절 속의 인대에 의해 관절안이 2 개의 윤활공간으로 나뉘어져 있다. 관절주머니의 앞 쪽은 인대(부채꼴갈비뼈머리인대)에 의해 보강된다.

갈비가로돌기관절 늑횡돌기관절/costotransverse joint | 갈비 뼈결절과 척추뼈의 가로돌기 사이에 있는 윤활관절 이다. 갈비가로돌기인대, 가쪽갈비가로돌기인대, 위갈비가로돌기인대에 의해 보강된다.

2) 복장갈비관절 [그림 4-11]

갈비연골과 복장뼈 사이의 연결이며, 첫째~일곱째 갈비뼈가 갈비연골을 거쳐 복장뼈의 가쪽모서리와 연결되어 있다. 첫째갈비연골과 복장뼈자루 사이의 관절은 윤활관절이 아닌 섬유연골결합이어서 못움직 관절이다. 둘째~일곱째갈비연골과 복장뼈 사이의 관절은 윤활관절이다. 둘째갈비연골은 복장뼈자루와 복장뼈몸통 양쪽에 연결되어 있으며 관절안은 관절 속의 인대에 의해 2부분으로 나뉘어져 있다.

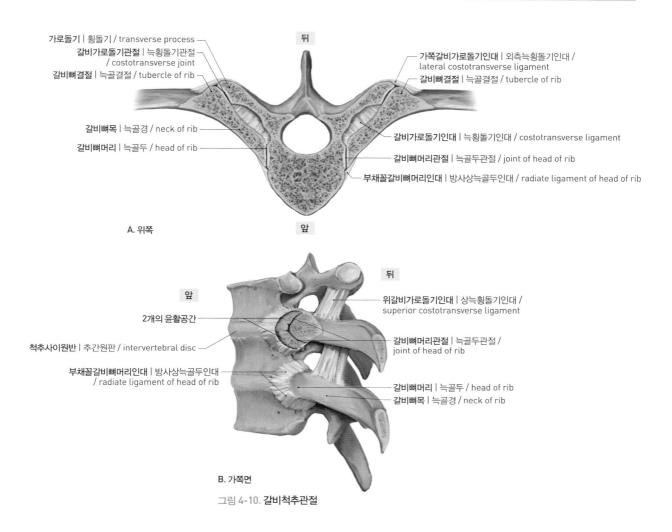

가로돌기 | 횡돌기 / transverse process

갈비가로돌기관절 | 늑횡돌기관절 / costotransverse joint

갈비뼈결절 | 늑골결절 / tubercle of rib

뒤

가쪽갈비가로돌기인대 | 외측늑횡돌기인대 / lateral costotransverse ligament

갈비뼈결절 | 늑골결절 / tubercle of rib

갈비뼈목 | 늑골경 / neck of rib

갈비뼈머리 | 늑골두 / head of rib

갈비가로돌기인대 | 늑횡돌기인대 / costotransverse ligament

갈비뼈머리관절 | 늑골두관절 / joint of head of rib

부채꼴갈비뼈머리인대 | 방사상늑골두인대 / radiate ligament of head of rib

A. 위쪽

앞

앞

뒤

2개의 윤활공간

위갈비가로돌기인대 | 상늑횡돌기인대 / superior costotransverse ligament

척추사이원반 | 추간원판 / intervertebral disc

갈비뼈머리관절 | 늑골두관절 / joint of head of rib

부채꼴갈비뼈머리인대 | 방사상늑골두인대 / radiate ligament of head of rib

갈비뼈머리 | 늑골두 / head of rib

갈비뼈목 | 늑골경 / neck of rib

B. 가쪽면

그림 4-10. **갈비척추관절**

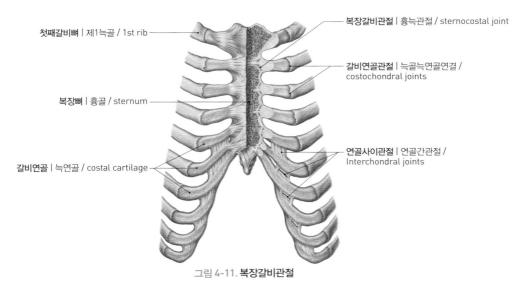

첫째갈비뼈 | 제1늑골 / 1st rib

복장갈비관절 | 흉늑관절 / sternocostal joint

갈비연골관절 | 늑골늑연골연결 / costochondral joints

복장뼈 | 흉골 / sternum

연골사이관절 | 연골간관절 / Interchondral joints

갈비연골 | 늑연골 / costal cartilage

그림 4-11. **복장갈비관절**

4. 골반의 관절 (그림 4-12)

1) 엉치엉덩관절

엉치엉덩관절 천장관절/sacroiliac joint 은 척주에 가해지는 하중을 다리로 전달하는 강한 관절이다. 엉치뼈 가쪽면의 귓바퀴면과 엉덩뼈 안쪽면의 귓바퀴면 사이에 있는 윤활관절이며, 관절면에 불규칙한 요철이 있어서 움직임은 매우 약하다. 나이가 들어감에 따라 뒤위쪽에 있는 강한 **뼈사이엉치엉덩인대** 골간천장인대/interosseous sacroiliac ligament 가 엉치뼈와 볼기뼈 사이를 이어주고 있다. 이 인대와 관절안의 앞쪽과 뒤쪽을 덮고 있는 **앞·뒤엉치엉덩인대** 전·후천장인대/anterior·posterior sacroiliac ligament 가 엉치엉덩관절을 지지하고 있다.

● 골반벽을 지탱하는 인대 (그림 4-13)

골반벽은 2개의 인대가 지탱하고 있다.

엉치결절인대 천결절인대/sacrotuberous ligament 는 골반의 등쪽면 얕은층에 있으며, 볼기뼈 위뒤엉덩뼈가시, 엉치뼈 등쪽부분과 가쪽모서리, 꼬리뼈 등쪽가쪽면 등에서 시작해서 아래가쪽으로 향하여 궁둥뼈결절의 안쪽모서리에 붙는 강한 인대이다.

엉치가시인대 천극인대/sacrospinous ligament 는 엉치뼈의 가쪽모서리 아래부분에서 시작하여 가쪽을 향하고 궁둥뼈가시에 붙는다.

위에 설명한 2개의 인대에 의해 골반벽에 2개의 구멍이 생긴다. **큰궁둥구멍** 대좌골공/greater sciatic foramen 은 볼기뼈 뒤모서리의 큰궁둥패임과 인대로 둘러싸여 있

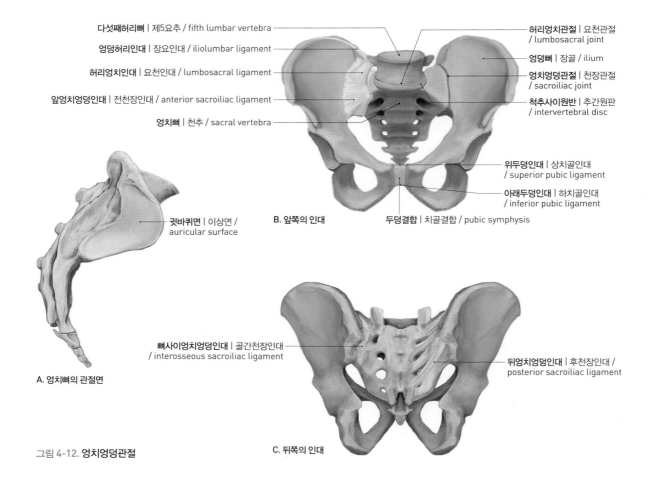

다섯째허리뼈 | 제5요추 / fifth lumbar vertebra

엉덩허리인대 | 장요인대 / iliolumbar ligament

허리엉치인대 | 요천인대 / lumbosacral ligament

앞엉치엉덩인대 | 전천장인대 / anterior sacroiliac ligament

엉치뼈 | 천추 / sacral vertebra

허리엉치관절 | 요천관절 / lumbosacral joint

엉덩뼈 | 장골 / ilium

엉치엉덩관절 | 천장관절 / sacroiliac joint

척추사이원반 | 추간원판 / intervertebral disc

위두덩인대 | 상치골인대 / superior pubic ligament

아래두덩인대 | 하치골인대 / inferior pubic ligament

두덩결합 | 치골결합 / pubic symphysis

B. 앞쪽의 인대

귓바퀴면 | 이상면 / auricular surface

A. 엉치뼈의 관절면

뼈사이엉치엉덩인대 | 골간천장인대 / interosseous sacroiliac ligament

뒤엉치엉덩인대 | 후천장인대 / posterior sacroiliac ligament

C. 뒤쪽의 인대

그림 4-12. 엉치엉덩관절

으며, 엉치가시인대위쪽에있다. **작은궁둥구멍** 소좌골공/ lesser sciatic foramen 은작은궁둥패임과인대로 둘러싸여 있으며, 엉치가시인대 아래쪽에 있다(그림 4-13).

2) 두덩결합

두덩결합 치골결합/pubic symphysis 은 좌우의 두덩뼈를 정중앙에서 연결하는 결합이다. 두덩뼈의 결합면은 얇은 유리연골로 덮여 있으며, 그 사이는 섬유연골에 의해 결합된다. 두덩결합의 위모서리와 아래모서리를 **위 · 아래두덩인대** 상 · 하치골인대/superior · inferior pubic liga- ment 가 지지하고 있다(그림 4-12B).

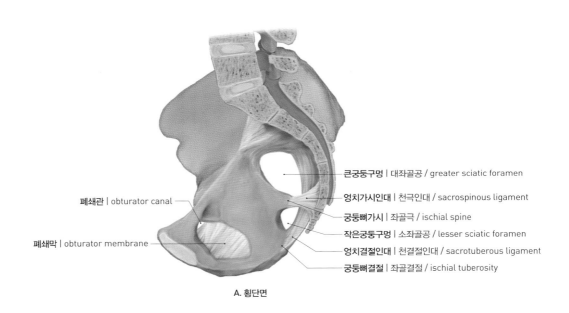

큰궁둥구멍 | 대좌골공 / greater sciatic foramen
엉치가시인대 | 천극인대 / sacrospinous ligament
궁둥뼈가시 | 좌골극 / ischial spine
작은궁둥구멍 | 소좌골공 / lesser sciatic foramen
엉치결절인대 | 천결절인대 / sacrotuberous ligament
궁둥뼈결절 | 좌골결절 / ischial tuberosity

폐쇄관 | obturator canal
폐쇄막 | obturator membrane

A. 횡단면

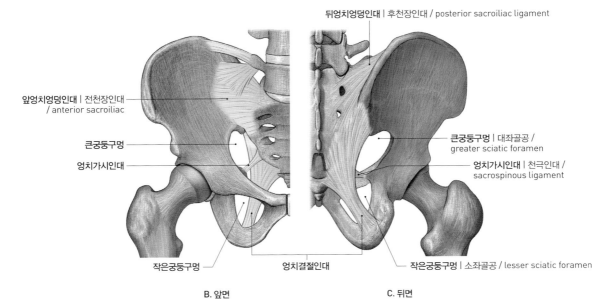

뒤엉치엉덩인대 | 후천장인대 / posterior sacroiliac ligament

앞엉치엉덩인대 | 전천장인대 / anterior sacroiliac

큰궁둥구멍

엉치가시인대

큰궁둥구멍 | 대좌골공 / greater sciatic foramen

엉치가시인대 | 천극인대 / sacrospinous ligament

작은궁둥구멍

엉치결절인대

작은궁둥구멍 | 소좌골공 / lesser sciatic foramen

B. 앞면

C. 뒤면

그림 4-13. **엉치뼈와 볼기뼈 사이의 인대**

3) 허리엉치관절

허리엉치관절 ^{요천관절/lumbosacral joint} 은 다섯째허리뼈와 엉치뼈 사이의 관절이다. 다른 척추뼈 사이의 연결과 마찬가지로 돌기사이관절과 척추사이원반 2종류의 결합으로 이루어진다. **돌기사이관절** ^{추간관절/zygapophysial joint} 은 다섯째허리뼈 아래관절돌기와 첫째엉치뼈 위관절돌기 사이의 윤활관절이다. **척추사이원반** ^{추간원판/intervertebral disc} 은 다섯째허리뼈의 척추뼈몸통과 엉치뼈바닥 사이에 끼어있다. 앞부분이 뒤부분보다 두껍기 때문에 엉치뼈는 허리뼈에 대해 뒤쪽으로 구부러져 있다. 허리엉치관절은 다섯째허리뼈 가로돌기에서 엉덩뼈와 엉치뼈날개로 뻗어나가는 강한 **엉덩허리인대** ^{장요인대/iliolumbar ligament} 와 **허리엉치인대** ^{요천인대/lumbosacral ligament} 에 의해 지지되고 있다(그림 4-12B).

팔과 다리의 관절

1. 팔의 관절

1) 어깨뼈와 어깨관절

몸통과 위팔 사이에는 어깨뼈와 3개의 관절이 연결되어 있다. 이 때문에 어깨뼈에 대한 움직임과 어깨관절에 대한 움직임이 더해져서 몸통에 대한 위팔의 운동이 매우 자유롭고 그 범위도 넓다.

어깨뼈는 빗장뼈 양쪽 끝부분의 2개의 관절(복장빗장관절, 봉우리빗장관절)을 통해 몸통의 뼈대에 접속된다.

어깨뼈와 위팔뼈의 관절(어깨관절)은 움직임이 큰 절구관절이다.

● **복장빗장관절**(그림 4-14)

복장빗장관절 흉쇄관절/sternoclavicular joint 은 빗장뼈의 안쪽끝부분(복장끝)과 복장뼈의 위끝부분의 빗장패임 사이에서 만들어지는 윤활관절이며 첫째갈비연골 일부도 포함된다. 형태는 안장관절이다. **관절원반** articular disc 에 의해 관절안이 2개의 부분으로 나뉘어져 있다.

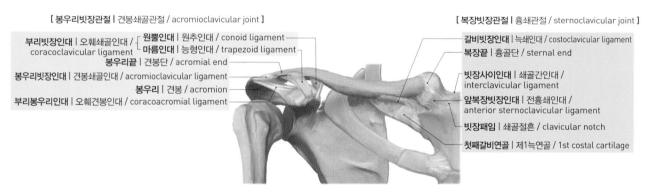

[봉우리빗장관절 | 견봉쇄골관절 / acromioclavicular joint]

부리빗장인대 | 오훼쇄골인대 / coracoclavicular ligament
　원뿔인대 | 원추인대 / conoid ligament
　마름인대 | 능형인대 / trapezoid ligament
　봉우리끝 | 견봉단 / acromial end
봉우리빗장인대 | 견봉쇄골인대 / acromioclavicular ligament
봉우리 | 견봉 / acromion
부리봉우리인대 | 오훼견봉인대 / coracoacromial ligament

[복장빗장관절 | 흉쇄관절 / sternoclavicular joint]

갈비빗장인대 | 늑쇄인대 / costoclavicular ligament
복장끝 | 흉골단 / sternal end
빗장사이인대 | 쇄골간인대 / interclavicular ligament
앞복장빗장인대 | 전흉쇄인대 / anterior sternoclavicular ligament
빗장패임 | 쇄골절흔 / clavicular notch
첫째갈비연골 | 제1늑연골 / 1st costal cartilage

A. 복장빗장관절(오른쪽)과 봉우리빗장관절(왼쪽)

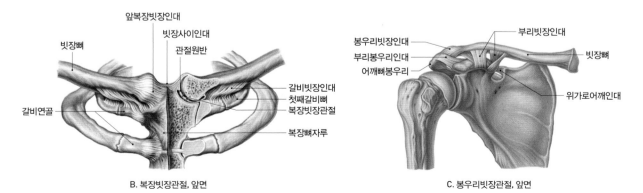

앞복장빗장인대
빗장사이인대
관절원반
빗장뼈
갈비연골
갈비빗장인대
첫째갈비뼈
복장빗장관절
복장뼈자루

B. 복장빗장관절, 앞면

봉우리빗장인대
부리봉우리인대
어깨뼈봉우리
부리빗장인대
빗장뼈
위가로어깨인대

C. 봉우리빗장관절, 앞면

그림 4-14. **어깨뼈와 빗장뼈**의 관절

보강인대는 관절주머니의 앞쪽과 뒤쪽에 있는 **앞·뒤복장빗장인대** 전·후흉쇄인대/anterior·posterior sternoclavicular ligament, 좌우의 빗장뼈 안쪽끝과 복장뼈자루의 위쪽을 연결하는 **빗장사이인대** 쇄골간인대/interclavicular ligament, 관절주머니보다 가쪽에서 빗장뼈와 첫째갈비뼈를 연결하는 **갈비빗장인대** 늑쇄인대/costoclavicular ligament 등이 있다.

● 봉우리빗장관절[그림 4-14]

봉우리빗장관절 견봉쇄골관절/acromioclavicular joint 은 빗장뼈의 가쪽끝(봉우리끝)과 봉우리 안쪽모서리 사이에서 형성되는 윤활관절이며 형태는 평면관절이다.

관절주머니는 **봉우리빗장인대** 견봉쇄골인대/acromioclavicular ligament 에 의해 보강되어 있다.

빗장뼈의 가쪽부분과 어깨뼈의 부리돌기 사이를 연결하는 강한 **부리빗장인대** 오훼쇄골인대/coracoclavicular ligament 는 앞가쪽의 **마름인대** 능형인대/trapezoid ligament 와 뒤안쪽의 **원뿔인대** 원추인대/conoid ligament 의 2부분으로 나뉘어져 있다.

● 어깨관절[그림 4-15]

어깨관절 견관절/shoulder joint 은 어깨뼈의 접시오목과 위팔뼈머리 사이의 윤활관절이다. 형태는 절구관절이다. 접시오목은 좁고 주변으로 튀어나온 섬유연골의 성질을 가진 **오목테두리** 관절순/glenoidal labrum 가 접촉면을 넓혀서 관절의 안정성을 높인다.

어깨관절의 보강인대에는 부착점에 의해 명명되어진 **접시위팔인대** 관절상완인대/glenohumeral ligament, **부리위팔인대** 오훼상완인대/coracohumeral ligament, **부리봉우리인대** 오훼견봉인대/coracoacromial ligament 가 있다.

어깨관절에는 운동을 원활하게 하기 위하여 윤활주머니가 발달해 있는데, **어깨밑근힘줄밑주머니** 견갑하근건하낭/subtendinous bursa of subscapularis muscle, **봉우리밑주머니** 견봉하낭/subacromial bursa, **어깨세모근밑주머니**

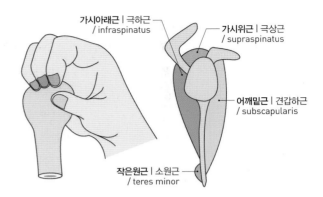

그림 4-16. **돌림근띠**
(왼쪽 그림은 네 개의 근육이 위팔뼈머리에 붙여 손으로 머리를 접시오목에 잡아주는 것을 나타내었고, 오른쪽 그림은 어깨뼈를 가쪽에서 보고 이 근육의 붙는 곳을 표시하였음)

삼각근하낭/subdeltoid bursa 등이 있다.

또한, 약한 인대를 보강하고 운동을 원활하게 수행하기 위하여 어깨관절 주변에서 근육들이 안정성을 보강하고 있다. 즉 **가시위근, 가시아래근, 작은원근** 및 **어깨밑근**이라는 네 종류의 근육이 어깨관절 위 가쪽을 둘러싸면서 위팔뼈머리를 관절안에 고정시키고 있는데, 이를 **돌림근띠** 회전근개/rotator cuff 라고 한다(그림 4-16). 돌림근띠는 관절주머니를 보강하고 관절의 움직임을 제한하지 않으며 관절융기를 지지해서 위팔뼈머리 접시오목으로부터 탈구되는 것을 막는다.

2] 팔꿉관절[그림 4-17]

팔꿉관절 주관절/elbow joint 은 위팔뼈 아래끝과 자뼈·노뼈 위끝 사이에 복합적으로 형성된 윤활관절이다. **위팔자관절** 상완척관절/humeroulnar joint 은 위팔뼈 아래끝부분의 위팔뼈도르래와 자뼈의 도르래패임 사이에 있으며, **위팔노관절** 상완요관절/humeroradial joint 은 위팔뼈작은머리와 노뼈머리 위쪽의 접시오목 사이에 있다. 형태는 경첩관절이다. 노뼈와 자뼈의 위쪽끝에 있는 **몸쪽노자관절** 상요척관절/proximal radioulnar joint 도 동일한 관절주머니에 감싸여 있다.

관절주머니를 보강하는 인대로는 **가쪽·안쪽곁인대**

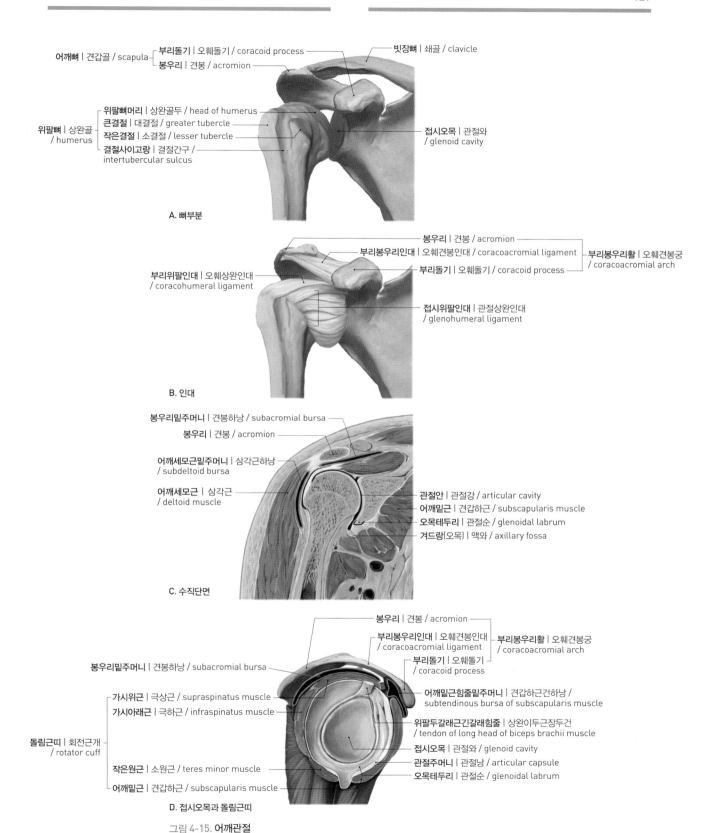

어깨뼈 | 견갑골 / scapula
부리돌기 | 오훼돌기 / coracoid process
봉우리 | 견봉 / acromion
빗장뼈 | 쇄골 / clavicle

위팔뼈머리 | 상완골두 / head of humerus
큰결절 | 대결절 / greater tubercle
작은결절 | 소결절 / lesser tubercle
결절사이고랑 | 결절간구 / intertubercular sulcus
위팔뼈 | 상완골 / humerus

접시오목 | 관절와 / glenoid cavity

A. 뼈부분

봉우리 | 견봉 / acromion
부리봉우리인대 | 오훼견봉인대 / coracoacromial ligament
부리돌기 | 오훼돌기 / coracoid process
부리봉우리활 | 오훼견봉궁 / coracoacromial arch

부리위팔인대 | 오훼상완인대 / coracohumeral ligament

접시위팔인대 | 관절상완인대 / glenohumeral ligament

B. 인대

봉우리밑주머니 | 견봉하낭 / subacromial bursa
봉우리 | 견봉 / acromion
어깨세모근밑주머니 | 삼각근하낭 / subdeltoid bursa
어깨세모근 | 삼각근 / deltoid muscle

관절안 | 관절강 / articular cavity
어깨밑근 | 견갑하근 / subscapularis muscle
오목테두리 | 관절순 / glenoidal labrum
겨드랑[오목] | 액와 / axillary fossa

C. 수직단면

봉우리 | 견봉 / acromion
부리봉우리인대 | 오훼견봉인대 / coracoacromial ligament
부리봉우리활 | 오훼견봉궁 / coracoacromial arch
부리돌기 | 오훼돌기 / coracoid process

봉우리밑주머니 | 견봉하낭 / subacromial bursa
가시위근 | 극상근 / supraspinatus muscle
가시아래근 | 극하근 / infraspinatus muscle
돌림근띠 | 회전근개 / rotator cuff
작은원근 | 소원근 / teres minor muscle
어깨밑근 | 견갑하근 / subscapularis muscle

어깨밑근힘줄밑주머니 | 견갑하근건하낭 / subtendinous bursa of subscapularis muscle
위팔두갈래근긴갈래힘줄 | 상완이두근장두건 / tendon of long head of biceps brachii muscle
접시오목 | 관절와 / glenoid cavity
관절주머니 | 관절낭 / articular capsule
오목테두리 | 관절순 / glenoidal labrum

D. 접시오목과 돌림근띠

그림 4-15. 어깨관절

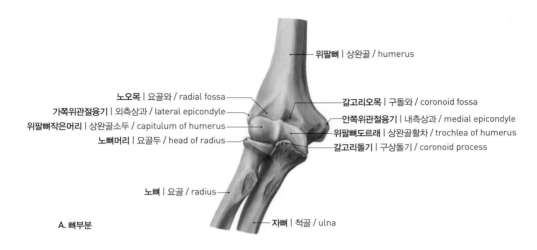

위팔뼈 | 상완골 / humerus

노오목 | 요골와 / radial fossa
가쪽위관절융기 | 외측상과 / lateral epicondyle
위팔뼈작은머리 | 상완골소두 / capitulum of humerus
노뼈머리 | 요골두 / head of radius

갈고리오목 | 구돌와 / coronoid fossa
안쪽위관절융기 | 내측상과 / medial epicondyle
위팔뼈도르래 | 상완골활차 / trochlea of humerus
갈고리돌기 | 구상돌기 / coronoid process

노뼈 | 요골 / radius

자뼈 | 척골 / ulna

A. 뼈부분

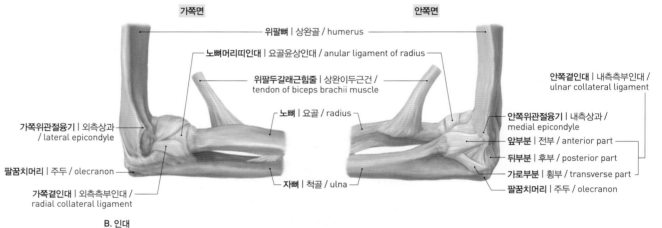

가쪽면　　　　　　　　　　안쪽면

위팔뼈 | 상완골 / humerus

노뼈머리띠인대 | 요골윤상인대 / anular ligament of radius

위팔두갈래근힘줄 | 상완이두근건 / tendon of biceps brachii muscle

노뼈 | 요골 / radius

안쪽곁인대 | 내측측부인대 / ulnar collateral ligament

가쪽위관절융기 | 외측상과 / lateral epicondyle

팔꿈치머리 | 주두 / olecranon

가쪽곁인대 | 외측측부인대 / radial collateral ligament

자뼈 | 척골 / ulna

안쪽위관절융기 | 내측상과 / medial epicondyle
앞부분 | 전부 / anterior part
뒤부분 | 후부 / posterior part
가로부분 | 횡부 / transverse part
팔꿈치머리 | 주두 / olecranon

B. 인대

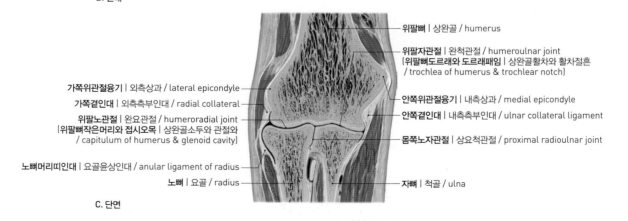

위팔뼈 | 상완골 / humerus

위팔자관절 | 완척관절 / humeroulnar joint
〔위팔뼈도르래와 도르래패임 | 상완골활차와 활차절흔 / trochlea of humerus & trochlear notch〕

가쪽위관절융기 | 외측상과 / lateral epicondyle
가쪽곁인대 | 외측측부인대 / radial collateral
위팔노관절 | 완요관절 / humeroradial joint
〔위팔뼈작은머리와 접시오목 | 상완골소두와 관절와 / capitulum of humerus & glenoid cavity〕
노뼈머리띠인대 | 요골윤상인대 / anular ligament of radius
노뼈 | 요골 / radius

안쪽위관절융기 | 내측상과 / medial epicondyle
안쪽곁인대 | 내측측부인대 / ulnar collateral ligament
몸쪽노자관절 | 상요척관절 / proximal radioulnar joint

자뼈 | 척골 / ulna

C. 단면

그림 4-17. **팔꿈관절**

외측 · 내측측부인대/radial · ulnar collateral ligament 와 **노뼈머리 띠인대** 요골윤상인대/anular ligament of radius 가 있다.

3) 아래팔의 관절

● **자뼈와 노뼈의 연결**(그림 4-18)

아래팔의 자뼈와 노뼈 사이는 몸쪽노자관절, 먼쪽 노자관절, 아래팔뼈사이막에 의해 연결된다.

몸쪽노자관절 상요척관절/proximal radioulnar joint 은 아래 팔의 위끝부분에 있으며 팔꿉관절주머니에 둘러싸여 있는 윤활관절이다. 자뼈 위끝부분의 노패임과 노뼈 머리의 둘레관절면 사이에 있다. 형태는 중쇠관절이다. **먼쪽노자관절** 하요척관절/distal radioulnar joint 은 아래팔

의 아래끝부분에 있으며 손목관절과 인접해 있다. 자뼈 머리의 둘레관절면과 노뼈 아래끝부분의 자패임 사이에 있는 윤활관절이다. 형태는 중쇠관절이다.

아래팔뼈사이막 전완골간막/interosseous membrane of fore-arm 은 노뼈 안쪽모서리와 자뼈의 가쪽모서리 사이를 이어주는 강한 섬유막이다. 섬유는 주로 노뼈에서 자뼈 쪽으로 향해 비스듬히 뻗어있다. 아래팔의 앞구역과 뒤구역 사이를 분리하는 동시에 앞쪽(굽힘쪽)과 뒤쪽 (폄쪽) 근육의 시작부위가 된다.

● **뒤침과 엎침**(그림 4-19)

노뼈는 자뼈에 대해 비트는 동작의 회전운동을 담당 한다. 이 운동을 **뒤침** 회외/supination · **엎침** 회내/pronation 이라고 한다.

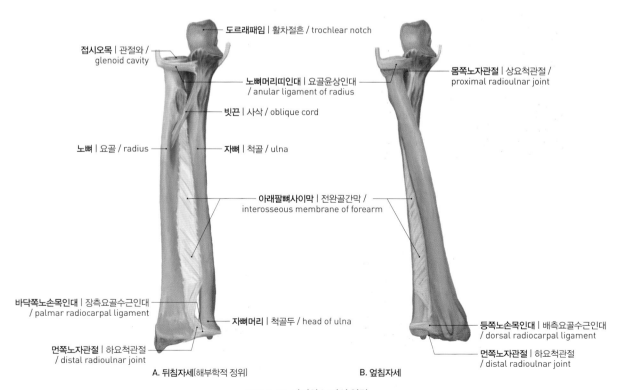

도르래패임 | 활차절흔 / trochlear notch

접시오목 | 관절와 / glenoid cavity

노뼈머리띠인대 | 요골윤상인대 / anular ligament of radius

빗끈 | 사삭 / oblique cord

노뼈 | 요골 / radius

자뼈 | 척골 / ulna

몸쪽노자관절 | 상요척관절 / proximal radioulnar joint

아래팔뼈사이막 | 전완골간막 / interosseous membrane of forearm

바닥쪽노손목인대 | 장측요골수근인대 / palmar radiocarpal ligament

자뼈머리 | 척골두 / head of ulna

먼쪽노자관절 | 하요척관절 / distal radioulnar joint

등쪽노손목인대 | 배측요골수근인대 / dorsal radiocarpal ligament

먼쪽노자관절 | 하요척관절 / distal radioulnar joint

A. 뒤침자세(해부학적 정위)

B. 엎침자세

그림 4-18. **자뼈와 노뼈의 연결**

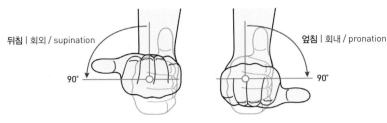

그림 4-19. 뒤침과 엎침

4) 손목의 관절

● 손목관절(그림 4-20~22)

손목관절 요골수근관절/wrist joint; radiocarpal joint 은 아래팔과 손 사이에 위치해 있는 윤활관절이다. 노뼈 아래끝부분 및 먼쪽노자관절 아래끝부분의 관절원반이 움푹 들어간 관절면을 형성하며, 손목뼈 몸쪽 줄에 있는 3개의 뼈(**손배뼈, 반달뼈, 세모뼈**)가 타원 모양의 관절

면을 만든다. 형태는 타원관절이다.

관절주머니를 보강하는 인대가 몇 가지 있다. **가쪽 · 안쪽손목곁인대** 외측 · 내측수근측부인대/radial · ulnar collateral ligament of wrist joint 는 관절주머니의 좌우 양쪽에서 노뼈 및 자뼈의 붓돌기와 손목뼈 사이를 연결하며, **바닥쪽 · 등쪽노손목인대** 장측 · 배측요골수근인대/palmar · dorsal radio-carpal ligament 는 관절주머니의 앞쪽과 뒤쪽에서 노뼈와 손목뼈 사이를 연결한다(그림 4-21).

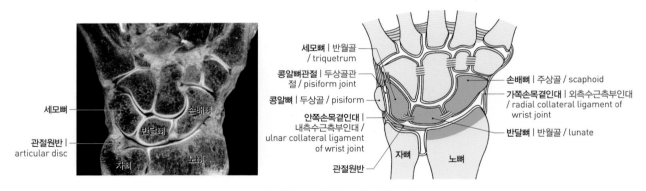

그림 4-20. 손목관절의 관상단면 사진과 단순그림

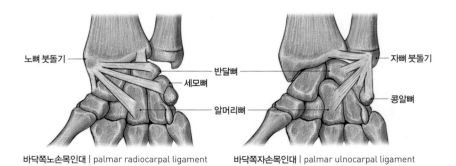

그림 4-21. 바닥쪽 손목인대

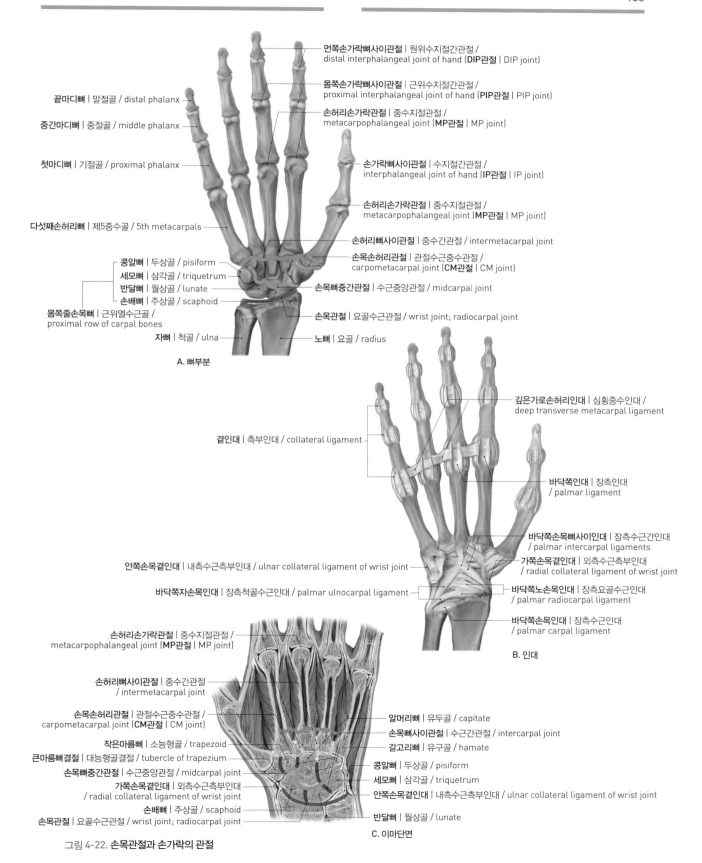

먼쪽손가락뼈사이관절 | 원위수지절간관절 /
distal interphalangeal joint of hand (**DIP관절** | DIP joint)

몸쪽손가락뼈사이관절 | 근위수지절간관절 /
proximal interphalangeal joint of hand (**PIP관절** | PIP joint)

손허리손가락관절 | 중수지절관절 /
metacarpophalangeal joint (**MP관절** | MP joint)

끝마디뼈 | 말절골 / distal phalanx

중간마디뼈 | 중절골 / middle phalanx

손가락뼈사이관절 | 수지절간관절 /
interphalangeal joint of hand (**IP관절** | IP joint)

첫마디뼈 | 기절골 / proximal phalanx

손허리손가락관절 | 중수지절관절 /
metacarpophalangeal joint (**MP관절** | MP joint)

손허리뼈사이관절 | 중수간관절 / intermetacarpal joint

다섯째손허리뼈 | 제5중수골 / 5th metacarpals

콩알뼈 | 두상골 / pisiform
세모뼈 | 삼각골 / triquetrum
반달뼈 | 월상골 / lunate
손배뼈 | 주상골 / scaphoid

손목손허리관절 | 관절수근중수관절 /
carpometacarpal joint (**CM관절** | CM joint)

손목뼈중간관절 | 수근중앙관절 / midcarpal joint

몸쪽줄손목뼈 | 근위열수근골 /
proximal row of carpal bones

손목관절 | 요골수근관절 / wrist joint; radiocarpal joint

자뼈 | 척골 / ulna

노뼈 | 요골 / radius

A. 뼈부분

깊은가로손허리인대 | 심횡중수인대 /
deep transverse metacarpal ligament

곁인대 | 측부인대 / collateral ligament

바닥쪽인대 | 장측인대
/ palmar ligament

바닥쪽손목뼈사이인대 | 장측수근간인대 /
palmar intercarpal ligaments

안쪽손목곁인대 | 내측수근측부인대 / ulnar collateral ligament of wrist joint

가쪽손목곁인대 | 외측수근측부인대
/ radial collateral ligament of wrist joint

바닥쪽자손목인대 | 장측척골수근인대 / palmar ulnocarpal ligament

바닥쪽노손목인대 | 장측요골수근인대
/ palmar radiocarpal ligament

바닥쪽손목인대 | 장측수근인대
/ palmar carpal ligament

B. 인대

손허리손가락관절 | 중수지절관절 /
metacarpophalangeal joint (**MP관절** | MP joint)

손허리뼈사이관절 | 중수간관절
/ intermetacarpal joint

손목손허리관절 | 관절수근중수관절 /
carpometacarpal joint (**CM관절** | CM joint)

작은마름뼈 | 소능형골 / trapezoid
큰마름뼈결절 | 대능형골결절 / tubercle of trapezium
손목뼈중간관절 | 수근중앙관절 / midcarpal joint
가쪽손목곁인대 | 외측수근측부인대
/ radial collateral ligament of wrist joint
손배뼈 | 주상골 / scaphoid
손목관절 | 요골수근관절 / wrist joint; radiocarpal joint

알머리뼈 | 유두골 / capitate
손목뼈사이관절 | 수근간관절 / intercarpal joint
갈고리뼈 | 유구골 / hamate
콩알뼈 | 두상골 / pisiform
세모뼈 | 삼각골 / triquetrum
안쪽손목곁인대 | 내측수근측부인대 / ulnar collateral ligament of wrist joint
반달뼈 | 월상골 / lunate

C. 이마단면

그림 4-22. **손목관절과 손가락의 관절**

● 손목뼈의 관절[그림 4-22]

8개의 손목뼈 사이의 관절은 **손목뼈사이관절** 수근간관절/ intercarpal joint 이라고 하며 관절안이 연속되어 있다.

몸쪽 줄과 면쪽 줄 사이의 관절은 **손목뼈중간관절** 수근중앙관절/midcarpal joint 이라고 하며, 움직임이 비교적 크고 벌림과 모음운동에 기여한다.

5) 손의 관절[그림 4-22]

손가락은 첫째손가락(엄지손가락)과 나머지 둘째~다섯째손가락(집게손가락~새끼손가락)의 움직임이 많이 다르다. 엄지손가락은 다른 4개의 손가락과 맞섬(대립)운동이 가능해서 물건을 쥐거나 조작하는 역할을 한다. 둘째~다섯째손가락은 관절의 구조와 운동이 서로 매우 비슷하다.

● 둘째~다섯째손가락의 관절

4개의 둘째~다섯째손가락의 뼈대는 이미 손허리뼈에서 명확하게 나뉘어져 있다. 각각의 손가락에는 **손목손허리관절** 수근중수관절/carpometacarpal joint, **손허리손가락관절** 중수지절관절/metacarpophalangeal joint, **몸쪽손가락뼈사이관절** 근위지절간관절/proximal interphalangeal joint, **먼쪽손가락뼈사이관절** 원위수지절간관절/distal interphalangeal joint 로 된 4개의 윤활관절이 있다.

2. 다리의 관절

1) 엉덩관절[그림 4-23]

엉덩관절 고관절/hip joint 은 볼기뼈와 넙다리뼈를 이어주는 절구관절이며 매우 자유롭게 움직일 수 있는 구조로 되어 있다. 또한 접시오목이 깊고 넓은 접촉면을 가지고 있어서 강하고 안정적으로 유지된다.

● 뼈대요소

볼기뼈 쪽의 접시오목은 반구 모양으로 깊게 패인 **절구** 관골구/acetabulum 이며 그 안에서 C자 모양의 **반달면** 월상면/lunate surface 이 관절연골로 덮여 있다. 넙다리뼈 쪽의 관절머리는 둥근 공 모양의 **넙다리뼈머리** 대퇴골두/head of femur 이며 넙다리뼈몸통에서 위가쪽으로 튀어나온 넙다리뼈목의 끝부분에 붙어 있다.

● 관절주머니와 인대

엉덩관절의 관절주머니는 두껍고 강한 인대로 보강되어 있다.

보강인대는 엉덩뼈와 넙다리뼈를 연결하는 **엉덩넙다리인대** 장골대퇴인대/iliofemoral ligament, 두덩뼈와 넙다리뼈를 연결하는 **두덩넙다리인대** 치골대퇴인대/pubofemoral ligament, 궁둥뼈와 넙다리뼈를 잇는 뒷면의 **궁둥넙다리인대** 좌골대퇴인대/ischiofemoral ligament 가 있으며, 이 중 엉덩넙다리인대는 가장 강하여 관절주머니의 앞면과 윗면을 보강한다. 그 외에 절구패임을 가로로 잇는 **절구가로인대** 관골구횡인대/transverse acetabular ligament, 관절주머니 안에서 넙다리뼈머리와 절구를 잇는 **넙다리뼈머리인대** 대퇴골두인대/ligament of head of femur 가 있다.

2) 무릎과 종아리의 관절

(1) 무릎관절[그림 4-24]

무릎관절 슬관절/knee joint 은 넙다리뼈 아래끝부분의 가쪽·안쪽관절융기와 정강뼈 위끝부분의 가쪽·안쪽관절융기 사이의 윤활관절이다. 형태는 2개의 관절머리가 2개의 얕은 접시오목에 맞닿아 있는 두융기관절이며 주로 굽힘과 폄운동을 담당한다. 관절주머니는 넙다리뼈와 정강뼈를 이어주고 있으며 종아리뼈는 무릎관절에 관여하지 않는다.

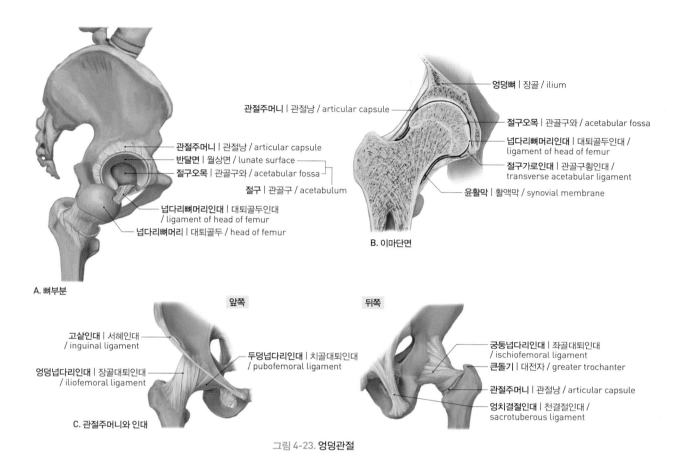

A. 뼈부분

B. 이마단면

앞쪽

뒤쪽

C. 관절주머니와 인대

그림 4-23. 엉덩관절

● 뼈대요소

넙다리뼈 가쪽 · 안쪽관절융기의 관절면은 2개의 원기둥 모양이며, 정강뼈 가쪽 · 안쪽관절융기의 위쪽은 가볍게 움푹 들어가서 2개의 얇은 접시오목을 형성한다.

무릎뼈 슬개골/patella 는 넙다리네갈래근힘줄 안에서 발생한 종자뼈이다. 무릎관절주머니의 앞쪽에 포함되어 있으며 넙다리뼈 아래끝부분의 앞쪽에 닿는 관절면을 가진다.

가쪽 · 안쪽반달 외측 · 내측반월/lateral · medial meniscus 은 관절주머니에서 위아래의 관절면 사이로 뻗어 나온 C자 모양의 섬유연골이며 관절면에 가해지는 체중(하중)을 분산시키는 역할을 하고 있다.

● 관절주머니와 인대

주요한 인대로는 곁인대, 십자인대, 무릎인대가 있다.

가쪽 · 안쪽곁인대 외측 · 내측측부인대/lateral · medial collateral ligament 는 무릎관절의 양쪽을 보강하는 인대이다. 가쪽곁인대는 넙다리뼈의 가쪽위관절융기와 종아리뼈 융기를 연결하며, 안쪽곁인대는 넙다리뼈의 안쪽위관절융기와 정강뼈 위끝부분의 안쪽모서리를 이어준다.

앞 · 뒤십자인대 전 · 후십자인대/anterior · posterior cruciate ligament 는 관절안 속에서 넙다리뼈와 정강뼈를 연결하고 십자모양으로 되어 있어 뼈가 앞쪽이나 뒤쪽으로 탈구되는 것을 막아준다.

무릎인대 슬개인대/patellar ligament 는 무릎관절주머니의 앞벽에 포함되어 있다. 넙다리네갈래근 일부는 무릎뼈와 정강뼈거친면 사이에 있다.

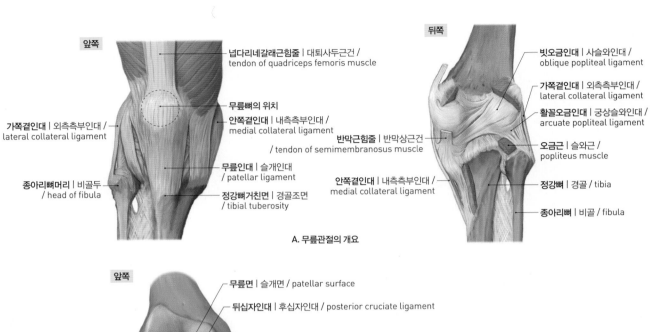

앞쪽

넙다리네갈래근힘줄 | 대퇴사두근건 / tendon of quadriceps femoris muscle

무릎뼈의 위치

안쪽곁인대 | 내측측부인대 / medial collateral ligament

가쪽곁인대 | 외측측부인대 / lateral collateral ligament

종아리뼈머리 | 비골두 / head of fibula

무릎인대 | 슬개인대 / patellar ligament

정강뼈거친면 | 경골조면 / tibial tuberosity

뒤쪽

빗오금인대 | 사슬와인대 / oblique popliteal ligament

가쪽곁인대 | 외측측부인대 / lateral collateral ligament

활꼴오금인대 | 궁상슬와인대 / arcuate popliteal ligament

반막근힘줄 | 반막상근건 / tendon of semimembranosus muscle

오금근 | 슬와근 / popliteus muscle

안쪽곁인대 | 내측측부인대 / medial collateral ligament

정강뼈 | 경골 / tibia

종아리뼈 | 비골 / fibula

A. 무릎관절의 개요

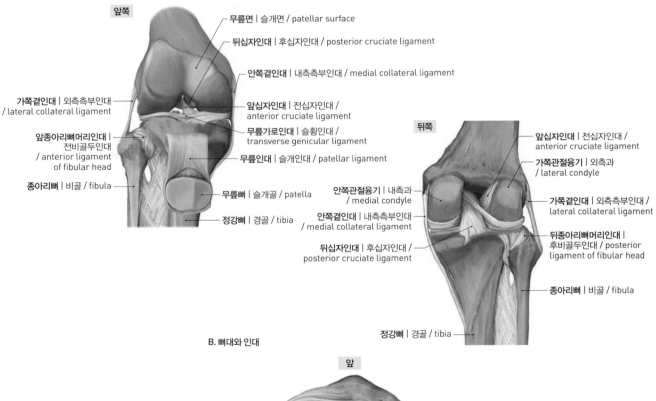

앞쪽

무릎면 | 슬개면 / patellar surface

뒤십자인대 | 후십자인대 / posterior cruciate ligament

안쪽곁인대 | 내측측부인대 / medial collateral ligament

가쪽곁인대 | 외측측부인대 / lateral collateral ligament

앞종아리뼈머리인대 | 전비골두인대 / anterior ligament of fibular head

종아리뼈 | 비골 / fibula

앞십자인대 | 전십자인대 / anterior cruciate ligament

무릎가로인대 | 슬횡인대 / transverse genicular ligament

무릎인대 | 슬개인대 / patellar ligament

무릎뼈 | 슬개골 / patella

정강뼈 | 경골 / tibia

뒤쪽

앞십자인대 | 전십자인대 / anterior cruciate ligament

가쪽관절융기 | 외측과 / lateral condyle

안쪽관절융기 | 내측과 / medial condyle

안쪽곁인대 | 내측측부인대 / medial collateral ligament

뒤십자인대 | 후십자인대 / posterior cruciate ligament

가쪽곁인대 | 외측측부인대 / lateral collateral ligament

뒤종아리뼈머리인대 | 후비골두인대 / posterior ligament of fibular head

종아리뼈 | 비골 / fibula

정강뼈 | 경골 / tibia

B. 뼈대와 인대

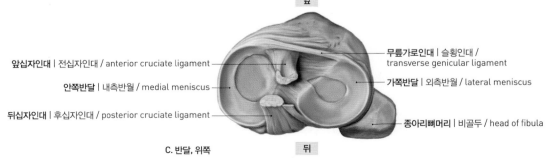

앞

앞십자인대 | 전십자인대 / anterior cruciate ligament

안쪽반달 | 내측반월 / medial meniscus

뒤십자인대 | 후십자인대 / posterior cruciate ligament

무릎가로인대 | 슬횡인대 / transverse genicular ligament

가쪽반달 | 외측반월 / lateral meniscus

종아리뼈머리 | 비골두 / head of fibula

C. 반달, 위쪽

뒤

그림 4-24. **무릎관절**

(2) 정강뼈와 종아리뼈의 관절(그림 4-25)

정강뼈와 종아리뼈는 위끝부분에서 관절에 의해 연결되며 뼈몸통과 아래끝부분은 인대로 연결되어 있다.

위끝부분 | **위정강종아리관절** 상경비관절/superior tibiofibular joint 은 작은 관절면이 정강뼈의 가쪽관절융기 뒤 가쪽면과 종아리뼈머리 사이에 있다. 앞쪽과 뒤쪽은 인대로 보강되어 있다.

뼈몸통 | **종아리뼈사이막** 하퇴골간막/interosseous membrane of leg 이 정강뼈와 종아리뼈 사이를 연결하고 있으며 앞칸과 뒤칸의 근육을 나누고 있다.

아래끝부분 | 종아리뼈의 아래끝부분이 정강뼈 아래끝 가쪽의 종아리패임에 끼워져 있으며 앞쪽과 뒤쪽이 인대로 보강되어 있다(**정강종아리인대결합** 경비인대결합/tibiofibular syndesmosis)(그림 4-25B).

3) 발목과 발 관절(그림 4-26)

발을 움직이는 주요 관절은 발목관절과 발목뼈 사이의 관절이며 그 외에는 발허리와 발가락의 관절이 있다.

(1) 발목관절(그림 4-26A)

발목관절 거퇴관절/ankle joint; talocrural joint 은 종아리의 **정강뼈**와 **종아리뼈**, 발의 **목말뼈** 사이의 윤활관절이다. 형태는 중쇠관절이며 앞뒤 방향으로 움직인다.

관절주머니는 정강뼈와 종아리뼈, 목말뼈를 연결하며 앞쪽과 뒤쪽은 얇고 양쪽면은 인대로 보강되어 있어서 두껍게 되어 있다.

(2) 발목뼈사이관절(그림 4-26A)

7개의 발목뼈가 만드는 평면관절을 말한다. 발목뼈 사이의 관절은 결합하는 뼈 명칭에 따라 **목말밑관절**

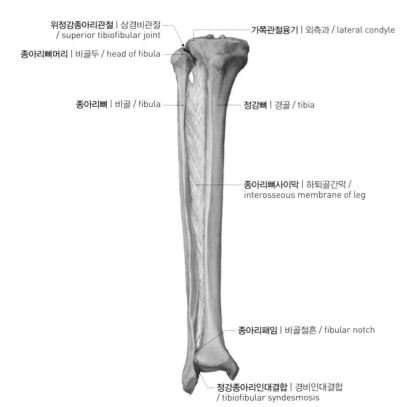

위정강종아리관절 | 상경비관절 / superior tibiofibular joint

가쪽관절융기 | 외측과 / lateral condyle

종아리뼈머리 | 비골두 / head of fibula

종아리뼈 | 비골 / fibula

정강뼈 | 경골 / tibia

종아리뼈사이막 | 하퇴골간막 / interosseous membrane of leg

종아리패임 | 비골절흔 / fibular notch

정강종아리인대결합 | 경비인대결합 / tibiofibular syndesmosis

A. 정강뼈와 종아리뼈

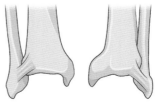

B. 앞(왼쪽) 및 뒤(오른쪽) 정강종아리인대

그림 4-25. 정강뼈와 종아리뼈의 연결

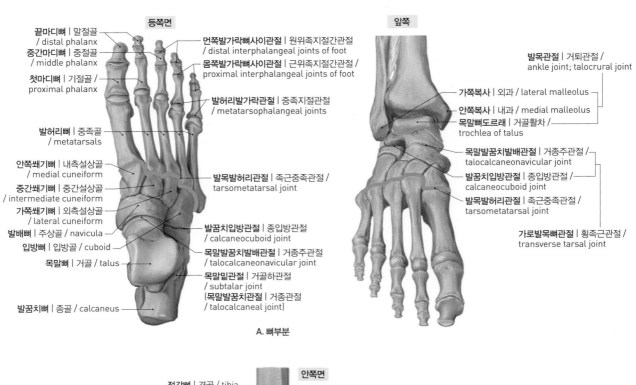

등쪽면

끝마디뼈 | 말절골 / distal phalanx
중간마디뼈 | 중절골 / middle phalanx
첫마디뼈 | 기절골 / proximal phalanx
발허리뼈 | 중족골 / metatarsals
안쪽쐐기뼈 | 내측설상골 / medial cuneiform
중간쐐기뼈 | 중간설상골 / intermediate cuneiform
가쪽쐐기뼈 | 외측설상골 / lateral cuneiform
발배뼈 | 주상골 / navicula
입방뼈 | 입방골 / cuboid
목말뼈 | 거골 / talus
발꿈치뼈 | 종골 / calcaneus

먼쪽발가락뼈사이관절 | 원위족지절간관절 / distal interphalangeal joints of foot
몸쪽발가락뼈사이관절 | 근위족지절간관절 / proximal interphalangeal joints of foot
발허리발가락관절 | 중족지절관절 / metatarsophalangeal joints
발목발허리관절 | 족근중족관절 / tarsometatarsal joint
발꿈치입방관절 | 종입방관절 / calcaneocuboid joint
목말발꿈치발배관절 | 거종주관절 / talocalcaneonavicular joint
목말밑관절 | 거골하관절 / subtalar joint
(목말발꿈치관절 | 거종관절 / talocalcaneal joint)

앞쪽

발목관절 | 거퇴관절 / ankle joint; talocrural joint
가쪽복사 | 외과 / lateral malleolus
안쪽복사 | 내과 / medial malleolus
목말뼈도르래 | 거골활차 / trochlea of talus
목말발꿈치발배관절 | 거종주관절 / talocalcaneonavicular joint
발꿈치입방관절 | 종입방관절 / calcaneocuboid joint
발목발허리관절 | 족근중족관절 / tarsometatarsal joint
가로발목뼈관절 | 횡족근관절 / transverse tarsal joint

A. 뼈부분

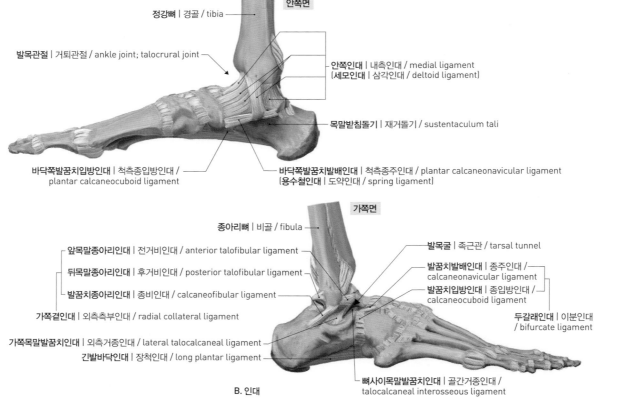

안쪽면

정강뼈 | 경골 / tibia
발목관절 | 거퇴관절 / ankle joint; talocrural joint
안쪽인대 | 내측인대 / medial ligament (세모인대 | 삼각인대 / deltoid ligament)
목말받침돌기 | 재거돌기 / sustentaculum tali
바닥쪽발꿈치입방인대 | 척측종입방인대 / plantar calcaneocuboid ligament
바닥쪽발꿈치발배인대 | 척측종주인대 / plantar calcaneonavicular ligament (용수철인대 | 도약인대 / spring ligament)

가쪽면

종아리뼈 | 비골 / fibula
앞목말종아리인대 | 전거비인대 / anterior talofibular ligament
뒤목말종아리인대 | 후거비인대 / posterior talofibular ligament
발꿈치종아리인대 | 종비인대 / calcaneofibular ligament
가쪽곁인대 | 외측측부인대 / radial collateral ligament
가쪽목말발꿈치인대 | 외측거종인대 / lateral talocalcaneal ligament
긴발바닥인대 | 장척인대 / long plantar ligament
발목굴 | 족근관 / tarsal tunnel
발꿈치발배인대 | 종주인대 / calcaneonavicular ligament
발꿈치입방인대 | 종입방인대 / calcaneocuboid ligament
두갈래인대 | 이분인대 / bifurcate ligament
뼈사이목말발꿈치인대 | 골간거종인대 / talocalcaneal interosseous ligament

B. 인대

그림 4-26. **발목과 발의 관절**

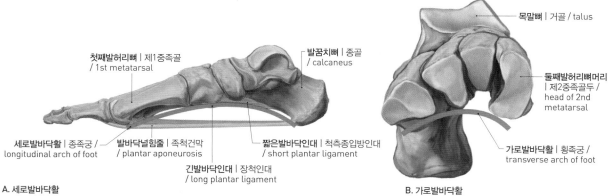

첫째발허리뼈 | 제1중족골
/ 1st metatarsal

발꿈치뼈 | 종골
/ calcaneus

목말뼈 | 거골 / talus

둘째발허리뼈머리
| 제2중족골두 /
head of 2nd
metatarsal

세로발바닥활 | 종족궁 /
longitudinal arch of foot

발바닥널힘줄 | 족척건막
/ plantar aponeurosis

짧은발바닥인대 | 척측종입방인대
/ short plantar ligament

긴발바닥인대 | 장척인대
/ long plantar ligament

가로발바닥활 | 횡족궁 /
transverse arch of foot

A. 세로발바닥활

B. 가로발바닥활

그림 4-27. 발바닥활과 지지구조

subtalar joint, **목말발꿈치발배관절** talocalcaneonavicular joint, **발꿈치입방관절** calcaneocuboid joint, **가로발목뼈관절** transverse tarsal joint 이라고 한다.

(3) 발허리와 발가락의 관절[그림 4-26A]

발허리와 발가락의 관절에는 **발목발허리관절** tarsometatarsal joint, **발허리발가락관절** metatarsophalangeal joint, **발가락뼈사이관절** interphalangeal join 이 있다.

(4) 발바닥활과 지지구조[그림 4-27]

발의 뼈대는 수평면상에 배열되어 있지 않고 **발바닥활** 족궁/arch of foot 이라고 하는 아치를 형성해서 지면으로부터 떠있다. 발바닥활에는 세로 방향의 성분과 가로 방향의 성분이 있어서 서있을 때나 걸을 때에 체중으로 인한 부하를 흡수해서 분산하는 역할을 하고 있다.

세로발바닥활 종족궁/longitudinal arch of foot 은 발바닥활의 세로 방향의 성분이며 발꿈치뼈 뒤끝부분과 발허리뼈머리 사이에서 형성된다. 안쪽부분이 가쪽부분보다 높게 들어 올려져 있다.

가로발바닥활 횡족궁/transverse arch of foot 은 가로 방향의 성분이며 목말뼈머리를 가로지르는 이마면에서 가장 높게 들어 올려져 있다.

근육계통

근육계통의 개요

근육은 수축을 할 수 있도록 분화된 근육세포로 이루어져 있는 조직이다. 근육세포는 가늘고 길기 때문에 근육섬유라고도 하며 뼈대와 여러 장기를 움직인다.

1. 근육의 기능

뼈대근육은 직접 또는 간접적으로 뼈에 부착해 수축과 이완을 반복하면서 다음과 같이 다섯 가지 주요한 기능을 수행한다.

몸을 움직임 | 근육이 수축함으로써 국소 및 전체 움직임이 일어난다. 걷기나 뛰기처럼 전체를 움직이는 동작이나 연필 쥐기 및 고개를 끄덕이는 국소움직임은 근육이 수축하면서 일어나며 뼈와 관절, 뼈대근육이 통합적으로 작용함으로써 일어나는 것이다.

안정된 자세 | 서 있거나 앉아 있는 자세에서 뼈대근육이 수축함으로써 관절을 안정적으로 움직일 수 있도록 지탱하며, 자세를 유지하도록 돕는다.

연조직의 지지 | 배벽과 골반안의 바닥은 뼈대 근육층으로 구성되어 있다. 이들 근육은 내장기관의 무게를 지지하고 상해로부터 내부조직을 보호한다.

물질의 이동 조절 | 식도에서부터 항문에 이르는 소화기관과 방광에서 요도에 이르는 비뇨계통의 출구는 뼈대근육으로 둘러싸여 있다. 이들 뼈대근육은 삼킴, 배변, 배뇨를 수의적으로 조절한다.

열생산 | 근육조직이 수축하게 되면 열이 발생되며, 정상적인 신체 온도를 유지하는데 대부분 이용된다.

2. 근육의 종류 (그림 5-1)

인체의 근육은 세 가지 유형으로 분류할 수 있으며, 이는 뼈대근육, 심장근육 그리고 민무늬근육이다. 이 세 가지 근육조직은 공통적인 속성도 있지만, 조직의 형태 및 위치, 조절되는 신경계 및 내분비계로 비교할 때 서로 다른 조직이다.

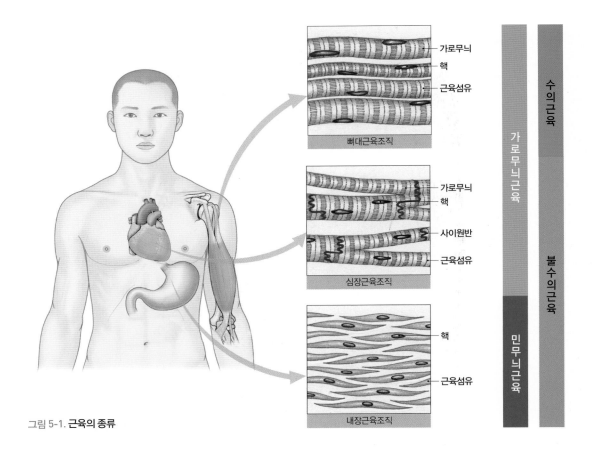

그림 5-1. **근육의 종류**

1) 뼈대근육

뼈대근육 ^{골격근/skeletal muscle} 은 뼈대를 구성하는 뼈를 움직이며, 일부 뼈대근육은 뼈보다는 조직 및 다른 뼈대근육에 붙어서 작용한다. 뼈대근육은 운동신경의 지배를 받아 자신의 뜻대로 움직일 수 있으므로 **수의근육** ^{맘대로근/voluntary muscle} 이라고 하며, 현미경으로 관찰할 때 가로줄무늬가 있어 **가로무늬근육** ^{횡문근/striated muscle} 이라고 한다.

2) 심장근육

심장근육 ^{심근/cardiac muscle} 은 심장의 심장벽을 형성하며, 수축에 의해 동맥과 정맥을 통하여 혈액을 순환

시킨다. 뼈대근육과 마찬가지로 가로무늬근육이며 자율신경의 조절을 받아 마음대로 조절할 수가 없어 **불수의근육** ^{제대로근/involuntary muscle} 이라고 한다.

3) 민무늬근육

민무늬근육 ^{평활근/smooth muscle} 은 위, 창자, 혈관, 자궁, 방광 등과 같은 내장의 벽을 형성하며 소화관을 따라 음식물을 이동시키거나, 그 외의 기관에서 다양한 기능을 수행한다. 근육조직은 현미경으로 관찰했을 때 줄무늬가 없고 매끄러운 모습을 띠고 있어 이러한 이름이 붙여졌으며, 심장근육과 같이 의지적으로 움직일 수 없는 **불수의근육** ^{제대로근/involuntary muscle} 이다.

3. 뼈대근육의 기본구조 [그림 5-2]

뼈대근육 골격근/skeletal muscle 은 뼈대와 함께 운동기관을 구성하며 뼈대를 움직인다. 온몸에 600개 이상의 뼈대근육이 있으며 운동신경의 지배를 받으며 그 지시에 따라 수축한다(그림 5-3).

뼈대근육은 근육섬유가 일정한 방향으로 배열해 있으며 양쪽 끝부분이 뼈대에 붙어있다(일부의 뼈대근육은 피부에 붙어있다). 뼈대근육의 양쪽 끝부분 중에서 한쪽은 이는곳, 다른 한쪽은 닿는곳 역할을 한다. **이는곳** 기시/origin 은 신체 중심에 가까운 쪽이나 움직임이 적은 끝부분이 붙는 곳이며 **닿는곳** 종지/insertion 은 신체 중심에서 먼쪽이나 움직임이 많은 끝부분이 붙는 곳이다.

근육 힘살과 이는곳, 닿는곳 역할을 하는 뼈대 사이에는 강한 결합조직 구조가 있으며 이를 **힘줄** 건/tendon 이라 한다.

근육의 이는곳 끝부분을 **갈래** 근두/head, 중간부분을 **힘살** 근복/belly, 닿는곳 끝부분은 **꼬리** 근미/tail 라고 한다.

4. 근육의 다양성과 명칭

인체 근육의 크기와 모양은 다양하다. 가장 무거운 근육은 큰볼기근(380~700 g)이며, 겉모습에서 가장 긴 근육은 가장긴근(이는곳: 엉치뼈, 닿는곳: 머리덮개)이고, 가장 폭이 넓은 근육은 넓은등근(이는곳: 엉덩뼈 능선에서 어깨뼈 아래각까지)이다. 가장 작은 근육은 등자근이며 길이가 1 mm를 약간 넘는다.

대부분의 근육은 쉽게 구별되기 때문에 다양한 특징을 기준으로 고유한 명칭이 붙어 있다.

위치에 따른 명칭 | **큰가슴근** 대흉근/pectoralis, **큰볼기근** 대둔근/gluteus, **바깥갈비사이근** 외늑간근/intercostal, **가시위근** 극상근/supraspinatus, **이마힘살** 전두근/frontalis, **관자근** 측두근/temporalis 등

주행에 따른 명칭 | **배곧은근** 복직근/rectus, **배가로근** 복횡근/transversus, **입둘레근** 구륜근/orbicularis 등

작용에 따른 명칭 | **긴엄지폄근** 장무지신근/extensor, **큰모음근** 대내전근/adductor, **손뒤침근** 회외근/supinator, **어깨올림근** 견갑거근/levator 등

모양에 따른 명칭 | **어깨세모근** 삼각근/deltoid, **큰마름근·작은마름근** 대·소능형근/rhomboid, **큰원근** 대원근/teres 등

갈래나 힘살의 수에 따른 명칭 | **위팔두갈래근** 상완이두근/biceps, **위팔세갈래근** 상완삼두근/triceps, **넙다리네갈래근** 대퇴사두근/quadriceps 등

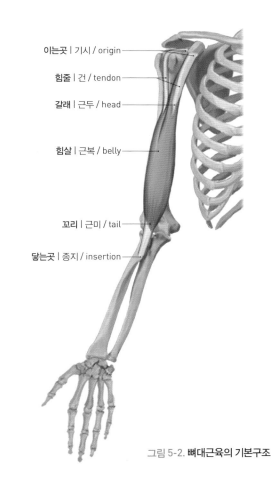

이는곳 | 기시 / origin
힘줄 | 건 / tendon
갈래 | 근두 / head
힘살 | 근복 / belly
꼬리 | 근미 / tail
닿는곳 | 종지 / insertion

그림 5-2. 뼈대근육의 기본구조

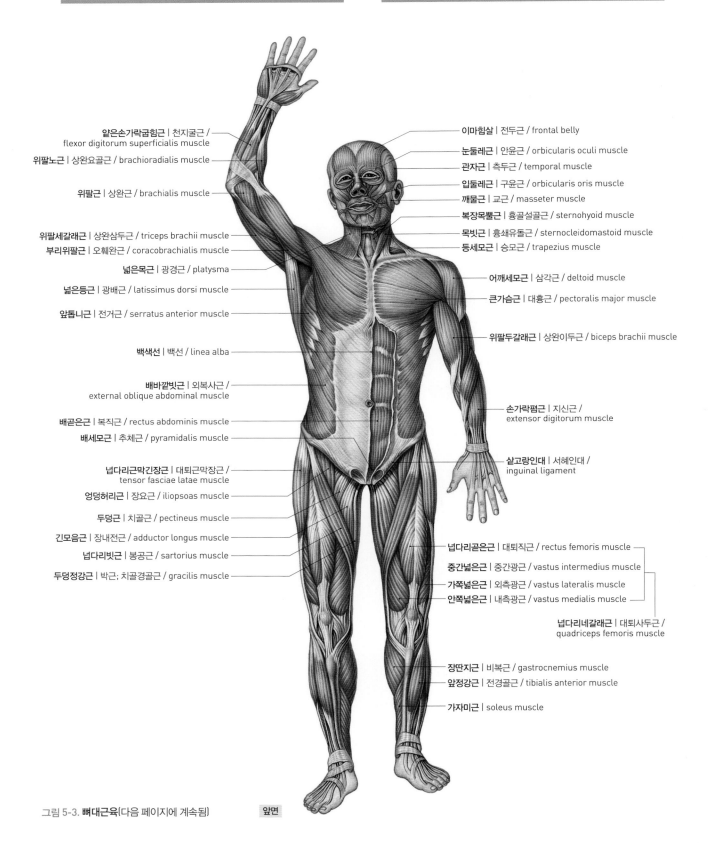

얕은손가락굽힘근 | 천지굴근 /
flexor digitorum superficialis muscle

위팔노근 | 상완요골근 / brachioradialis muscle

위팔근 | 상완근 / brachialis muscle

위팔세갈래근 | 상완삼두근 / triceps brachii muscle
부리위팔근 | 오훼완근 / coracobrachialis muscle

넓은목근 | 광경근 / platysma

넓은등근 | 광배근 / latissimus dorsi muscle

앞톱니근 | 전거근 / serratus anterior muscle

백색선 | 백선 / linea alba

배바깥빗근 | 외복사근 /
external oblique abdominal muscle

배곧은근 | 복직근 / rectus abdominis muscle
배세모근 | 추체근 / pyramidalis muscle

넙다리근막긴장근 | 대퇴근막장근 /
tensor fasciae latae muscle

엉덩허리근 | 장요근 / iliopsoas muscle

두덩근 | 치골근 / pectineus muscle

긴모음근 | 장내전근 / adductor longus muscle

넙다리빗근 | 봉공근 / sartorius muscle

두덩정강근 | 박근; 치골경골근 / gracilis muscle

이마힘살 | 전두근 / frontal belly

눈둘레근 | 안윤근 / orbicularis oculi muscle

관자근 | 측두근 / temporal muscle

입둘레근 | 구윤근 / orbicularis oris muscle

깨물근 | 교근 / masseter muscle

복장목뿔근 | 흉골설골근 / sternohyoid muscle

목빗근 | 흉쇄유돌근 / sternocleidomastoid muscle
등세모근 | 승모근 / trapezius muscle

어깨세모근 | 삼각근 / deltoid muscle

큰가슴근 | 대흉근 / pectoralis major muscle

위팔두갈래근 | 상완이두근 / biceps brachii muscle

손가락폄근 | 지신근 /
extensor digitorum muscle

샅고랑인대 | 서혜인대 /
inguinal ligament

넙다리곧은근 | 대퇴직근 / rectus femoris muscle
중간넓은근 | 중간광근 / vastus intermedius muscle
가쪽넓은근 | 외측광근 / vastus lateralis muscle
안쪽넓은근 | 내측광근 / vastus medialis muscle

넙다리네갈래근 | 대퇴사두근 /
quadriceps femoris muscle

장딴지근 | 비복근 / gastrocnemius muscle
앞정강근 | 전경골근 / tibialis anterior muscle
가자미근 | soleus muscle

그림 5-3. **뼈대근육**(다음 페이지에 계속됨)   앞면

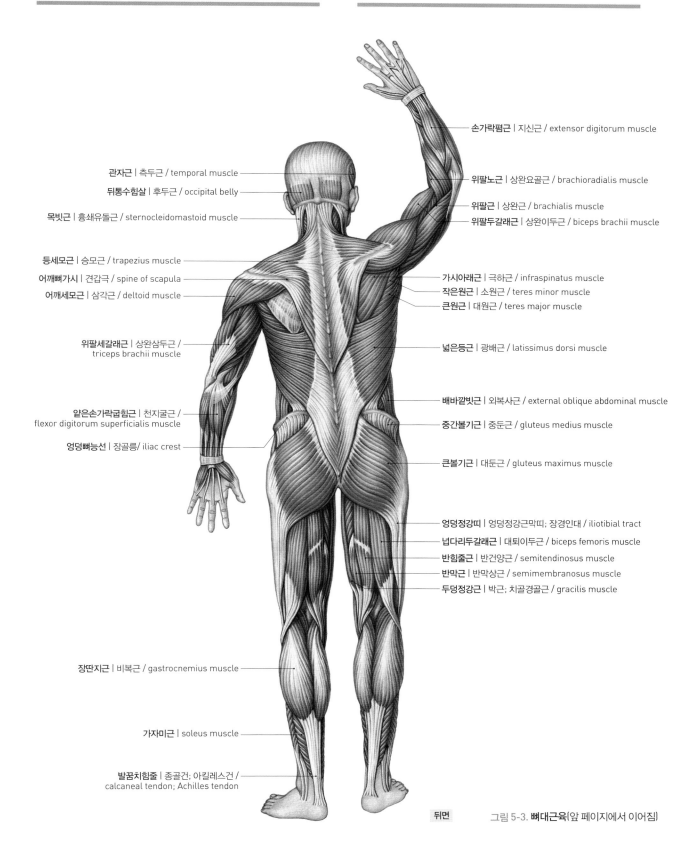

관자근 | 측두근 / temporal muscle

뒤통수힘살 | 후두근 / occipital belly

목빗근 | 흉쇄유돌근 / sternocleidomastoid muscle

등세모근 | 승모근 / trapezius muscle

어깨뼈가시 | 견갑극 / spine of scapula

어깨세모근 | 삼각근 / deltoid muscle

위팔세갈래근 | 상완삼두근 / triceps brachii muscle

얕은손가락굽힘근 | 천지굴근 / flexor digitorum superficialis muscle

엉덩뼈능선 | 장골릉 / iliac crest

장딴지근 | 비복근 / gastrocnemius muscle

가자미근 | soleus muscle

발꿈치힘줄 | 종골건; 아킬레스건 / calcaneal tendon; Achilles tendon

손가락폄근 | 지신근 / extensor digitorum muscle

위팔노근 | 상완요골근 / brachioradialis muscle

위팔근 | 상완근 / brachialis muscle

위팔두갈래근 | 상완이두근 / biceps brachii muscle

가시아래근 | 극하근 / infraspinatus muscle

작은원근 | 소원근 / teres minor muscle

큰원근 | 대원근 / teres major muscle

넓은등근 | 광배근 / latissimus dorsi muscle

배바깥빗근 | 외복사근 / external oblique abdominal muscle

중간볼기근 | 중둔근 / gluteus medius muscle

큰볼기근 | 대둔근 / gluteus maximus muscle

엉덩정강띠 | 엉덩정강근막띠; 장경인대 / iliotibial tract

넙다리두갈래근 | 대퇴이두근 / biceps femoris muscle

반힘줄근 | 반건양근 / semitendinosus muscle

반막근 | 반막상근 / semimembranosus muscle

두덩정강근 | 박근; 치골경골근 / gracilis muscle

뒤면   그림 5-3. **뼈대근육**(앞 페이지에서 이어짐)

이는곳과 닿는곳에 따른 명칭 | **목빗근** 흉쇄유돌근/sternocleidomastoid, **위팔노근** 완요골근/brachioradialis, **엉덩갈비근** 장늑근/iliocostalis 등

5. 뼈대근육의 작용

뼈대근육은 관절을 지나 뼈에 붙어 있으며, 이는곳의 뼈대에 대해 닿는곳의 뼈대를 움직인다. 뼈대근육의 작용은 이는곳과 닿는곳의 위치와 지나는 관절의 수와 움직임 범위에 의해 정해진다. 하나의 관절운동에도 여러 개의 근육이 관련되어 있으며 그 역할은 다음의 4 가지로 분류한다.

주작용근 주동근/prime mover (작용근 agonist) | 주작용근은 특정 운동을 발생시키는 역할을 한다.

대항근 길항근/antagonist | 대항근은 특정 운동에 저항해서 반대쪽으로 운동한다. 팔꿈을 굽히는 경우 위팔근은 주작용근이 되고 위팔세갈래근은 대항근이 된다.

고정근 fixator | 고정근은 서로 대립하는 근육이 동시에 수축해서 관절을 일정한 자세로 유지하도록 하며, 보다 먼쪽의 관절운동을 돕는다. 예를 들면, 손목의 굽힘근육과 폄근육이 동시에 수축해서 손목을 고정함으로써 손가락을 펴고 굽히는 동작을 도와주는 것이 이에 해당한다.

협동근 협력근/synergist | 협동근은 관절운동을 보조하는 근육이며, 의도한 운동만 할 수 있도록 불필요한 운동을 배제하는 역할을 한다.

6. 뼈대근육의 모양 [그림 5-4]

뼈대근육은 **방추근육** 방추상근/fusiform muscle, **띠근육** 대상근/strap muscle, **반깃근육** 반우상근/unipennate muscle,

깃근육 우상근/bipennate muscle, **뭇깃근육** 다우상근/multipennate muscle 등 근육섬유의 배열에 따라 다양한 모양을 하고 있다.

팔다리 대부분의 근육은 겉모습이 방추형이며 이는곳힘줄, 닿는곳힘줄, 근육섬유의 배치를 관찰해 보면 깃근육 구조를 하고 있는 것을 알 수 있다. 예를 들면, 넙다리두갈래근긴갈래나 반막근은 이는곳힘줄이 근육의 깊은층쪽으로 뻗어있고 닿는곳힘줄은 얕은층쪽으로 뻗어있다. 근육섬유는 양쪽 사이를 연결하며 깃 모양의 배열을 하고 있다.

7. 뼈대근육의 결합조직 [그림 5-5]

근육은 많은 근육섬유(세포)로 이루어져 있으며, 근육섬유는 섬세한 결합조직에 싸여 있다. 각각의 근육섬유를 싸고 있는 얇은 막을 **근육속막(근육섬유막)** 근내막/endomysium 이라고 하고, 수십 개의 근육섬유가 모여 하나의 다발을 이루는데 이것을 근육다발이라고 하며, 근육다발을 싸고 있는 결합조직을 **근육다발막** 근외막/perimysium 이라고 한다. 그리고 여러 근육다발로 이루어진 근육을 싸고 있는 결합조직을 **근육바깥막** 근상막/epimysium 이라고 한다.

팔에는 **위팔근막** 상완근막/brachial fascia, 다리에는 **넙다리근막** 대퇴근막/fascia lata, 등부위에는 **등허리근막** 흉요근막/thoracolumbar fascia 과 같은 신체의 각 부위에서 근육을 감싸고 있는 **근막** fascia 이 있다. 팔과 다리에는 근막으로 싸여 있는 근육들은 **근육사이막** 근간중격/intermuscular septum (부위에 따라 뼈와 뼈사이막과 같이)에 의해 2~3개의 **근육칸** 근구획/compartment 으로 나뉘어져 있다.

근육다발을 감싸는 근육바깥막과 근육을 감싸는 근막은 근육의 모양과 위치를 유지하도록 도와주고 근육이 수축할 때 주위 근육과의 마찰을 줄여주는 역할을 한다. 또한 근육의 수축으로 인해 근육이 두꺼워

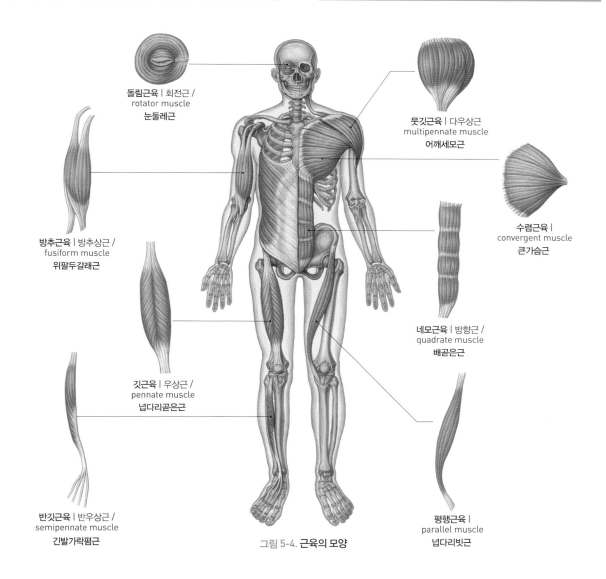

돌림근육 | 회전근 /
rotator muscle
눈둘레근

뭇깃근육 | 다우상근
multipennate muscle
어깨세모근

방추근육 | 방추상근 /
fusiform muscle
위팔두갈래근

수렴근육 |
convergent muscle
큰가슴근

네모근육 | 방향근 /
quadrate muscle
배곧은근

깃근육 | 우상근 /
pennate muscle
넙다리곧은근

반깃근육 | 반우상근 /
semipennate muscle
긴발가락폄근

평행근육 |
parallel muscle
넙다리빗근

그림 5-4. **근육의 모양**

지면 근육칸 안의 정맥과 림프관을 압박해서 심장쪽으로 정맥혈액과 림프액을 밀어내는 역할을 하는데 이러한 운동을 **근육펌프** muscle pump 라고 한다.

8. 뼈대근육의 신경지배 [그림 5-6, 7]

뼈대근육에 분포하는 신경가지는 **근육가지** 근지/muscular branch (**근육신경** muscular nerve)라고 하며, 운동과 몸감각신경섬유와 혈관작용 교감신경섬유로 구성되어 있다. 한 개의 뼈대근육에는 하나에서 여러 개의 신경섬유가 분포하고 있다. 뼈대근육의 신경은 대부분 혈관과 함께 주행한다. 신경은 움직임이 적은 부위에서 근육 깊은층으로 들어가며, 근육 가운데에 가까운 부위에서 근육바깥막을 뚫고 근육으로 들어간다. 근육 속에서 여러 개의 가지로 갈라져 신경섬유(축삭) 끝부분은 근육섬유 가운데 부근에서 **연접** 시냅스/synapse 을 형성한다.

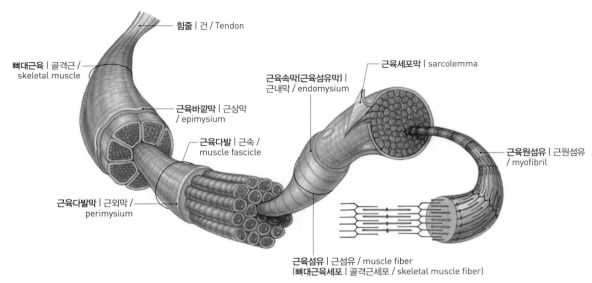

A. 뼈대근육의 미세구조

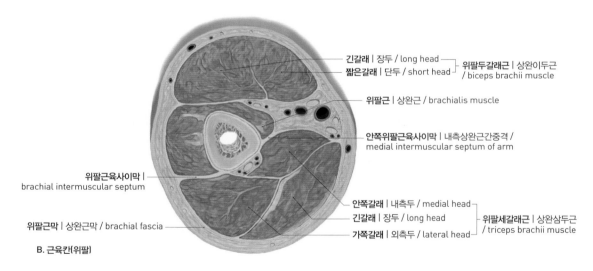

B. 근육칸(위팔)

그림 5-5. **뼈대근육의 미세구조와 근육칸, 위팔**

몸운동신경섬유 | 뇌와 척수에 있는 몸운동신경세포에서 시작되며 뼈대근육섬유가 수축하도록 신호를 전달한다. 하나의 운동신경세포에서 나온 축삭 끝부분은 갈라져 여러 근육섬유와 연접을 형성한다. 하나의 신경세포에 지배되는 근육섬유 무리를 **운동단위** motor unit 라고 한다. 정밀한 운동을 하는 손가락 근육 등은 운동단위가 작고, 덜 정밀한 운동을 담당하는 다리 근육 등은 운동단위가 크다.

몸감각신경섬유 | 뼈대근육의 감각장치인 **근육방추** 근방추/muscle spindle 는 근육과 힘줄의 감각정보를 뇌와 척수로 보낸다. 이러한 감각정보를 **고유감각** proprioception 이라고 하며, 근육의 수축과 장력에 관한 정보를 전달한다. 또한 근막에 분포되어 있는 가지는 통증감각을 전달한다.

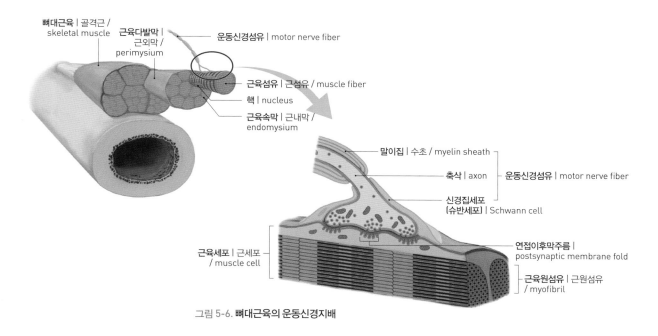

근육섬유 | 근섬유 / muscle fiber

말이집 | 수초 / myelin sheath

축삭 | axon ─ **운동신경섬유** | motor nerve fiber

**신경집세포
(슈반세포)** | Schwann cell

근육세포 | 근세포
/ muscle cell

연접이후막주름 |
postsynaptic membrane fold

근육원섬유 | 근원섬유
/ myofibril

그림 5-6. **뼈대근육의 운동신경지배**

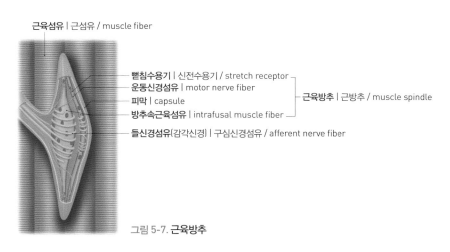

근육섬유 | 근섬유 / muscle fiber

뻗침수용기 | 신전수용기 / stretch receptor
운동신경섬유 | motor nerve fiber
피막 | capsule   **근육방추** | 근방추 / muscle spindle
방추속근육섬유 | intrafusal muscle fiber

들신경섬유(감각신경) | 구심신경섬유 / afferent nerve fiber

그림 5-7. **근육방추**

교감신경섬유 | 혈관벽의 민무늬근육에 분포하며 뼈대근육으로 가는 혈액을 조절한다.

9. 힘줄과 보조장치(그림 5-8)

힘줄 건/tendon 은 근육 끝부분을 뼈에 연결하며 치밀한 섬유결합조직으로 이루어져 있다. 힘줄의 굵기와 모양은 다양하며 특히 폭이 넓은 것을 **널힘줄** 건막/apo-neurosis 이라고 한다.

힘줄이 관절 부근을 통과하는 부위에는 힘줄과 주위 구조물 사이에 점도가 높은 윤활액을 담고 있는 **윤활주머니** 활액낭/synovial bursa 라고 하는 소포가 있어서 힘줄이 움직일 때 마찰을 줄여준다. 윤활주머니는 독립적으로 있는 경우가 많으며 관절주머니와 연속되어 있는 경우도 있다.

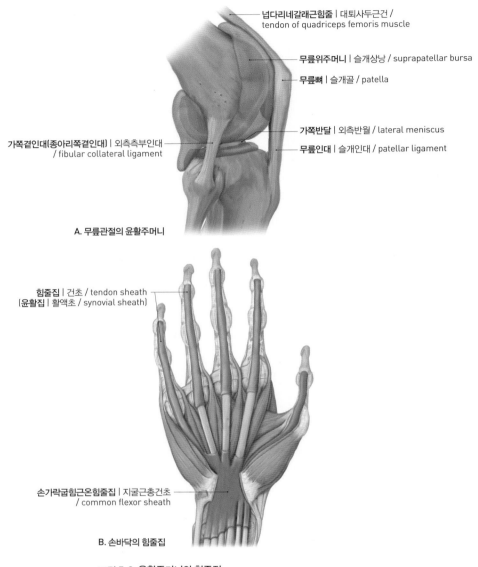

넙다리네갈래근힘줄 | 대퇴사두근건 /
tendon of quadriceps femoris muscle

무릎위주머니 | 슬개상낭 / suprapatellar bursa

무릎뼈 | 슬개골 / patella

가쪽반달 | 외측반월 / lateral meniscus

무릎인대 | 슬개인대 / patellar ligament

가쪽곁인대(종아리쪽곁인대) | 외측측부인대
/ fibular collateral ligament

A. 무릎관절의 윤활주머니

힘줄집 | 건초 / tendon sheath
(**윤활집** | 활액초 / synovial sheath)

손가락굽힘근온힘줄집 | 지굴근총건초
/ common flexor sheath

B. 손바닥의 힘줄집

그림 5-8. 윤활주머니와 힘줄집

손과 발로 들어오는 힘줄은 손목과 발목을 통과하는 부위에서 윤활액이 들어있는 **힘줄집** 건초/tendinous sheath (**윤활집** 활액초/synovial sheath)이라고 하는 칼집 모양의 길쭉한 주머니에 감싸여져 있다.

힘줄은 관절을 지나치는 부분에서 뼈대와 만나 방향을 바꾸는데, 이 부위를 보면 힘줄 안에 **종자뼈** 종자골/sesamoid bone 가 있다. 종자뼈는 힘줄이 압력이나 마찰로 인해 손상되는 것을 막고 근육의 끌어당기는 방향을 전환하는 역할도 한다. 무릎뼈는 인체에서 가장 큰 종자뼈이며 넙다리네갈래근 힘줄 안에 있다.

얼굴과 머리덮개의 근육

(그림 5-9, 표 5-1)

얼굴에는 얼굴의 피부를 움직이는 **얼굴근육** 안면근/facial muscle 이 있다. 얼굴근육은 뼈대가 아닌 피부에 닿는 **피부근육** 피근/cutaneous muscle 의 일종으로 의사나 감정에 따라 얼굴의 표정을 만들기 때문에 **표정근육** 표정근/mimetic muscle 이라고도 한다.

얼굴근육은 기능적으로 몇 가지 그룹으로 나눌 수 있다.

1. 얼굴틈새의 근육

눈둘레근 안윤근/orbicularis oculi muscle 은 눈꺼풀틈새를 타원 모양으로 둘러싸는 근육으로서 눈꺼풀 안에 퍼져 있는 눈꺼풀부분(얕은층)과 그 주위로 크게 퍼져 있는 눈확부분(깊은층)으로 이루어져 있다. 눈둘레근은 눈꺼풀틈새를 닫아서 안구를 외부세계로부터 차단하고 눈물이 눈물주머니에서 흘러내리는 것을 도와준다.

눈썹주름근 추미근/corrugator supercilii muscle 은 눈썹을 아래안쪽으로 당긴다.

2. 바깥코의 근육

코근 비근/nasalis muscle 은 콧구멍을 좁히는 가로부분과 콧구멍을 벌리는 콧방울부분으로 이루어져 있다. **눈살근** 비근근/procerus muscle 은 미간의 피부를 아래로 당겨서 콧등의 피부에 주름을 만든다.

3. 윗입술의 근육

큰광대근 대관골근/zygomaticus major muscle 은 입꼬리를 위가쪽으로 당긴다.

작은광대근 소관골근/zygomaticus minor muscle 은 입꼬리를 위입술을 끌어 올린다.

위입술콧방울올림근 상순비익거근/levator labii superioris alaeque nasi muscle 은 위입술을 끌어 올려서 바깥콧구멍을 넓힌다.

위입술올림근 상순거근/levator labii superioris muscle 은 위입술을 끌어 올려서 코입술고랑을 만든다.

입꼬리올림근 구각거근/levator anguli oris muscle 은 입꼬리를 끌어 올려서

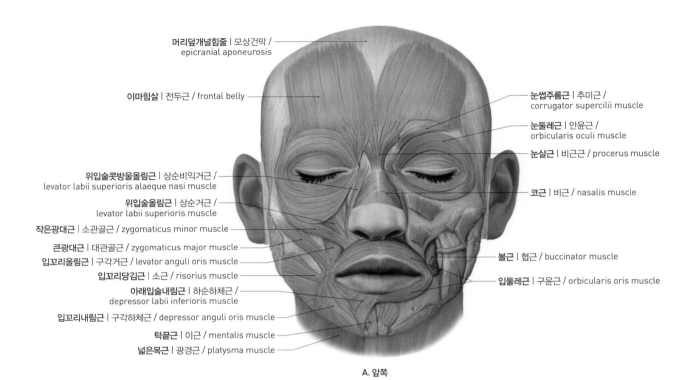

머리덮개널힘줄 | 모상건막 / epicranial aponeurosis

이마힘살 | 전두근 / frontal belly

눈썹주름근 | 추미근 / corrugator supercilii muscle

눈둘레근 | 안윤근 / orbicularis oculi muscle

눈살근 | 비근근 / procerus muscle

위입술콧방울올림근 | 상순비익거근 / levator labii superioris alaeque nasi muscle

위입술올림근 | 상순거근 / levator labii superioris muscle

코근 | 비근 / nasalis muscle

작은광대근 | 소관골근 / zygomaticus minor muscle

큰광대근 | 대관골근 / zygomaticus major muscle

입꼬리올림근 | 구각거근 / levator anguli oris muscle

볼근 | 협근 / buccinator muscle

입꼬리당김근 | 소근 / risorius muscle

입둘레근 | 구윤근 / orbicularis oris muscle

아래입술내림근 | 하순하체근 / depressor labii inferioris muscle

입꼬리내림근 | 구각하체근 / depressor anguli oris muscle

턱끝근 | 이근 / mentalis muscle

넓은목근 | 광경근 / platysma muscle

A. 앞쪽

이마힘살 | 전두근 / frontal belly

눈썹주름근 | 추미근 / corrugator supercilii muscle

눈둘레근 | 안윤근 / orbicularis oculi muscle

눈살근 | 비근근 / procerus muscle

위입술콧방울올림근 | 상순비익거근 / levator labii superioris alaeque nasi muscle

큰광대근 | 대관골근 / zygomaticus major muscle

코근 | 비근 / nasalis muscle

작은광대근 | 소관골근 / zygomaticus minor muscle

위입술올림근 | 상순거근 / levator labii superioris muscle

볼근 | 협근 / buccinator muscle

입둘레근 | 구윤근 / orbicularis oris muscle

입꼬리내림근 | 구각하체근 / depressor anguli oris muscle

아래입술내림근 | 하순하체근 / depressor labii inferioris muscle

턱끝근 | 이근 / mentalis muscle

넓은목근 | 광경근 / platysma muscle

B. 이는곳과 주행

그림 5-9. **얼굴 앞근육**

표 5-1. 얼굴근육(주요한 것)과 머리목부위의 피부

근육		이는곳	닿는곳	신경지배	작용
눈둘레근	눈확부분	안쪽눈꺼풀인대	가쪽눈꺼풀인대	얼굴신경[VII]	눈을 가볍게 감는다.
	눈꺼풀부분	이마뼈 코부분, 위턱뼈이마돌기	눈확 바깥둘레를 둘러싼다.		눈을 강하게 감는다.
볼근		위턱뼈 뒤부분, 아래턱뼈 뒤부분, 날개아래턱솔기	입꼬리, 입둘레근에서 합류	얼굴신경[VII]	볼을 치열 쪽으로 끌어 당긴다. 볼을 긴장시킨다.
입둘레근		피부의 깊은층, 위턱뼈와 아래턱뼈의 정중부분	입틈새를 둘러싼다.	얼굴신경[VII]	입틈새를 닫는다. 입술을 내민다.
뒤통수 이마근	이마힘살	머리덮개널힘줄	눈썹부위의 피부	얼굴신경[VII]	눈썹을 끌어 올려서 이마에 가로주름을 만든다.
	뒤통수힘살	뒤통수뼈 위목덜미선, 뒤통수뼈 꼭지돌기	머리덮개널힘줄		머리덮개를 뒤쪽으로 끌어 당긴다.
넓은목근		목부위 아래부분과 가슴부위 위부분의 피부	얼굴 아래부분의 피부, 입꼬리, 아래턱뼈의 아래모서리	얼굴신경[VII]	얼굴 아래부분의 피부와 아래입술을 끌어 내려서 목의 피부를 긴장시킨다.

코입술고랑을 만든다.

입꼬리당김근 소근/risorius muscle 은 입꼬리를 위가쪽으로 당긴다.

4. 입안벽의 근육 (그림 5-10)

볼근 협근/buccinator muscle 은 다른 얼굴근육보다 깊은 층에 있으며 볼의 벽을 이루는 근육이다. 볼을 긴장시켜서 치열 쪽으로 끌어당긴다.

이 근육은 음식을 씹을 때 휘파람을 불 때, 악기를 불 때 작용한다.

입둘레근 구윤근/orbicularis oris muscle 은 입틈새를 타원 모양으로 둘러싸는 근육이며 피부의 깊은층과 위턱뼈, 아래턱뼈의 정중부분에서 시작된다. 입틈새를 닫아서 입안을 외부로부터 차단하고 입술을 내민다.

5. 아래입술의 근육 (그림 5-9)

아래입술내림근 하순하체근/depressor labii inferioris muscle 은 입술을 아래가쪽으로 당긴다.

입꼬리내림근 구각하체근/depressor anguli oris muscle 은 입꼬리를 아래로 끌어당긴다.

턱끝근 이근/mentalis muscle 은 입술을 앞쪽으로 내밀고 턱끝부분의 피부에 주름을 만든다.

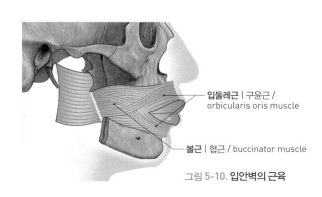

입둘레근 | 구윤근 / orbicularis oris muscle

볼근 | 협근 / buccinator muscle

그림 5-10. 입안벽의 근육

6. 바깥귀의 근육

앞 · 위 · 뒤귓바퀴근 전 · 상 · 후이개근/auricularis anterior · superior · posterior muscle 은 귓바퀴를 각각 앞위쪽, 위쪽, 뒤위쪽으로 끌어당긴다.

7. 씹기근육(그림 5-11, 표 5-2)

씹기근육 저작근/masticatory muscle 은 관자부위에 있으며 아래턱뼈를 움직이는 근육은 4개로 이루어져 있다. 아래턱뼈의 가쪽에는 깨물근과 관자근이 있고 안쪽에는 가쪽 · 안쪽날개근이 있다.

깨물근 교근/masseter muscle | 깨물근은 턱뼈가지의 가쪽면에 있는 사각형의 근육이며 광대활에서 시작되어 턱뼈가지의 가쪽면에 닿는다. 깨물근의 근육은 2부분으로 나뉘어져 있다. 얕은부분은 광대뼈의 위턱돌기와 광대활의 앞쪽 2/3에서 시작되어 턱뼈각과 턱뼈가지 가쪽면의 뒤부분에 닿는다. 깊은부분은 광대뼈의 안쪽면과 아래모서리에서 시작되어 턱뼈가지 가쪽면 중앙에 있는 근육돌기에 닿는다.

관자근 측두근/temporalis muscle | 관자근은 관자우묵에 있는 큰 부채꼴의 근육이며 표면을 **관자근막** 측두근막/temporal fascia 이 덮고 있다. 관자우묵에서 아래관자선 아래쪽의 뼈로 된 면과 관자근막에서 폭넓게 시작하여 아래턱뼈의 근육돌기와 턱뼈가지 앞부분에 닿는다.

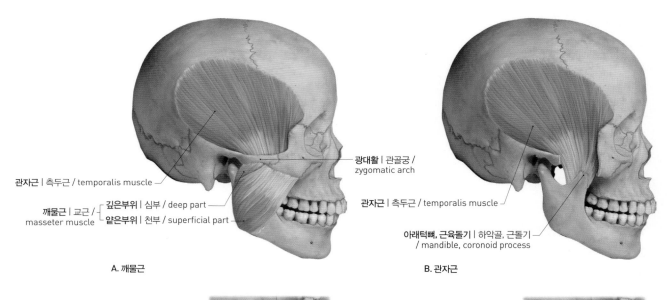

관자근 | 측두근 / temporalis muscle

깨물근 | 교근 / masseter muscle

깊은부위 | 심부 / deep part
얕은부위 | 천부 / superficial part

광대활 | 관골궁 / zygomatic arch

A. 깨물근

관자근 | 측두근 / temporalis muscle

아래턱뼈, 근육돌기 | 하악골, 근돌기 / mandible, coronoid process

B. 관자근

가쪽날개근 | 외측익돌근 / lateral pterygoid muscle

위갈래 | 상두 / superior head
아래갈래 | 하두 / inferior head

안쪽날개근 | 내측익돌근 / medial pterygoid muscle

관절원반 | 관절원판 / articular disc

C. 가쪽날개근

안쪽날개근 | 내측익돌근 / medial pterygoid muscle

깊은갈래 | 심두 / deep head
얕은갈래 | 천두 / superficial head

D. 안쪽날개근

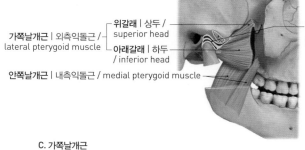

그림 5-11. **씹기근육**

표 5-2. 씹기근육

근육	이는곳	닿는곳	신경지배	작용
깨물근	얕은층: 광대뼈 위턱돌기, 광대활 깊은층: 광대활	턱뼈가지 가쪽면	아래턱신경[V₃]의 깨물근신경	아래턱의 올림
관자근	관자우묵, 관자근막	아래턱뼈의 근육돌기, 턱뼈가지 앞부분	아래턱신경[V₃]의 깊은관자동맥	아래턱의 올림, 후퇴
가쪽날개근	위갈래: 관자우묵의 위벽 아래갈래: 날개돌기 가쪽판의 가쪽면	턱관절주머니와 관절원반, 턱뼈목의 날개근오목	아래턱신경[V₃]의 가쪽날개근신경	아래턱의 전진, 한쪽의 수축으로 가쪽으로 이동
안쪽날개근	깊은갈래: 날개돌기 가쪽판의 안쪽면, 입천장뼈 날개패임돌기 얕은갈래: 위턱결절, 입천장뼈 날개패임돌기	턱뼈목 안쪽면의 날개근거친면	아래턱신경[V₃]의 안쪽날개근신경	아래턱의 올림, 약간 전진

가쪽날개근 외측익돌근/lateral pterygoid muscle | 가쪽날개근은 턱뼈가지 안쪽의 관자우묵에 있는 두꺼운 근육이며 2개의 갈래로 이루어져 있다. 위갈래는 작고 나비뼈 큰날개 가쪽면의 아래부분과 관자아래능선에서 시작되고, 아래갈래는 크고 날개돌기가쪽판에서 시작하여 뒤쪽으로 향하며 합쳐져서 턱관절의 관절주머니와 관절원반 및 아래턱뼈 관절돌기의 위끝부분 근처에 있는 턱뼈목의 **날개근오목** 익돌근와/pterygoid fossa 에 닿는다.

안쪽날개근 내측익돌근/medial pterygoid muscle | 안쪽날개근은 가쪽날개근 깊은층에 있는 사각형의 근육이며 2개의 갈래로 이루어져 있다. 깊은갈래는 날개돌기 가쪽판의 안쪽면과 입천장뼈 날개패임돌기에서 시작되며 얕은갈래는 위턱 뒤쪽의 위턱결절과 입천장뼈 날개패임돌기에서 시작되어 2개의 갈래는 함께 아래턱뼈 안쪽면에서 턱뼈각 부근의 날개근거친면에 닿는다.

8. 머리덮개의 근육 (그림 5-9, 12)

뒤통수이마근 후두전두근/occipitofrontalis muscle 은 머리덮개를 움직이는 근육이며 이마힘살과 뒤통수힘살로 이루어져 있다. 그리고 그 사이에는 **머리덮개널힘줄** 모상건막/epicranial aponeurosis 이 중간힘줄로 끼여 있다. **이마힘살** 전두근/frontal belly 은 눈썹을 끌어 올려서 이마에 가로주름을 만들고, **뒤통수힘살** 후두근/occipital belly 은 머리덮개를 뒤쪽으로 끌어당긴다.

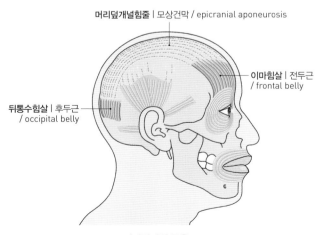

머리덮개널힘줄 | 모상건막 / epicranial aponeurosis

이마힘살 | 전두근 / frontal belly

뒤통수힘살 | 후두근 / occipital belly

그림 5-12. **머리덮개의 근육**

목의 근육

목의 앞에 위치하는 근육들의 대부분은 후두의 위치를 조절하고, 아래턱뼈를 아래쪽으로 내리며 입안 바닥을 팽팽하게 하는 기능을 한다. 이 근육군들은 목뿔뼈를 기준으로 목뿔위근육과 목뿔아래근육으로 나눈다. 목뿔위근육은 목뿔뼈를 위쪽으로 올림으로써 후두 전체를 올리는 역할을 하게 된다. 반면 목뿔아래근육은 올라간 목뿔뼈와 후두를 아래쪽으로 내리는 역할을 한다.

1. 넓은목근 [그림 5-13, 표 5-3]

넓은목근 광경근/platysma muscle 은 목 앞가쪽부분의 피부밑조직 속에 있는 얇은 근육으로 얼굴근육과 같은 피부근육이다. 위쪽은 아래턱뼈 아래모서리에 붙어있고 일부는 입술의 근육과 섞여있다. 아래쪽은 빗장뼈를 넘어서 가슴 위부분의 피부밑으로 흩어진다. 목피부를 당겨서 주름짓게 하고, 입꼬리를 아래로 당겨 슬픈표정을 하는데 작용을 한다.

2. 목빗근 [그림 5-14, 표 5-4]

목빗근 흉쇄유돌근/sternocleidomastoid muscle 은 관자부위에 있는 강한 근육이다. 복장갈래는 복장뼈자루 위모서리에서, 빗장갈래는 빗장뼈의 안쪽 1/3에서 시작되며 위가쪽으로 향하여 관자뼈의 꼭지돌기로부터 뒤통수뼈의 위목덜미선 가쪽부분에 걸쳐 닿는다.

머리를 굽히고 반대쪽으로 돌리는 작용을 한다.

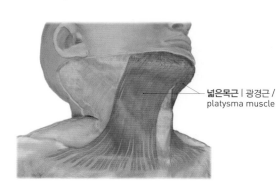

넓은목근 | 광경근 /
platysma muscle

그림 5-13. **넓은목근**

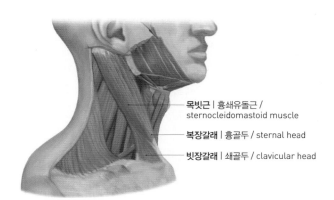

목빗근 | 흉쇄유돌근 /
sternocleidomastoid muscle

복장갈래 | 흉골두 / sternal head

빗장갈래 | 쇄골두 / clavicular head

그림 5-14. **목빗근**

표 5-3. 넓은목근

근육	이는곳	닿는곳	신경지배	작용
넓은목근	목 아래부분과 가슴 위부분의 피부	얼굴 아래부분의 피부, 입꼬리, 아래턱뼈 아래모서리	얼굴신경[VII]	얼굴 아래부분의 피부와 입을 끌어내림 목 피부를 긴장시킴

표 5-4. 목빗근

근육	이는곳	닿는곳	신경지배	작용
목빗근	복장갈래: 복장뼈자루 위모서리 빗장갈래: 빗장뼈 안쪽 1/3	머리뼈의 꼭지돌기~ 위목덜미선 가쪽부분	더부신경[XI]: 운동 목신경(C2, 3): 감각	목을 옆쪽으로 굽히고 반대쪽으로 돌림

C: 목(cervical)

3. 목뿔위근육 (그림 5-15, 표 5-5)

목뿔위근육 설골상근/suprahyoid muscle 은 머리뼈(아래턱뼈와 관자뼈)에서 일어나서 목뿔뼈로 닿는 근육으로 **턱두힘살근** 악이복근/digastric muscle, **붓목뿔근** 경돌설골근/stylohyoid muscle, **턱목뿔근** 악설골근/mylohyoid muscle, **턱끝목뿔근** 이설골근/geniohyoid muscle 이 있다.

목뿔위근육은 모두 목뿔뼈와 후두를 위로 올리는 작용을 하며, 붓목뿔근을 제외한 근육은 목뿔뼈가 고정되었을 때 아래턱뼈를 내리는 작용을 한다. 따라서 음식을 삼킬 때 작용한다.

4. 목뿔아래근육 (그림 5-15, 표 5-6)

목뿔아래근육 설골하근/infrahyoid muscle 은 앞목부위의 내장(후두, 기관, 갑상샘) 앞에 있고, 목뿔뼈의 아래쪽에 있는 편평하고 가늘고 긴 4개의 근육으로 이루어져 있다. 목뿔아래근육은 **복장목뿔근** 흉골설골근/sternohyoid muscle, **어깨목뿔근** 견갑설골근/omohyoid muscle, **복장방패근** 흉골갑상근/sternothyroid muscle, **방패목뿔근** 갑상설골근/thyrohyoid muscle 이다.

목뿔뼈를 아래쪽으로 당기고 목뿔위근육과 협력해서 아래턱뼈를 아래쪽으로 당긴다.

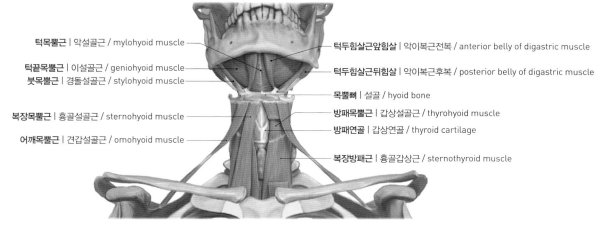

턱목뿔근 | 악설골근 / mylohyoid muscle
턱끝목뿔근 | 이설골근 / geniohyoid muscle
붓목뿔근 | 경돌설골근 / stylohyoid muscle
복장목뿔근 | 흉골설골근 / sternohyoid muscle
어깨목뿔근 | 견갑설골근 / omohyoid muscle

턱두힘살근앞힘살 | 악이복근전복 / anterior belly of digastric muscle
턱두힘살근뒤힘살 | 악이복근후복 / posterior belly of digastric muscle
목뿔뼈 | 설골 / hyoid bone
방패목뿔근 | 갑상설골근 / thyrohyoid muscle
방패연골 | 갑상연골 / thyroid cartilage
복장방패근 | 흉골갑상근 / sternothyroid muscle

그림 5-15. **목뿔 위·아래근육**

표 5-5. **목뿔위근육**

근육	이는곳	닿는곳	신경지배	작용
턱두힘살근	앞힘살: 아래턱뼈 뒤힘살: 꼭지돌기	목뿔뼈 작은뿔	아래턱신경 얼굴신경	목뿔뼈를 위로 당김
붓목뿔근	붓돌기	목뿔뼈	얼굴신경	목뿔뼈를 뒤쪽위로 당김
턱목뿔근	턱목뿔근선	목뿔뼈	아래턱신경	목뿔뼈를 위로 당김
턱끝목뿔근	아래턱뼈 턱끝가지	목뿔뼈	목신경	목뿔뼈를 앞으로 당김

표 5-6. **목뿔아래근육**

근육	이는곳	닿는곳	신경지배	작용
복장목뿔근	복장뼈자루와 복장빗장관절의 뒤쪽	목뿔뼈몸통	목신경(C1~3), 목신경고리를 거침	목뿔뼈를 아래로 당김
어깨목뿔근	어깨뼈 위모서리에서 어깨패임의 안쪽	목뿔뼈몸통	목신경(C1~3), 목신경고리를 거침	목뿔뼈를 아래로 당김
복장방패근	복장뼈자루와 복장빗관절의 뒤쪽	방패연골판 빗선	목신경(C1~3), 목신경고리를 거침	후두를 아래로 당김
방패목뿔근	방패연골판 빗선	목뿔뼈몸통 가쪽부분과 큰뿔	목신경(C1), 혀밑신경을 거침	목뿔뼈를 아래로 당김

C: 목(cervical)

5. 척주앞근육 (그림 5-16, 표 5-7)

척주앞근육 척추전근/prevertebral muscle 은 목뼈 앞쪽에 위치해 있는 4개의 근육 **목긴근** 경장근/longus colli muscle, **머리긴근** 두장근/longus capitis muscle, **앞머리곧은근** 전두직근/rectus capitis anterior muscle, **가쪽머리곧은근** 외측두직근/rectus capitis lateralis muscle 으로 이루어져 있다. 주작용은 목을 앞으로 굽히거나 옆으로 굽히며 목뼈를 회전시키기도 한다.

6. 목갈비근 (그림 5-16, 표 5-8)

목갈비근 사각근군/scalene muscle 은 목뼈 가로돌기에서 시작하여 아래쪽으로 향하며 위쪽의 갈비뼈에 닿는 **앞목갈비근** 전사각근/scalenus anterior muscle, **중간목갈비근** 중사각근/scalenus medius muscle, **뒤목갈비근** 후사각근/scalenus posterior muscle 3개의 근육으로 이루어져 있다.

이들 근육들의 작용은 목을 굽힘시키고, 갈비뼈를 위로 당겨 가슴안을 넓혀 심호흡시 들숨근육으로 작용하기도 한다.

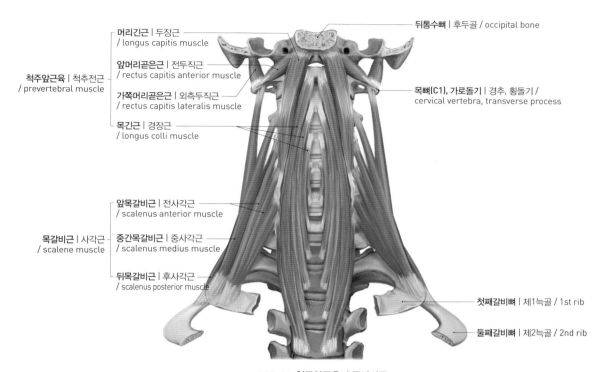

머리긴근 | 두장근
/ longus capitis muscle

앞머리곧은근 | 전두직근
/ rectus capitis anterior muscle

가쪽머리곧은근 | 외측두직근
/ rectus capitis lateralis muscle

목긴근 | 경장근
/ longus colli muscle

척주앞근육 | 척추전근
/ prevertebral muscle

앞목갈비근 | 전사각근
/ scalenus anterior muscle

중간목갈비근 | 중사각근
/ scalenus medius muscle

뒤목갈비근 | 후사각근
/ scalenus posterior muscle

목갈비근 | 사각근
/ scalene muscle

뒤통수뼈 | 후두골 / occipital bone

목뼈(C1), 가로돌기 | 경추, 횡돌기 /
cervical vertebra, transverse process

첫째갈비뼈 | 제1늑골 / 1st rib

둘째갈비뼈 | 제2늑골 / 2nd rib

그림 5-16. 척주앞근육과 목갈비근

표 5-7. 척주앞근육

근육		이는곳	닿는곳	신경지배	작용
목긴근	안쪽부분	C5~T3 척추뼈몸통 앞쪽	C2~4 척추뼈몸통 앞쪽	목신경얼기(C2~4)의 가지	한쪽: 목뼈 기울임, 안쪽돌림 양쪽: 목뼈를 앞으로 굽힘
	아래빗부분	T1~3 척추뼈몸통 앞쪽	C5~6 가로돌기 앞결절		
	위빗부분	C3~5 가로돌기 앞결절	C1 앞결절		
머리긴근		C3~6 가로돌기 앞결절	뒤통수뼈 바닥부분	목신경얼기(C1~4)의 가지	한쪽: 목 기울임 양쪽: 목을 앞으로 굽힘
앞머리곧은근		C1의 가쪽덩이	뒤통수뼈 바닥부분	C1의 앞가지	한쪽: 목을 옆으로 굽힘 양쪽: 목을 앞으로 굽힘
가쪽머리곧은근		C1의 가로돌기	뒤통수뼈 바닥부분	C1의 앞가지	한쪽: 목을 옆으로 굽힘 양쪽: 목을 앞으로 굽힘

C: 목(cervical), T: 가슴(thoracic)

표 5-8. 목갈비근

근육	이는곳	닿는곳	신경지배	작용
앞목갈비근	C3~6 가로돌기 앞결절	첫째갈비뼈 앞목갈비근 결절	목신경(C4~6)의 가지	호흡시: 위쪽의 갈비뼈를 들어 올림 한쪽: 목뼈를 옆으로 굽힘 양쪽: 목뼈를 앞으로 굽힘
중간목갈비근	C3~7 가로돌기 뒤결절	첫째갈비뼈, 빗장밑동맥고랑의 뒤쪽	목신경(C3~8)의 가지	
뒤목갈비근	C5~7 가로돌기 뒤결절	둘째갈비뼈 가쪽면	목신경(C6~8)의 가지	

C: 목(cervical)

등부위의 근육

등부위에는 얕은층, 중간층, 깊은층의 3무리의 근육이 있다.

- 얕은층의 근육(등세모근, 넓은등근, 어깨올림근, 마름근[능형근])은 팔을 움직인다.
- 중간층의 근육(위·아래뒤톱니근)은 가슴우리를 움직인다.
- 깊은층에는 척주를 움직이는 **내인성등근육** intrinsic back muscle 이 있다.

이에 대해 얕은층과 중간층의 근육은 **외인성등근육** extrinsic back muscle 이라고 한다.

1. 외인성등근육

1) 얕은층의 등근육 [그림 5-17, 18, 표 5-9]

등부위 얕은층의 근육은 몸통과 팔을 연결하고 있으며 **등세모근, 넓은등근, 어깨올림근, 큰·작은마름근**이 있다.

등세모근 승모근/trapezius muscle | 등부위의 얕은층에 위치해 있으며 비뚤어진 마름모 모양의 근육이다. 척주에서 폭넓게 시작되며 양쪽으로 뻗어나가 어깨뼈에 닿는다. 등세모근의 위부분은 잘 발달되어 있어서 팔 전체를 위로 들어 올리는 운동을 담당한다.

넓은등근 광배근/latissimus dorsi muscle | 등세모근 아래쪽에 있는 얇은 근육이다. 등부위의 아래쪽에서 시작되며 위팔뼈 위부분에 닿고있다. 겨드랑의 뒤모서리를 만들며 위팔을 모아서 몸통으로 붙이는 역할을 한다.

표 5-9. **등부위 얕은층의 근육**

근육	이는곳	닿는곳	신경지배	작용
등세모근	뒤통수뼈~T12 (가시돌기, 가시위인대)	빗장뼈, 어깨뼈의 봉우리와 어깨뼈가시	더부신경, C2~4의 앞가지	위부분: 어깨뼈의 올림 중간부분: 어깨뼈의 들임, 올림 아래부분: 어깨뼈의 들임, 올림
넓은등근	등허리근막, 엉덩뼈능선, 아래쪽 갈비뼈, 어깨뼈 아래각	위팔뼈 작은결절능선	가슴등신경	위팔뼈의 모음, 폄, 안쪽돌림
어깨올림근	C1~4 가로돌기	어깨뼈 위각	C3, 4의 앞가지	어깨뼈의 올림
큰마름근	T2~5 가시돌기	어깨뼈 안쪽모서리	등쪽어깨신경	어깨뼈의 들임, 올림
작은마름근	목덜미인대, C7~T1 가시돌기	어깨뼈 안쪽모서리 위부분	등쪽어깨신경	어깨뼈의 들임, 올림

C: 목(cervical), **T:** 가슴(thoracic)

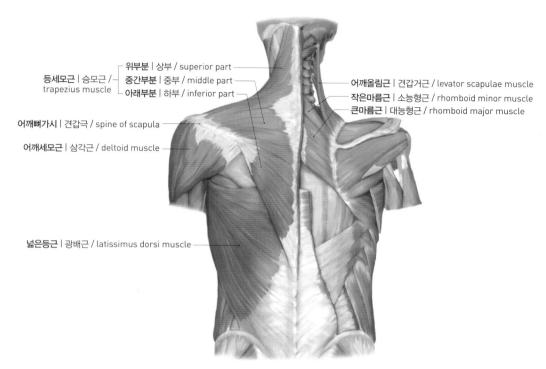

등세모근 | 승모근 / trapezius muscle
위부분 | 상부 / superior part
중간부분 | 중부 / middle part
아래부분 | 하부 / inferior part

어깨뼈가시 | 견갑극 / spine of scapula

어깨세모근 | 삼각근 / deltoid muscle

넓은등근 | 광배근 / latissimus dorsi muscle

어깨올림근 | 견갑거근 / levator scapulae muscle
작은마름근 | 소능형근 / rhomboid minor muscle
큰마름근 | 대능형근 / rhomboid major muscle

그림 5-17. 등부위 얕은층의 근육
(왼쪽에 등세모근과 넓은등근, 오른쪽에 어깨올림근과 큰 · 작은마름근을 나타내고 있다.)

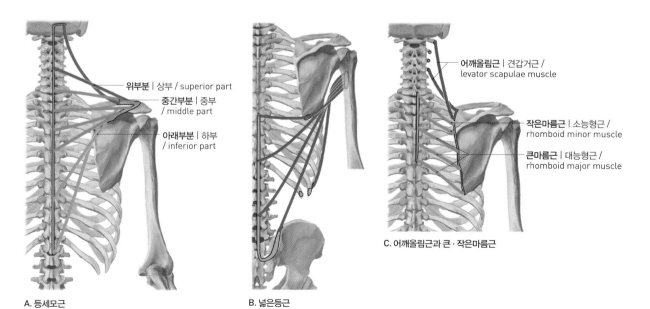

위부분 | 상부 / superior part
중간부분 | 중부 / middle part
아래부분 | 하부 / inferior part

어깨올림근 | 견갑거근 / levator scapulae muscle

작은마름근 | 소능형근 / rhomboid minor muscle

큰마름근 | 대능형근 / rhomboid major muscle

A. 등세모근

B. 넓은등근

C. 어깨올림근과 큰 · 작은마름근

그림 5-18. 등부위 얕은층의 근육, 이는곳과 닿는곳

어깨올림근 ^{견갑거근/levator scapulae muscle} | 등세모근의
깊은층에 위치해 있으며 위쪽 목부위에서 시작해 어깨
뼈에 닿는다. 어깨뼈를 위쪽으로 끌어올린다.

큰 · 작은마름근 ^{대 · 소능형근/rhomboid major · minor muscle} |
위쪽의 등뼈와 어깨뼈의 안쪽모서리를 연결하며 어깨
뼈를 척주쪽으로 끌어당긴다.

2) 중간층의 근육 (그림 5-19)

등부위 중간층의 근육은 갈비뼈에서 정지하며 위뒤
톱니근과 아래뒤톱니근이 있다.

위뒤톱니근 ^{상후거근/serratus posterior superior muscle} 은 목부
위와 등부위의 경계에 위치해 있는 얇은 근육으로 위
쪽갈비뼈를 올리는 작용을 하며, **아래뒤톱니근** ^{하후거근/}
^{serratus posterior inferior muscle} 은 가슴부위와 허리부위의
경계에 위치해 있는 얇은 근육으로 아래쪽 갈비뼈를
내리는 작용을 한다.

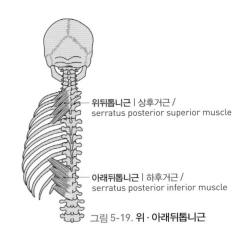

위뒤톱니근 | 상후거근 /
serratus posterior superior muscle

아래뒤톱니근 | 하후거근 /
serratus posterior inferior muscle

그림 5-19. 위 · 아래뒤톱니근

2. 내인성등근육

내인성등근육은 등부위 깊은층에 위치하고, 골반
에서 머리뼈까지 뻗어 있으며 다음의 4가지 무리로 나
뉜다. 1) 얕은층의 근육(널판근), 2) 중간층의 근육
(척주세움근), 3) 깊은층의 근육(가로돌기가시근육,

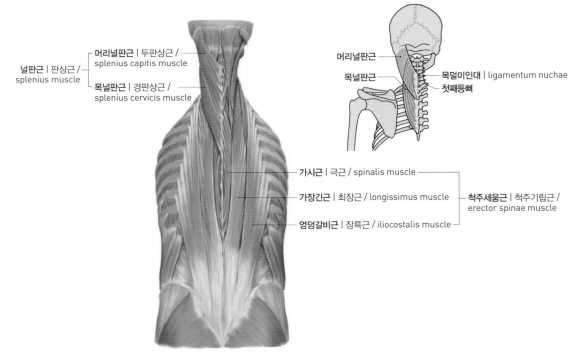

널판근 | 판상근 /
splenius muscle

머리널판근 | 두판상근 /
splenius capitis muscle

목널판근 | 경판상근 /
splenius cervicis muscle

머리널판근

목널판근

목덜미인대 | ligamentum nuchae

첫째등뼈

가시근 | 극근 / spinalis muscle

가장긴근 | 최장근 / longissimus muscle

엉덩갈비근 | 장륵근 / iliocostalis muscle

척주세움근 | 척주기립근 /
erector spinae muscle

그림 5-20. 내인성등근육 I: 널판근과 척주세움근

분절 형태의 등근육), 4) 뒤통수밑의 근육(큰·작은뒤머리곧은근, 위·아래머리빗근)이다. 이들 모두 척수신경 뒤가지의 지배를 받는다.

cervicis muscle 으로 나뉜다. 주작용은 한쪽만 작용하면 머리를 작용하는 쪽으로 돌리고, 양쪽이 동시에 작용하면 머리와 목을 편다.

1) 널판근(그림 5-20, 표 5-10)

널판근 판상근/splenius muscle 은 등세모근 위부분의 바로 깊은층에 있는 두껍고 평평한 근육이다. 정중앙(척추의 가시돌기)에서 시작되어 위가쪽으로 향하며 목뼈나 머리뼈에 닿는다. 닿는 위치에 따라 **머리널판근** 두판상근/splenius capitis muscle 과 **목널판근** 경판상근/splenius

2) 척주세움근(그림 5-20, 표 5-11)

척주세움근 척주기립근/erector spinae muscle 은 골반에서 머리뼈까지 세로로 분포해 있는 길고 큰 근육이다. 척주의 가시돌기와 갈비뼈각 사이의 등부위에 위치해 있다. **엉덩갈비근, 가장긴근, 가시근**의 3가지가 있다.

표 5-10. **널판근**

근육	이는곳	닿는곳	신경지배	작용
머리널판근	목인대의 아래부분, C7~T3의 가시돌기	관자뼈의 꼭지돌기, 뒤통수뼈	중간 목신경의 뒤가지	양쪽: 머리부위를 뒤쪽으로 당기고 목부위를 폄 한쪽: 머리부위를 회전
목널판근	T3~6의 가시돌기	C1~3의 가로돌기	아래쪽 목신경의 뒤가지	양쪽: 머리부위를 폄 한쪽: 머리부위를 회전

C: 목(cervical), T: 가슴(thoracic)

표 5-11. **척주세움근**

근육		이는곳	닿는곳	신경지배	작용
엉덩갈비근	허리엉덩갈비근	엉덩뼈, 등허리근막	일곱째~열두째갈비뼈각	뒤가지의 가쪽가지	양쪽: 척주와 머리부위를 폄 한쪽: 척주를 옆굽힘
	등엉덩갈비근	일곱째~열두째갈비뼈각	C7 가로돌기, 첫째~여섯째갈비뼈각		
	목엉덩갈비근	셋째~여섯째갈비뼈각	C4~6 가로돌기		
가장긴근	등가장긴근	허리뼈 가로돌기, 등허리근막	등뼈 가로돌기, 셋째~열두째갈비뼈결절의 가쪽부분	뒤가지의 가쪽가지	양쪽: 척주 위부분과 머리부위를 폄 한쪽: 머리부위와 목부위를 돌림
	목가장긴근	T1~5 가로돌기	C2~6 가로돌기		
	머리가장긴근	T1~5 가로돌기, C4~7 관절돌기	관자뼈의 꼭지돌기		
가시근	등가시근	T11~12 가시돌기	T1~9 가시돌기	뒤가지의 안쪽가지	양쪽: 척주 위부분과 머리부위를 폄 한쪽: 머리부위와 목부위를 돌림
	목가시근	C5~T1 가시돌기	C2~4 가시돌기		
	머리가시근	C5~T12 가시돌기	머리반가시근과 함께 뒤통수뼈		

C: 목(cervical), T: 가슴(thoracic)

엉덩갈비근 ^{장륵근/iliocostalis muscle} | 척주세움근의 가장 바깥쪽에 위치한다. 이는곳과 닿는곳에 따라 허리 · 등 · 목엉덩갈비근의 3부분으로 나뉜다.

가장긴근 ^{최장근/longissimus muscle} | 척주세움근의 중간에 위치한다. 닿는곳에 따라 등 · 목 · 머리가장긴근의 3부분으로 나뉜다.

가시근 ^{극근/spinalis muscle} | 척추 가시돌기의 양쪽에 위치한다. 위치에 따라 등 · 목 · 머리가시근으로 나뉜다.

3) 가로돌기가시근육(그림 5-21, 표 5-12)

가로돌기가시근육 ^{횡돌기극근/transversospinales muscle} 은 척추뼈의 가로돌기와 가시돌기 사이에 위치한다. 가로

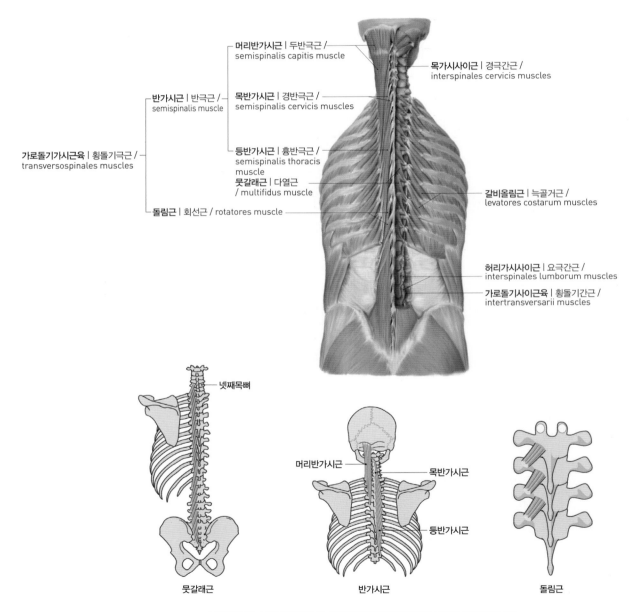

그림 5-21. 내인성등근육 II: 가로돌기가시근육과 분절 상태의 내인성등근육

돌기에서 시작해 위 안쪽으로 향하며 위쪽 가시돌기에 닿는다. 이는곳과 닿는곳의 거리에 따라 **반가시근, 뭇갈래근, 돌림근**으로 구별된다.

반가시근 ^{반극근/semispinalis muscle} | 닿는곳의 높이에 따라 등·목·머리반가시근의 3부분으로 나뉜다. 한쪽만 작용하면 척주가 작용하는 쪽으로 돌아가고 양쪽이 동시에 작용하면 척주를 편다.

뭇갈래근 ^{다열근/multifidus muscle} | 허리부위에서 잘 발달되어 있으며, 척주의 폄과 돌림을 보조한다.

돌림근 ^{회선근/rotatores muscle} | 부위에 따라 허리·등·목 돌림근의 3부분으로 나뉜다. 등부위에서 잘 발달되어 있다. 1분절 위에서 닿는 것을 짧은돌림근이라고

하고, 2분절 이상 위쪽에서 닿는 것을 긴돌림근이라고 한다. 척주의 돌림을 보조한다.

4) 분절 형태의 내인성등근육 (그림 5-21, 표 5-13)
분절 형태의 내인성등근육에는 **가시사이근육**과 **가로돌기사이근육**이 있다.

가시사이근육 ^{극간근/interspinales muscle} | 인접해 있는 가시돌기 사이를 연결하며, 목부위와 허리부위에서 잘 발달되어 있다. 척주의 폄을 보조한다.

가로돌기사이근육 ^{횡돌기간근/intertransversarii muscle} | 인접해 있는 가로돌기 사이를 연결하며, 목부위와 허리부위에서 잘 발달되어 있다. 척주의 가쪽굽힘을 보조한다.

표 5-12. **가로돌기가시근육**

근육		이는곳	닿는곳	신경지배	작용
반가시근	등반가시근	T6~10 가로돌기	C6~T4 가시돌기	뒤가지의 안쪽가지	양쪽: 척주를 위부분과 머리부분을 폄 한쪽: 머리부분과 목부분을 돌림
	목반가시근	T1~6 가로돌기	C2~5 가시돌기		
	머리반가시근	C7~T6 가로돌기, C4~6 관절돌기	뒤통수뼈	뒤가지의 안쪽가지와 가쪽가지	
뭇갈래근		엉치뼈, L1~5의 꼭지돌기, C4~T12의 가로돌기	C2~L5 가시돌기의 바닥부위	뒤가지의 안쪽가지	양쪽: 척주를 위부분과 머리부분을 폄 한쪽: 머리부분과 목부분을 돌림
돌림근	허리돌림근	허리뼈의 꼭지돌기	허리뼈의 가시돌기	뒤가지의 안쪽가지	머리부분과 목부분을 돌림
	등돌림근	등뼈의 가로돌기	등뼈의 가시돌기		
	목돌림근	목뼈의 관절돌기	목뼈의 가시돌기		

C: 목(cervical), T: 가슴(thoracic), L: 허리(lumbar)

표 5-13. **분절 형태의 내인성등근육**

근육	이는곳	닿는곳	신경지배	작용
가시사이근	척추뼈의 가시돌기	바로 위쪽 척추뼈의 가시돌기	뒤가지의 안쪽가지	척주의 폄과 돌림을 보조
가로돌기사이근육	척추뼈의 가로돌기	바로 위쪽 척추뼈의 가로돌기	뒤가지의 안쪽가지 또는 앞가지	양쪽: 척주를 고정 한쪽: 척주의 옆굽힘을 보조

5) 뒤통수밑근육과 뒤통수밑삼각

(그림 5-22, 표 5-14)

뒤통수부위에서 첫째, 둘째목뼈(C1, 2)와 머리뼈 사이를 연결하는 근육을 **뒤통수밑근육** ^{후두하근/suboccipital} muscle 이라고 한다. **큰뒤머리곧은근** ^{대후두직근/rectus capitis posterior major muscle}, **작은뒤머리곧은근** ^{소후두직근/rectus capitis posterior minor muscle}, **위머리빗근** ^{상두사근/}

obliquus capitis superior muscle, **아래머리빗근** ^{하두사근/obliquus capitis inferior muscle} 의 네 근육이 여기에 속한다. 이들 근육은 머리의 굽힘, 폄, 회전운동에 관여한다.

큰뒤머리곧은근보다 가쪽, 위·아래머리빗근보다 안쪽의 삼각형 영역을 **뒤통수밑삼각** ^{후두하삼각/suboccipital triangle} 이라고 한다. 이 영역에는 첫째목신경(C1)의 뒤가지와 척추동맥이 포함된다.

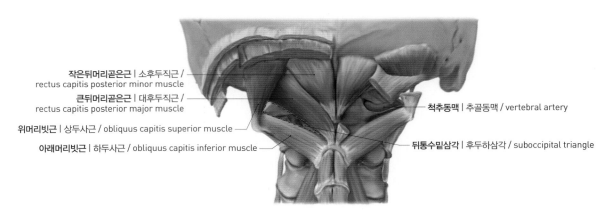

작은뒤머리곧은근 | 소후두직근 / rectus capitis posterior minor muscle

큰뒤머리곧은근 | 대후두직근 / rectus capitis posterior major muscle

위머리빗근 | 상두사근 / obliquus capitis superior muscle

아래머리빗근 | 하두사근 / obliquus capitis inferior muscle

척추동맥 | 추골동맥 / vertebral artery

뒤통수밑삼각 | 후두하삼각 / suboccipital triangle

그림 5-22. **뒤통수밑근육과 뒤통수밑삼각**

표 5-14. **뒤통수밑근육**

근육	이는곳	닿는곳	신경지배	작용
큰뒤머리곧은근	중쇠뼈(C2) 가시돌기	뒤통수뼈 아래목덜미선의 가쪽부분	C1의 뒤가지	머리부위의 폄, 얼굴의 회전
작은뒤머리곧은근	고리뼈(C1) 뒤결절	뒤통수뼈 아래목덜미선의 안쪽부분	C1의 뒤가지	머리부위의 폄
위머리빗근	고리뼈(C1) 가로돌기	위목덜미선과 아래목덜미선 사이	C1의 뒤가지	머리부위의 폄과 굽힘
아래머리빗근	중쇠뼈(C2) 가시돌기	고리뼈(C1) 가로돌기	C1, 2의 뒤가지	얼굴의 회전

C: 목(cervical)

가슴의 근육

가슴의 근육은 가슴의 앞면 및 가쪽면에 있는 근육으로서, 피부밑의 얕은 부분에 있는 얕은가슴근육과 깊은 부분에 있는 깊은가슴근육으로 구분된다.

1. 가슴부위 얕은층의 근육 [그림 5-23, 24, 표 5-15]

가슴부위 앞쪽에는 얕은층과 깊은층으로 이루어진 2개의 근육이 있다.

* 얕은층에 있는 근육(큰가슴근, 작은가슴근, 빗장밑근, 앞톱니근)은 팔을 움직인다.
* 깊은층에는 가슴우리를 움직이는 근육(갈비사이근)이 있다.

큰가슴근 대흉근/pectoralis major muscle 은 앞가슴벽에 있는 큰 날개 모양의 근육이다. 겨드랑의 앞벽을 이루고 있으며 아래모서리는 **앞겨드랑주름** 전액와주름/anterior axillary fold 을 형성한다. 빗장뼈, 복장뼈 및 갈비뼈에서 시작해서 위팔뼈의 결절사이고랑에 닿는다. 위팔을 굽히고(앞쪽으로 들어올림) 모으는 운동을 담당한다.

작은가슴근 소흉근/pectoralis minor muscle 은 큰가슴근 깊은층의 앞가슴벽에 있는 삼각형의 작은 근육이다. 셋째~다섯째갈비뼈에서 시작하여 어깨뼈의 부리돌기에 닿는다. 어깨뼈를 앞쪽으로 당기고 어깨뼈의 가쪽각을 내리는 작용을 한다.

빗장밑근 쇄골하근/subclavius muscle 은 큰가슴근의 깊은층에서 빗장뼈와 첫째갈비뼈 사이에 있는 작은 근육이다. 첫째갈비뼈 앞끝에서 시작되어 빗장뼈 중앙의 아래쪽에 닿는다.

앞톱니근 전거근/serratus anterior muscle 은 가슴우리의 가쪽부분을 덮고 있는 두꺼운 판 모양의근육이며 겨드랑의 안쪽벽을 형성한다. 첫째~아홉째갈비뼈 가쪽면에서 시작되어 어깨뼈 안쪽모서리의 안쪽면에 닿는다. 어깨뼈의 안쪽모서리를 척주에서 멀어지게 내밀고 어깨뼈를 가슴벽에 붙들어 둔다.

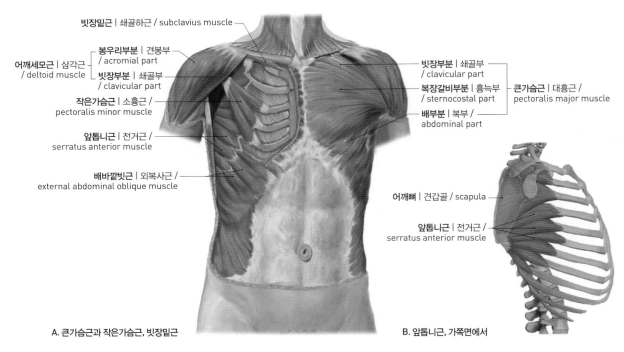

빗장밑근 | 쇄골하근 / subclavius muscle

봉우리부분 | 견봉부 / acromial part
어깨세모근 | 삼각근 / deltoid muscle
빗장부분 | 쇄골부 / clavicular part
작은가슴근 | 소흉근 / pectoralis minor muscle
앞톱니근 | 전거근 / serratus anterior muscle
배바깥빗근 | 외복사근 / external abdominal oblique muscle

빗장부분 | 쇄골부 / clavicular part
복장갈비부분 | 흉늑부 / sternocostal part
배부분 | 복부 / abdominal part
큰가슴근 | 대흉근 / pectoralis major muscle

어깨뼈 | 견갑골 / scapula
앞톱니근 | 전거근 / serratus anterior muscle

A. 큰가슴근과 작은가슴근, 빗장밑근   B. 앞톱니근, 가쪽면에서

그림 5-23. **가슴부위 얕은층의 근육**

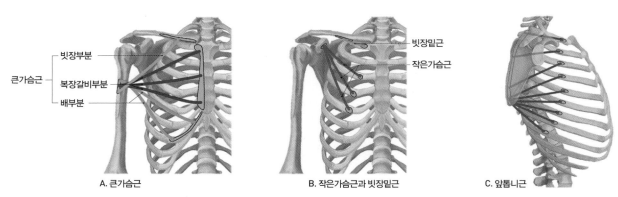

큰가슴근
빗장부분
복장갈비부분
배부분

빗장밑근
작은가슴근

A. 큰가슴근   B. 작은가슴근과 빗장밑근   C. 앞톱니근

그림 5-24. **가슴부위 얕은층의 근육, 이는곳과 닿는곳**

표 5-15. **가슴부위 얕은층의 근육**

근육	이는곳	닿는곳	신경지배	작용
큰가슴근	빗장뼈, 복장뼈, 첫째~일곱째갈비뼈, 배곧은근집	위팔뼈 큰결절능선	가쪽·안쪽가슴근신경	어깨관절의 모음, 굽힘, 내반, 어깨뼈 내밈
작은가슴근	둘째~다섯째갈비뼈	어깨뼈 부리돌기	안쪽가슴근신경	어깨뼈 내밈, 아래쪽 제어, 아래쪽 돌림
빗장밑근	첫째갈비뼈	빗장뼈 가쪽부분 아래쪽	빗장밑근신경	빗장뼈 아래쪽 제어
앞톱니근	첫째~아홉째갈비뼈	어깨뼈 위각, 안쪽모서리, 아래각	긴가슴신경	어깨뼈 내밈, 위쪽 돌림

2. 가슴부위 깊은층의 근육 (그림 5-25, 표 5-16)

갈비사이근육은 각 갈비뼈 사이에 걸쳐 있는 근육으로서, 근육섬유의 주행방향은 위뒤쪽에서 아래쪽으로 비스듬히 달리고 있는 바깥갈비사이근과 위앞쪽에서 아래쪽으로 달리고 있는 속갈비사이근의 두 겹으로 구분되며, 모두 갈비사이신경에 의해 지배된다.

바깥갈비사이근 외늑간근/external intercostal muscle 은 갈비사이공간에서 가장 얕은층에 있다. 갈비뼈의 아래모서리에서 일어나 앞아래쪽으로 향하며 한 칸 아래의 갈비뼈 위모서리에 닿는다. 아래쪽 갈비뼈를 끌어올리고 가슴우리를 넓혀서 들숨운동을 한다.

속갈비사이근 내늑간근/internal intercostal muscle 은 바깥갈비사이근의 깊은층에 있다. 갈비뼈의 위모서리에서 일어나 앞위쪽으로 향하며 한 칸 위의 갈비뼈 아래모서리에 닿는다. 위쪽 갈비뼈를 끌어내려서 가슴우리를 좁히며 날숨운동을 하며, 속갈비사이근 근육섬유의 일부는 갈비사이동맥과 정맥, 갈비신경보다 깊은층에 위치해 있으며 그 부분은 **맨속갈비사이근** 최내늑간근/innermost intercostal muscle 으로 구분된다.

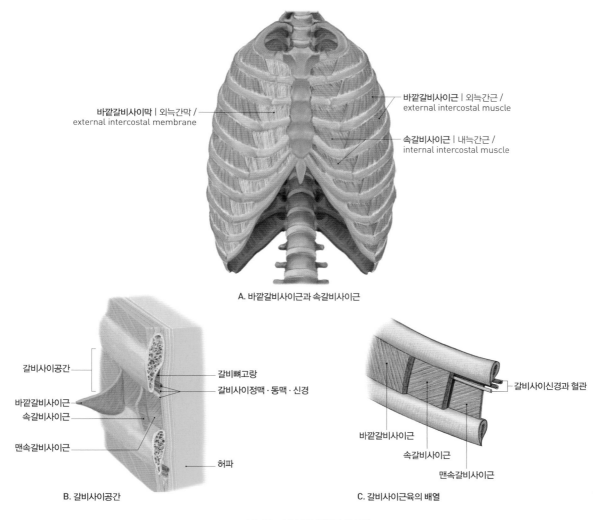

바깥갈비사이막 | 외늑간막 / external intercostal membrane

바깥갈비사이근 | 외늑간근 / external intercostal muscle

속갈비사이근 | 내늑간근 / internal intercostal muscle

A. 바깥갈비사이근과 속갈비사이근

갈비사이공간
바깥갈비사이근
속갈비사이근
맨속갈비사이근

갈비뼈고랑
갈비사이정맥 · 동맥 · 신경

허파

B. 갈비사이공간

바깥갈비사이근
속갈비사이근
맨속갈비사이근

갈비사이신경과 혈관

C. 갈비사이근육의 배열

그림 5-25. **가슴부위 깊은층의 근육**

표 5-16. 가슴벽을 구성하는 근육

근육	이는곳	닿는곳	신경지배	작용
바깥갈비사이근	갈비뼈 아래모서리	하나 아래의 갈비뼈 위모서리	갈비사이신경(T1~11)	갈비뼈올림(들숨)
속갈비사이근 (맨속갈비사이근)	갈비뼈 위모서리	하나 위의 갈비뼈 아래모서리	갈비사이신경(T1~11)	갈비뼈내림(날숨)
위뒤톱니근	목덜미인대, C7~T2 가시돌기	둘째~다섯째갈비뼈 위모서리	갈비사이신경(T1~3)	위쪽갈비뼈올림
아래뒤톱니근	T11~L2 가시돌기	아홉째~열두째갈비뼈 아래모서리	갈비사이신경(T9~11)	아래쪽갈비뼈내림
갈비올림근	C7~T11 가로돌기	1~2개 아래쪽의 갈비뼈 위모서리	C8~T11 척수신경	갈비뼈올림
갈비밑근	아래쪽 갈비뼈 위모서리	2~3개 위쪽의 갈비뼈 아래모서리	아래쪽의 갈비사이신경	갈비뼈내림(날숨)
가슴가로근	복장뼈몸통 아래부분, 칼돌기, 갈비연골 안쪽면	둘째~여섯째갈비연골	갈비사이신경(T3~5)	갈비뼈내림(날숨)

C: 목(cervical), **T**: 가슴(thoracic), **L**: 허리(lumbar)

3. 갈비사이근 이외의 가슴벽을 구성하는 근육 (그림 5-26, 표 5-16)

가슴우리의 바깥면에 위치해 있는 가슴벽을 구성하는 근육은 **위·아래뒤톱니근**과 **갈비올림근**이 있고 가슴우리 속면에는 **갈비밑근**과 **가슴가로근**이 있다.

위뒤톱니근 상후거근/serratus posterior superior muscle | 목부위와 등부위의 경계에 위치해 있는 얇은 근육이다. 위쪽 갈비뼈를 끌어올리지만 그 작용은 매우 약하다.

아래뒤톱니근 하후거근/serratus posterior inferior muscle | 가슴부위와 허리부위의 경계에 위치해 있는 얇은 근육이다. 아래쪽 갈비뼈를 끌어내리지만 그 작용은 매우 약하다.

갈비올림근 늑골거근/levarores costarum muscle | 일곱째목뼈~열한째등뼈의 가로돌기에서 시작하여 바로 아래 갈비뼈 가쪽면에 닿는다. 위쪽 갈비뼈를 끌어올리지만 그 작용은 매우 약하다.

갈비밑근 늑하근/subcostal muscle | 가슴우리 뒤벽 아래쪽 부위의 속면에 있는 얇은 근육이며 크기나 모양은 다양하다.

가슴가로근 흉횡근/transversus thoracis muscle | 가슴우리 앞벽의 속면에 있으며 갈비뼈를 끌어내려서 날숨 운동을 돕지만 그 작용은 약하다.

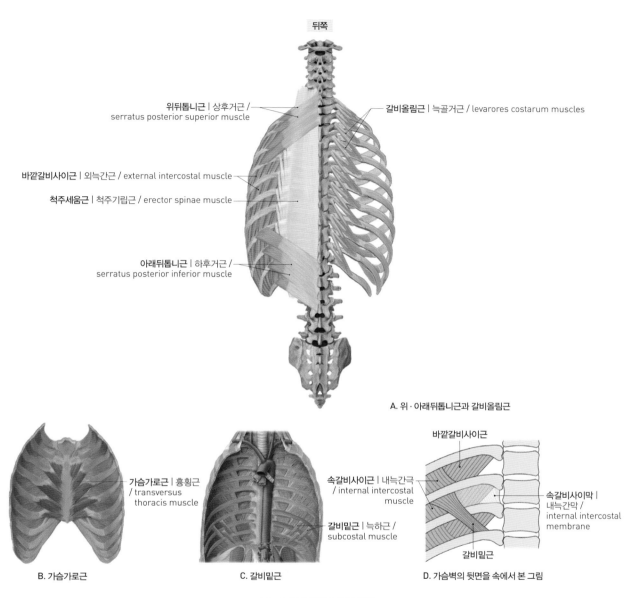

뒤쪽

위뒤톱니근 | 상후거근 /
serratus posterior superior muscle

갈비올림근 | 늑골거근 / levarores costarum muscles

바깥갈비사이근 | 외늑간근 / external intercostal muscle

척주세움근 | 척주기립근 / erector spinae muscle

아래뒤톱니근 | 하후거근 /
serratus posterior inferior muscle

A. 위 · 아래뒤톱니근과 갈비올림근

가슴가로근 | 흉횡근
/ transversus
thoracis muscle

바깥갈비사이근

속갈비사이근 | 내늑간극
/ internal intercostal
muscle

속갈비사이막 |
내늑간막 /
internal intercostal
membrane

갈비밑근 | 늑하근 /
subcostal muscle

갈비밑근

B. 가슴가로근

C. 갈비밑근

D. 가슴벽의 뒷면을 속에서 본 그림

그림 5-26. **가슴우리 속면의 근육**

4. 가로막 (그림 5-27, 표 5-17)

가로막 ^{횡격막}/diaphragm 은 아래가슴문을 막아서 가슴
안과 배안을 분리하는 막 형태의 근육이다. 가로막
전체의 형태는 둥근 지붕 모양이며 높이 들어 올려진
중앙부분에 **중심널힘줄** ^{건중심}/central tendon 이 있다.

가로막이 수축하면 중심널힘줄이 아래쪽으로 당겨지
고 가슴안이 넓어져 압력이 낮아지며 들숨이 일어난다.
근육섬유는 주변의 가슴배벽에서 일어나 위쪽으로 올
라가 중심널힘줄에 닿는다. 가로막은 이는곳에 따라
복장부분 ^{흉골부}/sternal part, **갈비부분** ^{늑골부}/costal part,
허리부분 ^{요추부}/lumbar part 3부분으로 나뉜다.

●**가로막의 구멍**

가슴안에서 배안으로 지나가는 식도와 큰혈관, 신경 등은 가로막을 통해 빠져나간다. 이 때문에 커다란 3개의 구멍이나 틈새가 가로막에 만들어진다.

대정맥구멍 대정맥공/caval opening | 중심널힘줄에서 정중선 바로 오른쪽에 있는 둥근 구멍이며 아래대정맥과

오른가로막신경, 림프절이 통과한다.

식도구멍 식도열공/esophageal hiatus | 중심널힘줄 뒤쪽의 둥근 구멍 모양의 틈새이며 식도와 미주신경이 통과한다.

대동맥구멍 대동맥열공/aortic hiatus | 가로막의 가장 뒤쪽에 위치해 있으며 대동맥과 가슴림프관, 홀정맥이 통과한다.

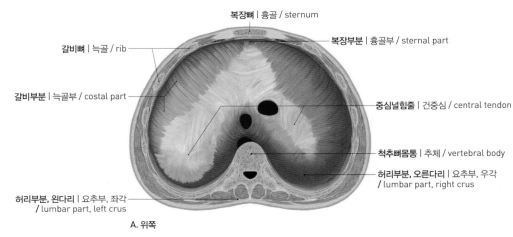

A. 위쪽

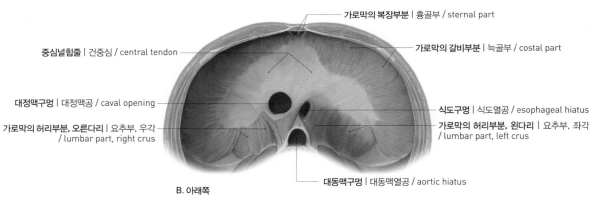

B. 아래쪽

그림 5-27. 가로막

표 5-17. 가로막

근육	이는곳	닿는곳	신경지배	작용
가로막	복장부분: 칼돌기 갈비부분: 갈비활(일곱째~열두째갈비연골) 허리부분: 허리뼈몸통, 안쪽·가쪽활꼴인대	중심널힘줄	가로막신경 (C3~5)	가슴안 바닥이 아래쪽으로 이동(들숨)

C: 목(cervical)

배의 근육

1. 앞가쪽배벽의 근육 (그림 5-28, 표 5-18)

배벽의 가쪽부분에는 3개의 납작한 근육이 겹쳐 있으며, 앞쪽에 해당하는 정중에는 하나 혹은 두 개의 세로로 뻗은 근육이 있다. 가쪽부분의 근육은 **배바깥빗근, 배속빗근, 배가로근**이며, 앞쪽의 세로 근육은 **배곧은근과 배세모근**이다.

배바깥빗근 외복사근/external abdominal oblique muscle | 배벽 가쪽부위의 근육 중에서 가장 바깥에 있는 넓은 근육이다. 다섯째~열두째갈비뼈에서 시작되며 뒤아래부분의 근육은 엉덩뼈능선에 닿고 앞위부분의 근육은 **널힘줄** 건막/aponeurosis 이 되어 배곧은근집 앞쪽에 합쳐져 백색선에서 끝난다. 배바깥빗근의 널힘줄은 아래모서리가 두꺼워지면서 **고샅인대** 서혜인대/inguinal ligament 가 된다. 고샅인대의 안쪽끝 부근의 틈새는 **얕은 고샅구멍** 천서혜륜/superficial inguinal ring 이라고 하며, 고샅굴의 바깥구멍이 된다.

배속빗근 내복사근/internal abdominal oblique muscle | 배바깥빗근의 깊은층에 있는 넓은 근육이며, 등허리근막, 엉덩뼈능선, 고샅인대에서 시작되어 위쪽과 안쪽으로 부채꼴처럼 펼쳐지며, 위부분의 근육섬유는 여덟째~열두째갈비뼈로 향하고, 중앙 대부분의 근육섬유는 백색선에서 끝난다. 배속빗근의 일부는 고샅굴로 들어가서 정삭 주위를 감싸고 **고환올림근** 정소거근/cremaster muscle 이 된다.

배가로근 복횡근/transverse abdominal muscle | 배벽 가쪽부분에 있는 근육 중에서 가장 속에 있는 넓은 근육이다. 일곱째~열두째갈비뼈연골, 엉덩뼈능선, 고샅인대에서 시작되어 앞쪽을 향해 펼쳐지며 거의 수평에 가깝게 주행하여 백색선에서 끝난다. 배속빗근과 배가로근 사이는 신경과 혈관의 통로가 된다.

배곧은근 복직근/rectus abdominis muscle | 배벽 앞쪽에서 세로로 뻗어있는 길고 넓은 띠 모양의 근육이다. 배곧은근의 힘살은 옆으로 가로지르는 3~4개의 중간힘줄(**나눔힘줄** 건획/tendinous intersections)에 의해 나뉘어져 있다. 배곧은근의 가쪽모서리는 가쪽으로 살짝 볼록한 테두리를 만들며, 이를 **반달선** 반월선/linea semilunaris 이라고 한다.

배세모근 추체근/pyramidalis muscle | 배곧은근 아래부분의 앞쪽에 있는 작은 삼각형 모양의 근육이다. 배세모근은 두덩뼈위가지에서 시작해 백색선에서 끝난다.

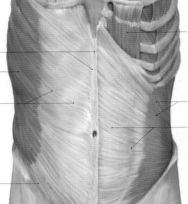

백색선 | 백선 / linea alba

배바깥빗근 | 외복사근 /
external abdominal oblique muscle

배바깥빗근널힘줄 | 외복사근건막 /
aponeurosis of external abdominal oblique muscle
(배곧은근집의 앞층으로 이어짐)

고샅인대 | 서혜인대 / inguinal ligament

얕은고샅구멍 | 천서혜륜 / superficial inguinal ring

배곧은근 | 복직근 / rectus abdominis muscle

배속빗근 | 내복사근 / internal abdominal oblique muscle

배속빗근널힘줄 | 내복사근건막 /
aponeurosis of internal abdominal oblique muscle
(배곧은근집의 앞층으로 이어짐)

A. 배바깥빗근과 배속빗근

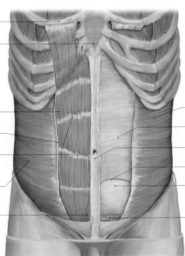

다섯째갈비연골 | 제5늑연골 / 5th costal cartilage

복장뼈, 칼돌기 | 흉골, 검상돌기 /
sternum, xiphoid process

배곧은근 | 복직근 / rectus abdominis muscle

반달선 | 반월선 / linea semilunaris

나눔힘줄 | 건획 / tendinous intersections

배가로근 | 복횡근 / transverse abdominal muscle

배세모근 | 추체근 / pyramidalis muscle

배가로근 | 복횡근 / transverse abdominal muscle

배곧은근집, 뒤층 | 복직근초, 후엽 /
rectus sheath, posterior layer

백색선 | 백선 / linea alba

활꼴선 | 궁상선 / arcuate line

배가로근막 | 복횡근막 / transversalis fascia

배곧은근 | 복직근 / rectus abdominis muscle
(절단)

B. 배곧은근과 배가로근

배곧은근집, 뒤층 | 복직근초, 후엽 /
rectus sheath, posterior layer

배곧은근 | 복직근 / rectus abdominis muscle

배바깥빗근 | 외복사근 /
external abdominal oblique muscle

배속빗근 | 내복사근 / internal abdominal oblique muscle

배가로근 | 복횡근 / transverse abdominal muscle

배가로근막 | 복횡근막 / transversalis fascia

허리내모근 | 요방형근 / quadratus lumborum

넓은등근 | 광배근 / latissimus dorsi muscle

복막 | peritoneum

큰허리근 | 대요근 / psoas major muscle

C. 배벽의 가로단면

그림 5-28. 앞가쪽배벽의 근육

표 5-18. **앞가쪽배벽의 근육**

근육	이는곳	닿는곳	신경지배	작용
배바깥빗근	다섯째~열두째갈비뼈	엉덩뼈능선, 고샅인대, 백색선	갈비사이신경(T5~11), 갈비밑신경	복압 상승, 몸통의 굽힘, 돌림
배속빗근	등허리근막, 엉덩뼈능선, 고샅인대	열째~열두째갈비뼈, 백색선, 두덩뼈능선	갈비사이신경(T10, 11), 갈비밑신경, 엉덩아랫배신경	복압 상승, 몸통의 굽힘, 돌림
배가로근	일곱째~열두째갈비뼈, 등허리근막, 엉덩뼈능선, 고샅인대	백색선, 두덩뼈능선	갈비사이신경(T6~11), 갈비밑신경, 엉덩아랫배신경	복압 상승
배곧은근	두덩뼈능선	칼돌기, 다섯째~일곱째갈비연골	갈비사이신경(T6~11), 갈비밑신경	몸통의 굽힘, 복압 상승
배세모근	두덩뼈능선	백색선 아래부분	엉덩아랫배신경	백색선을 내림

T: 가슴(thoracic)

2. 배곧은근집 (그림 5-29)

배곧은근집 복직근초/rectus sheath 은 배곧은근과 배세모근을 거의 완전하게 감싸는 질긴 결합조직 주머니이며, 앞층과 뒤층으로 나뉜다. 앞층은 배바깥빗근과 배속빗근의 널힘줄 그리고 뒤층은 배속빗근과 배가로근널힘줄로 이루어져 있다.

배곧은근집의 뒤층은 전체 높이의 3/4 되는 곳에서 갑자기 사라지며, 끝나는 아래모서리의 접힘은 **활꼴선** 궁상선/arcuate line 을 만든다. 활꼴선 아래쪽의 배곧은근의 뒤쪽은 얇은 **배가로근막** 복횡근막/transversalis fascia 으로 덮여 있다.

배곧은근집의 앞층과 뒤층의 섬유는 정중선에서 만나 섞이면서 배곧은근집 전체 길이에 걸쳐 **백색선** 백선/linea alba 이라고 하는 결합조직의 띠를 만든다. 백색선이 있는 부위는 배곧은근집의 앞층과 뒤층이 붙어 있으며, 좌우의 배곧은근은 백색선에 의해 나뉘어져 있다.

3. 뒤배벽의 근육 (그림 5-30, 표 5-19)

허리뼈의 양쪽 옆을 따라 세로로 달리는 한쌍의 **큰허리근, 작은허리근, 허리네모근**이 있으며 뒤배벽의 담장에 해당한다. 뒤배벽의 위쪽끝에는 가로막이 있어 배안의 위벽이 되고, 아래쪽끝의 큰골반 속면에는 **엉덩근**이 있어 배안의 아래벽이 된다.

큰허리근과 엉덩근을 합쳐서 **엉덩허리근** 장요근/iliopsoas muscle 이라고 한다.

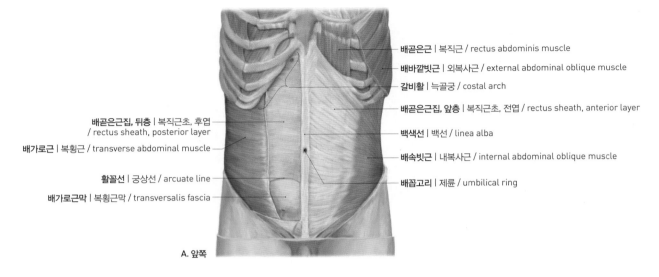

배곧은근 | 복직근 / rectus abdominis muscle

배바깥빗근 | 외복사근 / external abdominal oblique muscle

갈비활 | 늑골궁 / costal arch

배곧은근집, 앞층 | 복직근초, 전엽 / rectus sheath, anterior layer

백색선 | 백선 / linea alba

배속빗근 | 내복사근 / internal abdominal oblique muscle

배꼽고리 | 제륜 / umbilical ring

배곧은근집, 뒤층 | 복직근초, 후엽 / rectus sheath, posterior layer

배가로근 | 복횡근 / transverse abdominal muscle

활꼴선 | 궁상선 / arcuate line

배가로근막 | 복횡근막 / transversalis fascia

A. 앞쪽

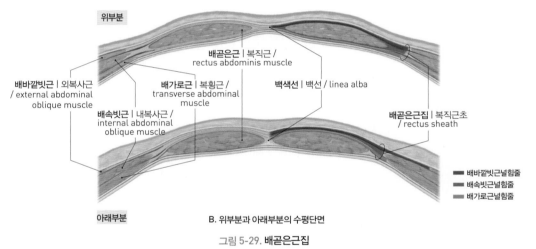

위부분

배곧은근 | 복직근 / rectus abdominis muscle

배바깥빗근 | 외복사근 / external abdominal oblique muscle

배가로근 | 복횡근 / transverse abdominal muscle

배속빗근 | 내복사근 / internal abdominal oblique muscle

백색선 | 백선 / linea alba

배곧은근집 | 복직근초 / rectus sheath

■ 배바깥빗근널힘줄
■ 배속빗근널힘줄
■ 배가로근널힘줄

아래부분

B. 위부분과 아래부분의 수평단면

그림 5-29. 배곧은근집

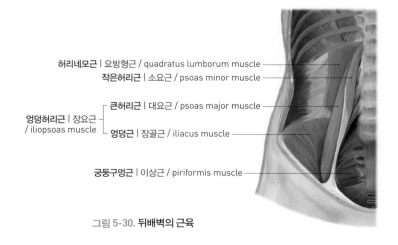

허리네모근 | 요방형근 / quadratus lumborum muscle

작은허리근 | 소요근 / psoas minor muscle

큰허리근 | 대요근 / psoas major muscle

엉덩허리근 | 장요근
/ iliopsoas muscle

엉덩근 | 장골근 / iliacus muscle

궁둥구멍근 | 이상근 / piriformis muscle

그림 5-30. **뒤배벽의 근육**

표 5-19. **뒤배벽의 근육**

근육	이는곳	닿는곳	신경지배	작용
큰허리근	열두째등뼈~다섯째허리뼈 몸통과 가로돌기	넙다리뼈 작은돌기	L2~4 앞가지	엉덩관절의 굽힘
작은허리근	열두째등뼈~첫째허리뼈몸통	볼기뼈 엉덩두덩융기	L1, 2 앞가지	몸통의 가벼운 굽힘
허리네모근	엉덩뼈능선, 엉덩허리인대, 아래쪽 허리뼈 가로돌기	열두째갈비뼈, 위쪽 허리뼈 가로돌기	T12~L3 앞가지	몸통의 옆굽힘
엉덩근	엉덩뼈오목	넙다리뼈 작은돌기	넙다리신경(L2~4)	엉덩관절의 굽힘

T: 가슴(thoracic), **L**: 허리(lumbar)

골반의 근육

1. 골반벽의 근육 (그림 5-31)

골반벽에는 2개의 근육이 추가되어 있다.

속폐쇄근 내폐쇄근/obturator internus muscle 은 부채꼴 근육이며, 폐쇄막의 안쪽면과 그 주위의 볼기뼈에서 시작하여 넙다리뼈의 큰돌기에서 끝난다. 이 근육은 골반안의 앞가쪽벽을 형성한다.

궁둥구멍근 이상근/piriformis muscle 은 삼각형의 근육이다. 엉치뼈 앞쪽에서 4개의 앞엉치뼈구멍 사이에서 시작되어 넙다리뼈 큰돌기의 위부분에서 끝난다. 궁둥구멍근은 골반안의 뒤가쪽벽을 형성하는 동시에, 큰 궁둥구멍을 위아래 2부분(궁둥구멍근 위구멍 · 아래구멍)으로 나눈다.

2. 골반바닥의 근육 (그림 5-32, 표 5-20)

골반바닥은 골반안의 바닥이며, 골반가로막에 의해 만들어진다.

골반가로막은 골반벽에서 시작되는 깔대기 모양의 근육으로 항문올림근, 꼬리근과 근막으로 이루어져 있다. 골반가로막은 위쪽의 골반안과 아래쪽의 샅을 분리하며, 그 중앙의 구멍에는 항문관이 있고, 앞쪽 틈새(비뇨생식구멍)에는 요도(여성에서는)가 통과하고 있다.

항문올림근 항문거근/levator ani muscle 은 좌우의 골반벽에서 두덩뼈몸통의 뒤쪽, 속폐쇄근막의 항문올림근힘줄활, 궁둥뼈가시 등에서 시작하여 샅중심체, 항문 주위, 항문꼬리인대, 꼬리뼈에서 끝난다.

항문올림근은 이는곳과 닿는곳에 따라 **두덩곧창자근** 치골직장근/pu-

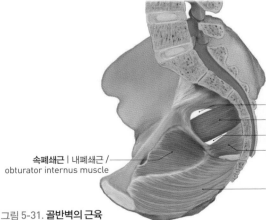

궁둥구멍근 위구멍 | 이상근상공 / suprapiriform foramen
궁둥구멍근 | 이상근 / piriformis muscle
궁둥구멍근 아래구멍 | 이상근하공 / infrapiriform foramen
꼬리근 | 미골근 / coccygeus muscle
속폐쇄근 | 내폐쇄근 / obturator internus muscle
항문올림근 | 항문거근 / levator ani muscle

그림 5-31. **골반벽의 근육**

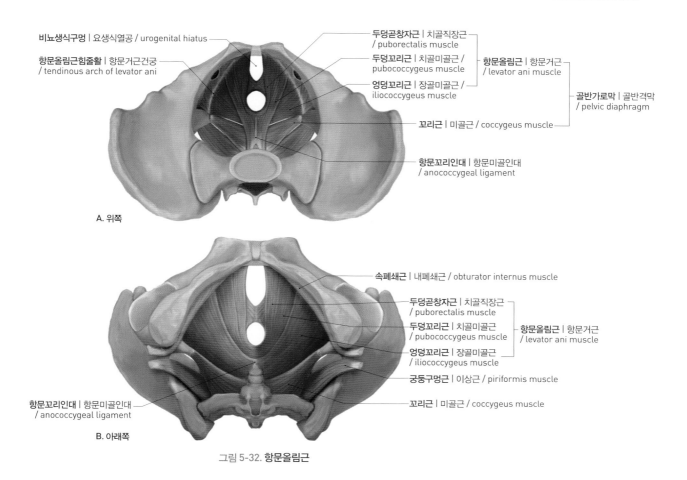

A. 위쪽

B. 아래쪽

그림 5-32. 항문올림근

borectalis muscle, **두덩꼬리근** 치골미골근/pubococcygeus muscle, **엉덩꼬리근** 장골미골근/iliococcygeus muscle 3가지 근육으로 나뉜다.

꼬리근(궁둥꼬리근) 미골근/coccygeus muscle 은 골반가로막의 뒤부분을 만드는 삼각형의 근육이며, 궁둥뼈가시에서 시작하여 엉치뼈 아래부분과 꼬리뼈에서 끝난다.

표 5-20. **골반바닥의 근육**

근육		이는곳	닿는곳	신경지배	작용
항문 올림근	두덩곧창자근	두덩뼈몸통 뒤쪽	샅힘줄중심, 곧창자항문 이행부분 뒤쪽	S4의 앞가지, 아래항문신경 (음부신경의 가지)	골반가로막의 형성, 골반안내장의 지지, 항문곧창자굽이의 형성, 바깥항문조임근과 협력
	두덩꼬리근	두덩뼈몸통 뒤쪽, 항문올림근힘줄활 앞부분	항문꼬리인대, 꼬리뼈		
	엉덩꼬리근	항문올림근힘줄활 뒷부분 궁둥뼈가시	항문꼬리인대		
꼬리근(궁둥꼬리근)		궁둥뼈가시	엉치뼈 아래부위, 꼬리뼈	S3과 S4의 앞가지	골반가로막에 합쳐짐

S: 엉치(sacral)

팔의 근육 (표 5-21)

팔의 근육은 몸통에서 손에 이르기까지 팔의 4부분에 대응해서 4그룹으로 나눈다. 팔이음부위의 근육, 위팔의 근육, 아래팔의 근육, 손의 근육이다. 팔이음부위 근육인 몸통에 주로 위치하는 얕은등근육과 얕은가슴근육은 등근육과 가슴근육 내용에서 설명하였다. 여기에서는 근육이 위치하는 장소에 따라 어깨주변의 근육, 위팔, 아래팔, 손의 근육으로 구분하여 설명한다.

1. 어깨뼈 주변의 근육 (그림 5-33, 34, 표 5-22)

어깨뼈 주위에는 6개의 근육이 있다. 모든 근육이 어깨뼈에서 시작해 위팔뼈에 닿아 어깨관절에 작용한다.

어깨세모근 삼각근/deltoid muscle 은 위팔의 위부분에 닿고 어깨관절을 덮고 있는 삼각형의 큰 근육이다. 어깨뼈(어깨뼈가시, 봉우리)와 빗장뼈(가쪽 1/3)에서 시작되며 위팔뼈 중간부분의 가쪽면(세모근거친면)에 닿는다. 어깨관절에서 위팔을 바깥으로 벌리는 작용을 한다. 이 근육의 위팔뼈 부착부 부분은 근육주사에 이용되고 있다.

어깨세모근 이외의 5개의 근육들은, 어깨뼈의 등쪽면에서 일어나는 **가시위근** 극상근/supraspinatus muscle, **가시아래근** 극하근/infraspinatus muscle, 어깨뼈의 가쪽에서 일어나는 **작은원근** 소원근/teres minor muscle, **큰원근** 대원근/teres major muscle 그리고 어깨뼈의 갈비뼈면에서 일어나는 **어깨밑근** 견갑하근/subscapularis muscle 의 힘줄은 어깨관절의 위쪽과 앞뒤를 단단히 둘러싸고 있어 위팔뼈머리가 어깨뼈의 관절오목에서 탈구되지 않도록 막고 있다. 이 근육들은 위팔뼈의 모음, 벌림, 돌림운동을 담당하고 있다.

표 5-21. **팔 근육의 개요와 구분**

	(I) 앞쪽(굽힘쪽)의 근육	**(II) 뒤쪽(폄쪽)의 근육**
팔이음부위의 근육	가슴부위 얕은층의 근육	등부위 얕은층의 근육 어깨뼈 주변의 근육
위팔의 근육	위팔 굽힘쪽의 근육	위팔 폄쪽의 근육
아래팔의 근육	아래팔 굽힘쪽의 근육	아래팔 폄쪽의 근육
손의 근육	손바닥의 근육	-

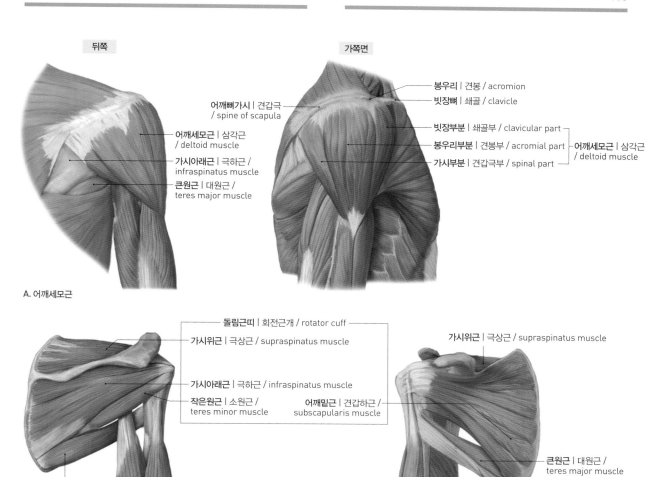

뒤쪽

가쪽면

어깨뼈가시 | 견갑극
/ spine of scapula

봉우리 | 견봉 / acromion

빗장뼈 | 쇄골 / clavicle

어깨세모근 | 삼각근
/ deltoid muscle

가시아래근 | 극하근 /
infraspinatus muscle

큰원근 | 대원근 /
teres major muscle

빗장부분 | 쇄골부 / clavicular part

봉우리부분 | 견봉부 / acromial part

가시부분 | 견갑극부 / spinal part

어깨세모근 | 삼각근
/ deltoid muscle

A. 어깨세모근

돌림근띠 | 회전근개 / rotator cuff

가시위근 | 극상근 / supraspinatus muscle

가시위근 | 극상근 / supraspinatus muscle

가시아래근 | 극하근 / infraspinatus muscle

작은원근 | 소원근 /
teres minor muscle

어깨밑근 | 견갑하근 /
subscapularis muscle

큰원근 | 대원근 /
teres major muscle

큰원근 | 대원근 /
teres major muscle

B. 어깨뼈 뒤쪽의 근육

C. 어깨뼈 앞쪽의 근육

그림 5-33. 어깨뼈 주변의 근육

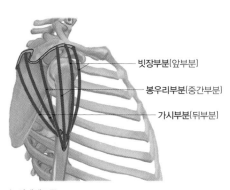

빗장부분(앞부분)

봉우리부분(중간부분)

가시부분(뒤부분)

A. 어깨세모근

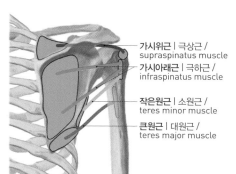

가시위근 | 극상근 /
supraspinatus muscle

가시아래근 | 극하근 /
infraspinatus muscle

작은원근 | 소원근 /
teres minor muscle

큰원근 | 대원근 /
teres major muscle

B. 가시위근, 가시아래근, 작은원근, 큰원근

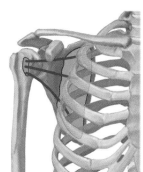

C. 어깨밑근

그림 5-34. 어깨뼈 주변의 근육, 이는곳과 닿는곳

표 5-22. **어깨뼈 주변의 근육**

근육	이는곳	닿는곳	신경지배	작용
어깨세모근	빗장뼈 가쪽부분, 봉우리, 어깨뼈가시	위팔뼈 어깨세모근거친면	겨드랑신경	빗장부분: 어깨관절의 굽힘, 안쪽돌림 봉우리부분: 어깨관절의 벌림 어깨뼈가시부분: 어깨관절의 폄, 가쪽돌림
가시위근	어깨뼈 가시위오목	위팔뼈 큰결절	어깨위신경	어깨관절의 벌림
가시아래근	어깨뼈 가시아래오목	위팔뼈 큰결절	어깨위신경	어깨관절의 가쪽돌림, 수평벌림
작은원근	어깨뼈 가쪽모서리	위팔뼈 큰결절	겨드랑신경	어깨관절의 가쪽돌림
큰원근	어깨뼈 가쪽모서리, 아래각	위팔뼈 작은결절능선	어깨밑신경	어깨관절의 모음, 안쪽돌림
어깨밑근	어깨뼈 어깨뼈밑오목	위팔뼈 작은결절	어깨밑신경	어깨관절의 안쪽돌림

어깨관절의 뒤쪽에서 큰결절에 닿는 가시위근, 가시아래근, 작은원근과 앞쪽에서 작은결절에 닿는 어깨밑근으로 이루어진 4개 근육의 힘줄은 위팔뼈 위끝부분을 소맷부리처럼 휘감으며 어깨관절 정화시키는 작용을 해서 **돌림근띠** 회전근개/rotator cuff 라고 한다.

2. 위팔의 근육

위팔에는 4개의 근육이 있으며 그중에서 앞쪽(굽힘쪽)에 3개의 근육(위팔두갈래근, 부리위팔근, 위팔근)이, 뒤쪽(폄쪽)에 하나의 근육(위팔세갈래근)이 있다. 팔꿉 뒤쪽에는 **팔꿈치근** 주근/anconeus muscle 이 있다.

1) 위팔 굽힘쪽의 근육 (그림 5-35, 37, 표 5-23)

위팔두갈래근 상완이두근/biceps brachii muscle 은 위팔 앞쪽의 중앙에 위치해 있는 방추 모양의 근육이며 팔꿉을 굽힐 때 알통을 만든다. 시작부위는 2개의 근육갈래(긴갈래, 짧은갈래)로 나뉘어져 있다. 짧은갈래는 어깨뼈의 부리돌기에서, 긴갈래는 어깨뼈 관절오목의 바로 위에서 각각 일어나서 노뼈 위쪽에 있는 노뼈거친면에 닿는다. 아래팔을 굽히는 동시에 바깥으로 돌리는 작용을 한다.

부리위팔근 오훼완근/coracobrachialis muscle 은 위팔의 위부분에서 위팔두갈래근의 짧은갈래 깊은층에 위치한다. 위팔을 굽히는 작용을 한다.

위팔근 상완근/brachialis muscle 은 위팔 앞쪽의 아래쪽 절반에서 위팔두갈래근의 깊은층에 위치한다. 아래팔을 굽히는 작용을 한다.

표 5-23. **위팔 굽힘쪽의 근육**

근육	이는곳	닿는곳	신경지배	작용
위팔두갈래근	짧은갈래: 어깨뼈의 부리돌기 긴갈래: 어깨뼈의 접시위결절	노뼈거친면, 위팔두갈래널힘줄	근육피부신경	아래팔의 굽힘, 돌림
부리위팔근	어깨뼈의 부리돌기	위팔뼈 중앙의 안쪽 앞쪽	근육피부신경	위팔의 굽힘
위팔근	위팔뼈의 아래쪽 절반, 안쪽·가쪽위팔근육사이막	자뼈거친면	근육피부신경	아래팔의 굽힘

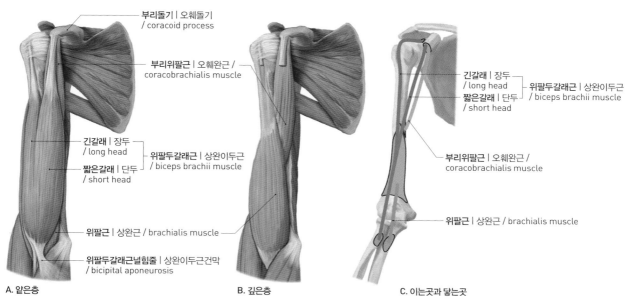

부리돌기 | 오훼돌기
/ coracoid process

부리위팔근 | 오훼완근 /
coracobrachialis muscle

긴갈래 | 장두
/ long head

짧은갈래 | 단두
/ short head

위팔두갈래근 | 상완이두근
/ biceps brachii muscle

위팔근 | 상완근 / brachialis muscle

위팔두갈래근널힘줄 | 상완이두근건막
/ bicipital aponeurosis

긴갈래 | 장두
/ long head

짧은갈래 | 단두
/ short head

위팔두갈래근 | 상완이두근
/ biceps brachii muscle

긴갈래 | 장두
/ long head

짧은갈래 | 단두
/ short head

위팔두갈래근 | 상완이두근
/ biceps brachii muscle

부리위팔근 | 오훼완근 /
coracobrachialis muscle

위팔근 | 상완근 / brachialis muscle

A. 얕은층

B. 깊은층

C. 이는곳과 닿는곳

그림 5-35. **위팔앞칸의 근육**

2) 위팔 폄쪽의 근육 [그림 5-36, 37, 표 5-24]

위팔세갈래근 상완삼두근/triceps brachii muscle 은 위팔
뒤쪽에 있는 큰 방추 모양의 근육이며, 이는부분은 3개
의 근육갈래(긴갈래, 안쪽갈래, 가쪽갈래)로 나뉜다.

긴갈래 장두/long head 는 어깨뼈의 접시오목 바로 아래
(접시아래결절), **안쪽갈래** 내측두/medial head 는 위팔뼈
의 뒤쪽 아래, **가쪽갈래** 외측두/lateral head 는 위팔뼈의 뒤
쪽 위부분에서 시작하여 자뼈의 팔꿈치머리 위부분에

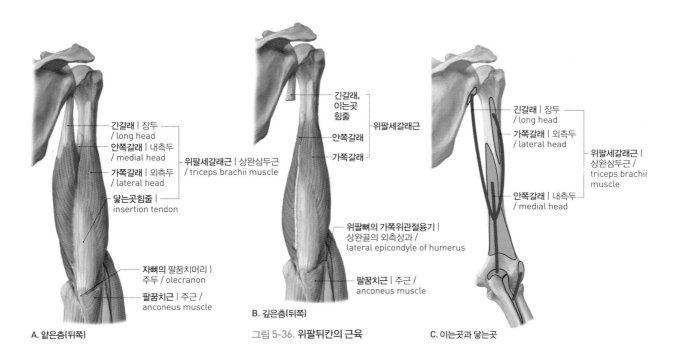

긴갈래 | 장두
/ long head

안쪽갈래 | 내측두
/ medial head

가쪽갈래 | 외측두
/ lateral head

위팔세갈래근 | 상완삼두근
/ triceps brachii muscle

닿는곳힘줄 |
insertion tendon

자뼈의 팔꿈치머리 |
주두 / olecranon

팔꿈치근 | 주근 /
anconeus muscle

A. 얕은층(뒤쪽)

긴갈래,
이는곳
힘줄

안쪽갈래

가쪽갈래

위팔세갈래근

위팔뼈의 가쪽위관절융기 |
상완골의 외측상과 /
lateral epicondyle of humerus

팔꿈치근 | 주근 /
anconeus muscle

B. 깊은층(뒤쪽)

그림 5-36. **위팔뒤칸의 근육**

긴갈래 | 장두
/ long head

가쪽갈래 | 외측두
/ lateral head

안쪽갈래 | 내측두
/ medial head

위팔세갈래근 |
상완삼두근 /
triceps brachii
muscle

C. 이는곳과 닿는곳

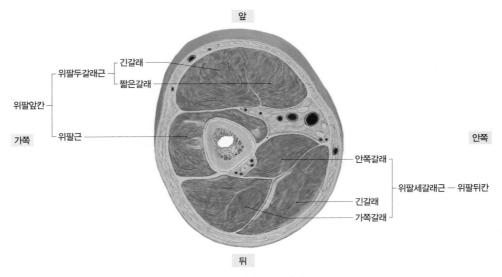

앞

가쪽
안쪽

뒤

긴갈래
위팔두갈래근
짧은갈래
위팔앞칸
위팔근

안쪽갈래
위팔세갈래근 — 위팔뒤칸
긴갈래
가쪽갈래

그림 5-37. **왼위팔의 가로단면**

표 5-24. **위팔 폄쪽의 근육**

근육	이는곳	닿는곳	신경지배	작용
위팔세갈래근	긴갈래: 어깨관절 아래부분 결절(접시아래결절) 안쪽갈래: 위팔뼈 뒤쪽에서 노신경고랑보다 아래쪽·안쪽근육사이막 가쪽갈래: 위팔뼈 뒤쪽에서 노신경고랑보다 위쪽·가쪽근육사이막	자뼈의 팔꿈치머리	노신경	팔꿈관절의 폄
팔꿈치근	위팔뼈의 가쪽위관절융기	자뼈 팔꿈치머리의 가쪽면	노신경	팔꿈관절의 폄, 팔꿈관절주머니의 긴장

닿는다. 아래팔의 폄운동을 담당한다.

팔꿈치근 주근/anconeus muscle 은 팔꿈의 가쪽면에 있는 작은 근육이며 팔꿈관절을 펴고 팔꿈관절주머니를 긴장시킨다.

3. 아래팔의 근육

아래팔의 근육에는 앞쪽의 굽힘근과 뒤쪽의 폄근이 있으며 노뼈, 자뼈와 아래팔뼈사이막 및 **가쪽아래팔근육 사이공간** 외측전완근간극/lateral intermuscular space of forearm 에 의해 분리되어 있다(그림 5-38).

아래팔의 굽힘근은 8개의 근육을 포함하고 있다. 이들은 3개의 그룹(얕은층, 중간층, 깊은층)으로 배치되어 있다.

1) 아래팔 굽힘쪽의 근육

아래팔 굽힘쪽의 얕은층에는 **원엎침근** 원회내근/pronator teres muscle, **노쪽손목굽힘근** 요측수근굴근/flexor carpi radialis muscle, **긴손바닥근** 장장근/palmaris longus muscle, **자쪽손목굽힘근** 척측수근굴근/flexor carpi ulnaris muscle 이 있고(그림 5-39, 표 5-25), 중간층에는 **얕은손가락굽힘근** 천지굴근/flexor digitorum superficialis muscle (그림 5-40, 표 5-26), 깊은층에는 **깊은손가락굽힘근** 심지굴근/flexor digi-

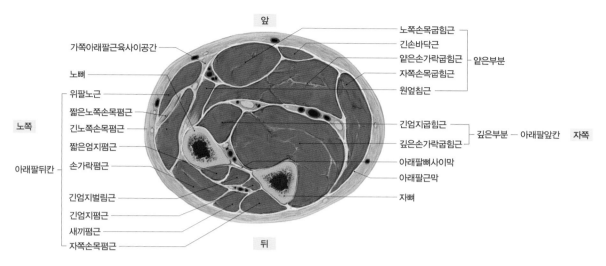

앞

가쪽아래팔근육사이공간
노뼈
위팔노근
짧은노쪽손목폄근
긴노쪽손목폄근
짧은엄지폄근
손가락폄근
긴엄지벌림근
긴엄지폄근
새끼폄근
자쪽손목폄근

노쪽손목굽힘근
긴손바닥근
얕은손가락굽힘근 ┐ 얕은부분
자쪽손목굽힘근 ┘
원엎침근

긴엄지굽힘근
깊은손가락굽힘근 ┐ 깊은부분 ─ 아래팔앞칸
아래팔뼈사이막
아래팔근막
자뼈

노쪽

아래팔뒤칸

자쪽

뒤

그림 5-38. **아래팔의 가로단면.** 손뒤침근, 집게폄근, 네모엎침근은 이 단면에서는 보이지 않는다.

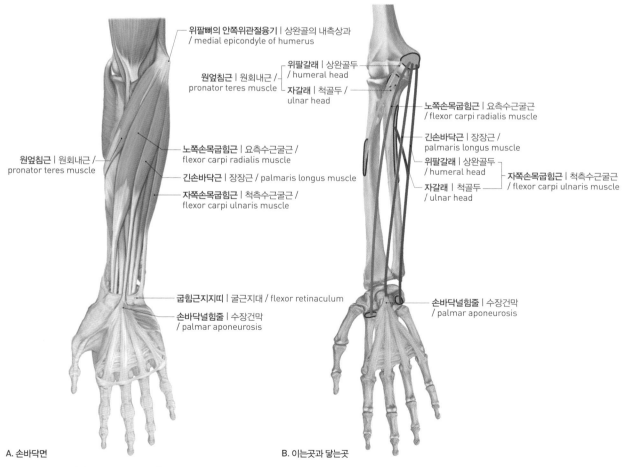

위팔뼈의 안쪽위관절융기 | 상완골의 내측상과
/ medial epicondyle of humerus

원엎침근 | 원회내근 /
pronator teres muscle

위팔갈래 | 상완골두
/ humeral head

자갈래 | 척골두 /
ulnar head

노쪽손목굽힘근 | 요측수근굴근
/ flexor carpi radialis muscle

긴손바닥근 | 장장근 /
palmaris longus muscle

위팔갈래 | 상완골두
/ humeral head

자갈래 | 척골두
/ ulnar head

자쪽손목굽힘근 | 척측수근굴근
/ flexor carpi ulnaris muscle

원엎침근 | 원회내근 /
pronator teres muscle

노쪽손목굽힘근 | 요측수근굴근 /
flexor carpi radialis muscle

긴손바닥근 | 장장근 / palmaris longus muscle

자쪽손목굽힘근 | 척측수근굴근 /
flexor carpi ulnaris muscle

굽힘근지지띠 | 굴근지대 / flexor retinaculum

손바닥널힘줄 | 수장건막
/ palmar aponeurosis

손바닥널힘줄 | 수장건막
/ palmar aponeurosis

A. 손바닥면

B. 이는곳과 닿는곳

그림 5-39. **아래팔앞칸의 근육 I: 얕은층**

표 5-25. **아래팔 굽힘쪽의 근육 I: 얕은층**

근육	이는곳	닿는곳	신경지배	작용
원엎침근	위팔갈래: 위팔뼈의 안쪽위관절융기 자갈래: 자뼈의 갈고리돌기	노뼈의 가쪽면	정중신경(C6)	아래팔: 엎침
노쪽손목굽힘근	위팔뼈의 안쪽위관절융기	둘째손허리뼈 바닥	정중신경(C6~8)	손목: 손의 굽힘, 벌림
긴손바닥근	위팔뼈의 안쪽위관절융기	손바닥널힘줄	정중신경(C8, T1)	손목: 굽힘
자쪽손목굽힘근	위팔갈래: 위팔뼈의 안쪽위관절융기 자갈래: 팔꿈치머리	갈고리뼈갈고리, 다섯째손허리뼈 바닥	정중신경(C7~T1)	손목: 손의 굽힘, 모음

C: 목(cervical), **T:** 가슴(thoracic)

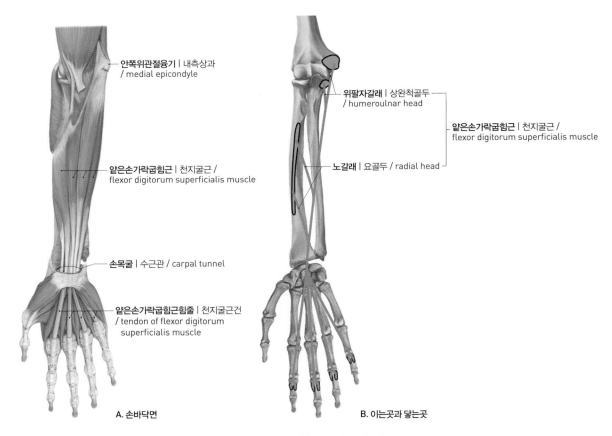

A. 손바닥면   B. 이는곳과 닿는곳

그림 5-40. **아래팔앞칸의 근육 II: 중간층(얕은손가락굽힘근)**

표 5-26. **아래팔 굽힘쪽의 근육 II: 중간층**

근육	이는곳	닿는곳	신경지배	작용
얕은손가락굽힘근	위팔자갈래: 위팔뼈의 안쪽위관절융기, 자뼈의 갈고리돌기 노갈래: 노뼈의 위부분 앞쪽에서 노뼈거친면의 먼쪽부분	둘째~다섯째손가락 마디뼈 바닥의 앞쪽	정중신경 (C7~T1)	손목, 둘째~다섯째손가락 MP, PIP관절: 굽힘

C: 목(cervical), **T:** 가슴(thoracic), **MP관절:** 손허리손가락관절, **PIP관절:** 몸쪽손가락뼈사이관절

torum profundus muscle, **긴엄지굽힘근** 장무지굴근/flexor pollicis longus muscle, **네모엎침근** 방형회내근/pronator quadratus muscle (그림 5-41, 표 5-27)의 8개의 근육무리가 있다.

손목관절을 굽히는 근육은 노쪽손목굽힘근, 자쪽손목굽힘근, 긴손바닥근이 있고, 손가락의 굽힘에는 얕은손가락굽힘근, 깊은손가락굽힘근, 긴엄지굽힘근이 있다.

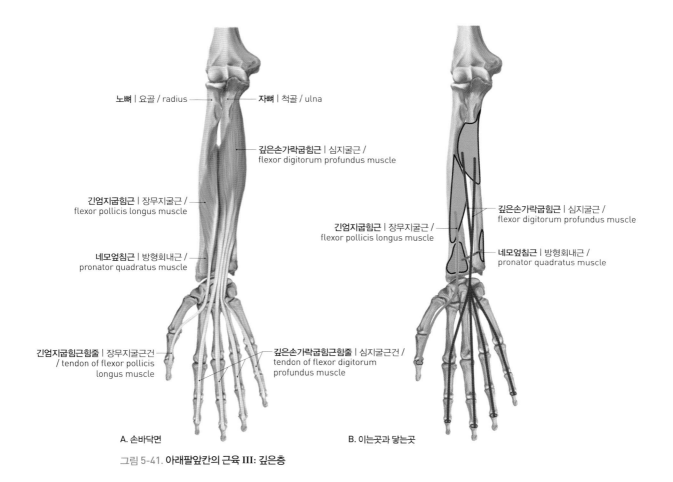

A. 손바닥면   B. 이는곳과 닿는곳

그림 5-41. **아래팔앞칸의 근육 III: 깊은층**

표 5-27. **아래팔 굽힘쪽의 근육 III: 깊은층**

근육	이는곳	닿는곳	신경지배	작용
깊은손가락굽힘근	자뼈 앞쪽(몸쪽 2/3)과 근접하는 뼈사이막	둘째~다섯째손가락의 끝마디뼈 바닥의 앞쪽	노쪽부분(둘째, 셋째손가락): 정중신경(C7~T1) 자쪽부분(넷째, 다섯째손가락): 자신경(C7~T1)	손목, 둘째~다섯째손가락 MP, PIP, DIP관절: 굽힘
긴엄지굽힘근	노뼈 앞쪽(중간부분)과 근접하는 뼈사이막	엄지끝마디뼈 바닥의 앞쪽	앞뼈사이신경 (정중신경의 가지, C6~8)	손목: 굽힘, 벌림 엄지 CM관절: 대립 엄지 MP, IP관절: 굽힘
네모엎침근	자뼈 앞쪽(먼쪽 1/4)	노뼈 앞쪽(먼쪽 1/4)	앞뼈사이신경 (정중신경의 가지, C8~T1)	아래팔: 엎침

C: 목(cervical), **T:** 가슴(thoracic), **CM관절:** 손목손허리관절, **DIP관절:** 먼쪽손가락뼈사이관절, **IP관절:** 손가락뼈사이관절, **MP관절:** 손허리손가락관절, **PIP관절:** 몸쪽손가락뼈사이관절

원엎침근과 네모엎침근은 노뼈와 자뼈사이에 걸쳐
있는 근육으로서, 자뼈를 축으로 하여 노뼈가 안쪽으
로 회전하는 엎침운동, 즉 아래팔을 안쪽으로 돌리는
운동에 관여한다.

각각의 근육이 어느 근육에 속하는가는 근육의 명칭
으로 쉽게 판단할 수 있다.

2) 손바닥으로의 통로 [그림 5-42]

굽힘근지지띠 굴근지대/flexor retinaculum 는 U자 모양
으로 굽어져 있는 손목뼈 양쪽 끝부분을 이어주는 강한
인대이며, 그 깊은층에 **손목굴** 수근관/carpal tunnel 이라
고 하는 아래팔 굽힘쪽과 손바닥을 연결하는 통로를
형성한다. 손목굴을 통해 얕은손가락굽힘근힘줄, 깊은

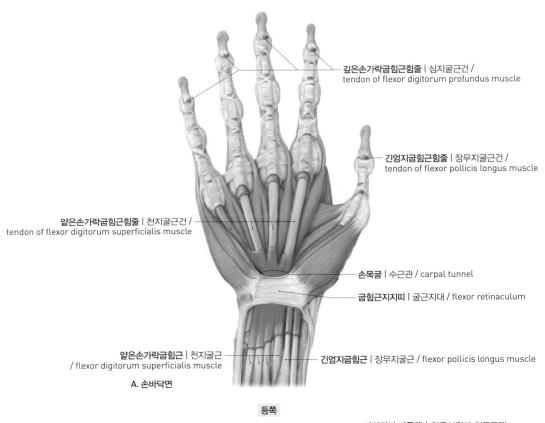

깊은손가락굽힘근힘줄 | 심지굴근건 /
tendon of flexor digitorum profundus muscle

긴엄지굽힘근힘줄 | 장무지굴근건 /
tendon of flexor pollicis longus muscle

얕은손가락굽힘근힘줄 | 천지굴근건 /
tendon of flexor digitorum superficialis muscle

손목굴 | 수근관 / carpal tunnel

굽힘근지지띠 | 굴근지대 / flexor retinaculum

얕은손가락굽힘근 | 천지굴근
/ flexor digitorum superficialis muscle

긴엄지굽힘근 | 장무지굴근 / flexor pollicis longus muscle

A. 손바닥면

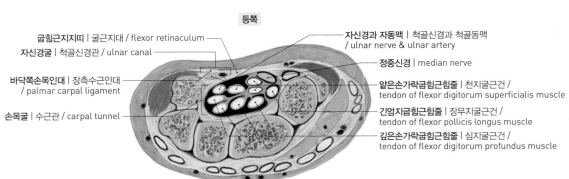

등쪽

굽힘근지지띠 | 굴근지대 / flexor retinaculum
자신경굴 | 척골신경관 / ulnar canal
바닥쪽손목인대 | 장측수근인대
/ palmar carpal ligament
손목굴 | 수근관 / carpal tunnel

자신경과 자동맥 | 척골신경과 척골동맥
/ ulnar nerve & ulnar artery
정중신경 | median nerve
얕은손가락굽힘근힘줄 | 천지굴근건 /
tendon of flexor digitorum superficialis muscle
긴엄지굽힘근힘줄 | 장무지굴근건 /
tendon of flexor pollicis longus muscle
깊은손가락굽힘근힘줄 | 심지굴근건 /
tendon of flexor digitorum profundus muscle

B. 가로단면

바닥쪽

그림 5-42. 손목굴

손가락굽힘근힘줄, 긴엄지굽힘근힘줄, 정중신경이 아래팔 굽힘쪽에서 손바닥으로 들어간다.

바닥쪽손목인대 장측수근인대/palmar carpal ligament 는 아래팔과 손목 경계에서 아래팔근막이 두꺼워진 부분이며 굽힘근지지띠의 얕은층에 있다. 그 자쪽 끝부분과 굽힘근지지띠와의 사이에 **자신경굴** 척골신경관/ulnar canal 이라고 하는 통로를 형성한다.

자신경과 자동맥이 이곳을 통해 아래팔에서 손바닥으로 들어간다.

3) 아래팔 폄쪽의 근육

아래팔의 폄근은 11개의 근육을 포함한다. 이들은 3개의 그룹(노쪽부분, 얕은층, 깊은층)으로 배치되어 있

으며, 기능적으로도 3개의 그룹(아래팔근, 손목근, 손가락근)으로 나뉜다.

● **노쪽부분의 근육**[그림 5-43, 표 5-28]

아래팔 폄쪽의 노쪽부분에는 **위팔노근** 완요골근/bra-chioradialis muscle, **긴 · 짧은노쪽손목폄근** 장 · 단요측수근신근/extensor carpi radialis longus · brevis muscle, 3개의 근육이 있으며 위팔뼈의 면쪽가쪽부분에서 가쪽위관절융기에 걸쳐 시작되며 아래팔의 노쪽(가쪽)에서 아래로 내려온다.

● **얕은층의 근육**[그림 5-44, 표 5-29]

아래팔폄근의 얕은층에는 **손가락폄근** 지신근/extensor

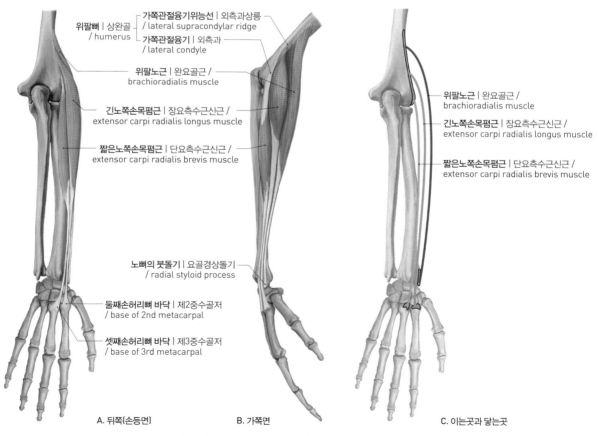

위팔뼈 | 상완골 / humerus

가쪽관절융기위능선 외측과상릉 / lateral supracondylar ridge
가쪽관절융기 외측과 / lateral condyle

위팔노근 | 완요골근 / brachioradialis muscle

긴노쪽손목폄근 장요측수근신근 / extensor carpi radialis longus muscle

짧은노쪽손목폄근 | 단요측수근신근 / extensor carpi radialis brevis muscle

노뼈의 붓돌기 | 요골경상돌기 / radial styloid process

둘째손허리뼈 바닥 | 제2중수골저 / base of 2nd metacarpal

셋째손허리뼈 바닥 | 제3중수골저 / base of 3rd metacarpal

위팔노근 | 완요골근 / brachioradialis muscle

긴노쪽손목폄근 | 장요측수근신근 / extensor carpi radialis longus muscle

짧은노쪽손목폄근 | 단요측수근신근 / extensor carpi radialis brevis muscle

A. 뒤쪽(손등면)   B. 가쪽면   C. 이는곳과 닿는곳

그림 5-43 . **아래팔뒤칸의 근육 I: 노쪽부분**

표 5-28. 아래팔 폄쪽의 근육 I: 노쪽부분

근육	이는곳	닿는곳	신경지배	작용
위팔노근	위팔뼈의 먼부분 가쪽면, 가쪽위팔근육사이막	노뼈의 붓돌기	노신경(C5~7)	팔꿉관절: 굽힘 아래팔: 엎침과 뒤침의 중간 위치로 되돌림
긴노쪽손목폄근	위팔뼈의 먼쪽가쪽면 (가쪽관절융기위능선), 가쪽위팔근육사이막	둘째손허리뼈의 바닥	노신경(C5~7)	팔꿉관절: 약한 굽힘 손목: 폄, 벌림
짧은노쪽손목폄근	위팔뼈의 가쪽위관절융기	셋째손허리뼈의 바닥	노신경(C5~7)	팔꿉관절: 약한 굽힘 손목: 폄, 벌림

C: 목(cervical)

digitorum muscle, **새끼폄근** 소지신근/extensor digiti minimi muscle, **자쪽손목폄근** 척측수근신근/extensor carpi ulnaris muscle, 3개의 근육이 있다. 이들 모두 위팔뼈의 가쪽

위관절융기에서 시작되며 아래팔의 뒤쪽에서 아래로 내려온다.

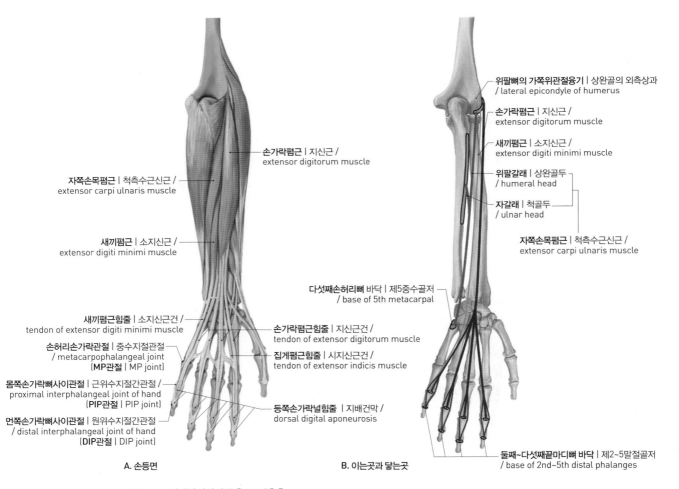

그림 5-44 . **아래팔뒤칸의 근육 II: 얕은층**

표 5-29. 아래팔 폄쪽의 근육 II: 얕은층

근육	이는곳	닿는곳	신경지배	작용
손가락폄근	위팔뼈의 가쪽위관절융기 (공통갈래)	둘째~다섯째손가락널힘줄 (중간마디뼈와 끝마디뼈의 바닥)	노신경(C6~8)	손목: 폄 둘째~다섯째손가락 MP, PIP, DIP 관절: 폄
새끼폄근	위팔뼈의 가쪽위관절융기 (공통갈래)	새끼손가락의 등쪽손가락널힘줄 (중간마디뼈와 끝마디뼈의 바닥)	노신경(C6~8)	손목: 폄, 모음 새끼 MP, PIP, DIP관절: 폄, 벌림
자쪽손목폄근	위팔갈래: 위팔뼈의 가쪽위관절융기(공통갈래) 자갈래: 자뼈의 뒤쪽	다섯째중간마디뼈의 바닥	노신경(C6~8)	손목: 굽힘, 모음

C: 목(cervical), DIP관절: 먼쪽손가락뼈사이관절, MP관절: 손허리손가락관절, PIP관절: 몸쪽손가락뼈사이관절

● **깊은층의 근육**(그림 5-45, 표 5-30)

아래팔폄근의 깊은층에는 **손뒤침근** 회외근/supinator muscle, **긴엄지벌림근** 장무지외전근/abductor pollicis longus muscle, **짧은엄지폄근** 단무지신근/extensor pollicis brevis muscle, **긴엄지폄근** 장무지신근/extensor pollicis longus muscle, **집게폄근** 시지신근/extensor indicis muscle, 5개의 근육이 있으며, 자뼈, 노뼈, 아래팔뼈사이막의 등쪽면에서 시작되며 아래가쪽으로 향한다.

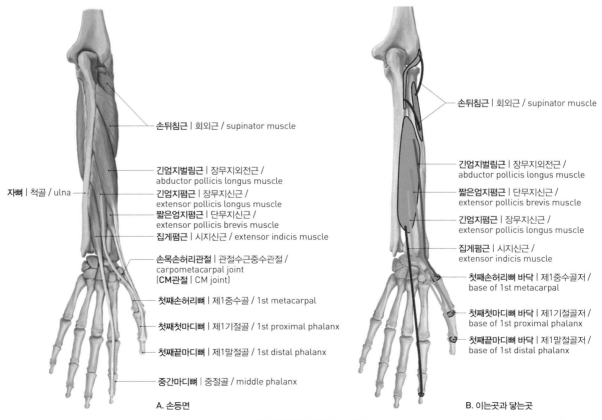

손뒤침근 | 회외근 / supinator muscle

긴엄지벌림근 | 장무지외전근 /
abductor pollicis longus muscle

자뼈 | 척골 / ulna

긴엄지폄근 | 장무지신근 /
extensor pollicis longus muscle

짧은엄지폄근 | 단무지신근 /
extensor pollicis brevis muscle

집게폄근 | 시지신근 / extensor indicis muscle

손목손허리관절 | 관절수근중수관절 /
carpometacarpal joint
(CM관절 | CM joint)

첫째손허리뼈 | 제1중수골 / 1st metacarpal

첫째첫마디뼈 | 제1기절골 / 1st proximal phalanx

첫째끝마디뼈 | 제1말절골 / 1st distal phalanx

중간마디뼈 | 중절골 / middle phalanx

A. 손등면

손뒤침근 | 회외근 / supinator muscle

긴엄지벌림근 | 장무지외전근 /
abductor pollicis longus muscle

짧은엄지폄근 | 단무지신근 /
extensor pollicis brevis muscle

긴엄지폄근 | 장무지신근 /
extensor pollicis longus muscle

집게폄근 | 시지신근 /
extensor indicis muscle

첫째손허리뼈 바닥 | 제1중수골저 /
base of 1st metacarpal

첫째첫마디뼈 바닥 | 제1기절골저 /
base of 1st proximal phalanx

첫째끝마디뼈 바닥 | 제1말절골저 /
base of 1st distal phalanx

B. 이는곳과 닿는곳

그림 5-45. **아래팔뒤칸의 근육 III: 깊은층**

표 5-30. 아래팔 폄쪽의 근육 III: 깊은층

근육	이는곳	닿는곳	신경지배	작용
손뒤침근	자뼈의 뒤침근능선, 위팔뼈의 가쪽위관절융기, 가쪽곁인대, 노뼈머리띠인대	노뼈 몸쪽부분의 가쪽면 (노뼈거친면과 원엎침근 닿는곳 사이)	노신경(C5, 6)	아래팔: 뒤침
긴엄지벌림근	노뼈와 자뼈의 등쪽면 중간부분, 아래팔뼈사이막	엄지손허리뼈의 바닥	노신경(C6~8)	손목: 벌림 엄지 CM관절: 벌림, 물러섬
짧은엄지폄근	노뼈와 아래팔뼈사이막의 등쪽면(긴엄지벌림근보다 먼쪽)	엄지첫마디뼈의 바닥	노신경(C6~8)	손목: 벌림 엄지 CM관절: 물러섬 엄지 MP관절: 폄
긴엄지폄근	자뼈와 아래팔뼈사이막의 등쪽면	엄지끝마디뼈의 바닥	노신경(C6~8)	손목: 폄, 벌림 엄지 CM관절: 모음, 물러섬 엄지 MP관절: 폄
집게폄근	자뼈와 아래팔뼈사이막의 등쪽면	집게손가락의 등쪽손가락널힘줄 (중간마디뼈와 끝마디뼈의 바닥)	노신경(C6~8)	손목: 폄 집게 MP, PIP, DIP관절: 폄

C: 목(cervical), **CM관절:** 손목손허리관절, **DIP관절:** 먼쪽손가락뼈사이관절, **MP관절:** 손허리손가락관절, **PIP관절:** 몸쪽손가락뼈사이관절

● 아래팔 폄근 근막(그림 5-46)

폄근지지띠 신근지대/extensor retinaculum 는 아래팔 뒤쪽 근막의 아래끝부분에서 가로로 뻗어있는 섬유가 모여서 두꺼워진 부분이다. 폄근지지띠는 노뼈와 자뼈 아래 끝부분의 뒤쪽에 붙어있으며 그 깊은층에 6개의 힘줄칸을 형성한다. 아래팔폄근의 손목폄근 3개의 근육과 손가락폄근 6개 근육의 힘줄은 **힘줄집** 건초/tendon sheath **(윤활집** synovial sheath**)**에 둘러싸여 아래팔 폄쪽에서 손등으로 들어간다.

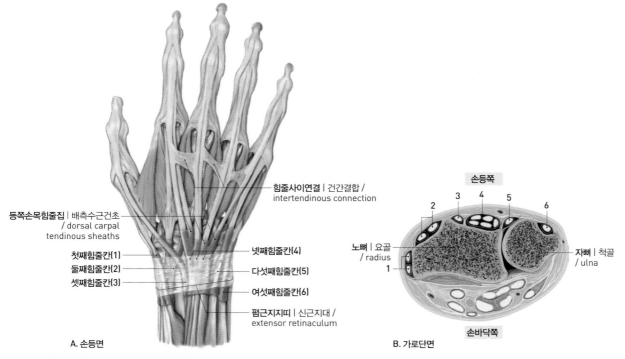

힘줄사이연결 | 건간결합 /
intertendinous connection

등쪽손목힘줄집 | 배측수근건초
/ dorsal carpal
tendinous sheaths

첫째힘줄칸(1)
둘째힘줄칸(2)
셋째힘줄칸(3)

넷째힘줄칸(4)
다섯째힘줄칸(5)
여섯째힘줄칸(6)

폄근지지띠 | 신근지대 /
extensor retinaculum

A. 손등면

손등쪽

노뼈 | 요골
/ radius

자뼈 | 척골
/ ulna

손바닥쪽

B. 가로단면

그림 5-46. **손목의 폄근힘줄칸**

4. 손의 근육

손의 근육은 모두 손바닥에 위치해 있으며 손등에는 근육이 없다. 손바닥의 근육은 엄지두덩근육, 새끼두덩근육, 손허리뼈근육으로 구분되는 3개의 그룹으로 나뉜다.

1) 엄지두덩근육 (그림 5-47, 48, 표 5-31)

엄지두덩은 엄지손가락이 뻗어 나온 곳에 볼록하게 튀어나와 있는 부분이다. 엄지두덩근육에는 엄지손가락을 움직이는 **짧은엄지벌림근** 단무지외전근/abductor pollicis brevis muscle, **엄지맞섬근** 무지대립근/opponens pollicis

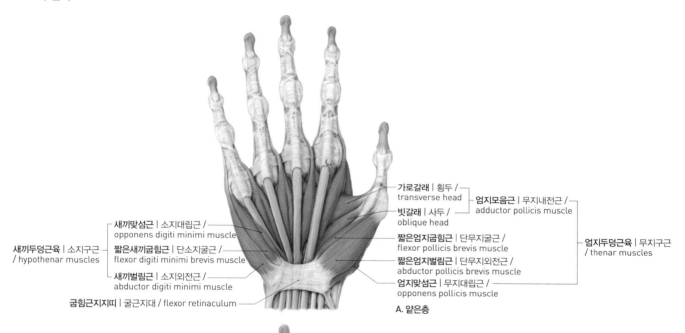

새끼맞섬근 | 소지대립근 / opponens digiti minimi muscle
새끼두덩근육 | 소지구근 / hypothenar muscles
짧은새끼굽힘근 | 단소지굴근 / flexor digiti minimi brevis muscle
새끼벌림근 | 소지외전근 / abductor digiti minimi muscle
굽힘근지지띠 | 굴근지대 / flexor retinaculum

가로갈래 | 횡두 / transverse head
빗갈래 | 사두 / oblique head
엄지모음근 | 무지내전근 / adductor pollicis muscle
짧은엄지굽힘근 | 단무지굴근 / flexor pollicis brevis muscle
짧은엄지벌림근 | 단무지외전근 / abductor pollicis brevis muscle
엄지맞섬근 | 무지대립근 / opponens pollicis muscle
엄지두덩근육 | 무지구근 / thenar muscles

A. 얕은층

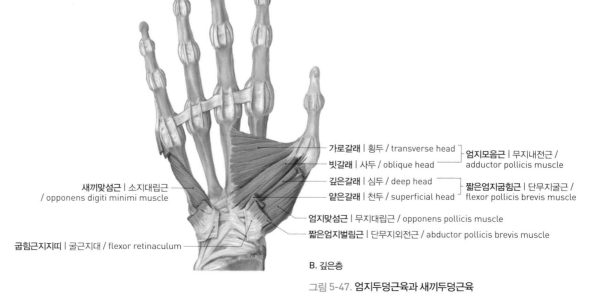

새끼맞섬근 | 소지대립근 / opponens digiti minimi muscle
굽힘근지지띠 | 굴근지대 / flexor retinaculum

가로갈래 | 횡두 / transverse head
빗갈래 | 사두 / oblique head
엄지모음근 | 무지내전근 / adductor pollicis muscle
깊은갈래 | 심두 / deep head
얕은갈래 | 천두 / superficial head
짧은엄지굽힘근 | 단무지굴근 / flexor pollicis brevis muscle
엄지맞섬근 | 무지대립근 / opponens pollicis muscle
짧은엄지벌림근 | 단무지외전근 / abductor pollicis brevis muscle

B. 깊은층

그림 5-47. **엄지두덩근육과 새끼두덩근육**

muscle, **짧은엄지굽힘근** 단무지굴근/flexor pollicis brevis muscle, **엄지모음근** 무지내전근/adductor pollicis muscle, 4개의 근육이 있다.

2) 새끼두덩근육 (그림 5-47, 49, 표 5-32)

새끼두덩은 새끼손가락이 뻗어 나온 곳에 볼록하게 튀어나와 있는 부분이다. 새끼두덩근육에는 피부를 움직이고 혈관을 보호하는 **짧은손바닥근** 단장근/palmaris

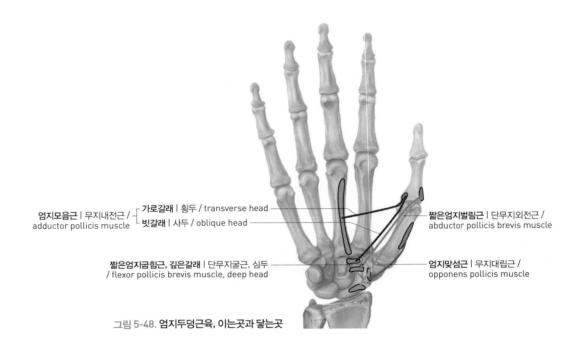

엄지모음근 | 무지내전근 /
adductor pollicis muscle
가로갈래 | 횡두 / transverse head
빗갈래 | 사두 / oblique head
짧은엄지굽힘근, 깊은갈래 | 단무지굴근, 심두
/ flexor pollicis brevis muscle, deep head
짧은엄지벌림근 | 단무지외전근 /
abductor pollicis brevis muscle
엄지맞섬근 | 무지대립근 /
opponens pollicis muscle

그림 5-48. **엄지두덩근육, 이는곳과 닿는곳**

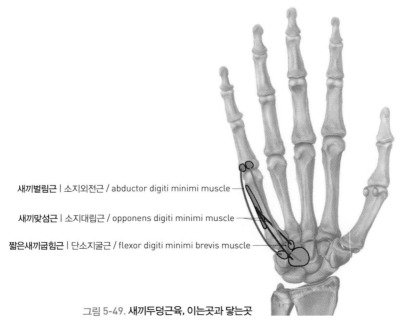

새끼벌림근 | 소지외전근 / abductor digiti minimi muscle

새끼맞섬근 | 소지대립근 / opponens digiti minimi muscle

짧은새끼굽힘근 | 단소지굴근 / flexor digiti minimi brevis muscle

그림 5-49. **새끼두덩근육, 이는곳과 닿는곳**

표 5-31. 손바닥의 근육 I: 엄지두덩근육

근육	이는곳	닿는곳	신경지배	작용
짧은엄지벌림근	손배뼈, 큰마름뼈, 굽힘근지지띠	엄지첫마디뼈 바닥 노쪽	정중신경(C6, 7)	엄지 CM관절: 벌림 엄지 MP관절: 굽힘
엄지맞섬근	큰마름뼈, 굽힘근지지띠	엄지중간마디뼈 노쪽모서리	정중신경(C6, 7)	엄지 CM관절: 대립
짧은엄지굽힘근	얕은갈래: 굽힘근지지띠 깊은갈래: 알머리뼈, 큰마름뼈	엄지첫마디뼈 바닥 노쪽	정중신경(C6, 7) 자신경(C8, T1)	엄지 CM관절: 대립 엄지 MP관절: 굽힘
엄지모음근	가로갈래: 셋째손허리뼈 바닥쪽면 빗갈래: 알머리뼈, 둘째, 셋째손허리뼈 바닥	엄지첫마디뼈 바닥 자쪽	자신경(C8, T1)	엄지 CM관절: 모음 엄지 MP관절: 굽힘

C: 목(cervical), T: 가슴(thoracic), CM관절: 손목손허리관절, MP관절: 손허리손가락관절

표 5-32. 손바닥의 근육 II: 새끼두덩근육

근육	이는곳	닿는곳	신경지배	작용
짧은손바닥근	손바닥널힘줄의 자쪽모서리	새끼두덩의 자쪽	자신경(C8, T1)	새끼두덩의 피부: 긴장, 자동맥 보호
새끼벌림근	콩알뼈	다섯째첫마디뼈 바닥 자쪽, 등쪽손가락널힘줄	자신경(C8, T1)	새끼 MP관절: 굽힘, 벌림 새끼 PIP, DIP관절: 폄
짧은새끼굽힘근	갈고리뼈갈고리, 굽힘근지지띠	다섯째첫마디뼈 바닥 자쪽	자신경(C8, T1)	새끼 MP관절: 굽힘
새끼맞섬근	갈고리뼈갈고리	다섯째중간마디뼈 자쪽모서리	자신경(C8, T1)	새끼 CM관절: 바닥쪽굽힘

C: 목(cervical), T: 가슴(thoracic), CM관절: 손목손허리관절, DIP관절: 먼쪽손가락뼈사이관절, MP관절: 손허리손가락관절, PIP관절: 몸쪽손가락뼈사이관절

brevis muscle 과 새끼손가락을 움직이는 **새끼벌림근** 소지외전근/abductor digiti minimi muscle, **짧은새끼굽힘근** 단소지굴근/flexor digiti minimi brevis muscle, **새끼맞섬근** 소지대립근/opponens digiti minimi muscle, 3개의 근육이 있다.

3) 손허리뼈근육 (그림 5-50, 51, 표 5-33)
손허리뼈부위는 엄지두덩과 새끼두덩 사이에 있는 영역이다. 손허리뼈근육에는 **벌레근** 충양근/lumbrical muscle, **바닥쪽뼈사이근** 장측골간근/palmar interossei muscle,

등쪽뼈사이근 배측골간근/dorsal interossei muscle, 3종류, 11개의 근육이 있다.

4) 손의 힘줄집 (그림 5-52)
아래팔의 근육에서 나와 손으로 들어가는 힘줄은 손의 속에서 **힘줄집** 건초/tendon sheath (**윤활집** synovial sheath)으로 감싸여 있어서 주위로부터 방해받지 않고 자유롭게 손가락을 매끄럽게 움직일 수 있게 된다.

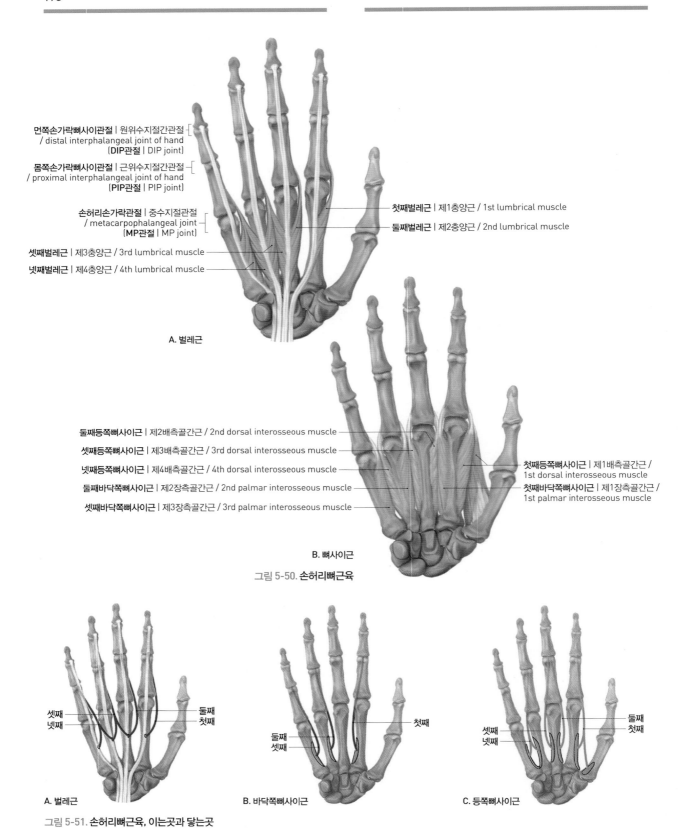

먼쪽손가락뼈사이관절 | 원위수지절간관절
/ distal interphalangeal joint of hand
(**DIP관절** | DIP joint)

몸쪽손가락뼈사이관절 | 근위수지절간관절
/ proximal interphalangeal joint of hand
(**PIP관절** | PIP joint)

손허리손가락관절 | 중수지절관절
/ metacarpophalangeal joint
(**MP관절** | MP joint)

셋째벌레근 | 제3충양근 / 3rd lumbrical muscle

넷째벌레근 | 제4충양근 / 4th lumbrical muscle

첫째벌레근 | 제1충양근 / 1st lumbrical muscle

둘째벌레근 | 제2충양근 / 2nd lumbrical muscle

A. 벌레근

둘째등쪽뼈사이근 | 제2배측골간근 / 2nd dorsal interosseous muscle

셋째등쪽뼈사이근 | 제3배측골간근 / 3rd dorsal interosseous muscle

넷째등쪽뼈사이근 | 제4배측골간근 / 4th dorsal interosseous muscle

둘째바닥쪽뼈사이근 | 제2장측골간근 / 2nd palmar interosseous muscle

셋째바닥쪽뼈사이근 | 제3장측골간근 / 3rd palmar interosseous muscle

첫째등쪽뼈사이근 | 제1배측골간근 /
1st dorsal interosseous muscle

첫째바닥쪽뼈사이근 | 제1장측골간근 /
1st palmar interosseous muscle

B. 뼈사이근

그림 5-50. **손허리뼈근육**

셋째
넷째

둘째
첫째

A. 벌레근

둘째
셋째

첫째

B. 바닥쪽뼈사이근

셋째
넷째

둘째
첫째

C. 등쪽뼈사이근

그림 5-51. **손허리뼈근육, 이는곳과 닿는곳**

표 5-33. 손바닥의 근육 **III**: 손허리뼈근육

근육	이는곳	닿는곳	신경지배	작용
벌레근 [첫째~넷째]	깊은손가락굽힘근의 노쪽 첫째: 둘째손가락힘줄의 노쪽 둘째: 셋째손가락힘줄의 노쪽 셋째: 셋째손가락힘줄의 자쪽, 　　　넷째손가락힘줄의 노쪽 넷째: 넷째손가락힘줄의 자쪽, 　　　다섯째손가락힘줄의 노쪽	각 손가락의 등쪽손가락널힘줄 첫째: 둘째손가락 노쪽 둘째: 셋째손가락 노쪽 셋째: 넷째손가락 노쪽 넷째: 다섯째손가락 노쪽	첫째, 둘째: 정중신경 [C8, T1] 셋째, 넷째: 자신경 [C8, T1]	둘째~다섯째손가락 MP관절: 굽힘 둘째~다섯째손가락 PIP, DIP관절: 폄
바닥쪽뼈사이근 [첫째~셋째]	각 손허리뼈의 측면 첫째: 둘째손허리뼈의 자쪽 둘째: 넷째손허리뼈의 노쪽 셋째: 다섯째손허리뼈의 노쪽	각 손가락의 등쪽손가락널힘줄 첫마디뼈 바닥 첫째: 둘째손가락 자쪽 둘째: 넷째손가락 노쪽 셋째: 다섯째손가락 노쪽	자신경 [C8, T1]	둘째, 넷째, 다섯째손가락 MP관절: 　굽힘, 모음[셋째손가락으로 향함] 둘째, 넷째, 다섯째손가락 PIP, 　DIP관절: 폄
등쪽뼈사이근 [첫째~넷째]	2갈래, 각 손허리뼈의 대항면 첫째: 첫째, 둘째손허리뼈 둘째: 둘째, 셋째손허리뼈 셋째: 셋째, 넷째손허리뼈 넷째: 넷째, 다섯째손허리뼈	각 손가락의 등쪽손가락널힘줄 첫마디뼈 바닥 첫째: 둘째손가락 노쪽 둘째: 셋째손가락 노쪽 셋째: 셋째손가락 자쪽 넷째: 넷째손가락 자쪽	자신경 [C8, T1]	둘째~넷째손가락 MP관절: 　굽힘, 벌림[셋째손가락에서 멀어짐] 둘째~넷째손가락 PIP, DIP관절: 폄

C: 목[cervical], **T**: 가슴[thoracic], **DIP관절**: 먼쪽손가락뼈사이관절, **MP관절**: 손허리손가락관절, **PIP관절**: 몸쪽손가락뼈사이관절

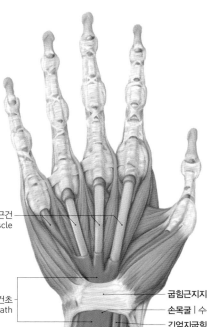

얕은손가락굽힘근힘줄 | 천지굴근건
/ tendon of flexor digitorum superficialis muscle

손가락굽힘근온힘줄집 | 지굴근총건초
/ common flexor sheath

굽힘근지지띠 | 굴근지대 / flexor retinaculum

손목굴 | 수근관 / carpal tunnel

긴엄지굽힘근힘줄집 | 장무지굴근건초 /
tendinous sheath of flexor pollicis longus muscle

노쪽손목굽힘근힘줄집 | 요측수근굴근건초 /
tendinous sheath of flexor carpi radialis muscle

그림 5-52. **손바닥의 힘줄집**

다리의 근육 [표 5-34]

다리의 근육은 몸통에서 발에 이르기까지 다리이음부위, 넓적다리, 종아리, 발의 근육으로 나뉜다. 또한 뼈대를 기준으로 앞쪽의 근육, 중간의 근육, 뒤쪽의 근육, 3계통으로 나뉜다.

1. 골반 앞쪽의 근육 [그림 5-53, 표 5-35]

골반 앞쪽에는 엉덩허리근이 있으며 넙다리뼈에 닿아서 엉덩관절을 강하게 굽힌다. 엉덩허리근에서 파생된 근육으로는 작은허리근이 있다.

엉덩허리근 장요근/iliopsoas muscle 은 엉덩뼈에서 발생하는 엉덩근과 허리뼈에서 발생하는 큰허리근의 총칭이다.

엉덩근 장골근/iliacus muscle 은 큰골반 위쪽의 엉덩뼈오목에서 시작하고, **큰허리근** 대요근/psoas major muscle 은 허리뼈의 척추뼈몸통, 척추사이원반과 갈비돌기에서 시작하여, 이 2개의 근육은 합쳐져서 아래쪽으로 뻗어나가서 넙다리뼈의 작은돌기에 닿는다. 넙다리뼈를 강력하게 굽히는 작용을 한다.

작은허리근 소요근/psoas minor muscle 은 인간의 40%에서만 볼 수 있는 작은근육이다. 큰허리근의 가장 위부분의 앞쪽에서 갈라져 나와 볼기뼈 앞쪽의 엉덩두덩융기에 닿는다.

2. 볼기부위의 근육

볼기부위는 골반 뒤쪽에 해당하며 1) 얕은층에는 볼기근(큰볼기근, 넙다리근막긴장근, 중간볼기근, 작은볼기근), 2) 깊은층에는 돌림근이 있다.

표 5-34. **다리 근육의 개요와 구분**

	(I) 앞쪽의 근육	(II) 중간의 근육	(III) 뒤쪽의 근육
다리이음부위의 근육	골반 속의 근육	-	볼기부위의 근육
넓적다리의 근육	넓적다리 앞쪽의 폄근	넓적다리 안쪽의 모음근	넓적다리 뒤쪽의 굽힘근
종아리의 근육	종아리 앞쪽의 폄근	종아리 가쪽의 종아리근	종아리 뒤쪽의 굽힘근
발의 근육	발등의 폄근	-	발바닥의 굽힘근

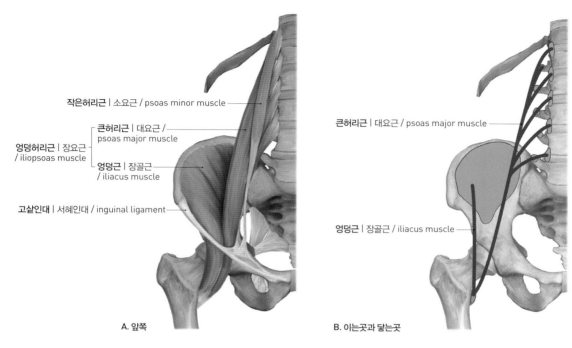

A. 앞쪽   B. 이는곳과 닿는곳

그림 5-53. 골반 앞쪽의 근육

표 5-35. 골반 앞쪽의 근육

근육		이는곳	닿는곳	신경지배	작용
엉덩허리근	엉덩근	엉덩뼈오목	넙다리뼈 작은돌기	넙다리신경	엉덩관절의 굽힘
	큰허리근	T12~L5 척추뼈몸통, 척추사이원반, 갈비돌기		L2, 3의 가지	
	작은허리근	T12, L1 척추뼈몸통, 척추사이원반	볼기뼈의 엉덩두덩융기	L1, 2의 가지	몸통의 굽힘

T: 가슴(thoracic), **L:** 허리(lumbar)

두 층의 근육들은 모두 골반에서 시작되며 주로 넙다리뼈에 닿으며 엉덩관절에 작용한다.

1) 볼기근 [그림 5-54, 55, 표 5-36]

볼기부위 얕은층의 근육에서 주로 엉덩관절의 폄과 벌림운동을 담당한다.

큰볼기근 대둔근/gluteus maximus muscle 은 볼기부위에 불룩 튀어나온 두툼하며 크고 강한 근육이다. 골반 뒤쪽의 넓은 영역(엉덩뼈와 엉치뼈의 뒤쪽, 꼬리뼈의 가쪽모서리, 엉치결절인대)에서 폭넓게 시작되며 얕은층의 근육은 엉덩정강띠의 뒤부분에, 깊은층의 근육은 넙다리뼈의 볼기근거친면에 닿는다.

엉덩관절을 강하게 펴고 가쪽으로 돌리는 작용을 하며 곧게선자세를 취할 때 무릎관절을 안정시키는 역할을 한다.

넙다리근막긴장근 대퇴근막장근/tensor fasciae latae muscle 은 골반 가쪽면 얕은층의 엉덩정강띠 안에 있는 근육이다. 엉덩뼈능선의 가쪽모서리와 넙다리근막의 안쪽면에서

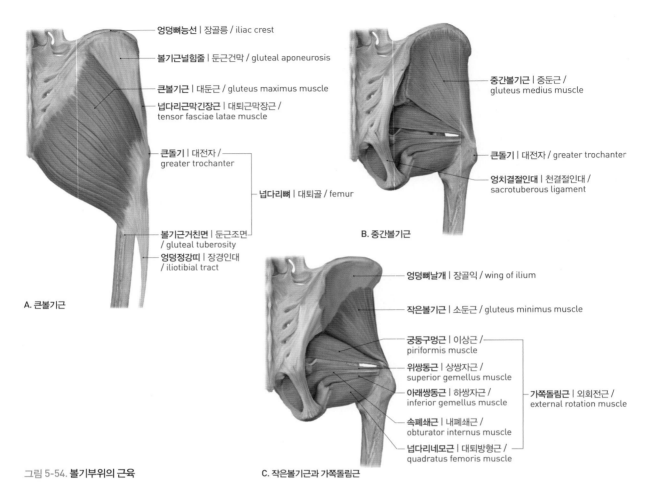

A. 큰볼기근

엉덩뼈능선 | 장골릉 / iliac crest

볼기근널힘줄 | 둔근건막 / gluteal aponeurosis

큰볼기근 | 대둔근 / gluteus maximus muscle

넙다리근막긴장근 | 대퇴근막장근 / tensor fasciae latae muscle

큰돌기 | 대전자 / greater trochanter

넙다리뼈 | 대퇴골 / femur

볼기근거친면 | 둔근조면 / gluteal tuberosity

엉덩정강띠 | 장경인대 / iliotibial tract

B. 중간볼기근

중간볼기근 | 중둔근 / gluteus medius muscle

큰돌기 | 대전자 / greater trochanter

엉치결절인대 | 천결절인대 / sacrotuberous ligament

C. 작은볼기근과 가쪽돌림근

엉덩뼈날개 | 장골익 / wing of ilium

작은볼기근 | 소둔근 / gluteus minimus muscle

궁둥구멍근 | 이상근 / piriformis muscle

위쌍동근 | 상쌍자근 / superior gemellus muscle

아래쌍동근 | 하쌍자근 / inferior gemellus muscle

속폐쇄근 | 내폐쇄근 / obturator internus muscle

넙다리네모근 | 대퇴방형근 / quadratus femoris muscle

가쪽돌림근 | 외회전근 / external rotation muscle

그림 5-54. **볼기부위의 근육**

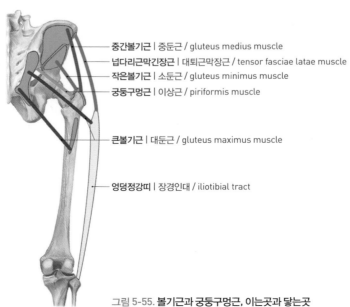

중간볼기근 | 중둔근 / gluteus medius muscle

넙다리근막긴장근 | 대퇴근막장근 / tensor fasciae latae muscle

작은볼기근 | 소둔근 / gluteus minimus muscle

궁둥구멍근 | 이상근 / piriformis muscle

큰볼기근 | 대둔근 / gluteus maximus muscle

엉덩정강띠 | 장경인대 / iliotibial tract

그림 5-55. **볼기근과 궁둥구멍근, 이는곳과 닿는곳**

표 5-36. **볼기근**

근육	이는곳	닿는곳	신경지배	작용
큰볼기근	엉덩뼈날개 뒤쪽, 엉치뼈, 꼬리뼈, 엉치결절인대	엉덩정강띠, 넙다리뼈의 볼기근거친면	아래볼기신경	엉덩관절의 폄, 가쪽돌림 엉덩관절과 무릎관절의 안정
넙다리근막긴장근	엉덩뼈능선	엉덩정강띠	위볼기신경	무릎관절의 안정과 엉덩관절의 벌림, 안쪽돌림, 굽힘
중간볼기근	엉덩뼈날개 가쪽면	넙다리뼈의 큰돌기	위볼기신경	엉덩관절의 벌림, 안쪽돌림
작은볼기근	엉덩뼈날개 가쪽면	넙다리뼈의 큰돌기	위볼기신경	엉덩관절의 벌림, 안쪽돌림

시작되며 수직으로 내려와서 엉덩정강띠의 앞부분에 닿는다.

무릎관절을 안정시키고 엉덩관절에 대해서는 벌림, 안쪽돌림, 굽힘운동에 작용한다.

중간볼기근 중둔근/gluteus medius muscle 은 골반 뒤쪽의 가쪽부분에 있는 근육이다. 엉덩뼈날개의 가쪽면에서 시작해서 넙다리뼈 큰돌기의 가쪽면에 닿는다.

넙다리뼈를 벌리거나 안쪽으로 회전시키는 작용을 한다.

작은볼기근 소둔근/gluteus minimus muscle 은 골반 뒤쪽의 중간볼기근 깊은층에 있는 근육이다. 엉덩뼈날개의 가쪽아래 부분에서 시작해서 넙다리뼈 큰돌기의 앞쪽에 닿는다.

넙다리뼈를 벌리거나 안쪽돌림을 시킨다.

2) 가쪽돌림근 (그림 5-54C, 55, 56, 표 5-37)

큰볼기근 깊은층의 중간볼기근 아래쪽에 있는 근육이며 주로 엉덩관절의 가쪽돌림운동을 담당한다.

가쪽돌림운동을 담당하는 근육은 볼기근 속에 있는 작은 근육으로 **궁둥구멍근** 이상근/piriformis muscle, **속폐쇄근** 내폐쇄근/obturator internus muscle, **위쌍동근** 상쌍자근/

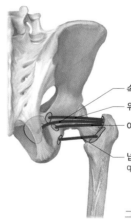

속폐쇄근 | 내폐쇄근 / obturator internus muscle
위쌍동근 | 상쌍자근 / superior gemellus muscle
아래쌍동근 | 하쌍자근 / inferior gemellus muscle
넙다리네모근 | 대퇴방형근 / quadratus femoris muscle

그림 5-56. **가쪽돌림근, 이는곳과 닿는곳**

표 5-37. **가쪽돌림근**

근육	이는곳	닿는곳	신경지배	작용
궁둥구멍근	엉치뼈 앞쪽	넙다리뼈의 큰돌기	엉치신경얼기의 근육가지	엉덩관절의 가쪽돌림, 벌림
속폐쇄근	폐쇄막 안쪽면, 폐쇄구멍 주변, 궁둥뼈몸통	넙다리뼈의 돌기오목	엉치신경얼기의 근육가지	엉덩관절의 가쪽돌림, 벌림
위 · 아래쌍동근	위쌍동근: 궁둥뼈가지 아래쌍동근: 궁둥뼈결절	넙다리뼈의 돌기오목	엉치신경얼기의 근육가지	엉덩관절의 가쪽돌림, 벌림
넙다리네모근	궁둥뼈결절	넙다리뼈의 돌기사이능선	엉치신경얼기의 근육가지	엉덩관절의 벌림

superior · inferior gemellus muscle, **아래쌍동근** 하쌍자근/superior · inferior gemellus muscle, **넙다리네모근** 대퇴방형근/quadratus femoris muscle 등이 있다.

3. 넙적다리의 근육

넙적다리의 근육은 3개의 부위로 나뉜 3개의 근육들로 이루어져 있다. 앞칸에 있는 폄근, 안쪽칸에 있는 모음근, 뒤칸에 있는 굽힘근이 그것이다.

1) 넙적다리앞칸에 있는 폄근

〔그림 5-57, 60, 표 5-38〕

넙적다리앞칸에는 폄근이 포함되어 있으며 무릎관절의 폄운동을 담당한다.

넙다리빗근 봉공근/sartorius muscle 은 넙적다리의 앞쪽

에서 비스듬히 뻗어 있는 가늘고 긴 근육이다. 볼기뼈의 위앞엉덩뼈가시에서 시작되며 정강뼈 위끝부분의 안쪽부분(정강뼈거친면의 안쪽)에 닿는다. 넙다리와 종아리의 굽힘, 벌림, 가쪽돌림운동을 담당한다.

넙다리네갈래근 대퇴사두근/quadriceps femoris muscle 은 넙적다리 앞쪽의 대부분을 차지하는 강하고 큰 근육이다. 시작부위는 나뉘어져 있고, **넙다리곧은근** 대퇴직근/rectus femoris muscle 과 **가쪽넓은근** 외측광근/vastus lateralis muscle, **중간넓은근** 중간광근/vastus intermedius muscle, **안쪽넓은근** 내측광근/vastus medialis muscle 으로 된 3개의 넓은 근이 합쳐져서 4개로 이루어져 있으며, 무릎뼈와 무릎뼈인대를 통해 정강뼈 위부분 앞쪽에 있는 정강뼈거친면에 닿는다.

넙다리네갈래근은 무릎관절에서 종아리를 강하게 펴는 운동을 담당한다. 넙다리곧은근은 또한 엉덩관절을 굽히는 역할도 한다.

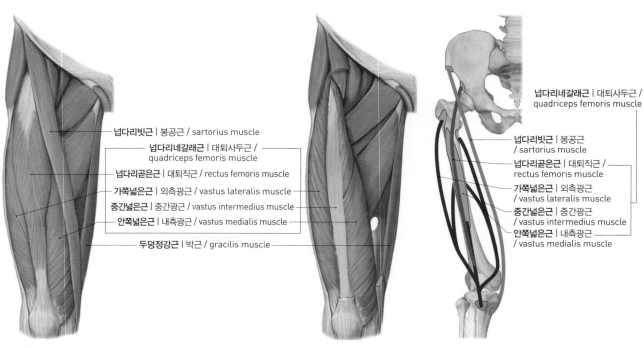

넙다리빗근 | 봉공근 / sartorius muscle
넙다리네갈래근 | 대퇴사두근 / quadriceps femoris muscle
넙다리곧은근 | 대퇴직근 / rectus femoris muscle
가쪽넓은근 | 외측광근 / vastus lateralis muscle
중간넓은근 | 중간광근 / vastus intermedius muscle
안쪽넓은근 | 내측광근 / vastus medialis muscle
두덩정강근 | 박근 / gracilis muscle

넙다리네갈래근 | 대퇴사두근 / quadriceps femoris muscle
넙다리빗근 | 봉공근 / sartorius muscle
넙다리곧은근 | 대퇴직근 / rectus femoris muscle
가쪽넓은근 | 외측광근 / vastus lateralis muscle
중간넓은근 | 중간광근 / vastus intermedius muscle
안쪽넓은근 | 내측광근 / vastus medialis muscle

A. 얕은층

B. 깊은층(넙다리빗근과 넙다리곧은근을 제거한 상태)

C. 이는곳과 닿는곳

그림 5-57. **넙적다리앞칸의 폄근**

표 5-38. 넓적다리앞칸의 폄근

근육		이는곳	닿는곳	신경지배	작용
넙다리빗근		위앞엉덩뼈가시	정강뼈거친면의 안쪽	넙다리신경	엉덩관절의 굽힘, 벌림, 가쪽돌림 무릎관절의 굽힘
넙다리 네갈래근	넙다리곧은근	아래앞엉덩뼈가시, 절구의 위모서리	정강뼈거친면	넙다리신경	무릎관절의 폄, 엉덩관절의 굽힘
	가쪽넓은근	넙다리뼈의 큰돌기, 거친선의 가쪽선, 가쪽근육사이막			무릎관절의 폄
	중간넓은근	넙다리뼈몸통의 앞쪽과 가쪽면			
	안쪽넓은근	넙다리뼈의 돌기사이선과 거친선의 안쪽선, 안쪽넙다리근육사이막			

2) 넓적다리안쪽칸에 있는 모음근

〔그림 5-58, 60, 표 5-39〕

넓적다리안쪽칸에는 모음근이 포함되어 있으며 엉덩관절의 모음운동을 담당한다.

넓적다리안쪽칸의 모음근에는 **두덩근** 치골근/pectineus muscle, **긴모음근** 장내전근/adductor longus muscle, **짧은모음근** 단내전근/adductor brevis muscle, **큰모음근** 대내전근/

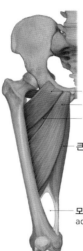

두덩근 | 치골근 / pectineus muscle
긴모음근 | 장내전근 / adductor longus muscle
짧은모음근 | 단내전근 / adductor brevis muscle

큰모음근 | 대내전근 / adductor magnus muscle

모음근구멍 | 내전근열공 / adductor hiatus

A. 얕은층

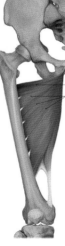

작은모음근 | 소내전근 / adductor minimus muscle
큰모음근 | 대내전근 / adductor magnus muscle

C. 깊은층

그림 5-58. **넓적다리안쪽칸의 모음근**

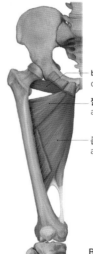

바깥폐쇄근 | 외폐쇄근 / obturator externus muscle

짧은모음근 | 단내전근 / adductor brevis muscle

큰모음근 | 대내전근 / adductor magnus muscle

B. 중간층

바깥폐쇄근 | 외폐쇄근 / obturator externus muscle
두덩근 | 치골근 / pectineus muscle

긴모음근 | 장내전근 / adductor longus muscle
짧은모음근 | 단내전근 / adductor brevis muscle

큰모음근 | 대내전근 / adductor magnus muscle

두덩정강근 | 박근 / gracilis muscle

D. 이는곳과 닿는곳

표 5-39. **넓적다리의 안쪽칸의 모음근**

근육	이는곳	닿는곳	신경지배	작용
두덩근	두덩뼈몸통, 두덩뼈 위가지	넙다리뼈 위부분 뒤쪽	넙다리신경	엉덩관절의 굽힘, 모음
긴모음근	두덩뼈결절 아래부분	넙다리뼈 거친선 중간부분	폐쇄신경	엉덩관절의 모음
짧은모음근	두덩뼈몸통, 두덩뼈 아래가지	넙다리뼈 거친선 몸쪽부분	폐쇄신경	엉덩관절의 모음
큰모음근	두덩뼈 아래가지, 궁둥뼈결절	넙다리뼈 거친선, 모음근결절	폐쇄신경	엉덩관절의 폄, 모음
두덩정강근	두덩뼈몸통, 두덩뼈 아래가지	정강뼈거친면의 안쪽	폐쇄신경	엉덩관절의 모음, 무릎관절의 폄
바깥폐쇄근	폐쇄막 바깥막, 폐쇄구멍 주변	넙다리뼈 돌기오목	폐쇄신경	엉덩관절의 모음, 가쪽돌림

adductor magnus muscle, **두덩정강근** 박근/gracilis muscle, **바깥폐쇄근** obturator externus muscle 등이 있으며, 두덩뼈에서 시작하여 넙다리뼈의 거친선에 부착하는 근육으로서 넓적다리를 모으는 작용을 한다. 두덩정강근만 예외적으로정강뼈거친면 안쪽에 닿는다

3) 넓적다리뒤칸에 있는 굽힘근
〔그림 5-59, 60, 표 5-40〕

넓적다리뒤칸에는 굽힘근이 포함되어 있으며 무릎관절의 굽힘운동을 담당한다. 이러한 근육은 다리오금 양쪽에 닿는곳힘줄이 배치되어 있으며 이를 **넙다리뒤**

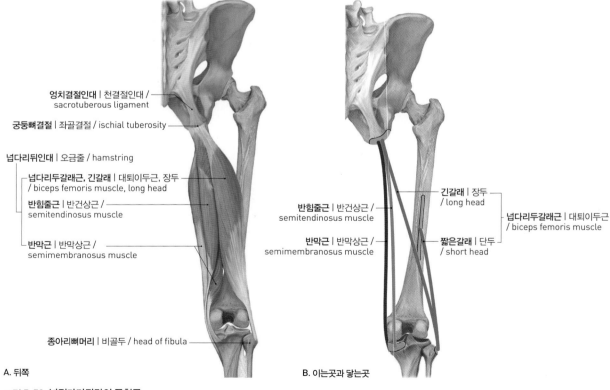

엉치결절인대 | 천결절인대 / sacrotuberous ligament

궁둥뼈결절 | 좌골결절 / ischial tuberosity

넙다리뒤인대 | 오금줄 / hamstring

넙다리두갈래근, 긴갈래 | 대퇴이두근, 장두 / biceps femoris muscle, long head

반힘줄근 | 반건상근 / semitendinosus muscle

반막근 | 반막상근 / semimembranosus muscle

종아리뼈머리 | 비골두 / head of fibula

A. 뒤쪽

반힘줄근 | 반건상근 / semitendinosus muscle

반막근 | 반막상근 / semimembranosus muscle

긴갈래 | 장두 / long head

넙다리두갈래근 | 대퇴이두근 / biceps femoris muscle

짧은갈래 | 단두 / short head

B. 이는곳과 닿는곳

그림 5-59. **넓적다리뒤칸의 굽힘근**

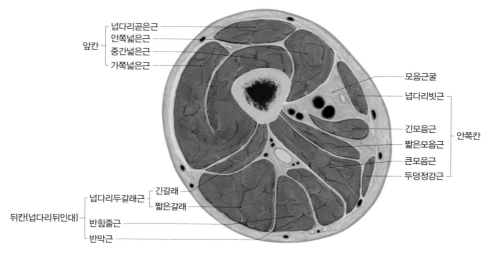

그림 5-60. 넓적다리의 가로단면

표 5-40. 넓적다리뒤칸의 굽힘근

근육	이는곳	닿는곳	신경지배	작용
넙다리두갈래근	긴갈래: 궁둥뼈결절 짧은갈래: 넙다리뼈 거친선	종아리뼈머리	긴갈래: 정강신경 짧은갈래: 온종아리신경	무릎관절의 굽힘 긴갈래: 엉덩관절의 폄
반힘줄근	궁둥뼈결절, 엉치결절인대	정강뼈거친면의 안쪽면	정강신경	무릎관절의 굽힘, 엉덩관절의 폄
반막근	궁둥뼈결절	정강뼈 안쪽관절융기의 뒤안쪽면	정강신경	무릎관절의 굽힘, 엉덩관절의 폄

인대 hamstring 라고 한다.

넓적다리뒤칸의 근육에는 **넙다리두갈래근** 대퇴이두근/biceps femoris muscle, **반힘줄근** 반건상근/semitendinosus muscle, **반막근** 반막상근/semimembranosus muscle 이 있다. 넙다리두갈래근은 궁둥뼈결절과 넙다리뼈거친선에서 시작하는 두갈래근육으로서 종아리뼈 위쪽에 부착한다. 반힘줄근과 반막근은 궁둥뼈결절에서 시작하여 정강뼈안쪽 위쪽 끝에 붙어 있다. 이들 근육은 무릎관절의 굽힘과 엉덩관절의 폄작용을 한다.

4. 종아리의 근육

종아리의 근육은 3개의 부위로 나뉜 3개의 근육으로 이루어져 있다. 앞칸에 있는 폄근, 안쪽칸에 있는 종아리근, 뒤칸에 있는 굽힘근이 그것이다.

1) 종아리앞칸에 있는 폄근〔그림 5-61, 65, 표 5-41〕
종아리앞칸에는 폄근이 있으며 주로 발의 발등굽힘을 담당한다.

종아리 앞칸에 있는 근육은 정강뼈 및 종아리뼈에서 일어나 종아리 앞 및 가쪽을 이루는 근육으로서, 힘줄은 **폄근지지띠** extensor retinaculum 아래를 지나서 발등으로 향한다. **앞정강근** 전경골근/tibialis anterior muscle 은 종아리

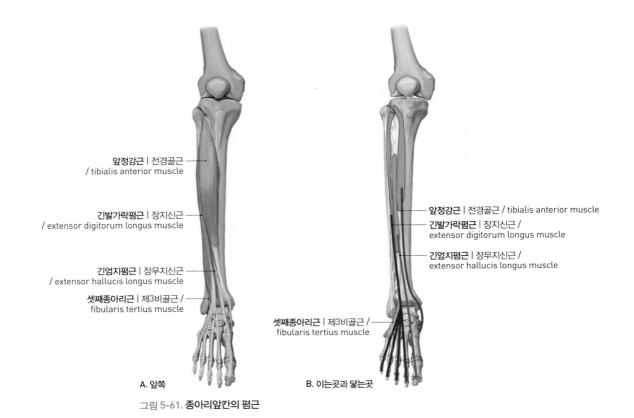

앞정강근 | 전경골근
/ tibialis anterior muscle

긴발가락폄근 | 장지신근
/ extensor digitorum longus muscle

긴엄지폄근 | 장무지신근
/ extensor hallucis longus muscle

셋째종아리근 | 제3비골근 /
fibularis tertius muscle

앞정강근 | 전경골근 / tibialis anterior muscle
긴발가락폄근 | 장지신근 /
extensor digitorum longus muscle
긴엄지폄근 | 장무지신근 /
extensor hallucis longus muscle

셋째종아리근 | 제3비골근 /
fibularis tertius muscle

A. 앞쪽

B. 이는곳과 닿는곳

그림 5-61. 종아리앞칸의 폄근

의 폄근에서 가장 얇은층의 안쪽에 있으며, 발등의 안쪽모서리를 따라서 엄지쪽의 발목뼈와 발허리뼈에 붙고, 발을 강력하게 등쪽으로 굽히며 안쪽번짐운동을 담당한다. 그 밖에 발가락의 발등굽힘을 하는 **긴발가락폄근** ^{장지신근}/extensor digitorum longus muscle, **긴엄지폄근** ^{장무지신근}/extensor hallucis longus muscle, **셋째종아리근** ^{제3비골근}/bularis tertius muscle 등이 있다.

2) 종아리가쪽칸에 있는 종아리근

[그림 5-62, 65 표 5-42]

종아리가쪽칸에는 종아리 가쪽칸에는 종아리의 가쪽부분 얇은층에 있는 **긴종아리근** ^{장비골근}/bularis longus muscle 과 긴종아리근 깊은층 아래쪽에 있는 **짧은종아리근** ^{단비골근}/bularis brevis muscle 이 있다. 주로 발의 가쪽번짐과 발바닥굽힘운동을 담당한다.

표 5-41. **종아리앞칸의 폄근**

근육	이는곳	닿는곳	신경지배	작용
앞정강근	정강뼈 가쪽면 위부분, 종아리뼈사이막	안쪽쐐기뼈, 첫째발허리뼈 바닥	깊은종아리신경	발목의 발등굽힘, 안쪽번짐
긴발가락폄근	종아리뼈 앞쪽 중간부분, 종아리뼈사이막, 근막, 근육사이막	둘째~다섯째 발가락폄근널힘줄	깊은종아리신경	둘째~다섯째 발가락발등굽힘
긴엄지폄근	종아리뼈 앞쪽 중간부분, 종아리뼈사이막	첫째끝마디뼈 바닥	깊은종아리신경	첫째발가락 발등굽힘, 발목의 발등굽힘
셋째종아리근	종아리뼈 안쪽면의 아래부분	다섯째발허리뼈 바닥	깊은종아리신경	발목의 가쪽번짐, 발등굽힘

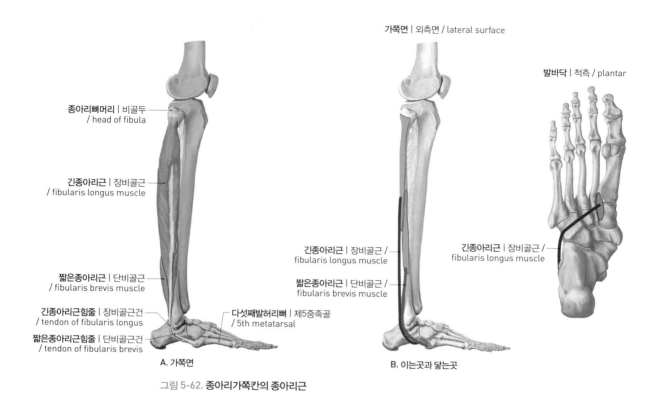

가쪽면 | 외측면 / lateral surface

발바닥 | 척측 / plantar

종아리뼈머리 | 비골두
/ head of fibula

긴종아리근 | 장비골근
/ fibularis longus muscle

짧은종아리근 | 단비골근
/ fibularis brevis muscle

긴종아리근힘줄 | 장비골근건
/ tendon of fibularis longus
짧은종아리근힘줄 | 단비골근건
/ tendon of fibularis brevis

긴종아리근 | 장비골근 /
fibularis longus muscle

짧은종아리근 | 단비골근 /
fibularis brevis muscle

다섯째발허리뼈 | 제5중족골
/ 5th metatarsal

긴종아리근 | 장비골근 /
fibularis longus muscle

A. 가쪽면

B. 이는곳과 닿는곳

그림 5-62. **종아리가쪽칸의 종아리근**

3) 종아리뒤칸에 있는 굽힘근

종아리뒤칸에는 굽힘근이 포함되어 있으며 주로 발의 발바닥굽힘운동을 담당한다. 굽힘근은 2층으로 나뉜다.

● **얕은층의 굽힘근**[그림 5-63, 65, 표 5-43]

장딴지세갈래근 ^{하퇴삼두근/triceps surae muscle} 은 장딴지의 볼록하게 튀어나온 부분을 만드는 크고 강한 근육이다. **장딴지근**의 2갈래와 **가자미근**으로 이루어져 있으며 **발꿈치힘줄** ^{종골건/calcaneal tendon} (**아킬레스힘줄**

Achilles tendon)이 되어 발꿈치뼈에 닿고 발을 강력하게 발바닥쪽으로 굽히는 운동을 담당한다. 발꿈치힘줄은 발꿈치뼈 뒤쪽 위부분의 발꿈치뼈융기에 붙어있다.

장딴지근 ^{비복근/gastrocnemius muscle} 은 장딴지의 얕은 층에, **가자미근** ^{soleus muscle} 은 장딴지근의 깊은층에 위치해 있다.

장딴지빗근 ^{족척근/plantaris muscle} 은 무릎관절의 뒤쪽에 위치해 있는 매우 빈약한 근육으로 발바닥쪽으로 굽히는 운동을 담당한다.

표 5-42. **종아리가쪽칸의 종아리근**

근육	이는곳	닿는곳	신경지배	작용
긴종아리근	종아리뼈 가쪽면 위부분, 종아리근막, 앞·뒤종아리근육사이막	안쪽쐐기뼈, 첫째발허리뼈 바닥	얕은종아리신경	발목의 가쪽번짐, 발바닥굽힘
짧은종아리근	종아리뼈 가쪽면 아래부분	다섯째발허리뼈 바닥	얕은종아리신경	발목의 가쪽번짐, 발바닥굽힘

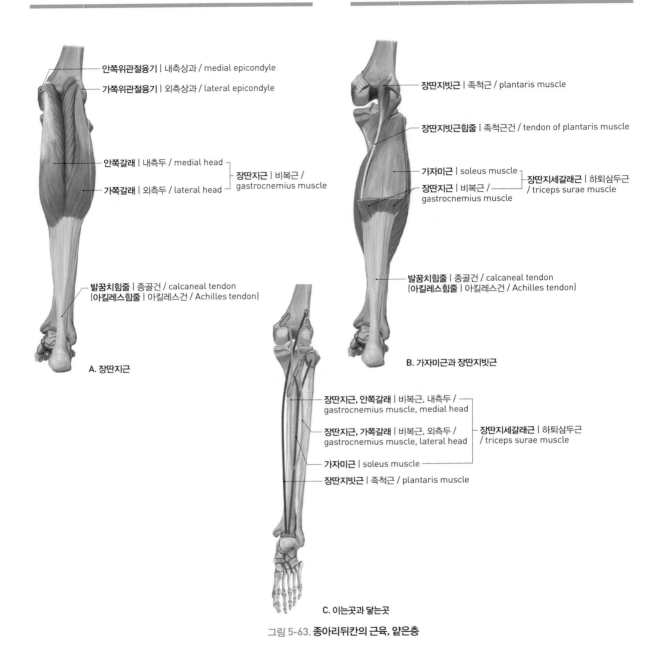

안쪽위관절융기 | 내측상과 / medial epicondyle

가쪽위관절융기 | 외측상과 / lateral epicondyle

안쪽갈래 | 내측두 / medial head

가쪽갈래 | 외측두 / lateral head ┤ **장딴지근** | 비복근 / gastrocnemius muscle

발꿈치힘줄 | 종골건 / calcaneal tendon (아킬레스힘줄 | 아킬레스건 / Achilles tendon)

A. 장딴지근

장딴지빗근 | 족척근 / plantaris muscle

장딴지빗근힘줄 | 족척근건 / tendon of plantaris muscle

가자미근 | soleus muscle

장딴지근 | 비복근 / gastrocnemius muscle ┤ **장딴지세갈래근** | 하퇴삼두근 / triceps surae muscle

발꿈치힘줄 | 종골건 / calcaneal tendon (아킬레스힘줄 | 아킬레스건 / Achilles tendon)

B. 가자미근과 장딴지빗근

장딴지근, 안쪽갈래 | 비복근, 내측두 / gastrocnemius muscle, medial head

장딴지근, 가쪽갈래 | 비복근, 외측두 / gastrocnemius muscle, lateral head ┤ **장딴지세갈래근** | 하퇴삼두근 / triceps surae muscle

가자미근 | soleus muscle

장딴지빗근 | 족척근 / plantaris muscle

C. 이는곳과 닿는곳

그림 5-63. **종아리뒤칸의 근육, 얕은층**

표 5-43. **종아리뒤칸의 굽힘근, 얕은층**

근육		이는곳	닿는곳	신경지배	작용
장딴지세갈래근	장딴지근	안쪽갈래: 넙다리뼈 안쪽위관절융기 가쪽갈래: 넙다리뼈 가쪽위관절융기	발꿈치뼈융기	정강신경	발목의 발바닥굽힘 무릎관절의 굽힘
	가자미근	종아리뼈 뒤쪽 위부분, 정강뼈 가자미근선, 가자미근힘줄활	발꿈치뼈융기	정강신경	발목의 발바닥굽힘
장딴지빗근		넙다리뼈 가쪽관절융기의 뒤쪽 위부분	발꿈치뼈융기	정강신경	발목의 발바닥굽힘 (매우 약함)

● **깊은층의 굽힘근**(그림 5-64, 65, 표 5-44)

종아리뒤칸의 깊은층에는 종아리 위부분에 있는 **오금근** 슬와근/popliteus muscle 과, 장딴지세갈래근의 깊은층에서 안쪽복사 뒤쪽을 통해 발바닥으로 힘줄을 내보내는 **긴엄지굽힘근** 장무지굴근/flexor hallucis longus muscle,

긴발가락굽힘근 flexor digitorum longus muscle, **뒤정강근** 후경골근/tibialis posterior muscle 이 있다. 오금근은 무릎관절의 굽힘과 안쪽돌림 작용을 하고, 긴엄지굽힘근, 긴발가락굽힘근, 뒤정강근은 발바닥굽힘과 발목의 안쪽번짐 작용을 한다.

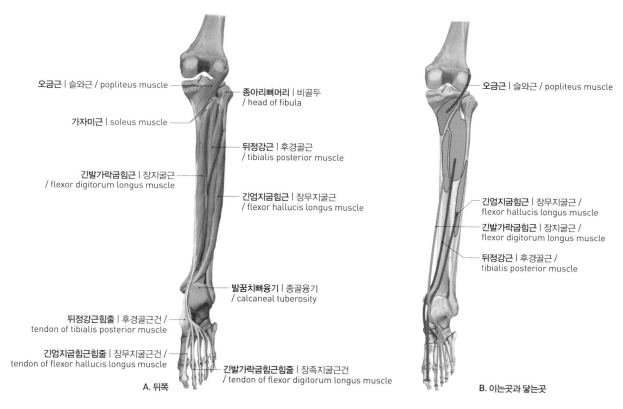

A. 뒤쪽

B. 이는곳과 닿는곳

그림 5-64. **종아리뒤칸의 굽힘근, 깊은층**

표 5-44. **종아리뒤칸의 굽힘근, 깊은층**

근육	이는곳	닿는곳	신경지배	작용
오금근	넙다리뼈 가쪽위관절융기	정강뼈 뒤쪽 위부분	정강신경	무릎관절의 굽힘, 안쪽돌림
긴엄지굽힘근	종아리뼈 뒤쪽 중간부분, 근육사이막	첫째끝마디뼈 바닥	정강신경	첫째발가락 발바닥굽힘, 발목의 발바닥굽힘
긴발가락굽힘근	정강뼈 뒤쪽 중간부분	둘째~다섯째끝마디뼈 바닥	정강신경	둘째~다섯째발가락 발바닥굽힘, 발목의 발바닥굽힘, 안쪽번짐
뒤정강근	종아리뼈사이막 위부분과 인접해 있는 정강뼈, 종아리뼈 뒤쪽	둘째~넷째발허리뼈, 발목뼈 (목말뼈와 발꿈치뼈 이외)	정강신경	발목의 안쪽번짐, 발바닥굽힘

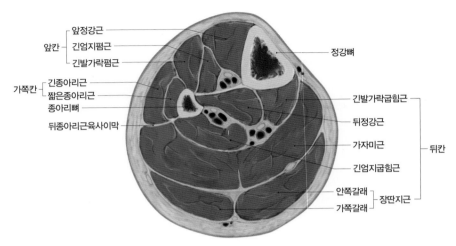

그림 5-65. **종아리의 가로단면**

5. 발의 근육

발의 근육은 체중을 지탱하고 운동하기에 적합하게 되어 있다. 발목뼈와 발허리뼈에서 일어나고 닿아 있는 작은 근육집단으로서 발등의 2개의 근육(그림 5-66, 69, 표 5-45)과 발바닥 엄지쪽에 3개, 새끼쪽에 2개, 중간쪽에 4개의 근육이 있으며, 이들은 첫째층(그림 5-67A, 69, 표 5-46), 둘째층(그림 5-67B, 69, 표 5-47), 셋째층(그림 5-68A, 69, 표 5-48), 넷째층(그림 5-68B, 69, 표 5-49)으로 나뉘어져 있다.

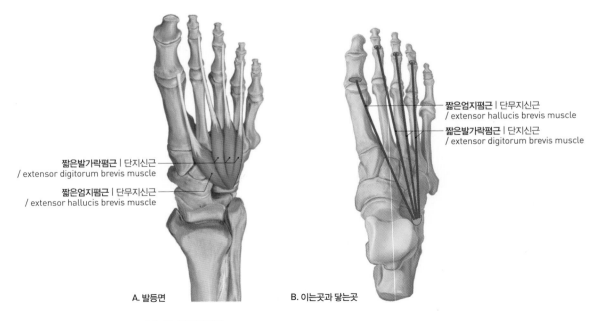

그림 5-66. **발등의 근육**

표 5-45. 발등의 근육

근육	이는곳	닿는곳	신경지배	작용
짧은발가락폄근	발꿈치의 등쪽면	둘째~넷째발가락폄근널힘줄, 중간마디뼈 바닥	깊은종아리신경	둘째~넷째발가락 MTP, PIP관절 발등굽힘
짧은엄지폄근	발꿈치의 등쪽면	첫째발가락폄근널힘줄, 첫마디뼈 바닥	깊은종아리신경	첫째발가락 MTP관절 발등굽힘

MTP관절: 발허리발가락관절, PIP관절: 몸쪽발가락뼈사이관절

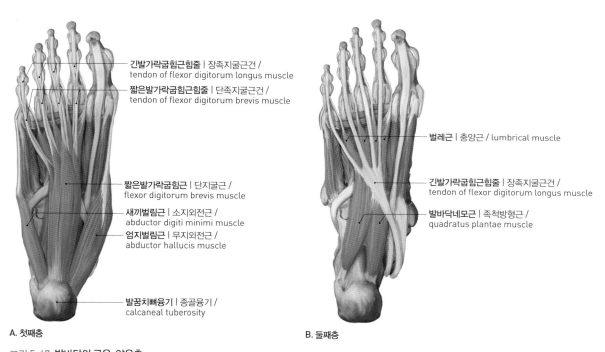

A. 첫째층

B. 둘째층

그림 5-67. 발바닥의 근육, 얕은층

표 5-46. 발바닥의 근육: 첫째층

근육	이는곳	닿는곳	신경지배	작용
엄지벌림근	발꿈치뼈융기 안쪽면, 발바닥널힘줄	첫째첫마디뼈 바닥	안쪽발바닥신경	첫째발가락 MTP관절 발바닥굽힘, 벌림
짧은발가락굽힘근	발꿈치뼈융기, 발바닥널힘줄	둘째~다섯째 중간마디뼈 바닥	안쪽발바닥신경	둘째~다섯째발가락 MTP, PIP관절 발바닥굽힘
새끼벌림근	발꿈치뼈융기, 발바닥널힘줄	다섯째첫마디뼈 바닥	가쪽발바닥신경	다섯째발가락 MTP관절 발바닥굽힘, 벌림

MTP관절: 발허리발가락관절, PIP관절: 몸쪽발가락뼈사이관절

표 5-47. 발바닥의 근육: 둘째층

근육	이는곳	닿는곳	신경지배	작용
발바닥네모근	발꿈치뼈 안쪽면	긴발가락굽힘근힘줄	가쪽발바닥신경	둘째~다섯째발가락 발등굽힘 보조
벌레근	긴발가락굽힘근힘줄	둘째~다섯째 발가락폄근널힘줄	안쪽 · 가쪽 발바닥신경	둘째~다섯째발가락 MTP관절 발바닥굽힘, 둘째~다섯째발가락 PIP, DIP관절 발등굽힘

DIP관절: 먼쪽발가락뼈사이관절, MTP관절: 발허리발가락관절, PIP관절: 몸쪽발가락뼈사이관절

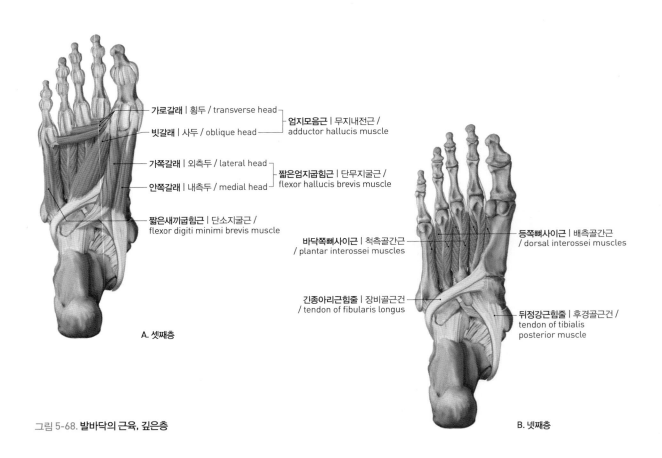

가로갈래 | 횡두 / transverse head
빗갈래 | 사두 / oblique head ─ 엄지모음근 | 무지내전근 / adductor hallucis muscle
가쪽갈래 | 외측두 / lateral head
안쪽갈래 | 내측두 / medial head ─ 짧은엄지굽힘근 | 단무지굴근 / flexor hallucis brevis muscle
짧은새끼굽힘근 | 단소지굴근 / flexor digiti minimi brevis muscle

바닥쪽뼈사이근 | 척측골간근 / plantar interossei muscles
긴종아리근힘줄 | 장비골근건 / tendon of fibularis longus

등쪽뼈사이근 | 배측골간근 / dorsal interossei muscles
뒤정강근힘줄 | 후경골근건 / tendon of tibialis posterior muscle

A. 셋째층

B. 넷째층

그림 5-68. 발바닥의 근육, 깊은층

표 5-48. 발바닥의 근육: 셋째층

근육	이는곳	닿는곳	신경지배	작용
짧은엄지굽힘근	먼쪽 발목뼈 안쪽면	첫째첫마디뼈 바닥	안쪽 · 가쪽 발바닥신경	첫째발가락 MTP관절 발바닥굽힘
엄지모음근	빗갈래: 둘째~넷째발허리뼈 바닥 가로갈래: 셋째~다섯째발가락 발허리발가락관절주머니	첫째첫마디뼈 바닥	가쪽발바닥신경	첫째발가락 MTP관절 발바닥굽힘, 모음
짧은새끼굽힘근	다섯째발허리뼈 바닥	다섯째첫마디뼈 바닥	가쪽발바닥신경	다섯째발가락 MTP관절 발바닥굽힘

MTP관절: 발허리발가락관절

표 5-49. 발바닥의 근육: 넷째층

근육	이는곳	닿는곳	신경지배	작용
바닥쪽뼈사이근	셋째~다섯째발허리뼈 안쪽모서리	셋째~다섯째첫마디뼈 바닥 안쪽면, 발가락폄근널힘줄	안쪽·가쪽 발바닥신경	셋째~다섯째발가락 MTP관절 발바닥굽힘, 모음 셋째~다섯째발가락 PIP, DIP관절 발등굽힘
등쪽뼈사이근	첫째~다섯째발허리뼈	둘째~넷째첫마디뼈 바닥, 발가락폄근널힘줄	가쪽발바닥신경	둘째~넷째발가락 MTP관절 발바닥굽힘, 벌림 둘째~넷째발가락 PIP, DIP관절 폄

DIP관절: 먼쪽발가락뼈사이관절, MTP관절: 발허리발가락관절, PIP관절: 몸쪽발가락뼈사이관절

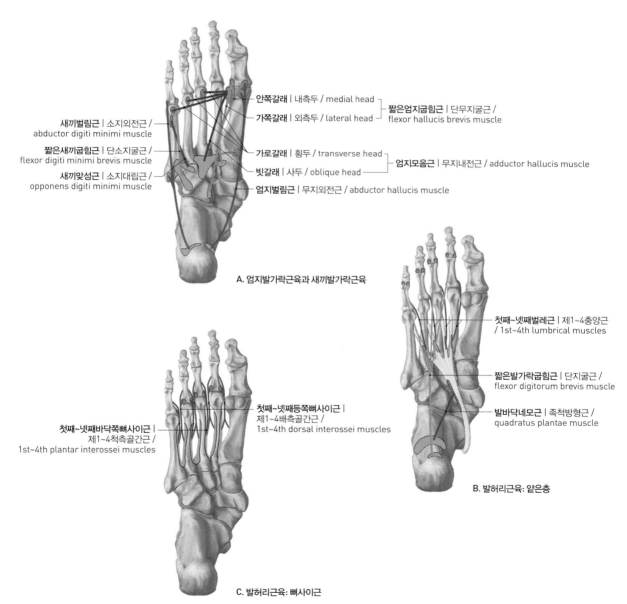

엄지발가락근육과 새끼발가락근육

안쪽갈래 | 내측두 / medial head
가쪽갈래 | 외측두 / lateral head
짧은엄지굽힘근 | 단무지굴근 / flexor hallucis brevis muscle

새끼벌림근 | 소지외전근 / abductor digiti minimi muscle
짧은새끼굽힘근 | 단소지굴근 / flexor digiti minimi brevis muscle
새끼맞섬근 | 소지대립근 / opponens digiti minimi muscle

가로갈래 | 횡두 / transverse head
빗갈래 | 사두 / oblique head
엄지모음근 | 무지내전근 / adductor hallucis muscle

엄지벌림근 | 무지외전근 / abductor hallucis muscle

A. 엄지발가락근육과 새끼발가락근육

첫째~넷째벌레근 | 제1~4충양근 / 1st~4th lumbrical muscles

짧은발가락굽힘근 | 단지굴근 / flexor digitorum brevis muscle

발바닥네모근 | 족척방형근 / quadratus plantae muscle

B. 발허리근육: 얕은층

첫째~넷째등쪽뼈사이근 | 제1~4배측골간근 / 1st~4th dorsal interossei muscles

첫째~넷째바닥쪽뼈사이근 | 제1~4척측골간근 / 1st~4th plantar interossei muscles

C. 발허리근육: 뼈사이근

그림 5-69. 발바닥의 근육, 이는곳과 닿는곳

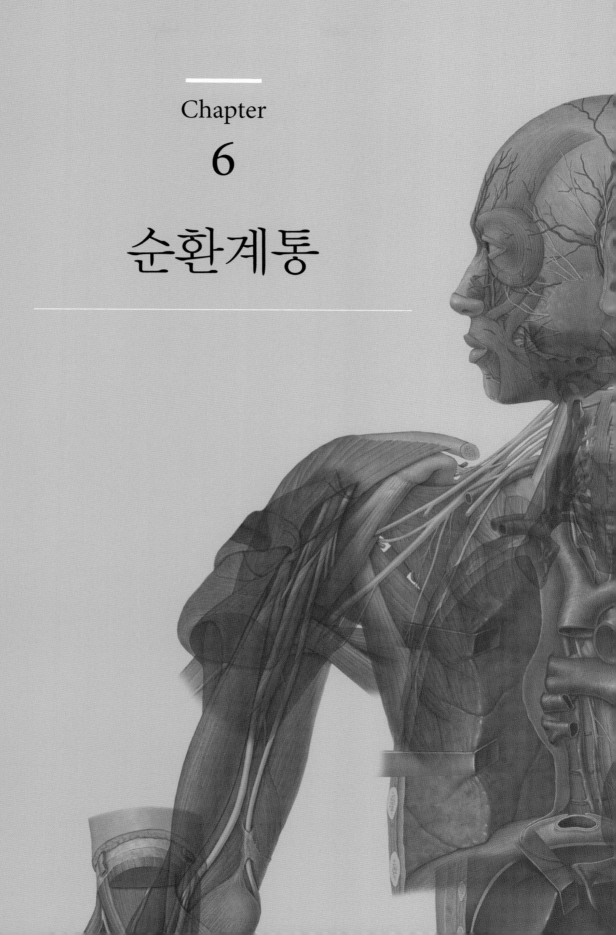

Chapter

6

순환계통

순환계통의 개요

1. 순환계통의 구성과 역할(그림 6-1)

　순환계통 순환기계/circulatory system 은 온몸에 혈액을 순환시켜서 신체의 각 부위로 필요한 물질을 전달하는 구조들로 구성되어 있다. 혈액을 내보내는 펌프에 해당하는 **심장** heart 과 파이프에 해당하는 **혈관** blood vessel 으로 이루어져 있다. 혈액은 **동맥** artery 을 통해 심장에서 말초부위로 향하며, 미세한 수많은 **모세혈관** 모세관/capillary 을 통과한 후 **정맥** vein 을 거쳐 심장으로 되돌아온다.

　인체에는 혈액을 순환시키는 **온몸순환**과 **허파순환**이라는 2개의 회로가 있다.

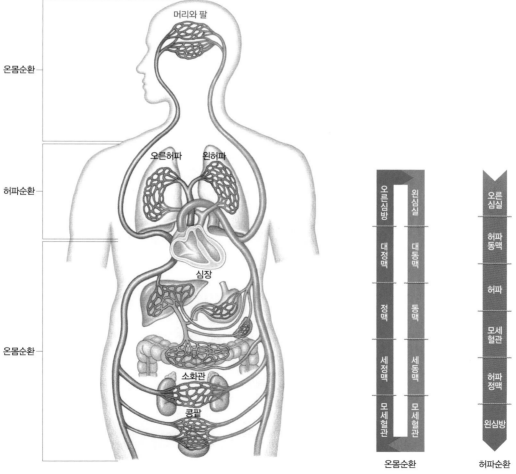

그림 6-1. **순환계통의 혈류**

온몸순환 체순환/systemic circulation | 온몸순환에서 혈액은 온몸의 조직에 산소와 영양을 제공하며 이산화탄소와 대사산물을 거두어들여 정맥혈액이 된다(그림 6-1).

허파순환 폐순환/pulmonary circulation | 허파순환에서 혈액은 허파를 통과해서 심장으로 되돌아간다. 허파에서는 혈액과의 사이에서 가스교환이 이루어져 산소가 풍부하고 이산화탄소가 적은 동맥혈액이 된다(그림 6-1).

순환계통의 역할은 소화기관, 비뇨기관, 호흡기관의 3대 내장을 통해 외부에서 얻은 물질을 온몸으로 분배해서 생명을 유지하는 것이다.

2. 태아의 순환계통 (그림 6-2)

태아에게 생명유지를 위한 물질교환은 3대 내장 (호흡기관, 소화기관, 비뇨기관)이 아니라 태반에서 이루어진다. 태아는 탯줄을 통해 태반과 혈액을 교환하고 다음과 같이 성인과는 다른 경로를 거친다.

- 2개의 **배꼽동맥** 제동맥/umbilical artery 이 속엉덩동맥에서 갈라져 나와 태반으로 혈액을 보낸다.
- 1개의 **배꼽정맥** 제정맥/umbilical vein 이 태반으로부터 산소와 영양이 풍부한 혈액을 운반하고 간의 아래쪽에 도달해서 문맥가지와 교차한 후에 **정맥관** venous duct 을 거쳐 아래대정맥으로 흘러들어가고 다리에서 되돌아온 산소가 부족한 혈액과 혼합된다.
- 아래대정맥에서 나온 혈액의 대부분은 심방사이

막으로 열려있는 **타원구멍** 난원공/foramen ovale 을 통해 빠져나가 왼심방으로 간다. 그리고 그곳에서 왼심실을 거쳐 오름대동맥으로 밀려난다.

- 위대정맥에서 온 혈액의 대부분은 오른심방에서 오른심실을 거쳐서 허파동맥으로 밀려난다.

태아의 순환계통에는 **두 가지의 중요한 특징**이 있다.

- 허파에서 호흡이 이루어지지 않고 소량의 혈액만 흐르기 때문에 오른심장으로 되돌아온 혈액은 허파를 통과하지 않고 2개의 우회로를 통해 대동맥으로 간다. **타원구멍**(오른심방→왼심방)과 **동맥관** ductus arteriosus (허파동맥→내림대동맥 시작부위)이 그것이다. 이로 인해 좌우의 심실이 함께 혈액을 밀어내므로 균등하게 발육이 진행될 수 있게 된다.

출생 후 허파, 콩팥, 소화기능이 시작되면, 다음의 혈관변화가 일어난다.

1. 탯줄이 묶이면 혈액은 더 이상 **배꼽동맥**을 통해 흐르지 않고 결합조직으로 채워지고 **배꼽동맥**의 말단부위는 **배꼽동맥인대**라고 하는 섬유끈이 된다.
2. **배꼽정맥**은 배꼽과 간 사이에 있는 **간원인대**가 된다.
3. **정맥관**은 **정맥관인대**로 남는데, 이는 **간**의 안쪽 표면에 있는 **섬유끈**이다.
4. 태반은 출생과 함께 배출된다.
5. **타원구멍**은 대부분 출산 직후에 닫히면서 **타원오목**으로 남아 있다.
6. **동맥관**은 출산과 거의 동시에 동맥수축을 통해 닫히며 **동맥관인대**가 된다.

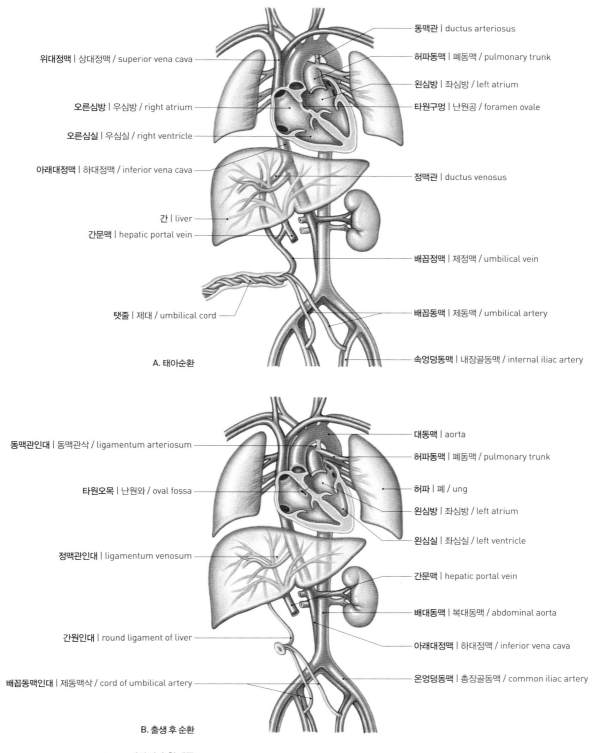

위대정맥 | 상대정맥 / superior vena cava

오른심방 | 우심방 / right atrium

오른심실 | 우심실 / right ventricle

아래대정맥 | 하대정맥 / inferior vena cava

간 | liver

간문맥 | hepatic portal vein

탯줄 | 제대 / umbilical cord

동맥관 | ductus arteriosus

허파동맥 | 폐동맥 / pulmonary trunk

왼심방 | 좌심방 / left atrium

타원구멍 | 난원공 / foramen ovale

정맥관 | ductus venosus

배꼽정맥 | 제정맥 / umbilical vein

배꼽동맥 | 제동맥 / umbilical artery

속엉덩동맥 | 내장골동맥 / internal iliac artery

A. 태아순환

동맥관인대 | 동맥관삭 / ligamentum arteriosum

타원오목 | 난원와 / oval fossa

정맥관인대 | ligamentum venosum

간원인대 | round ligament of liver

배꼽동맥인대 | 제동맥삭 / cord of umbilical artery

대동맥 | aorta

허파동맥 | 폐동맥 / pulmonary trunk

허파 | 폐 / ung

왼심방 | 좌심방 / left atrium

왼심실 | 좌심실 / left ventricle

간문맥 | hepatic portal vein

배대동맥 | 복대동맥 / abdominal aorta

아래대정맥 | 하대정맥 / inferior vena cava

온엉덩동맥 | 총장골동맥 / common iliac artery

B. 출생 후 순환

그림 6-2. 태아의 순환계통

3. 혈관벽의 구조와 혈관의 종류

1) 혈관벽의 구조[그림 6-3]
혈관벽은 3층으로 이루어져 있다.

속막 내막/tunica intima | 한 층의 **내피** endothelium 와 그 밑에 있는 소량의 결합조직으로 이루어져 있다.

중간막 중막/tunica media | 혈관벽의 대부분을 이루며 민무늬근육세포를 포함하고 있다. 동맥과 정맥에서 그 두께가 현저하게 다르다.

바깥막 외막/tunica adventitia | 혈관 주위의 성긴결합조직이다.

2) 혈관의 종류[그림 6-3]

● 탄력동맥

대동맥처럼 심장에 가까이 있는 굵은 동맥을 **탄력동맥** 탄성동맥/elastic artery 이라고 한다. 혈관중간막에 탄력섬유층이 겹쳐 있고 그 사이에 민무늬근육이 들어있다. 동맥벽의 풍부한 탄력조직에 의해 혈압이 조절되고 지속적으로 혈류를 만들어 낸다. 심실 수축기에 밀려난 혈액이 대동맥벽을 넓혀서 혈액을 저장해두고 확장기에 대동맥벽이 수축되어 혈액을 말초부위로 밀어낸다.

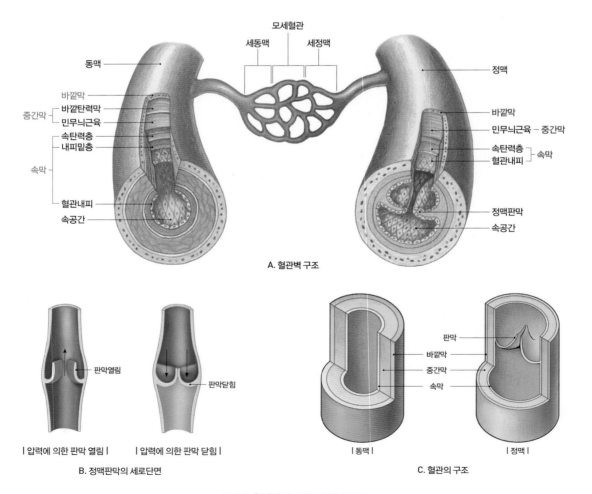

그림 6-3. **혈관벽의 구조와 혈관의 종류**

● 근육동맥

신체 모든 부분에 혈액을 보내는 동맥을 **근육동맥** 근동맥/muscular arteries 이라고 한다. 혈관중간막은 주로 민무늬근육으로 이루어져 있으며, 혈관속막과 혈관 바깥막 사이에 무수한 구멍이 뚫려 있는 탄력섬유판 (속탄력판, 바깥탄력판)이 있다. 근육동맥은 민무늬 근육의 수축과 이완에 따라 혈관크기를 바꿔서 혈류 량을 조절한다. 끝의 가느다란 근육동맥은 **세동맥** arteriole 이라고 한다. 근육동맥은 혈관저항에 의해 혈압을 유지하는 데 기여하므로 기능적으로 **저항혈관** resistance vessel 이라고 한다.

● 정맥

정맥의 벽은 혈관중간막이 매우 얇고 민무늬근육도 듬성듬성 있으며 탄력섬유도 빈약하다. 모세혈관을 통과한 후의 가느다란 정맥은 **세정맥** venule 이라고 한다. 중간 정도 이상의 정맥에서는 혈관속막이 뒤집혀서 생긴 **정맥판막** 정맥판/venous valve 이 있다. 정맥판막에 의해 혈액의 역류를 막고, 뼈대근육의 수축과 이완이 정맥을 압박하는 **근육펌프** muscular pump 역할을 해서 혈액이 심장을 향해 흘러가게 된다. 정맥에는 온몸의 혈액 가운데 2/3 이상이 머무르고 있어서 기능적으로 **용량혈관** capacitance vessel 이라고 한다.

● 모세혈관

모세혈관의 벽은 **내피세포** endothelial cell 와 그것을 둘 러싸고 있는 **바닥막** 기저막/basement membrane 으로 구성된 하나의 층(**내피** endothelium)으로 이루어져 있다.

혈액이 모세혈관을 통과해 나가는 사이에 액체의 일 부가 혈관에서 바깥으로 새어나가고 다시 혈관 속으로 되돌아오면서 물질교환을 촉진한다. 혈관에서 바깥 으로 새어나온 혈액의 대부분은 혈관으로 다시 되돌 아가지만 극히 일부는 조직의 사이질에 남는다. 이렇게 남은 사이질액은 림프관을 통해 혈액으로 회수된다. 모세혈관에서 유출이 과도하게 일어나거나 림프관으 로의 회수가 늦어지면 조직의 사이질에 액체가 고여서 **부종** edema 이 발생된다.

심장

1. 심장의 위치와 모양

1) 위치

심장 heart 은 두꺼운 벽을 가진 속이 빈 기관이며 혈액을 내보내 온몸을 순환시키는 펌프 역할을 하고 있다. 심장은 세로칸 중앙에 있으며 심장막으로 둘러싸여 있다.

몸통표면에서 보면 심장은 복장뼈 뒤쪽에 위치해 있고 둘째~다섯째 갈비사이공간 높이에 있으며 왼쪽으로 제법 불거져 나와 있다. 심장에서 가장 움직임이 큰 심장꼭대기는 심장의 왼아래로 튀어나와 있으며, 정중선에서 7~9 cm 떨어진 왼쪽 다섯째갈비사이공간 즈음에서 심장꼭대기 박동을 들을 수 있다.

2) 모양

심장은 전체적으로 원뿔 모양을 띠고 있으며, 넓은 **심장바닥** 심저/base of heart 은 오른뒤위쪽에 놓이고 약간 뾰족한 모양의 **심장꼭대기** 심첨/apex of heart 는 왼앞아래쪽에 위치한다. 심장바닥에서 심장꼭대기로 향하는 긴축(심장축)은 비스듬히 기울어져 왼앞아래쪽으로 향하고 있다(그림 6-4).

심장은 좌우로 나뉘며 각각 혈액을 밀어내는 펌프로서 기능한다. **오른심장** 우심/right heart 은 허파순환의 펌프이며 온몸에서 정맥혈액을 받아들이고 허파로 내보낸다. **왼심장** 좌심/left heart 은 온몸순환의 펌프이며 허파에서 되돌아온 혈액을 온몸으로 내보낸다. 오른심장과 왼심장은 각각 혈액을 받아들이는 **심방** atrium 과 혈액을 내보내는 **심실** ventricle 로 나뉘어져 있다. 심장은 오른심방, 오른심실, 왼심방, 왼심실로 이루어진 4개의 방실을 가지고 있다.

심장 표면에는 심장의 방을 나누는 고랑이 있다.

방실사이고랑 관상구/coronary sulcus | 심방과 심실을 나누는 깊은 고랑이며 심장 주위를 한 바퀴 둘러있다.

앞 · 뒤심실사이고랑 전 · 후실간구/anterior · posterior interventricular sulcus | 오른심실과 왼심실을 나누는 세로의 얕은 고랑이며 심실 앞쪽과 뒤쪽에서 관찰된다.

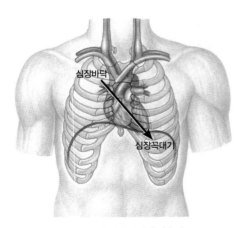

그림 6-4. **심장의 위치와 기울기**

3) 심장의 앞쪽과 뒤쪽 (그림 6-5)

심장을 바로 앞에서 보면 앞쪽의 대부분은 1) **오른심실** 우심실/right ventricle 이다. 오른심실의 오른쪽에는 방실사이고랑을 사이에 두고 2) **오른심방** 우심방/right atrium 의 일부가 작게 보인다. 오른심방의 위쪽으로 **위대정맥** 상대정맥/superior vena cava 이 들어오며, 오른심실의 위쪽으로 **허파동맥** 폐동맥/pulmonary trunk 이 나오는 것이 보인다. 오른심실 왼쪽에는 앞심실사이고랑을

사이에 두고 3) **왼심실** 좌심실/left ventricle 이 보인다. 왼심실 위쪽으로는 4) **왼심방** 좌심방/left atrium 의 일부가 약간 보인다. 왼심방으로 들어오는 4개의 **허파정맥** 폐정맥/pulmonary vein 은 가려져서 보이지 않는다. 왼심실에서 위쪽으로 나온 **오름대동맥** 상행대동맥/ascending aorta 은 허파동맥의 뒤쪽을 지나 오른쪽에서 나타난다.

심장을 뒤쪽에서 보면, 중앙에 왼심방과 그곳으로 들어오는 양쪽 각 2개의 **허파정맥** 폐정맥/pulmonary vein

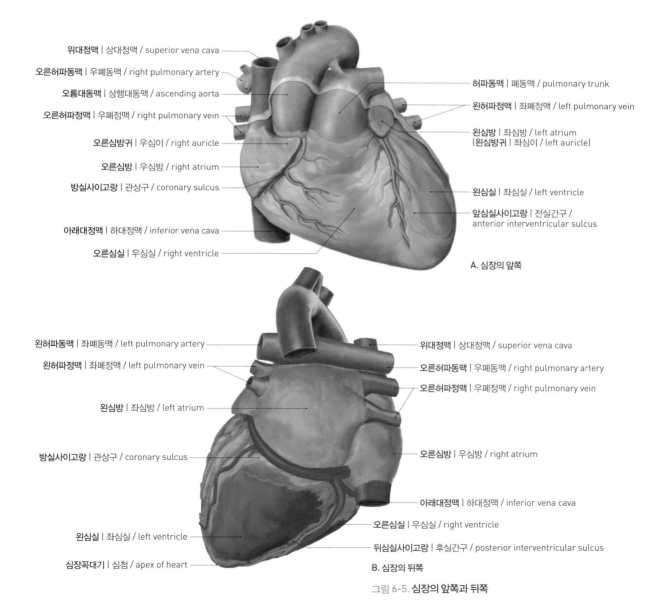

위대정맥 | 상대정맥 / superior vena cava
오른허파동맥 | 우폐동맥 / right pulmonary artery
오름대동맥 | 상행대동맥 / ascending aorta
오른허파정맥 | 우폐정맥 / right pulmonary vein
오른심방귀 | 우심이 / right auricle
오른심방 | 우심방 / right atrium
방실사이고랑 | 관상구 / coronary sulcus
아래대정맥 | 하대정맥 / inferior vena cava
오른심실 | 우심실 / right ventricle

허파동맥 | 폐동맥 / pulmonary trunk
왼허파정맥 | 좌폐정맥 / left pulmonary vein
왼심방 | 좌심방 / left atrium
〔왼심방귀 | 좌심이 / left auricle〕
왼심실 | 좌심실 / left ventricle
앞심실사이고랑 | 전실간구 / anterior interventricular sulcus

A. 심장의 앞쪽

왼허파동맥 | 좌폐동맥 / left pulmonary artery
왼허파정맥 | 좌폐정맥 / left pulmonary vein
왼심방 | 좌심방 / left atrium
방실사이고랑 | 관상구 / coronary sulcus
왼심실 | 좌심실 / left ventricle
심장꼭대기 | 심첨 / apex of heart

위대정맥 | 상대정맥 / superior vena cava
오른허파동맥 | 우폐동맥 / right pulmonary artery
오른허파정맥 | 우폐정맥 / right pulmonary vein
오른심방 | 우심방 / right atrium
아래대정맥 | 하대정맥 / inferior vena cava
오른심실 | 우심실 / right ventricle
뒤심실사이고랑 | 후실간구 / posterior interventricular sulcus

B. 심장의 뒤쪽

그림 6-5. **심장의 앞쪽과 뒤쪽**

이 보인다. 왼심방 오른쪽에는 오른심방과 오른심방 아래쪽으로 들어오는 **아래대정맥** 하대정맥/inferior vena cava 이 보인다. 왼심방 아래쪽에는 방실사이고랑이 있고, 그 너머에 왼심실이 크게 보이고 그 오른쪽으로 뒤심실사이고랑과 오른심실이 약간 보인다.

2. 심장막 (그림 6-6)

심장막 심막/pericardium 은 가슴안 중앙의 세로칸 속에서 심장과 큰혈관의 시작부위를 감싸고 있다. 바깥층인 **섬유심장막** 섬유성심막/fibrous pericardium 과 속층인 **장막심장막** 장막성심막/serous pericardium 의 2층으로 이루어져 있다. 장막심장막은 **벽층** 벽측판/parietal layer 과 **내장층** 장측판/visceral layer 의 2층으로 다시 나뉘며, 그 사이에는 **심장막안** 심막강/pericardial cavity 이란 공간이 만들어진다. 장막심장막의 벽층은 섬유심장막 속면에 밀착해 붙어 있다. 장막심장막의 내장층은 심장벽의 가장 바깥층에 해당하기 때문에 **심장바깥막** 심외막/epicardium 과 같다.

장막심장막은 심장막과 심장의 마찰을 줄여주어 심장이 매끄럽게 뛸 수 있도록 도와준다. 섬유심장막은 심장의 위치를 고정하고 지지해 주는 동시에 심장이 과도하게 확장되는 것을 막아주는 역할도 한다.

3. 심장: 속

심장은 오른심방과 오른심실, 왼심방과 왼심실의 4개 방실로 이루어져 있다. 심방과 심실 사이에는 오른·왼방실판막, 심실에서 나오는 출구에는 허파동맥판막과 대동맥판막이 있어서 혈액의 역류를 막고 있다.

1) 오른심방 (그림 6-7, 8)

오른심방 우심방/right atrium 은 심장의 오른위부분을 차지하고 있으며, 온몸에서 나온 혈액을 운반하는 위대정맥과 아래대정맥이 들어올 뿐 아니라, 심장벽의 혈액이 배출되는 심장정맥굴도 들어온다. 오른심방의 혈액은 오른심실로 흘러들어간다. 오른심실로 연결되는 **오른방실구멍** 우방실구/right atrioventricular orifice 은 앞안쪽에 있고 **삼첨판막** 삼첨판/tricuspid valve (**오른방실판막** 우방실판/right atrioventricular valve)에 의해 닫혀있다.

오른심방의 왼뒤쪽에 있는 벽은 왼심방과 칸을 나누는 심방사이막이다(그림 6-17). 여기서 보이는 타원형으로 얕게 패인 **타원오목** fossa ovale 은 태아기에 있는 타원구멍의 흔적이다.

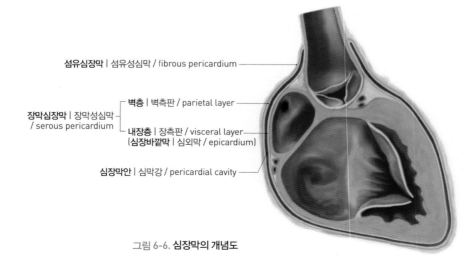

섬유심장막 | 섬유성심막 / fibrous pericardium

벽층 | 벽측판 / parietal layer
장막심장막 | 장막성심막 / serous pericardium
내장층 | 장측판 / visceral layer (**심장바깥막** | 심외막 / epicardium)

심장막안 | 심막강 / pericardial cavity

그림 6-6. **심장막의 개념도**

2) 오른심실 (그림 6-7, 9)

오른심실 우심실/right ventricle 은 심장의 아래부분을 차지하고 있으며 오른심방에서 나온 혈액을 받아들여 허파동맥으로 혈액을 보낸다. **오른방실구멍**은 오른심실의 뒤위쪽에 있으며 **허파동맥구멍** 폐동맥구/opening of pulmonary trunk 은 앞위쪽에 있고 허파동맥판막에 의해 닫힌다.

오른심실 속면에는 **근육기둥** 육주/trabeculae carneae 이라는 불규칙한 그물 모양의 근육이 있으며, 그 일부는 심실 속으로 튀어나와 있어 이를 **꼭지근** 유두근/papillary muscle 이라고 한다. 끝부분에는 **힘줄끈** 건삭/chordae tendineae 이라는 섬유질 끈이 붙어서 삼첨판막에 이어져 있다 (그림 6-13).

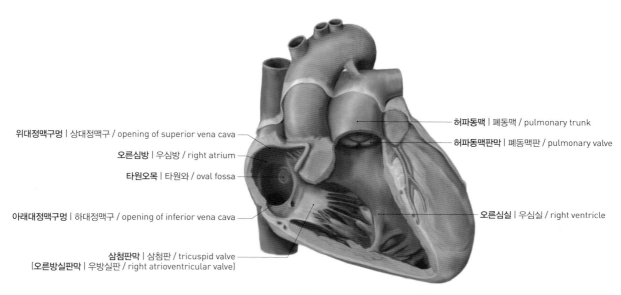

위대정맥구멍 | 상대정맥구 / opening of superior vena cava —
오른심방 | 우심방 / right atrium —
타원오목 | 타원와 / oval fossa —
아래대정맥구멍 | 하대정맥구 / opening of inferior vena cava —
삼첨판막 | 삼첨판 / tricuspid valve —
(오른방실판막 | 우방실판 / right atrioventricular valve)

허파동맥 | 폐동맥 / pulmonary trunk
허파동맥판막 | 폐동맥판 / pulmonary valve
오른심실 | 우심실 / right ventricle

그림 6-7. **오른심방과 오른심실의 속공간, 앞쪽** (앞벽이 제거되어 있는 상태)

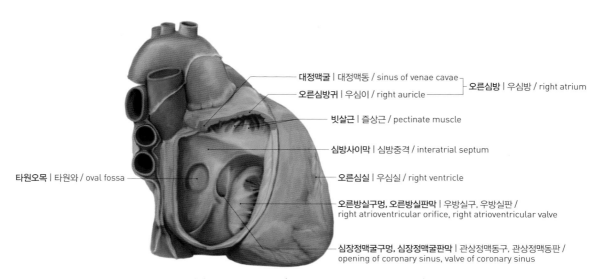

대정맥굴 | 대정맥동 / sinus of venae cavae ┐
오른심방귀 | 우심이 / right auricle ┘ 오른심방 | 우심방 / right atrium
빗살근 | 즐상근 / pectinate muscle
심방사이막 | 심방중격 / interatrial septum
타원오목 | 타원와 / oval fossa —
오른심실 | 우심실 / right ventricle
오른방실구멍, 오른방실판막 | 우방실구, 우방실판 / right atrioventricular orifice, right atrioventricular valve
심장정맥굴구멍, 심장정맥굴판막 | 관상정맥동구, 관상정맥동판 / opening of coronary sinus, valve of coronary sinus

그림 6-8. **오른심방의 속공간, 오른가쪽면** (가쪽벽이 세로로 잘려져 있는 상태)

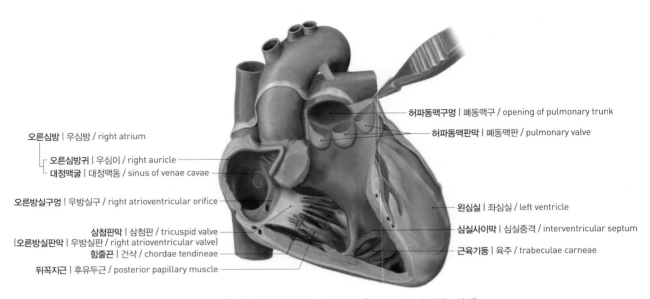

오른심방 | 우심방 / right atrium

오른심방귀 | 우심이 / right auricle
대정맥굴 | 대정맥동 / sinus of venae cavae

오른방실구멍 | 우방실구 / right atrioventricular orifice

삼첨판막 | 삼첨판 / tricuspid valve
[**오른방실판막** | 우방실판 / right atrioventricular valve]
힘줄끈 | 건삭 / chordae tendineae
뒤꼭지근 | 후유두근 / posterior papillary muscle

허파동맥구멍 | 폐동맥구 / opening of pulmonary trunk
허파동맥판막 | 폐동맥판 / pulmonary valve

왼심실 | 좌심실 / left ventricle
심실사이막 | 심실중격 / interventricular septum
근육기둥 | 육주 / trabeculae carneae

그림 6-9. **오른심실과 허파동맥의 속공간, 앞쪽**(앞벽이 제거되어 있는 상태)

3) 왼심방(그림 6-10~12)

왼심방 좌심방/left atrium 은 심장의 뒤위부분을 차지하고 있으며 양쪽 허파에서 2개씩 총 4개의 허파정맥을 통해 혈액을 받아들이고 왼심실로 내보낸다. 왼심실로 연결되는 **왼방실입구**는 앞아래쪽에 있으며 **승모판막** 승모판/mitral valve (**왼방실판막** left atrioventricular valve)에

의해 닫혀있다.

4) 왼심실(그림 6-10~12)

왼심실 좌심실/left ventricle 은 심장의 왼아래부분을 차지하며 왼심방에서 나온 혈액을 받아들이고 대동맥으로 보낸다. 왼방실입구는 왼심실의 뒤위쪽에 있으며

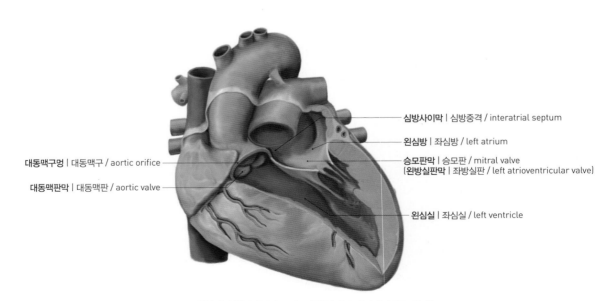

대동맥구멍 | 대동맥구 / aortic orifice

대동맥판막 | 대동맥판 / aortic valve

심방사이막 | 심방중격 / interatrial septum
왼심방 | 좌심방 / left atrium
승모판막 | 승모판 / mitral valve
[**왼방실판막** | 좌방실판 / left atrioventricular valve]

왼심실 | 좌심실 / left ventricle

그림 6-10. **왼심방과 왼심실의 속공간, 앞쪽**(앞벽이 제거되어 있는 상태)

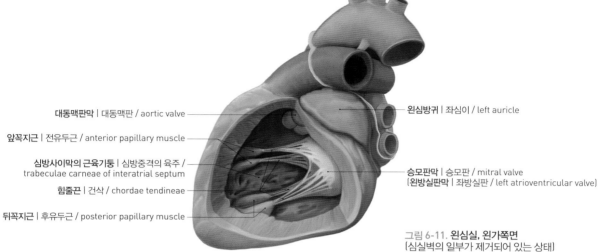

대동맥판막 | 대동맥판 / aortic valve

앞꼭지근 | 전유두근 / anterior papillary muscle

심방사이막의 근육기둥 | 심방중격의 육주 /
trabeculae carneae of interatrial septum

힘줄끈 | 건삭 / chordae tendineae

뒤꼭지근 | 후유두근 / posterior papillary muscle

왼심방귀 | 좌심이 / left auricle

승모판막 | 승모판 / mitral valve
(왼방실판막 | 좌방실판 / left atrioventricular valve)

그림 6-11. 왼심실, 왼가쪽면
(심실벽의 일부가 제거되어 있는 상태)

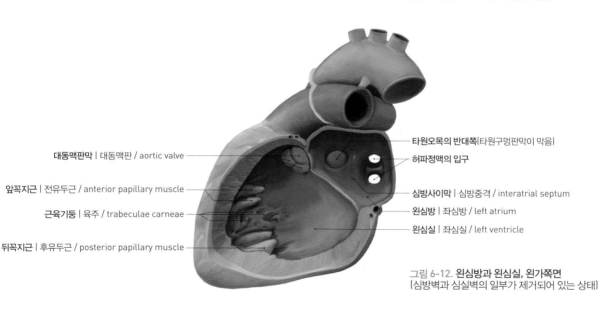

대동맥판막 | 대동맥판 / aortic valve

앞꼭지근 | 전유두근 / anterior papillary muscle

근육기둥 | 육주 / trabeculae carneae

뒤꼭지근 | 후유두근 / posterior papillary muscle

타원오목의 반대쪽(타원구멍판막이 막음)

허파정맥의 입구

심방사이막 | 심방중격 / interatrial septum

왼심방 | 좌심방 / left atrium

왼심실 | 좌심실 / left ventricle

그림 6-12. 왼심방과 왼심실, 왼가쪽면
(심방벽과 심실벽의 일부가 제거되어 있는 상태)

대동맥구멍은 오른위쪽에 있어서 **대동맥판막**에 의해 닫혀있다.

왼심실의 벽은 오른심실에 비해 2~3배 두껍다. 왼심실의 속면은 오른심실과 마찬가지로 근육기둥과 꼭지근이 있으며 울퉁불퉁하다. 앞벽과 뒤벽에는 각각 앞꼭지근과 뒤꼭지근이 있으며, 꼭지근의 끝부분과 승모판막의 첨판 사이를 힘줄끈이 연결하고 있다.

5) 삼첨판막과 승모판막 (그림 6-13, 15)

오른방실입구는 **삼첨판막** 삼첨판/tricuspid valve (**오른방실판막** 우방실판/right atrioventricular valve)에 의해, 왼방실입구는 **승모판막** 승모판/mitral valve (**왼방실판막** 좌방실판/left atrioventricular valve)에 의해 닫혀있어서 심실에서 심방으로의 역류를 막아준다. 판막에서 튀어나와 있는 부분은 **첨판** 첨/cusp 이라고 부르며, 삼첨판막은 3개(앞첨판, 뒤첨판, 사이막첨판), 승모판막은 2개(앞첨판,

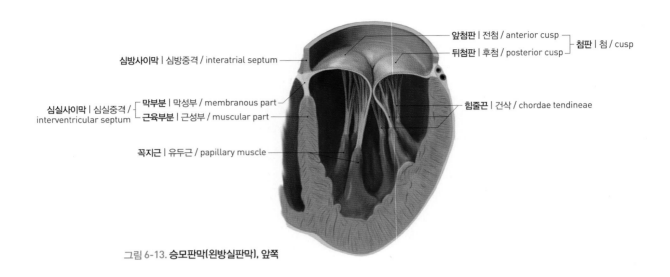

앞첨판 | 전첨 / anterior cusp
뒤첨판 | 후첨 / posterior cusp
첨판 | 첨 / cusp
심방사이막 | 심방중격 / interatrial septum
힘줄끈 | 건삭 / chordae tendineae
심실사이막 | 심실중격 / interventricular septum
막부분 | 막성부 / membranous part
근육부분 | 근성부 / muscular part
꼭지근 | 유두근 / papillary muscle

그림 6-13. **승모판막(왼방실판막), 앞쪽**

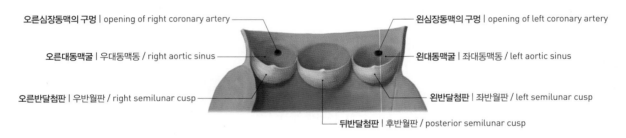

오른심장동맥의 구멍 | opening of right coronary artery
왼심장동맥의 구멍 | opening of left coronary artery
오른대동맥굴 | 우대동맥동 / right aortic sinus
왼대동맥굴 | 좌대동맥동 / left aortic sinus
오른반달첨판 | 우반월판 / right semilunar cusp
왼반달첨판 | 좌반월판 / left semilunar cusp
뒤반달첨판 | 후반월판 / posterior semilunar cusp

그림 6-14. **대동맥판막(대동맥과 왼심실의 앞벽을 잘라서 좌우로 벌린 상태)**

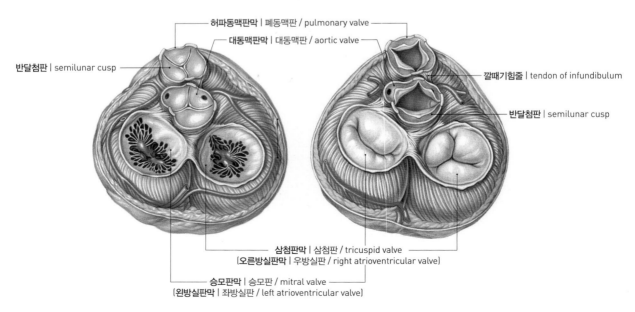

허파동맥판막 | 폐동맥판 / pulmonary valve
대동맥판막 | 대동맥판 / aortic valve
반달첨판 | semilunar cusp
깔때기힘줄 | tendon of infundibulum
반달첨판 | semilunar cusp
삼첨판막 | 삼첨판 / tricuspid valve
[오른방실판막 | 우방실판 / right atrioventricular valve]
승모판막 | 승모판 / mitral valve
[왼방실판막 | 좌방실판 / left atrioventricular valve]

그림 6-15. **윗쪽에서 본 심장판막의 열림과 닫힘**

뒤첨판)의 첨판을 지니고 있다.

6) 허파동맥판막과 대동맥판막 [그림 6-14, 15]

허파동맥구멍은 **허파동맥판막** 폐동맥판/pulmonary valve 에 의해 닫히고, 대동맥구멍은 **대동맥판막** 대동맥판/aortic valve 에 의해 닫혀서 혈액이 동맥에서 심실로 역류하는 것을 막아준다. 판막은 **반달첨판** 반월판/semilunar cusp 으로 이루어져 있고, 허파동맥판막은 왼·오른·앞반달첨판을 가지고 있으며 대동맥판막은 왼·오른·뒤반달첨판을 가지고 있다(그림 6-14).

심실의 수축기가 끝나면 동맥에서 되돌아온 혈액이 허파동맥굴과 대동맥굴을 채우면서 반달첨판을 닫히게 하고 심실로 혈액이 역류되는 것을 막는다. 대동맥굴 중 2부분(오른대동맥굴, 왼대동맥굴)에는 **오른 · 왼심장동맥** 우 · 좌관상동맥/right · left coronary artery 이 연결되는 부분이 있다(그림 6-14).

4. 심장: 구조

1) 심장벽 [그림 6-16]

심장의 벽은 심장속막, 심장근육층, 심장바깥막의 3층으로 구성되어 있다.

심장속막 심내막/endocardium | 심장의 속을 덮고 있는 얇은 층이며 단층의 내피세포와 얇은 결합조직으로 이루어져 있다. 방실구멍과 동맥구멍의 판막(삼첨판막, 승모판막, 허파동맥판막, 대동맥판막)은 두터운 결합조직 위에 내피세포가 덮인 주름이다.

심장근육층 심근층/myocardium | 심장벽의 대부분을 이루는 층이며 심장근육조직으로 이루어져 있다. 심장근육의 두께는 각 방실이 처리하는 양에 따라 다르다. 심방은 혈액을 심실로만 보내면 되기 때문에 비교적 얇고 심실은 심장 바깥으로 혈액을 밀어내야 하기 때문에 두껍게 되어 있다. 특히 왼심실은 높은 혈압으로 온몸순환을 담당해야 하기 때문에 오른심실보다 훨씬 두꺼운 벽을 가지고 있다.

심장바깥막 심외막/epicardium | 심장의 바깥 표면을 덮고 있는 층이며, 표면의 장막과 지방이 풍부한 결합조직층으로 이루어져 있다. 장막은 장막심장막의 내장층에 해당한다.

2) 심방사이막과 심실사이막 [그림 6-17]

오른심방과 왼심방은 **심방사이막** 심방중격/interatrial septum 에 의해 나뉘어져 있다. 심방사이막의 오른앞쪽에 오른심방, 왼뒤쪽에 왼심방이 위치하고 있다. 심방사이막의 오른심방 쪽에는 **타원오목** 타원와/oval fossa 이라

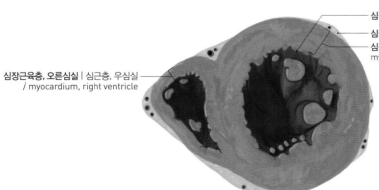

심장속막 | 심내막 / endocardium
심장바깥막 | 심외막 / epicardium
심장근육층, 왼심실 | 심근층, 좌심실 / myocardium, left ventricle
심장근육층, 오른심실 | 심근층, 우심실 / myocardium, right ventricle

그림 6-16. **심실벽**[바닥면에 평행한 가로단면]

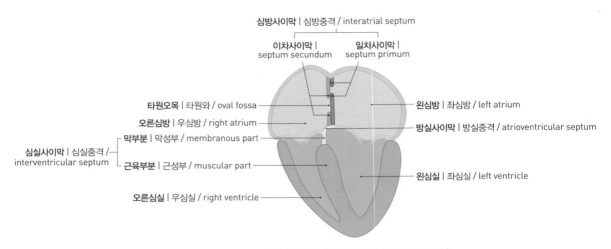

그림 6-17. **심방사이막과 심실사이막**(앞머리단면, 모식도)

고 하는 얇게 패인 곳이 있으며, 타원오목은 태아기에는 타원구멍이라는 창으로 되어 있다.

오른심실과 왼심실은 **심실사이막** 심실중격/interventricular septum 에 의해 나뉘어져 있다. 오른심실이 왼심실의 오른앞쪽에 위치해 있으며, 심실사이막은 오른심실을 향해 불거져 있다. 심실사이막의 아래쪽 대부분은 두꺼운 심장근육층으로 이루어져 있으며, 근육부분이라고 한다. 위쪽 일부는 얇은 막 모양으로 되어 있어 **막부분** 막성부/membranous part 이라고 한다. 막부분 바로 위에는

같은 막 모양의 **방실사이막** 방실중격/atrioventricular septum 이 있어서 왼심실과 오른심방을 나누고 있다.

3) 심장전도계통 (그림 6-18)

심장전도계통 자극전도계/cardiac conduction system 은 주기적으로 전기적 자극을 발생시켜서 심방근육과 심실근육에 시간차를 두고 전달하여 심장이 펌프 역할을 할 수 있도록 한다. 심장전도계통은 특수화된 심장근육세포로 이루어져 있으며 4가지로 나눌 수 있다.

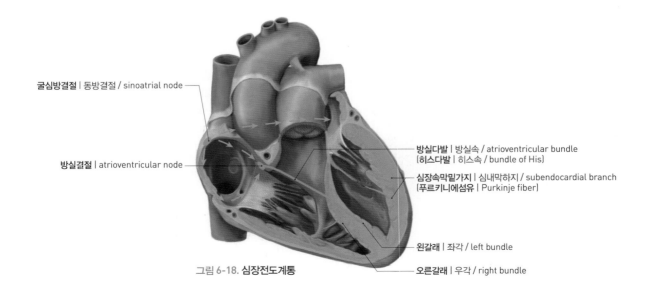

그림 6-18. **심장전도계통**

굴심방결절 동방결절/sinoatrial node, SA node | 오른심방의 분계고랑 위쪽과 위대정맥이 만나는 지점에 있으며, 심장바깥막 바로 아래의 심장근육층 속에 있다. 굴심방결절에서 시작되는 주기적인 흥분이 심방근육에 전달되어 심장수축이 시작되기 때문에 심장의 **박동조율기** pacemaker 라고 한다.

방실결절 atrioventricular node, AV node | 오른심방의 심장정맥굴구멍 위쪽끝과 심방사이막의 뒤아래쪽 심장속막 바로 아래의 심장근육층 속에 있다. 심방근육에 넓게 퍼져있는 전기신호가 방실결절에 전달된다. 방실결절에서 전도속도가 늦춰지기 때문에 심방근육의 수축과 심실근육의 수축 사이에 시간차이가 발생한다.

방실다발 방실속/atrioventricular bundle, AV bundle (히스다발 bundle of His) | 방실결절에서 앞아래쪽으로 나온 방실다발은 오른섬유삼각을 관통해서 심실사이막 아래모서리 앞쪽으로 뻗어나간다. **왼 · 오른갈래** 좌 · 우각/left · right bundle 로 나뉘어서 근육부분으로 들어간 후 심실사이막 양면을 따라 아래쪽으로 내려간다. 오른갈래는 사이막모서리기둥을 통과해서 앞꼭지근의

바닥부위에 도달하고 여러 개의 가지로 나뉜다. 왼갈래는 여러 개의 다발로 나뉘어서 심실사이막을 내려가서 여러 개의 가지로 나뉜다.

심장속막밑가지 심내막하지/subendocardial branch (푸르키니에섬유 Purkinje fiber) | 심장전도계통의 마지막 갈림이며 여러 개의 가지로 나뉘어서 심실벽의 심장속막 바로 아래로 뻗어있다. 심장꼭대기에서 심방을 향해 올라가서 양쪽 심실벽의 근육 전체로 흥분을 전달한다.

5. 심장의 혈관

심장은 계속 움직이고 있기 때문에 산소를 많이 요구한다. 심장박출량의 약 5%가 심장 자체로 공급되고 있다. 심장에는 교감신경과 부교감신경이 분포되어 있으며 심장박동수, 수축력, 심장박출량을 조절한다.

1) 심장의 동맥 (그림 6-19)
오름대동맥의 시작부위에 있는 대동맥굴에서 2개의 심장동맥이 시작된다.

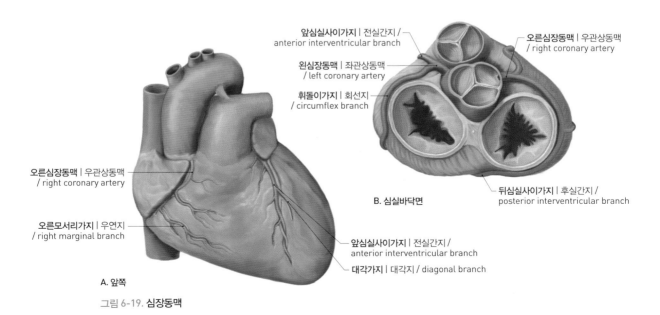

앞심실사이가지 | 전실간지 / anterior interventricular branch

왼심장동맥 | 좌관상동맥 / left coronary artery

휘돌이가지 | 회선지 / circumflex branch

오른심장동맥 | 우관상동맥 / right coronary artery

뒤심실사이가지 | 후실간지 / posterior interventricular branch

B. 심실바닥면

오른심장동맥 | 우관상동맥 / right coronary artery

오른모서리가지 | 우연지 / right marginal branch

앞심실사이가지 | 전실간지 / anterior interventricular branch

대각가지 | 대각지 / diagonal branch

A. 앞쪽

그림 6-19. **심장동맥**

오른심장동맥 우관상동맥/right coronary artery | 오른심장
동맥은 오름대동맥의 오른대동맥굴에서 시작해서
앞쪽으로 달린다. 오른심방귀와 허파동맥 사이를 빠져
나가 오른심방과 오른심실 사이의 방실사이고랑으
로 들어가서 심장 주위를 한 바퀴 돌아서 뒤쪽에 도달
한다. 많은 가지로 갈라지며 그중에서 중요한 가지
로는 **굴심방결절가지** 동방결절지/sinuatrial nodal branch,
오른모서리가지 우연지/right marginal branch, **뒤심실사이
가지** 후실간지/posterior interventricular branch 가 있다.

왼심장동맥 좌관상동맥/left coronary artery | 왼심장동맥은
오름대동맥의 왼대동맥굴에서 시작하여 허파동맥과
왼심방귀 사이로 들어간다. 그리고 그곳에서 휘돌이
가지와 앞심실사이가지로 갈라진다.

휘돌이가지 회선지/circumflex branch 에서는 **왼모서리가지**
좌연지/left marginal branch 가 갈라져 나오고, **앞심실사이
가지** 전실간지/anterior interventricular branch 에서는 **대각
가지** 대각지/diagonal branch 가 갈라져 나온다.

2) 심장의 정맥 (그림 6-20)

심장벽에서 나온 정맥혈액의 약 2/3는 심장정맥굴로
모여서 오른심방으로 들어가며 나머지 혈액은 심장벽
의 작은 정맥을 통해 직접 오른심방으로 들어가거나,
아주 작은 정맥들이 각 방실로 직접 연결되기도 한다.

심장정맥굴 관상정맥동/coronary sinus 은 심장 뒤쪽에
있는 왼방실사이고랑에 있으며 왼쪽에서 오른쪽으로
달려 오른심방으로 들어간다. 4개의 큰 정맥인 **큰심장
정맥** 대심장정맥/great cardiac vein, **중간심장정맥** 중심장정맥/
middle cardiac vein, **작은심장정맥** 소심장정맥/small cardiac
vein, **왼심실뒤정맥** 좌심실후정맥/posterior veins of left ventricle
이 심장정맥굴로 유입되어 오른심방으로 열린다.

앞심장정맥 전심장정맥/anterior cardiac vein 이라고 하는
1~3개의 작은 정맥은 심장정맥굴을 통하지 않고 직접
오른심방으로 이어진다.

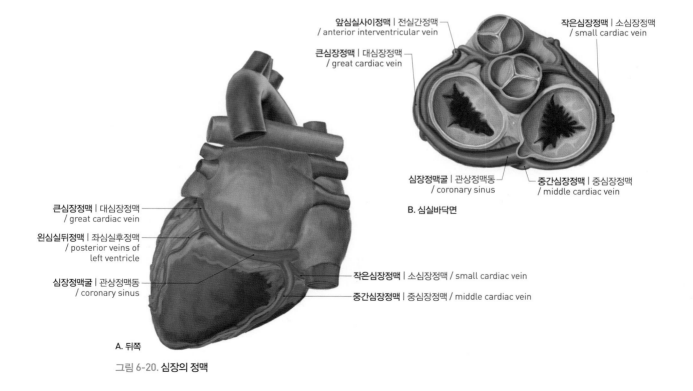

그림 6-20. **심장의 정맥**

동맥계통 [그림 6-22]

1. 대동맥 [그림 6-21]

심장에서 나온 **대동맥** aorta 은 오름대동맥, 대동맥활, 가슴대동맥, 배대동맥의 4부분으로 구분되며 골반입구에서 갈라져 온엉덩동맥이 된다.

오름대동맥 ^{상행대동맥/ascending aorta} | 오름대동맥에서는 오른 · 왼심장동맥가지가 나와 심장벽에 혈액을 보낸다.

대동맥활 ^{대동맥궁/aortic arch} | 대동맥활에서는 팔머리동맥, 왼온목동맥, 왼빗장밑동맥으로 갈라진다. 팔머리동맥은 즉시 두 개로 나뉘어서 오른온목동맥과 오른빗장밑동맥이 된다. **온목동맥** ^{총경동맥/common carotid artery} 은 머리부위로 혈액을 보내고 **빗장밑동맥** ^{쇄골하동맥/subclavian artery} 은 팔로 혈액을 보낸다.

가슴대동맥 ^{흉대동맥/thoracic aorta} | 가슴대동맥에서는 가슴벽과 세로칸 내장으로 향하는 작은가지가 나온다.

배대동맥 ^{복대동맥/abdominal aorta} | 배대동맥에서는 배부위의 소화관, 비뇨기관, 생식샘으로 향하는 내장가지와 몸통벽으로 향하는 작은가지가 나온다. 좌우로 갈라져 **온엉덩동맥** ^{총장골동맥/common iliac artery} 이 되며 골반과 다리로 혈액을 보낸다.

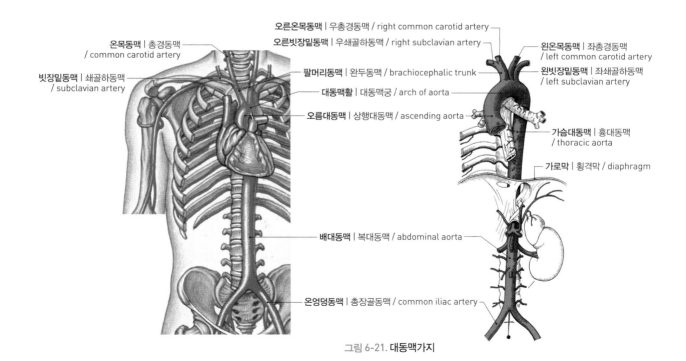

온목동맥 | 총경동맥 / common carotid artery

빗장밑동맥 | 쇄골하동맥 / subclavian artery

오른온목동맥 | 우총경동맥 / right common carotid artery

오른빗장밑동맥 | 우쇄골하동맥 / right subclavian artery

팔머리동맥 | 완두동맥 / brachiocephalic trunk

대동맥활 | 대동맥궁 / arch of aorta

오름대동맥 | 상행대동맥 / ascending aorta

왼온목동맥 | 좌총경동맥 / left common carotid artery

왼빗장밑동맥 | 좌쇄골하동맥 / left subclavian artery

가슴대동맥 | 흉대동맥 / thoracic aorta

가로막 | 횡격막 / diaphragm

배대동맥 | 복대동맥 / abdominal aorta

온엉덩동맥 | 총장골동맥 / common iliac artery

그림 6-21. **대동맥가지**

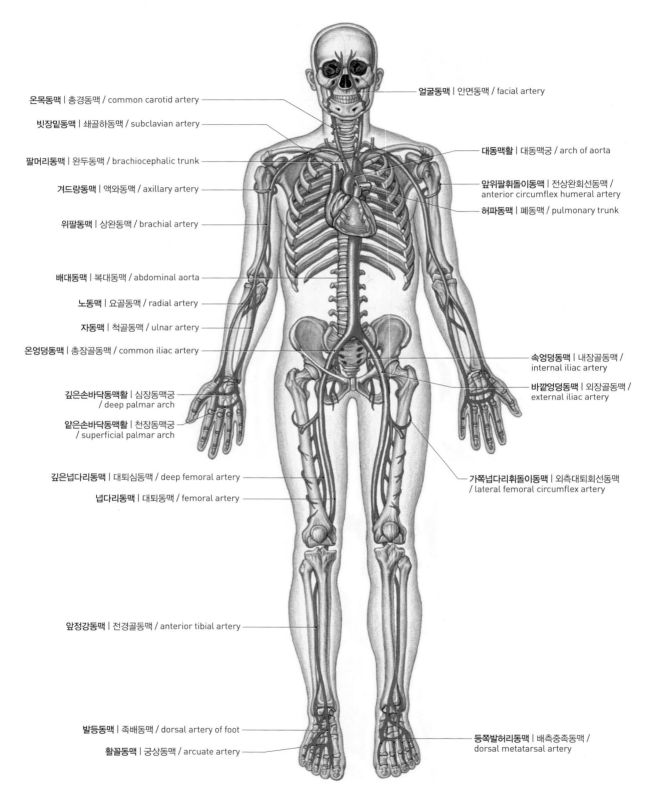

온목동맥 | 총경동맥 / common carotid artery

빗장밑동맥 | 쇄골하동맥 / subclavian artery

팔머리동맥 | 완두동맥 / brachiocephalic trunk

겨드랑동맥 | 액와동맥 / axillary artery

위팔동맥 | 상완동맥 / brachial artery

배대동맥 | 복대동맥 / abdominal aorta

노동맥 | 요골동맥 / radial artery

자동맥 | 척골동맥 / ulnar artery

온엉덩동맥 | 총장골동맥 / common iliac artery

깊은손바닥동맥활 | 심장동맥궁 / deep palmar arch

얕은손바닥동맥활 | 천장동맥궁 / superficial palmar arch

깊은넙다리동맥 | 대퇴심동맥 / deep femoral artery

넙다리동맥 | 대퇴동맥 / femoral artery

앞정강동맥 | 전경골동맥 / anterior tibial artery

발등동맥 | 족배동맥 / dorsal artery of foot

활꼴동맥 | 궁상동맥 / arcuate artery

얼굴동맥 | 안면동맥 / facial artery

대동맥활 | 대동맥궁 / arch of aorta

앞위팔휘돌이동맥 | 전상완회선동맥 / anterior circumflex humeral artery

허파동맥 | 폐동맥 / pulmonary trunk

속엉덩동맥 | 내장골동맥 / internal iliac artery

바깥엉덩동맥 | 외장골동맥 / external iliac artery

가쪽넙다리휘돌이동맥 | 외측대퇴회선동맥 / lateral femoral circumflex artery

등쪽발허리동맥 | 배측중족동맥 / dorsal metatarsal artery

그림 6-22. **동맥계통**

● **대동맥활과 주요 가지**[그림 6-21]

왼심실에서 나온 **오름대동맥** ^{상행대동맥/ascending aorta} 은 심장막안에서 나오자마자 **대동맥활** ^{대동맥궁/aortic arch} 이 되어 위세로칸의 왼뒤쪽으로 올라가다 아래쪽으로 방향을 바꿔서 넷째, 다섯째등뼈 왼쪽에서 **가슴대동맥** ^{흉대동맥/thoracic aorta} 이 된다.

대동맥활은 위모서리에서 3개의 가지가 나온다.

첫째가지는 **팔머리동맥** ^{완두동맥/brachiocephalic trunk} 이 며 복장뼈자루의 뒤쪽대동맥활에서 시작해 오른뒤쪽을 향해 올라간다. 팔머리동맥은 다시 2개로 갈라져 **오른 온목동맥** ^{우총경동맥/right common carotid artery} 과 **오른빗장밑 동맥** ^{우쇄골하동맥/right subclavian artery} 이 된다.

대동맥활의 둘째가지는 **왼온목동맥** ^{좌총경동맥/left common carotid artery} 이며 팔머리동맥 이는곳 바로 왼쪽에서 시작된다.

대동맥활의 셋째가지는 **왼빗장밑동맥** ^{좌쇄골하동맥/left}

subclavian artery 이며 왼온목동맥 이는곳 바로 왼쪽에서 시작된다.

오른 · 왼온목동맥은 머리와 목의 오른쪽 절반과 왼쪽 절반에 혈액을 공급하는 동맥이며, 오른 · 왼빗장밑 동맥은 오른팔과 왼팔에 혈액을 공급하는 동맥이다.

2. 머리부위의 동맥

머리부위의 동맥은 **온목동맥** ^{총경동맥/common carotid} artery 에서 갈라져 나온 속목동맥과 바깥목동맥으로 부터 나온다. 온목동맥은 목부위에서 속목동맥, 미주 신경과 함께 목혈관신경집에 감싸여서 기관의 가쪽을 따라 위로 올라간다. 방패연골의 위모서리 높이에서 속목동맥과 바깥목동맥으로 갈라진다.

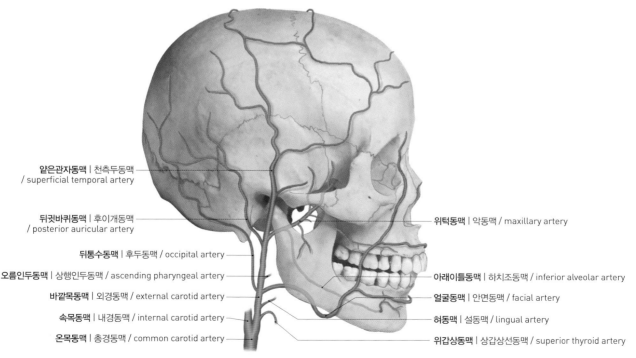

얕은관자동맥 | 천측두동맥 / superficial temporal artery

뒤귓바퀴동맥 | 후이개동맥 / posterior auricular artery

뒤통수동맥 | 후두동맥 / occipital artery

오름인두동맥 | 상행인두동맥 / ascending pharyngeal artery

바깥목동맥 | 외경동맥 / external carotid artery

속목동맥 | 내경동맥 / internal carotid artery

온목동맥 | 총경동맥 / common carotid artery

위턱동맥 | 악동맥 / maxillary artery

아래이틀동맥 | 하치조동맥 / inferior alveolar artery

얼굴동맥 | 안면동맥 / facial artery

허동맥 | 설동맥 / lingual artery

위갑상동맥 | 상갑상선동맥 / superior thyroid artery

그림 6-23. **바깥목동맥의 가지**

1) 속목동맥 [그림 6-24]

속목동맥 내경동맥/internal carotid artery 은 머리안으로 들어가서 눈확과 뇌로 혈액을 공급한다. 머리뼈바닥의 목동맥관을 통해 머리안으로 들어간 속목동맥은 S자 모양으로 굽어지면서 안구 및 눈물샘에 분포하는 **눈동맥** 안동맥/ophthalmic artery 이 갈라져 나온다. 시각교차의 가쪽에서 2개로 갈라져서 종말가지인 **앞 · 중간대뇌동맥** 전 · 중대뇌동맥/anterior · middle cerebral artery 이 된다. 앞 · 중간대뇌동맥은 척추동맥에서 나온 뒤대뇌동맥과 교통해서 **대뇌동맥고리** 대뇌동맥륜/cerebral arterial circle 를 형성한다.

2) 바깥목동맥 [그림 6-23, 표 6-1]

바깥목동맥 외경동맥/external carotid artery 은 속목동맥 앞쪽에서 위로 올라가면서 가지를 내고 턱뼈목 부근 귀밑샘에서 2개의 종말가지로 갈라진다. 바깥목동맥의 가지는 앞가지(3개), 안쪽가지(1개), 뒤가지(2개), 종말가지(2개)의 총 8개로 구분된다.

앞쪽으로 나가는 가지는 목 부분에 분포하는 **위갑상동맥** 상갑상선동맥/superior thyroid artery, 혀에 분포하는 **혀동맥** 설동맥/lingual artery, 혀동맥의 약간 위쪽에서 시작되며 턱뼈몸통의 아래모서리를 돌아서 얼굴로 나오고 구불거리면서 안쪽눈구석까지 올라가는 **얼굴동맥** 안면

표 6-1. **바깥목동맥의 가지**

동맥	가지(분포)	동맥		가지(분포)
앞가지		뒤가지		
❶ 위갑상동맥	샘가지(갑상샘으로) 위후두동맥(후두, 목뿔아래근육, 목빗근으로)	❼ 얕은관자동맥		얼굴가로동맥(광대활의 아래쪽 얕은층으로) 이마가지(이마부위로) 마루가지(마루부위로)
❷ 혀동맥	혀등가지(혀등으로) 깊은혀동맥(혀의 앞부분으로) 혀밑동맥(입안바닥, 혀밑샘, 아래턱의 잇몸으로)	❽ 위턱 동맥	① 아래턱부분	깊은귓바퀴동맥(바깥귀길, 고막, 턱관절로)
				앞고실동맥(고막으로)
				중간뇌막동맥(중간머리뼈우묵의 경막으로)
				뇌막곁가지(경막으로)
				아래이틀동맥(아래턱의 치아로) 가지: 턱끝동맥
❸ 얼굴동맥	오름입천장동맥(인두벽, 물렁입천장, 귀관으로) 편도가지(목구멍편도로) 턱끝동맥(입안바닥의 근육, 턱밑샘으로) 아래 · 위입술동맥(아래 · 위입술로) 눈구석동맥(코뿌리로)		② 날개근부분	깨물근동맥(깨물근, 턱관절로)
				앞 · 뒤깊은관자동맥(관자근으로)
안쪽가지				날개근가지(가쪽 · 안쪽날개근으로)
❹ 오름인두 동맥	(인두, 목구멍편도, 물렁입천장, 귀관으로)			볼동맥(볼지방덩이, 볼근, 점막으로)
뒤가지			③ 날개입천장 동맥	뒤위이틀동맥(위턱의 큰어금니, 작은어금니, 잇몸으로)
❺ 뒤통수 동맥	뒤통수가지(뒤통수부위와 마루부위로) 내림가지(뒤목근육으로)			눈확아래동맥(위턱부분의 피부로) └ 가지: 앞위이틀동맥(위턱의 앞니와 송곳니, 잇몸으로)
				내림입천장동맥 └ 가지: 큰입천장동맥(단단입천장, 코안 앞부분으로), 작은입천장동맥(물렁입천장으로)
❻ 뒤귓바퀴 동맥	(귓바퀴의 뒤쪽으로)			나비입천장동맥(코안 가쪽벽과 코중격의 뒤부분, 코곁굴, 입천장 앞부분)

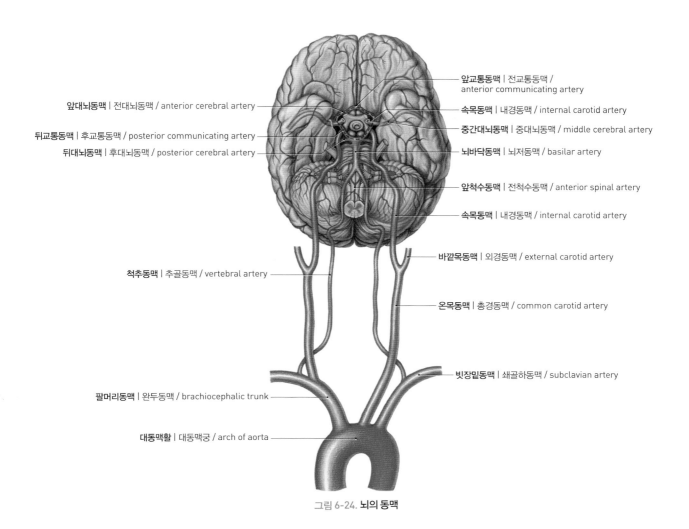

앞교통동맥 | 전교통동맥 /
anterior communicating artery

앞대뇌동맥 | 전대뇌동맥 / anterior cerebral artery

속목동맥 | 내경동맥 / internal carotid artery

뒤교통동맥 | 후교통동맥 / posterior communicating artery

중간대뇌동맥 | 중대뇌동맥 / middle cerebral artery

뒤대뇌동맥 | 후대뇌동맥 / posterior cerebral artery

뇌바닥동맥 | 뇌저동맥 / basilar artery

앞척수동맥 | 전척수동맥 / anterior spinal artery

속목동맥 | 내경동맥 / internal carotid artery

바깥목동맥 | 외경동맥 / external carotid artery

척추동맥 | 추골동맥 / vertebral artery

온목동맥 | 총경동맥 / common carotid artery

빗장밑동맥 | 쇄골하동맥 / subclavian artery

팔머리동맥 | 완두동맥 / brachiocephalic trunk

대동맥활 | 대동맥궁 / arch of aorta

그림 6-24. **뇌의 동맥**

동맥/facial artery 이 있다.

안쪽으로 나가는 가지는 인두, 목구멍, 귀관 등에 분포하는 **오름인두동맥** 상행인두동맥/ascending pharyngeal artery 이 있으며, 뒤쪽으로 나가는 가지는 뒤통수부위에 분포하는 **뒤통수동맥** 후두동맥/occipital artery 과 귓바퀴 뒤쪽에 분포하는 **뒤귓바퀴동맥** 후이개동맥/posterior auricular artery 이 있다.

그리고 종말가지는 관자부위에 분포하는 **얕은관자동맥** 잔측두동맥/supercial temporal artery 과 위턱과 아래턱의 치아나 깨물근 등에 분포하는 **위턱동맥** 상악동맥/maxillary artery 이 있다.

3. 뇌의 동맥 (그림 6-24, 25)

뇌의 동맥은 혈액을 **속목동맥**과 **척추동맥**에서 공급받는다. 속목동맥의 가지와 척추동맥에서 나온 가지는 뇌의 바닥부분에서 교통가지와 대뇌동맥고리를 만든다.

속목동맥 내경동맥/internal carotid artery 은 방패연골 위끝부분의 높이에서 온목동맥이 2개로 갈라져서 발생하며, 머리뼈바닥의 목동맥관을 통해 머리안으로 들어간다. 머리안에서는 눈동맥이 갈라져 나온 후 다시 시각교차의 가쪽에서 2개의 줄기로 갈라져서 앞·중간대뇌동맥이 된다.

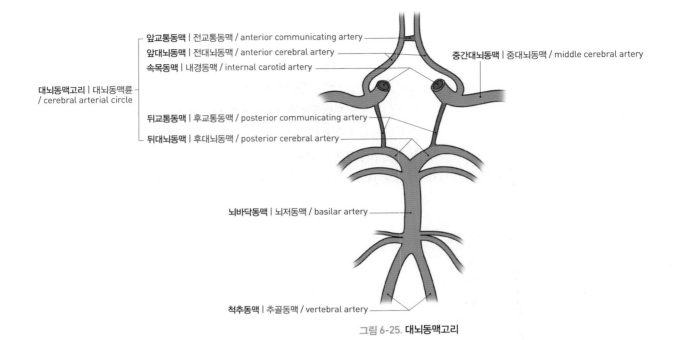

앞교통동맥 | 전교통동맥 / anterior communicating artery
앞대뇌동맥 | 전대뇌동맥 / anterior cerebral artery
속목동맥 | 내경동맥 / internal carotid artery

대뇌동맥고리 | 대뇌동맥륜
/ cerebral arterial circle

뒤교통동맥 | 후교통동맥 / posterior communicating artery
뒤대뇌동맥 | 후대뇌동맥 / posterior cerebral artery

중간대뇌동맥 | 중대뇌동맥 / middle cerebral artery

뇌바닥동맥 | 뇌저동맥 / basilar artery

척추동맥 | 추골동맥 / vertebral artery

그림 6-25. **대뇌동맥고리**

앞대뇌동맥 전대뇌동맥/anterior cerebral artery | 이마엽과 마루엽에 분포한다.

중간대뇌동맥 중대뇌동맥/middle cerebral artery | 대뇌반구의 가쪽표면에 분포한다.

척추동맥 추골동맥/vertebral artery 은 빗장밑동맥의 첫 번째에서 갈라져 나와 위로 올라가고, 6번째 목뼈에서 첫 번째 목뼈의 가로돌기를 거쳐 큰구멍을 통해 머리 안으로 들어간다. 3개의 가지(앞척수동맥, 뒤척수동맥, 뒤아래소뇌동맥)를 내보낸 뒤에 좌우가 합쳐져서 **뇌바닥동맥** 뇌저동맥/basilar artery 이 된다. 뇌바닥동맥은 다리뇌의 앞쪽을 따라 위로 올라가서 3종류의 가지(앞아래소뇌동맥, 여러 개의 다리뇌동맥, 위소뇌동맥)를 내보낸 뒤에 2개로 갈라져서 좌우의 뒤대뇌동맥이 된다.

뒤대뇌동맥 후대뇌동맥/posterior cerebral artery | 대뇌반구의 아래쪽과 뒤통수엽에 분포한다.

대뇌동맥고리 대뇌동맥륜/cerebral arterial circle (**윌리스고리** circle of Willis)는 뇌바닥에 있는 오각형 모양의 동맥고리 이며, 앞·뒤교통동맥이 속목동맥의 가지와 척추동맥의 가지를 연결해서 형성하고 있다(그림 6-25).

앞교통동맥 전교통동맥/anterior communicating artery | 좌우의 앞대뇌동맥 사이를 연결한다.

뒤교통동맥 후교통동맥/posterior communicating artery | 뒤대뇌동맥과 속목동맥 사이를 연결한다.

4. 팔의 동맥

팔에 분포하는 동맥은 **빗장밑동맥**으로 시작해서 **겨드랑동맥**, **위팔동맥**이 되며 팔꿉에 도달해 **노동맥**과 **자동맥**으로 나뉘어 손에 도달한다(그림 6-26).

빗장밑동맥 ^{쇄골하동맥}/subclavian artery 은 오른쪽에서는 팔머리동맥이 2개의 가지로 갈라져 그중 첫 번째 가지로서 시작하고, 왼쪽에서는 대동맥활의 마지막 가지로서 시작된다. 첫째갈비뼈의 위쪽을 가로질러 첫째갈비뼈의 가쪽모서리에서 겨드랑동맥으로 바뀐다.

겨드랑동맥 ^{액와동맥}/axillary artery 은 첫째갈비뼈 가쪽모서리에서 빗장밑동맥으로부터 시작되며 겨드랑 중간에서 아래쪽으로 내려가고 큰원근의 아래모서리에서 위팔동맥으로 바뀐다.

위팔동맥 ^{상완동맥}/brachial artery 은 위팔뼈의 안쪽관절 융기위능선의 앞쪽에서 아래로 내려가 팔오금으로 들어가 노뼈머리 높이에서 2개로 갈라져서 노동맥과 자동맥으로 갈라지며 끝난다(그림 6-27).

노동맥 ^{요골동맥}/radial artery 은 팔오금에서 위팔동맥의 가느다란 쪽의 가지로 갈라져 나와 시작되며(그림 6-28), 아래팔의 바깥쪽 노뼈 쪽을 따라 내려와 첫째와 둘째손허리뼈 사이를 통해 손바닥으로 들어가서 **깊은손바닥동맥활** ^{심장동맥궁}/deep palmar arch 을 형성한다(그림 6-28).

자동맥 ^{척골동맥}/ulnar artery 은 팔오금에서 위팔동맥의 가지로 갈라져 나와 시작되며 아래팔의 안쪽인 자뼈면을 따라 내려가 굽힘근지지띠 얕은층의 통로(자신경굴)를 자신경과 함께 통과해 손바닥으로 들어가서 **얕은손바닥동맥활** ^{천장동맥궁}/superficial palmar arch 을 형성한다(그림 6-28).

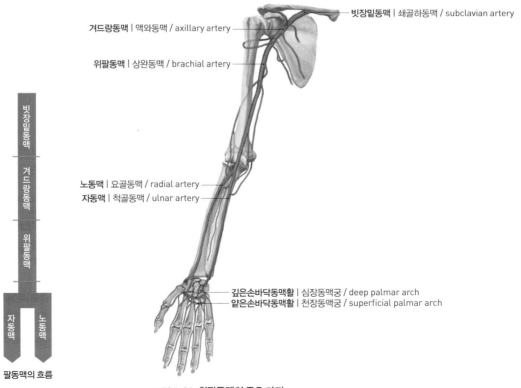

그림 6-26. **위팔동맥의 주요 가지**

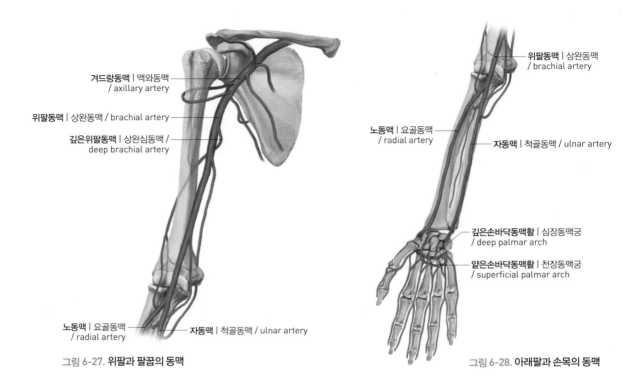

겨드랑동맥 | 액와동맥 / axillary artery

위팔동맥 | 상완동맥 / brachial artery

깊은위팔동맥 | 상완심동맥 / deep brachial artery

노동맥 | 요골동맥 / radial artery

자동맥 | 척골동맥 / ulnar artery

그림 6-27. **위팔과 팔꿉의 동맥**

위팔동맥 | 상완동맥 / brachial artery

노동맥 | 요골동맥 / radial artery

자동맥 | 척골동맥 / ulnar artery

깊은손바닥동맥활 | 심장동맥궁 / deep palmar arch

얕은손바닥동맥활 | 천장동맥궁 / superficial palmar arch

그림 6-28. **아래팔과 손목의 동맥**

5. 가슴대동맥 (그림 6-29, 표 6-2)

　　가슴대동맥 흉대동맥/thoracic aorta 은 대동맥활에서 이어져 넷째등뼈 아래모서리 높이에서 시작하며 뒤세로칸을 내려가서 가로막 대동맥구멍을 통과한 후 배대동맥이 된다. 가슴대동맥에서는 많은 중요한 가지들이 나온다.

6. 배대동맥 (그림 6-30, 31, 표 6-3)

　　배대동맥 복대동맥/abdominal aorta 은 가슴대동맥이 배안으로 이어진 부분이며, 열두째등뼈몸통 아래모서리 높이에 있는 가로막 대동맥구멍을 지나면서 시작된다. 허리뼈몸통 앞쪽의 약간 왼쪽에서 아래로 내려가고 넷째허리뼈몸통 아래모서리 높이에서 **오른 · 왼온엉덩**

표 6-2. **가슴대동맥의 가지**

동맥	이는곳	주행	분포, 가지
뒤갈비사이동맥(셋째~열한째) 갈비밑동맥	가슴대동맥 뒤쪽	셋째~열두째 갈비뼈 아래모서리	갈비사이 틈새, 배벽 가쪽부분
기관지가지	왼쪽: 가슴대동맥에서 2개 오른쪽: 셋째뒤갈비사이동맥에서 1개	허파문을 통과	허파 속의 기관지 주변, 가슴막
식도가지	가슴대동맥 앞쪽, 4~5개	식도 주위의 동맥그물	식도 연결: 아래갑상동맥, 왼아래가로막동맥, 왼위동맥
위가로막동맥	가슴대동맥 아래부분, 한 쌍	가로막 위쪽	가로막의 대동맥구멍 주변 연결: 근육가로막동맥, 심장가로막동맥

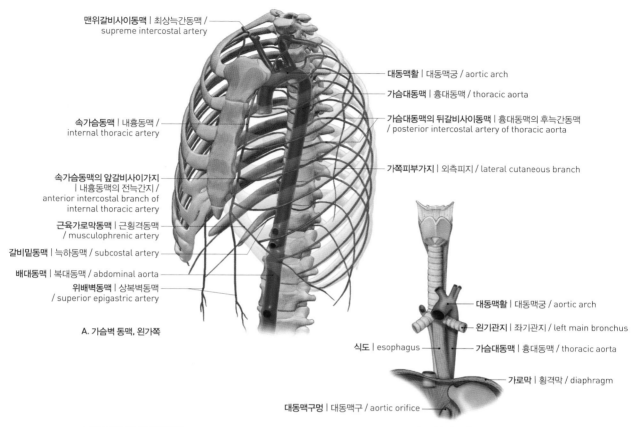

맨위갈비사이동맥 | 최상늑간동맥 / supreme intercostal artery

대동맥활 | 대동맥궁 / aortic arch

가슴대동맥 | 흉대동맥 / thoracic aorta

속가슴동맥 | 내흉동맥 / internal thoracic artery

가슴대동맥의 뒤갈비사이동맥 | 흉대동맥의 후늑간동맥 / posterior intercostal artery of thoracic aorta

가쪽피부가지 | 외측피지 / lateral cutaneous branch

속가슴동맥의 앞갈비사이가지 | 내흉동맥의 전늑간지 / anterior intercostal branch of internal thoracic artery

근육가로막동맥 | 근횡격동맥 / musculophrenic artery

갈비밑동맥 | 늑하동맥 / subcostal artery

배대동맥 | 복대동맥 / abdominal aorta

위배벽동맥 | 상복벽동맥 / superior epigastric artery

A. 가슴벽 동맥, 왼가쪽

대동맥활 | 대동맥궁 / aortic arch

왼기관지 | 좌기관지 / left main bronchus

식도 | esophagus

가슴대동맥 | 흉대동맥 / thoracic aorta

가로막 | 횡격막 / diaphragm

대동맥구멍 | 대동맥구 / aortic orifice

B. 가슴대동맥

그림 6-29. **가슴벽의 동맥**

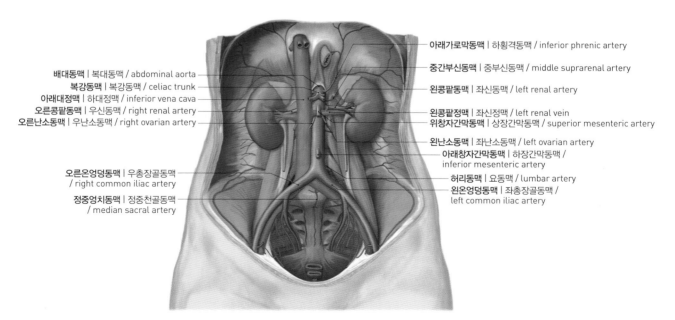

배대동맥 | 복대동맥 / abdominal aorta

복강동맥 | 복강동맥 / celiac trunk

아래대정맥 | 하대정맥 / inferior vena cava

오른콩팥동맥 | 우신동맥 / right renal artery

오른난소동맥 | 우난소동맥 / right ovarian artery

오른온엉덩동맥 | 우총장골동맥 / right common iliac artery

정중엉치동맥 | 정중천골동맥 / median sacral artery

아래가로막동맥 | 하횡격동맥 / inferior phrenic artery

중간부신동맥 | 중부신동맥 / middle suprarenal artery

왼콩팥동맥 | 좌신동맥 / left renal artery

왼콩팥정맥 | 좌신정맥 / left renal vein

위창자간막동맥 | 상장간막동맥 / superior mesenteric artery

왼난소동맥 | 좌난소동맥 / left ovarian artery

아래창자간막동맥 | 하장간막동맥 / inferior mesenteric artery

허리동맥 | 요동맥 / lumbar artery

왼온엉덩동맥 | 좌총장골동맥 / left common iliac artery

그림 6-30. **복막뒤공간의 배대동맥과 아래대정맥**

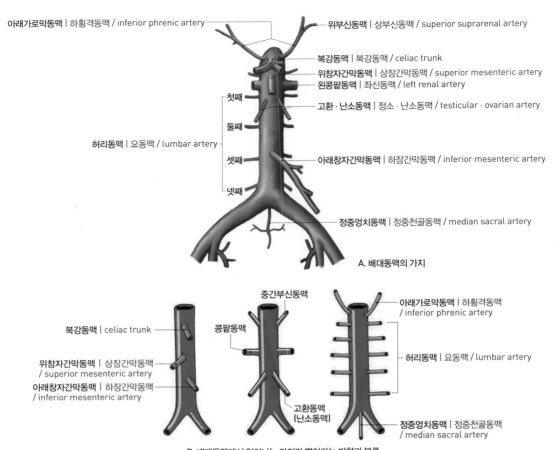

A. 배대동맥의 가지

B. 배대동맥에서 일어나는 가지가 뻗어가는 방향과 분류
(초록색은 앞쪽의 내장가지, 보라색은 가쪽의 내장가지, 파란색은 몸통벽에 분포하는 벽가지)

그림 6-31. 배대동맥

표 6-3. **배대동맥의 가지**

구분	동맥	시작, 개수	분포, 가지
앞쪽의 내장가지 (소화관으로 가는 가지)	복강동맥	앞쪽(T12), 1개	위~샘창자 위부분, 간, 지라, 이자 위부분
	위창자간막동맥	앞쪽(L1), 1개	샘창자 아래부분~가로잘록창자 오른쪽 2/3, 이자 아래부분
	아래창자간막동맥	앞쪽(L3), 1개	가로잘록창자 왼쪽 1/3~곧창자 위부분
가쪽의 내장가지 (비뇨생식기관, 내분비샘으로 가는 가지)	부신동맥	가쪽면(L1), 3쌍	부신
	콩팥동맥	가쪽면(L1), 한 쌍	콩팥
	고환·난소동맥	앞가쪽면(L2), 한 쌍	고환, 난소
벽가지 (몸통벽으로 가는 가지)	아래가로막동맥	가쪽면(T12), 한 쌍	가로막 아래쪽
	허리동맥	뒤가쪽면(L1~4), 4쌍	배벽
	정중엉치동맥	아래끝(L5), 1개	엉치뼈, 꼬리뼈

T: 가슴(thoracic), **L:** 허리(lumbar)

동맥 우·좌총장골동맥/right·left common iliac artery 으로 나뉜다.

배대동맥에서는 여러 개의 가지가 갈라져 나오며 분포 방향에 따라 3그룹으로 구분할 수가 있다.

1) 앞쪽의 내장가지[그림 6-31B]

배대동맥의 앞쪽에서 나오며, 한 쌍이 아닌 홑가지 동맥으로 소화관으로 분포한다. **복강동맥, 위창자간막 동맥, 아래창자간막동맥**의 3개가 있다.

복강동맥 celiac trunk | 가로막의 대동맥구멍 바로 아래의 첫째허리뼈 위부분 높이에서 배대동맥으로부터 갈라져 나온다. 복강동맥은 곧바로 **왼위동맥, 지라동맥, 온간동맥** 3개로 갈라진다(그림 6-32).

위창자간막동맥 상장간막동맥/superior mesenteric artery | 복강 동맥 1~2 cm 아래쪽의 첫째허리뼈 아래부분 높이에 있는 배대동맥에서 앞쪽으로 갈라져 나와 아래쪽 으로 향한다. **샘창자, 빈창자, 돌창자, 막창자, 오름 및 가로잘록창자** 등에 가지를 낸다(그림 6-33).

아래창자간막동맥 하장간막동맥/inferior mesenteric artery | 셋째 허리뼈 높이의 배대동맥 앞쪽에서 시작하여 아래로 내려가면서 왼쪽으로 **왼잘록창자동맥, 구불잘록창자 동맥, 위곧창자동맥**으로 갈라진다(그림 6-34).

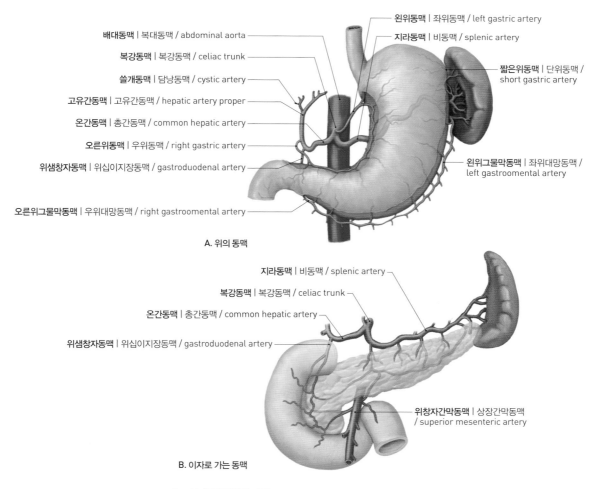

A. 위의 동맥

B. 이자로 가는 동맥

그림 6-32. **복강동맥의 가지**

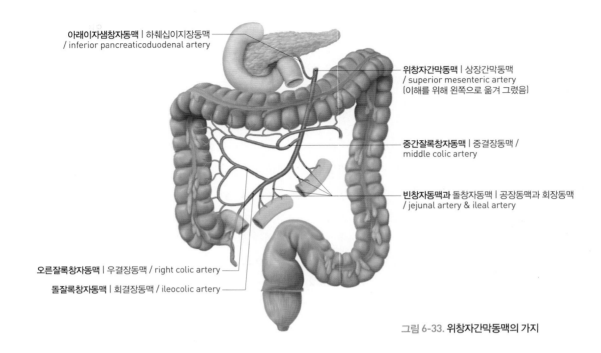

아래이자샘창자동맥 | 하췌십이지장동맥
/ inferior pancreaticoduodenal artery

위창자간막동맥 | 상장간막동맥
/ superior mesenteric artery
(이해를 위해 왼쪽으로 옮겨 그렸음)

중간잘록창자동맥 | 중결장동맥 /
middle colic artery

빈창자동맥과 돌창자동맥 | 공장동맥과 회장동맥
/ jejunal artery & ileal artery

오른잘록창자동맥 | 우결장동맥 / right colic artery

돌잘록창자동맥 | 회결장동맥 / ileocolic artery

그림 6-33. **위창자간막동맥의 가지**

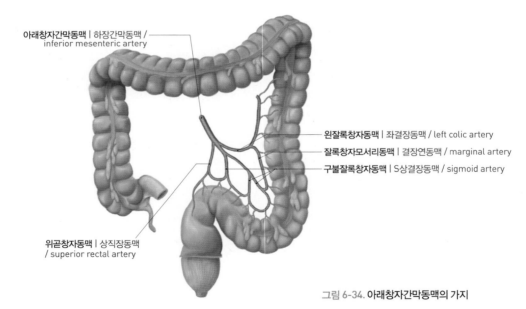

아래창자간막동맥 | 하장간막동맥 /
inferior mesenteric artery

왼잘록창자동맥 | 좌결장동맥 / left colic artery

잘록창자모서리동맥 | 결장연동맥 / marginal artery

구불잘록창자동맥 | S상결장동맥 / sigmoid artery

위곧창자동맥 | 상직장동맥
/ superior rectal artery

그림 6-34. **아래창자간막동맥의 가지**

2) 가쪽의 내장가지(그림 6-31B)

배대동맥의 양쪽에서 한 쌍으로 나오는 가지이며, 비뇨생식계통 장기와 내분비샘에 분포한다. **위·중간·아래부신동맥, 콩팥동맥, 고환·난소동맥**이 여기에 해당된다. **고환·난소동맥** 정소·난소동맥/testicular·ovarian artery 은 콩팥동맥 시작부위 바로 아래쪽의 배대동맥 앞쪽에서 나오는 한 쌍의 가지이다. 남성의 고환동맥은 고샅굴을 통과해서 배안에서 나와 고환에 분포한다. 여성의 난소동맥은 골반 속에서 난소에 분포한다(그림 6-35).

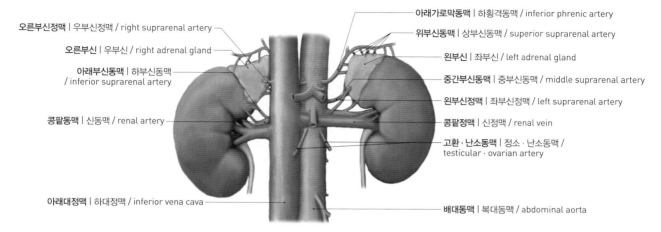

오른부신정맥 | 우부신정맥 / right suprarenal artery

오른부신 | 우부신 / right adrenal gland

아래부신동맥 | 하부신동맥 / inferior suprarenal artery

콩팥동맥 | 신동맥 / renal artery

아래대정맥 | 하대정맥 / inferior vena cava

아래가로막동맥 | 하횡격동맥 / inferior phrenic artery

위부신동맥 | 상부신동맥 / superior suprarenal artery

왼부신 | 좌부신 / left adrenal gland

중간부신동맥 | 중부신동맥 / middle suprarenal artery

왼부신정맥 | 좌부신정맥 / left suprarenal artery

콩팥정맥 | 신정맥 / renal vein

고환·난소동맥 | 정소·난소동맥 / testicular·ovarian artery

배대동맥 | 복대동맥 / abdominal aorta

그림 6-35. **복강동맥의 가쪽 내장가지(부신과 콩팥, 고환, 난소동맥)**

3) 몸통벽에 분포하는 벽가지[그림 6-31B]

벽가지는 배대동맥의 뒤가쪽에서 나오는 여러 쌍의 가지이며 가로막과 몸통벽에 분포한다. **아래가로막동맥**, 4쌍의 **허리동맥**, **정중엉치동맥**이 여기에 해당한다(그림 6-31).

7. 골반부위의 동맥

배대동맥은 넷째허리뼈몸통 높이에서 좌우로 갈라져서 온엉덩동맥이 된다. 이 부위에서 매우 가느다란 1개의 **정중엉치동맥** 정중천골동맥/median sacral artery 이 아래쪽으로 나와 엉치뼈 앞쪽에서 아래로 내려가며 꼬리뼈에 도달한다(그림 6-31A).

온엉덩동맥 총장골동맥/common iliac artery 은 큰허리근의 안쪽모서리를 따라 아래가쪽으로 뻗어있고, 엉치엉덩관절 위치에서 2개로 나뉘어 바깥·속엉덩동맥이 된다.

1) 바깥엉덩동맥[그림 6-36, 표 6-4]

바깥엉덩동맥 외장골동맥/external iliac artery 은 큰허리근

을 가로질러 아래가쪽으로 뻗어있고, 고샅인대 깊은 층의 혈관칸을 통해 넓적다리 앞쪽으로 나와 **넙다리동맥**이 된다. 바깥엉덩동맥 아래끝 부근에서 **깊은엉덩휘돌이동맥** 심장골회선동맥/deep circumflex iliac artery 과 **아래배벽동맥** 하복벽동맥/inferior epigastric artery 2개의 가지로 나뉘어진다.

2) 속엉덩동맥[그림 6-36, 표 6-5, 6]

속엉덩동맥 내장골동맥/internal iliac artery 은 골반안의 가쪽벽을 따라 아래로 내려가며, 여러 개의 가지로 갈라져서 골반벽과 내장에 분포한다. 속엉덩동맥의 가지는 골반벽에 분포하는 벽가지와 골반안내장에 분포하는 내장가지로 구분할 수 있다.

3) 고환·난소동맥[그림 6-35]

배대동맥에서 갈라져 나온 **고환·난소동맥** 정소·난소동맥/testicular·ovarian artery 은 고환과 난소에 분포한다. 남성의 고환동맥은 고샅굴을 통해 배안에서 나오고, 정삭을 통해 음낭에 도달해서 고환과 부고환에 분포한다. 여성의 난소동맥은 골반안으로 들어가서 난소걸이인대를 통해 난소와 자궁관에 분포한다.

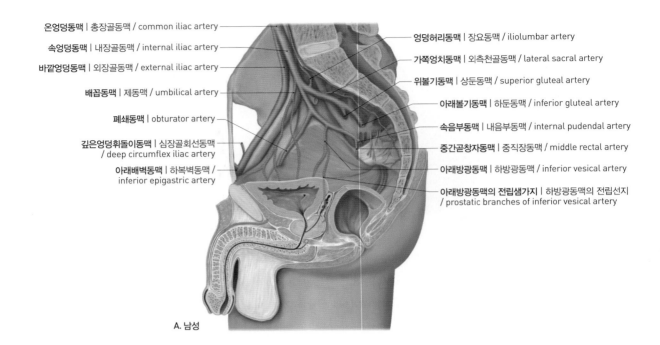

온엉덩동맥 | 총장골동맥 / common iliac artery
속엉덩동맥 | 내장골동맥 / internal iliac artery
바깥엉덩동맥 | 외장골동맥 / external iliac artery
배꼽동맥 | 제동맥 / umbilical artery
폐쇄동맥 | obturator artery
깊은엉덩휘돌이동맥 | 심장골회선동맥 / deep circumflex iliac artery
아래배벽동맥 | 하복벽동맥 / inferior epigastric artery

엉덩허리동맥 | 장요동맥 / iliolumbar artery
가쪽엉치동맥 | 외측천골동맥 / lateral sacral artery
위볼기동맥 | 상둔동맥 / superior gluteal artery
아래볼기동맥 | 하둔동맥 / inferior gluteal artery
속음부동맥 | 내음부동맥 / internal pudendal artery
중간곧창자동맥 | 중직장동맥 / middle rectal artery
아래방광동맥 | 하방광동맥 / inferior vesical artery
아래방광동맥의 전립샘가지 | 하방광동맥의 전립선지 / prostatic branches of inferior vesical artery

A. 남성

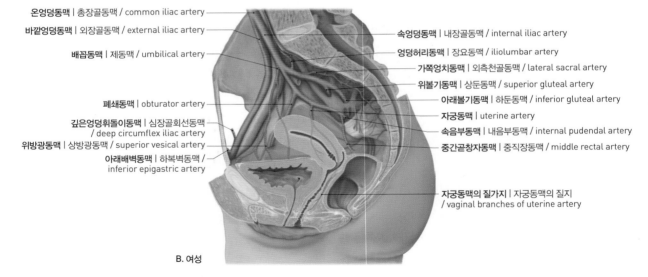

온엉덩동맥 | 총장골동맥 / common iliac artery
바깥엉덩동맥 | 외장골동맥 / external iliac artery
배꼽동맥 | 제동맥 / umbilical artery
폐쇄동맥 | obturator artery
깊은엉덩휘돌이동맥 | 심장골회선동맥 / deep circumflex iliac artery
위방광동맥 | 상방광동맥 / superior vesical artery
아래배벽동맥 | 하복벽동맥 / inferior epigastric artery

속엉덩동맥 | 내장골동맥 / internal iliac artery
엉덩허리동맥 | 장요동맥 / iliolumbar artery
가쪽엉치동맥 | 외측천골동맥 / lateral sacral artery
위볼기동맥 | 상둔동맥 / superior gluteal artery
아래볼기동맥 | 하둔동맥 / inferior gluteal artery
자궁동맥 | uterine artery
속음부동맥 | 내음부동맥 / internal pudendal artery
중간곧창자동맥 | 중직장동맥 / middle rectal artery
자궁동맥의 질가지 | 자궁동맥의 질지 / vaginal branches of uterine artery

B. 여성

그림 6-36. **바깥엉덩동맥과 속엉덩동맥**

표 6-4. **바깥엉덩동맥과 주변의 가지**

동맥	시작	주행	분포, 가지
깊은엉덩휘돌이동맥	바깥엉덩동맥 아래끝	고샅인대를 따라 위가쪽으로	고샅부위의 배벽, 엉덩뼈오목의 엉덩근
아래배벽동맥	바깥엉덩동맥 아래끝	배벽 안쪽면의 가쪽배꼽주름, 배곧은근의 뒤쪽에서 올라감	아래배벽 연결: 위배벽동맥
바깥음부동맥	넙다리동맥 시작부위, 깊은가지와 얕은가지	안쪽으로	샅

표 6-5. **속엉덩동맥의 벽가지**

동맥	시작	주행	분포, 가지
엉덩허리동맥	속엉덩동맥 몸쪽부분	뒤위쪽으로, 허리가지와 엉덩가지로 갈라짐	허리가지: 큰허리근, 허리네모근 엉덩가지: 엉덩근
가쪽엉치동맥	속엉덩동맥, 2개	골반뒤벽에서 아래안쪽으로 엉치뼈구멍을 통과함	척주관내의 구조물, 엉치뼈 뒤쪽의 피부와 근육
위볼기동맥	속엉덩동맥, 가장 큰 가지	뒤쪽으로 궁둥구멍근 위구멍을 통과함	볼기부위의 근육(중간볼기근, 작은볼기근), 피부
아래볼기동맥	속엉덩동맥	뒤쪽으로 궁둥구멍근 아래구멍을 통과함	볼기부위의 근육(큰볼기근), 넓적다리 위부분의 뒤쪽
폐쇄동맥	속엉덩동맥, 때로는 아래배벽동맥	아래쪽으로 폐쇄관을 통과함	넓적다리의 모음근육, 넓적다리의 안쪽부분

표 6-6. **속엉덩동맥의 내장가지**

동맥	시작	주행	분포, 가지
배꼽동맥	속엉덩동맥 첫 번째 가지	태아기: 앞배벽에서 배꼽으로 올라감 성인: 위방광동맥과의 분지부위에서 인대 (배꼽동맥인대)로 퇴화됨	가지: 위방광동맥, 남성: 정관동맥
위방광동맥	배꼽동맥	아래쪽으로	방광의 위쪽, 요관의 먼쪽부분
정관동맥(남성)	배꼽동맥	아래로 내려가서 골반바닥으로	정관
아래방광동맥	속엉덩동맥	골반바닥에서 안쪽으로	방광바닥
질동맥(여성)	아래방광동	질을 따라 아래쪽으로	질 아래부분, 질어귀망울, 곧창자의 일부
자궁동맥(여성)	속엉덩동맥	자궁넓은인대 바닥부분에서 앞안쪽으로	자궁, 자궁의 인대, 자궁관과 난소의 안쪽부분, 질 위부분
중간곧창자동맥	속엉덩동맥	골반바닥에서 안쪽으로	곧창자 아래부분, 남성: 정낭
속음부동맥	속엉덩동맥	궁둥구멍근 아래구멍, 작은궁둥구멍에서 샅부위로 들어가고 음부신경관을 통해 비뇨생식삼각으로	곧창자 아래부분의 항문관, 샅, 바깥생식기관
아래곧창자동맥	속엉덩동맥	궁둥항문오목에서 안쪽으로	속·바깥항문조임근, 항문 주변의 피부
샅동맥	속엉덩동맥	비뇨생식삼각에서 앞쪽으로	망울해면체근, 궁둥해면체근

8. 다리의 동맥 (그림 6-37)

다리에 분포하는 동맥은 **바깥엉덩동맥**에서 시작되며 **넙다리동맥**, **오금동맥**이 되어 다리오금에 도달한다. **앞정강동맥**이 되어 종아리 앞쪽에서 발등으로, **뒤정강동맥**과 **종아리동맥**이 되어 종아리 뒤쪽에서 발바닥에 도달한다.

바깥엉덩동맥 외장골동맥/external iliac artery | 온엉덩동맥이 2개로 갈라진 가지 중의 하나이며, 골반입구에서 아래가쪽으로 뻗어나가 고샅인대 깊은층의 혈관틈새를 통해 넙다리 앞쪽으로 나와 넙다리동맥이 된다.

넙다리동맥 대퇴동맥/femoral artery | 고샅인대가 있는 위치에서 바깥엉덩동맥에서 계속 이어지며 시작된다. 넙다리삼각에서 아래로 내려가 모음근굴으로 들어가고 모음근구멍을 통과해 다리오금으로 나와 오금동맥이 된다(그림 6-38, 표 6-7).

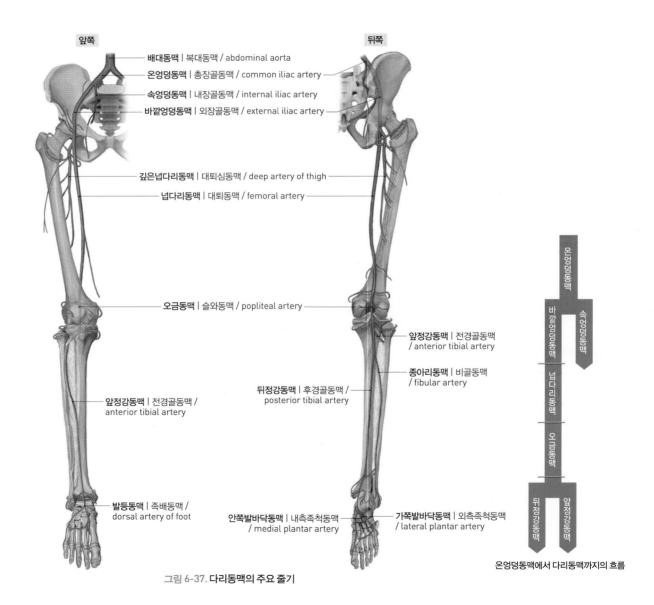

그림 6-37. **다리동맥의 주요 줄기**

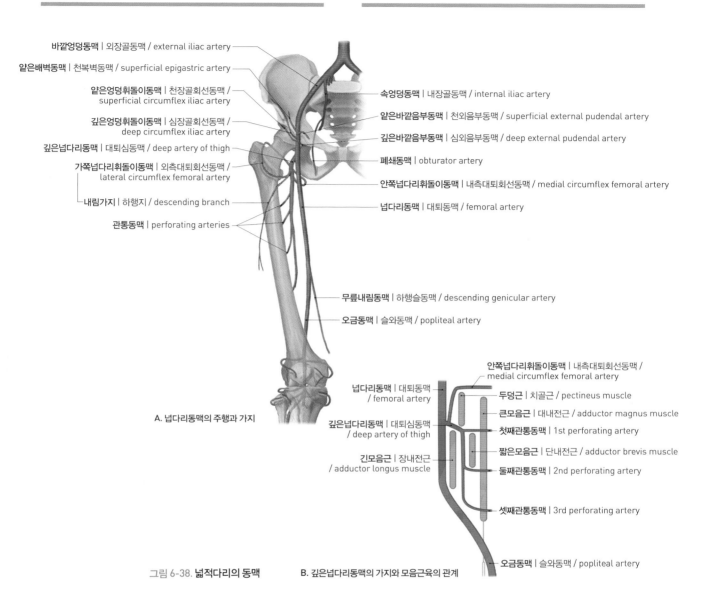

바깥엉덩동맥 | 외장골동맥 / external iliac artery

얕은배벽동맥 | 천복벽동맥 / superficial epigastric artery

얕은엉덩휘돌이동맥 | 천장골회선동맥 / superficial circumflex iliac artery

깊은엉덩휘돌이동맥 | 심장골회선동맥 / deep circumflex iliac artery

깊은넙다리동맥 | 대퇴심동맥 / deep artery of thigh

가쪽넙다리휘돌이동맥 | 외측대퇴회선동맥 / lateral circumflex femoral artery

내림가지 | 하행지 / descending branch

관통동맥 | perforating arteries

속엉덩동맥 | 내장골동맥 / internal iliac artery

얕은바깥음부동맥 | 천외음부동맥 / superficial external pudendal artery

깊은바깥음부동맥 | 심외음부동맥 / deep external pudendal artery

폐쇄동맥 | obturator artery

안쪽넙다리휘돌이동맥 | 내측대퇴회선동맥 / medial circumflex femoral artery

넙다리동맥 | 대퇴동맥 / femoral artery

무릎내림동맥 | 하행슬동맥 / descending genicular artery

오금동맥 | 슬와동맥 / popliteal artery

A. 넙다리동맥의 주행과 가지

안쪽넙다리휘돌이동맥 | 내측대퇴회선동맥 / medial circumflex femoral artery

넙다리동맥 | 대퇴동맥 / femoral artery

두덩근 | 치골근 / pectineus muscle

큰모음근 | 대내전근 / adductor magnus muscle

깊은넙다리동맥 | 대퇴심동맥 / deep artery of thigh

첫째관통동맥 | 1st perforating artery

짧은모음근 | 단내전근 / adductor brevis muscle

긴모음근 | 장내전근 / adductor longus muscle

둘째관통동맥 | 2nd perforating artery

셋째관통동맥 | 3rd perforating artery

오금동맥 | 슬와동맥 / popliteal artery

그림 6-38. 넓적다리의 동맥

B. 깊은넙다리동맥의 가지와 모음근육의 관계

표 6-7. 넓적다리의 동맥

동맥	시작	주행	분포, 가지
깊은넙다리동맥	넙다리동맥	긴모음근의 깊은층에서 짧은모음근과 큰모음근의 앞쪽에서 아래로 내려감	넓적다리안쪽칸의 근육 가지: 가쪽 · 안쪽넙다리휘돌이동맥, 관통동맥(가쪽 3개와 종말가지)
가쪽넙다리휘돌이동맥	깊은넙다리동맥	앞칸의 넙다리빗근과 넙다리곧은근의 깊은층에서 가쪽으로 뻗어나감	넓적다리앞칸의 근육, 볼기부위 가쪽부분
안쪽넙다리휘돌이동맥	깊은넙다리동맥	두덩근과 엉덩허리근 사이에서 큰모음근의 위모서리를 넘어 뒤칸으로	넓적다리뒤칸의 위부분, 볼기부위 가쪽부분
관통동맥	깊은넙다리동맥	큰모음근을 관통해서 뒤칸으로 (일반적으로 4개)	넓적다리뒤칸의 근육, 가쪽넓은근

오금동맥 슬와동맥/popliteal artery | 넙다리동맥에서 이어진다. 다리오금에서 아래로 내려가 위·중간·아래무릎동맥을 내보내고, 다리오금 아래부분에서 1) 앞정강동맥과, 2) 뒤정강동맥으로 나뉘며, 뒤정강동맥에서 곧바로 3) 종아리동맥이 갈라져 나온다(그림 6-39, 표 6-8).

앞정강동맥 전경골동맥/anterior tibial artery | 종아리뼈사이막의 위부분을 빠져나와 종아리 앞쪽에서 근육의 깊은층에서 아래로 내려가고 발목에서 **발등동맥**으로 바뀐다(그림 6-40, 표 6-9).

뒤정강동맥 후경골동맥/posterior tibial artery | 종아리 뒤쪽의 장딴지세갈래근 깊은층에서 아래로 내려가 발꿈치힘줄의 안쪽에 도달한다. 이어서 안쪽복사 뒤쪽에서 굽힘근지지띠 깊은층의 발목굴을 통해 발바닥으로 들어간다(그림 6-40, 표 6-9).

종아리동맥 비골동맥/fibular artery | 종아리 뒤쪽의 장딴지세갈래근 깊은층 가쪽에서 아래로 내려가고 발목 뒤 가쪽에서 끝난다(그림 6-40, 표 6-9).

발의 동맥으로 발등에는 앞정강동맥의 가지인 **발등동맥** 족배동맥/dorsal artery of foot, 발바닥에는 뒤정강동맥의 가지인 **가쪽·안쪽발바닥동맥** 외측·내측족척동맥/lateral · medial plantar artery 이 분포한다(그림 6-41, 표 6-10).

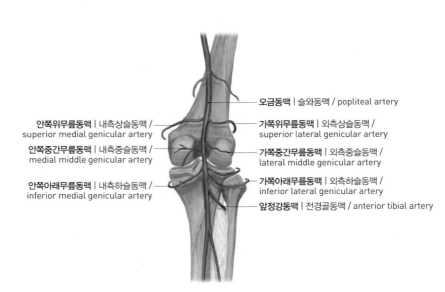

안쪽위무릎동맥 | 내측상슬동맥 / superior medial genicular artery
안쪽중간무릎동맥 | 내측중슬동맥 / medial middle genicular artery
안쪽아래무릎동맥 | 내측하슬동맥 / inferior medial genicular artery

오금동맥 | 슬와동맥 / popliteal artery
가쪽위무릎동맥 | 외측상슬동맥 / superior lateral genicular artery
가쪽중간무릎동맥 | 외측중슬동맥 / lateral middle genicular artery
가쪽아래무릎동맥 | 외측하슬동맥 / inferior lateral genicular artery
앞정강동맥 | 전경골동맥 / anterior tibial artery

그림 6-39. **무릎의 동맥**

표 6-8. **무릎의 동맥**

동맥	시작	주행	분포, 가지
가쪽·안쪽위무릎동맥	오금동맥	넙다리뼈 가쪽·안쪽관절융기의 위쪽을 돌아서 무릎 앞쪽으로	무릎관절동맥그물
중간무릎동맥	오금동맥	무릎관절 높이에서 앞쪽으로	무릎관절주머니 속
가쪽·안쪽아래무릎동맥	오금동맥	정강뼈 가쪽·안쪽관절융기를 돌아서 무릎 앞쪽으로	무릎관절동맥그물
무릎내림동맥	넙다리동맥	넓적다리 안쪽 근육사이막을 따라 앞칸에서 아래로 내려감	넓적다리 안쪽 아래부분, 무릎관절동맥그물

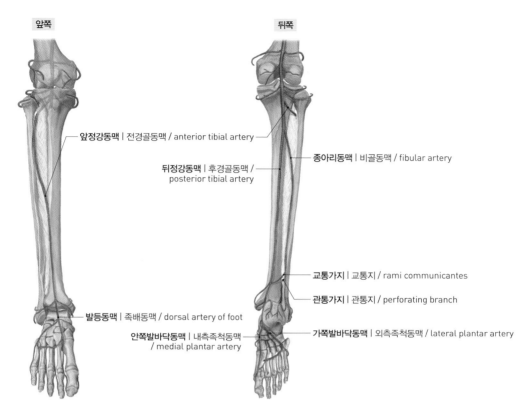

그림 6-40. **종아리의 동맥**

표 6-9. **종아리의 동맥**

동맥	시작	주행	분포, 가지
앞정강동맥	오금동맥이 2개로 갈라짐	종아리사이막의 위부분을 빠져나와 종아리 앞쪽에서 아래로 내려감	종아리앞칸
뒤정강동맥	오금동맥이 2개로 갈라짐	종아리 뒤쪽 안쪽에서 아래로 내려감	종아리뒤칸 안쪽부분
종아리동맥	뒤정강동맥	종아리 뒤쪽 가쪽에서 아래로 내려감	종아리뒤칸 가쪽부분, 가쪽칸 가지: 관통가지, 교통가지

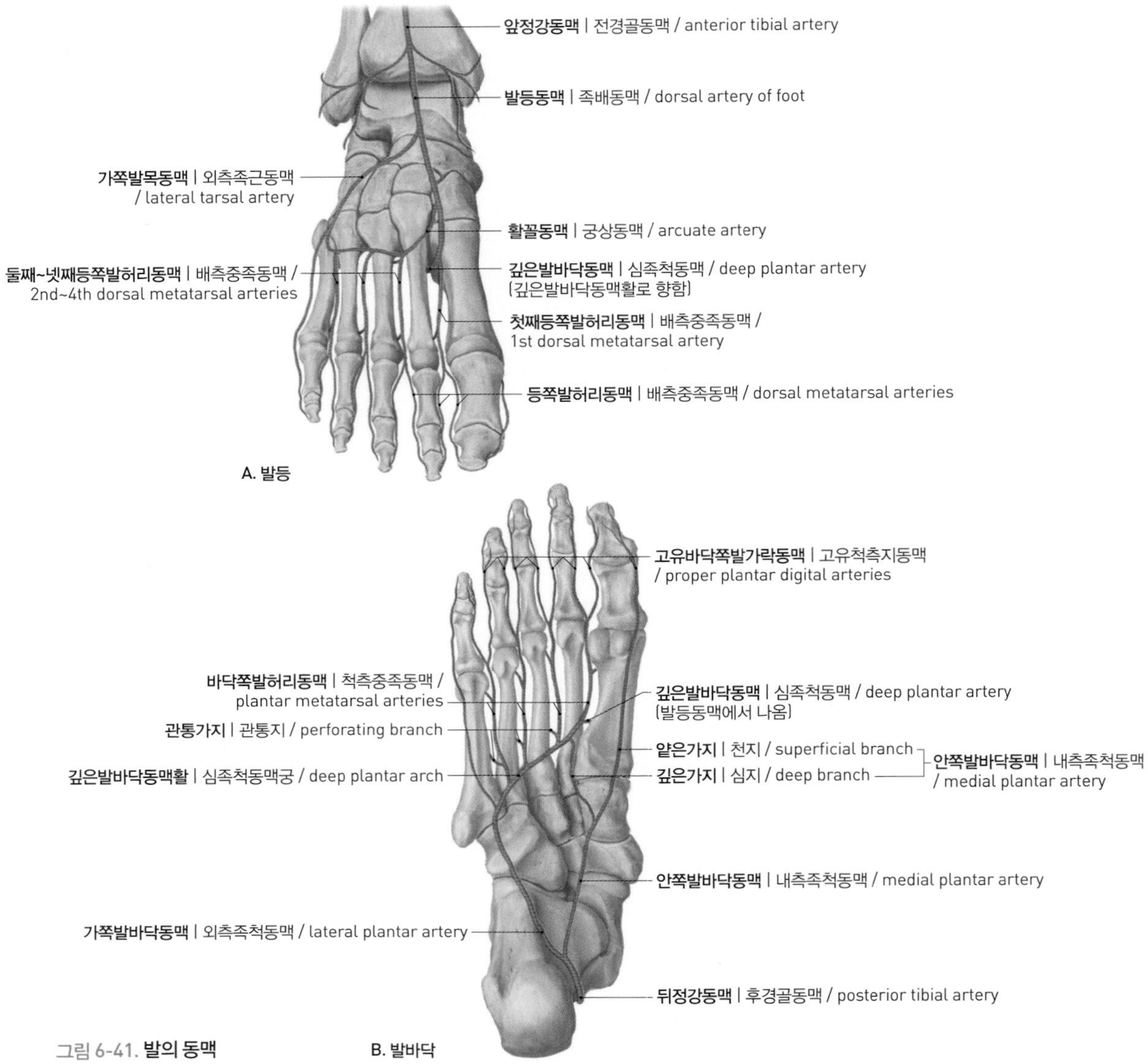

앞정강동맥 | 전경골동맥 / anterior tibial artery

발등동맥 | 족배동맥 / dorsal artery of foot

가쪽발목동맥 | 외측족근동맥
/ lateral tarsal artery

활꼴동맥 | 궁상동맥 / arcuate artery

둘째~넷째등쪽발허리동맥 | 배측중족동맥 /
2nd~4th dorsal metatarsal arteries

깊은발바닥동맥 | 심족척동맥 / deep plantar artery
[깊은발바닥동맥활로 향함]

첫째등쪽발허리동맥 | 배측중족동맥 /
1st dorsal metatarsal artery

등쪽발허리동맥 | 배측중족동맥 / dorsal metatarsal arteries

A. 발등

고유바닥쪽발가락동맥 | 고유척측지동맥
/ proper plantar digital arteries

바닥쪽발허리동맥 | 척측중족동맥 /
plantar metatarsal arteries

관통가지 | 관통지 / perforating branch

깊은발바닥동맥활 | 심족척동맥궁 / deep plantar arch

깊은발바닥동맥 | 심족척동맥 / deep plantar artery
[발등동맥에서 나옴]

얕은가지 | 천지 / superficial branch
깊은가지 | 심지 / deep branch

안쪽발바닥동맥 | 내측족척동맥
/ medial plantar artery

안쪽발바닥동맥 | 내측족척동맥 / medial plantar artery

가쪽발바닥동맥 | 외측족척동맥 / lateral plantar artery

뒤정강동맥 | 후경골동맥 / posterior tibial artery

그림 6-41. **발의 동맥**　　　　B. 발바닥

표 6-10. **발의 동맥**

동맥	시작	주행	분포, 가지
발등동맥	앞정강동맥	발등을 통해 첫째와 둘째발허리뼈 사이로	가쪽발목동맥, 활꼴동맥, 깊은발바닥동맥
가쪽발목동맥	발등동맥	발목 등부분에서 앞가쪽으로	발등 가쪽부분
활꼴동맥	발등동맥	발허리뼈 바닥 높이에서 가쪽으로	등쪽발허리동맥
가쪽발바닥동맥	뒤정강동맥이 2개로 갈라짐	발바닥네모근 얕은층에서 앞가쪽으로	깊은발바닥동맥활
안쪽발바닥동맥	뒤정강동맥이 2개로 갈라짐	엄지벌림근을 따라 앞쪽으로	엄지발가락
깊은발바닥동맥활	발등동맥	긴발가락굽힘근힘줄 깊은층에서 앞안쪽으로	바닥쪽발허리동맥

정맥계통

신체 각 조직에 영양분과 산소를 공급한 후 노폐물과 이산화탄소를 회수한 혈액은 정맥계통을 통하여 심장으로 되돌아온다. 정맥의 대부분은 동맥과 동반하고 있어서 이를 동반정맥이라 하며, 보통 하나의 동맥 양쪽에 두 개의 정맥이 달리고 있고, 또 명칭도 동맥과 같은 경우가 많다. 그러나 뇌와 목부분의 정맥, 홀정맥, 간문맥 및 피부정맥은 예외로 동맥과 동반하지 않고 정맥만이 독립적으로 주행하고 있다. 피부정맥은 피부밑에 있는 비교적 굵은 혈관으로서 체온조절에 관여하며, 피부에서 쉽게 찾아보고 촉지할 수 있어서 정맥주사에 이용된다.

1. 대정맥 (그림 6-42)

온몸을 거친 혈액은 위아래 2개의 **대정맥** vena cava 을 통해 심장으로 되돌아간다.

1) 위대정맥과 그 가지 (그림 6-43)

머리와 목에서 혈액을 모으는 속목정맥과 팔에서 혈액을 모으는 빗장밑정맥은 빗장뼈 안쪽끝부분의 뒤쪽에서 합쳐져 **팔머리정맥** 완두정맥/brachiocephalic vein 이 된다. 양쪽 팔머리정맥은 위세로칸에서 만나 **위대정맥** 상대정맥/superior vena cava 이 되고 오른심방으로 들어간다.

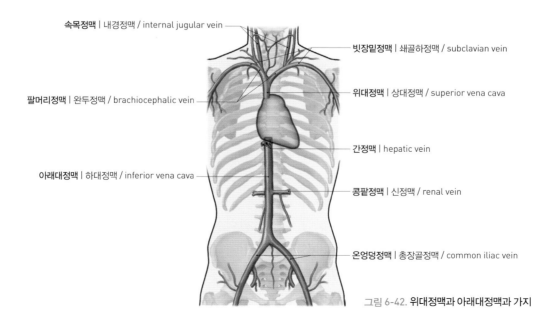

속목정맥 | 내경정맥 / internal jugular vein

빗장밑정맥 | 쇄골하정맥 / subclavian vein

위대정맥 | 상대정맥 / superior vena cava

팔머리정맥 | 완두정맥 / brachiocephalic vein

간정맥 | hepatic vein

콩팥정맥 | 신정맥 / renal vein

아래대정맥 | 하대정맥 / inferior vena cava

온엉덩정맥 | 총장골정맥 / common iliac vein

그림 6-42. **위대정맥과 아래대정맥과 가지**

오른팔머리정맥은 거의 수직으로 내려오며, 왼팔머리정맥은 오른아래쪽으로 비스듬히 내려가 정중선을 넘어 오른팔머리정맥 쪽으로 달린다. 양쪽 팔머리정맥은 오른쪽 첫째갈비연골 아래모서리의 뒤쪽에서 만나 위대정맥이 된다. 위대정맥은 수직으로 내려가서 오른쪽 셋째갈비연골 아래모서리 높이에서 오른심방으로 들어간다.

2) 아래대정맥과 그 가지 (그림 6-44)

아래대정맥 하대정맥/inferior vena cava 은 하반신에서 혈액을 모은다. 다리와 골반에서 나온 좌우의 **온엉덩정맥** 총장골정맥/common iliac vein 이 합쳐져서 아래대정맥이 된다.

아래대정맥에는 위로 올라오면서 내장에서 나오는 1) 오른고환·오른난소정맥, 2) 콩팥정맥, 3) 간정맥이 합쳐지고, 몸통벽에서 나오는 4) 허리정맥과 5) 아래가로막정맥이 들어온다.

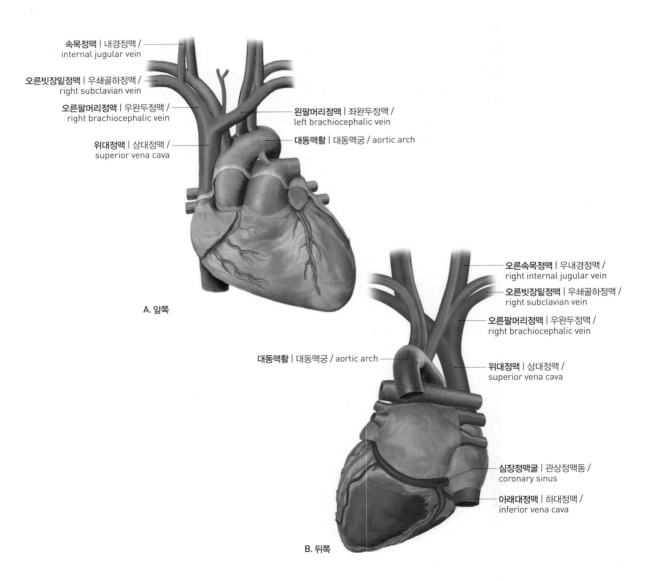

속목정맥 | 내경정맥 /
internal jugular vein

오른빗장밑정맥 | 우쇄골하정맥 /
right subclavian vein

오른팔머리정맥 | 우완두정맥 /
right brachiocephalic vein

위대정맥 | 상대정맥 /
superior vena cava

왼팔머리정맥 | 좌완두정맥 /
left brachiocephalic vein

대동맥활 | 대동맥궁 / aortic arch

A. 앞쪽

오른속목정맥 | 우내경정맥 /
right internal jugular vein

오른빗장밑정맥 | 우쇄골하정맥 /
right subclavian vein

오른팔머리정맥 | 우완두정맥 /
right brachiocephalic vein

대동맥활 | 대동맥궁 / aortic arch

위대정맥 | 상대정맥 /
superior vena cava

심장정맥굴 | 관상정맥동 /
coronary sinus

아래대정맥 | 하대정맥 /
inferior vena cava

B. 뒤쪽

그림 6-43. **세로칸 속의 큰혈관**

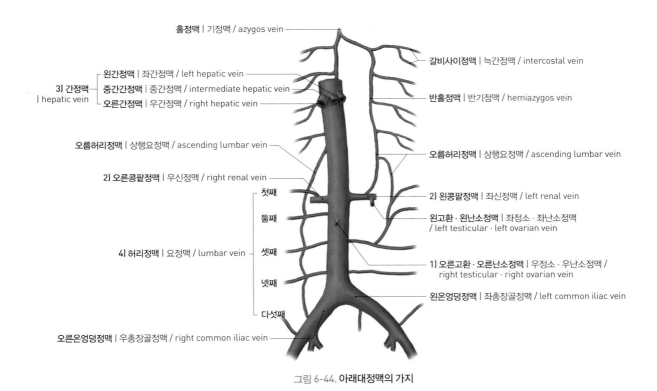

그림 6-44. 아래대정맥의 가지

홀정맥 | 기정맥 / azygos vein

갈비사이정맥 | 늑간정맥 / intercostal vein

3) 간정맥 | hepatic vein

왼간정맥 | 좌간정맥 / left hepatic vein

중간간정맥 | 중간정맥 / intermediate hepatic vein

오른간정맥 | 우간정맥 / right hepatic vein

반홀정맥 | 반기정맥 / hemiazygos vein

오름허리정맥 | 상행요정맥 / ascending lumbar vein

오름허리정맥 | 상행요정맥 / ascending lumbar vein

2) 오른콩팥정맥 | 우신정맥 / right renal vein

2) 왼콩팥정맥 | 좌신정맥 / left renal vein

첫째

둘째

셋째

넷째

다섯째

왼고환 · 왼난소정맥 | 좌정소 · 좌난소정맥 / left testicular · left ovarian vein

4) 허리정맥 | 요정맥 / lumbar vein

1) 오른고환 · 오른난소정맥 | 우정소 · 우난소정맥 / right testicular · right ovarian vein

왼온엉덩정맥 | 좌총장골정맥 / left common iliac vein

오른온엉덩정맥 | 우총장골정맥 / right common iliac vein

2. 머리와 목의 정맥

머리와 뇌의 혈액은 주로 속목정맥이나 그 가지로 유입되며, 일부는 척추정맥과 바깥목정맥으로 유입된다. 주요 정맥은 다음과 같다.

1) 목정맥

목정맥은 목동맥이 공급하는 혈액을 다시 회수하며, **바깥목정맥**과 **속목정맥**으로 나누어진다.

바깥목정맥 ^{외경정맥/external jugular vein} | 뒤통수부위의 머리덮개에서 혈액을 모으는 **뒤통수정맥** ^{후두정맥/occipital vein} 으로 시작된다. 뒤통수정맥은 뒤통수부위에 도달해서 아래턱뒤정맥에서 나온 교통가지와 합쳐져서 바깥목정맥이 된다. 바깥목정맥은 얼굴, 머리덮개, 목의 표면 등에서 혈액을 받아들이며, 목부위의 피부

밑을 따라 아래로 내려가서 빗장밑정맥과 연결된다. 속목정맥 ^{내경정맥/internal jugular vein} | 구불정맥굴에서 이어져 나와 목정맥구멍에서 시작되며 목부위를 내려간다. 목부위에서 내려오는 도중에 얼굴정맥이 연결된다. 속목정맥은 뇌와 머리의 많은 정맥과 정맥굴 및 얼굴과 목의 각 부위 깊은정맥이 모여 형성된다. 바깥목정맥과 속목정맥은 목에서 내려와 빗장밑정맥과 합쳐지고 빗장밑정맥은 다시 팔머리정맥이 되고 다시 오른심방으로 들어가는 위대정맥이 된다.

2) 얼굴부위 얕은층의 주요정맥 [그림 6-45]

얼굴정맥 ^{안면정맥/facial vein} | 얼굴 얕은층의 정맥으로 모인다. 안쪽눈구석에서 시작되며 아래로 내려와 턱뼈각 아래에서 뒤쪽으로 진행한다. 아래턱뒤정맥이 합쳐진 뒤에 속목정맥과 연결된다.

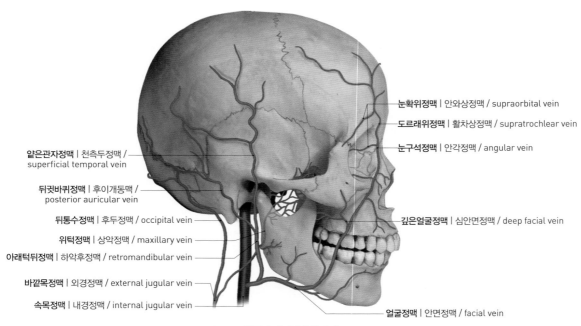

그림 6-45. 얼굴과 머리덮개의 정맥

눈확위정맥 | 안와상정맥 / supraorbital vein
도르래위정맥 | 활차상정맥 / supratrochlear vein
눈구석정맥 | 안각정맥 / angular vein
깊은얼굴정맥 | 심안면정맥 / deep facial vein
얼굴정맥 | 안면정맥 / facial vein

얕은관자정맥 | 천측두정맥 / superficial temporal vein
뒤귓바퀴정맥 | 후이개동맥 / posterior auricular vein
뒤통수정맥 | 후두정맥 / occipital vein
위턱정맥 | 상악정맥 / maxillary vein
아래턱뒤정맥 | 하악후정맥 / retromandibular vein
바깥목정맥 | 외경정맥 / external jugular vein
속목정맥 | 내경정맥 / internal jugular vein

얕은관자정맥 천측두정맥/supercial temporal vein | 관자부위 얕은층의 정맥을 모은다. 바깥귀 앞에서 내려가며 귀밑샘 안에서 날개근정맥얼기로부터 이어지는 **위턱정맥** 상악정맥/maxillary vein 과 합쳐져서 **아래턱뒤정맥** 하악후정맥/retromandibular vein 이 된다. 아래턱뒤정맥은 턱뼈가지 뒤쪽으로 내려가서 얼굴정맥과 연결된다.

뒤통수정맥 후두정맥/occipital vein | 뒤통수부위의 정맥을 모은다. 뒤통수정맥은 **바깥목정맥** 외경정맥/external jugular vein 과 연결되는 경우가 많다.

3) 뇌의 정맥 [그림 6-46]

뇌의 정맥은 주로 뇌의 실질로부터 시작된다. 뇌 실질의 모세혈관을 통과한 혈액은 다시 합류하여 정맥으로 되어 뇌표면으로 나와 뇌경질막 속을 주행하는 **경막정맥굴** 경막정맥동/dural venous sinus 로 유입된다. 이 정맥굴 중에서 **위시상정맥굴** 상시상정맥동/superior sagittal sinus 은 머리뼈 공간의 이마부위에서 뒤통수부위까지 시상봉합의 바로 밑을 주행하고 있으며, **가로정맥굴**

횡정맥동/transverse sinus, **구불정맥굴** S상정맥동/sigmoid sinus 로 이어져 있다. 구불정맥굴은 목정맥구멍으로 나가서 **속목정맥** 내경정맥/internal jugular vein 으로 이어지고, 이 속목정맥은 얼굴, 혀, 갑상샘으로부터 오는 정맥혈액을 모으면서 속목동맥과 온목동맥의 가쪽을 따라 밑으로 내려가 **빗장밑정맥** 쇄골하정맥/subclavian vein 으로 합류한다.

머리뼈공간 내의 정맥혈액은 대부분이 속목정맥으로 유출되지만 일부는 머리뼈를 뚫고 머리 피부밑으로 나가는 **이끌정맥** 도출정맥/emissary vein 과 머리덮개뼈의 판사이층에 형성되어 있는 **판사이정맥** 판간정맥/diploic vein 을 통하여 머리뼈의 밖에 있는 정맥이나 머리뼈 속의 경막정맥굴로 유입된다. 이러한 경로는 뇌 속에서 정맥혈액이 정체되는 것을 방지하는 옆길이다.

왼쪽 및 오른쪽의 빗장밑정맥과 속목정맥은 좌우의 **팔머리정맥** 완두정맥/brachiocephalic vein 으로 합류하고, 다시 양쪽의 팔머리정맥은 하나의 **위대정맥** 상대정맥/superior vena cava 으로 이어져 오른심방으로 유입된다.

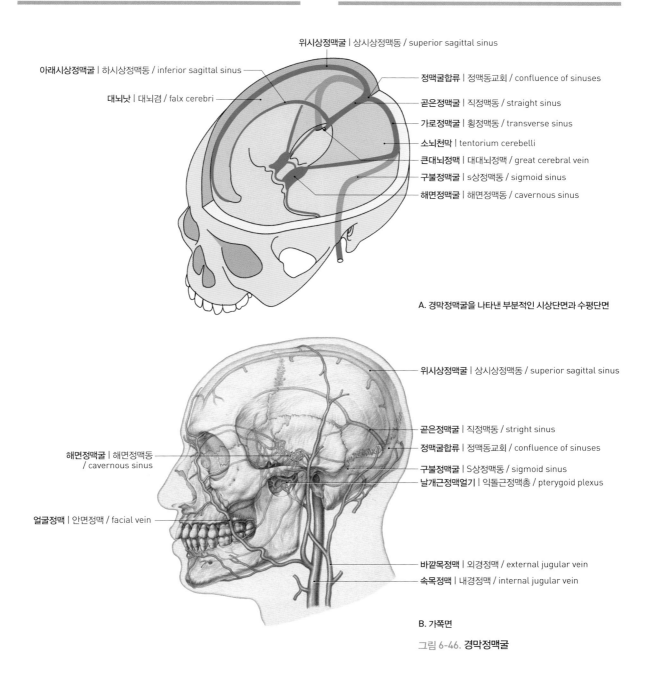

A. 경막정맥굴을 나타낸 부분적인 시상단면과 수평단면

위시상정맥굴 | 상시상정맥동 / superior sagittal sinus
아래시상정맥굴 | 하시상정맥동 / inferior sagittal sinus
대뇌낫 | 대뇌겸 / falx cerebri
정맥굴합류 | 정맥동교회 / confluence of sinuses
곧은정맥굴 | 직정맥동 / straight sinus
가로정맥굴 | 횡정맥동 / transverse sinus
소뇌천막 | tentorium cerebelli
큰대뇌정맥 | 대대뇌정맥 / great cerebral vein
구불정맥굴 | s상정맥동 / sigmoid sinus
해면정맥굴 | 해면정맥동 / cavernous sinus

위시상정맥굴 | 상시상정맥동 / superior sagittal sinus
해면정맥굴 | 해면정맥동 / cavernous sinus
얼굴정맥 | 안면정맥 / facial vein
곧은정맥굴 | 직정맥동 / stright sinus
정맥굴합류 | 정맥동교회 / confluence of sinuses
구불정맥굴 | S상정맥동 / sigmoid sinus
날개근정맥얼기 | 익돌근정맥총 / pterygoid plexus
바깥목정맥 | 외경정맥 / external jugular vein
속목정맥 | 내경정맥 / internal jugular vein

B. 가쪽면

그림 6-46. **경막정맥굴**

3. 팔의 정맥

팔과 다리의 정맥에는 피부정맥과 깊은정맥의 2가지의 계통이 있다. **피부정맥** 피정맥/cutaneous vein 은 피부 밑조직 안에서 뻗어나가며 **관통정맥** perforating vein 을 통해 깊은정맥으로 연결된다. **깊은정맥** 심정맥/deep vein 은 깊은층의 결합조직 안으로 뻗어있으며 동일한 이름의 동맥과 함께 주행하는 **동반정맥** 반행정맥/venae comitans 이다. 정맥판막은 피부정맥보다 깊은정맥에서 보다 많이 볼 수 있다.

1) 팔의 피부정맥[그림 6-47]

손의 피부정맥은 손바닥보다 손등에서 발달되어 있으며 **손등정맥그물** 수배정맥망/dorsal venous network of hand 에 모인다. 이 정맥그물에서 엄지쪽은 노쪽피부정맥으로, 새끼쪽은 자쪽피부정맥으로 연결된다.

노쪽피부정맥 요측피정맥/cephalic vein 은 엄지손가락쪽을 상행하며, 어깨세모근과 큰가슴근 사이의 고랑에서 깊은층으로 들어가고 빗장가슴삼각에서 겨드랑정맥과 연결된다.

자쪽피부정맥 척측피정맥/basilic vein 은 새끼손가락쪽을 상행하며, 위팔 중앙부분에서 근막을 관통해 깊은층으로 들어가고 위팔정맥과 합쳐진다.

아래팔중간정맥 전완정중피정맥/median antebrachial vein 은 변화가 많은 정맥이다. 아래팔굽힘쪽의 혈액을 모아

위로 올라가며, 팔꿈 높이에서 노쪽피부정맥이나 자쪽피부정맥으로 이어진다.

팔오금중간정맥 주정중피정맥/median cubital vein 은 팔꿈 앞쪽에서 노쪽피부정맥과 자쪽피부정맥 사이를 연결하며, M자형을 만든다. 이 정맥은 피부 표면에서 잘 보이므로 정맥주사나 채혈할 때 자주 이용된다.

2) 팔의 깊은정맥[그림 6-48]

팔의 깊은정맥은 동맥과 같이 지나는 동반정맥이며, 그 기본 줄기는 노정맥, 자정맥, 위팔정맥, 겨드랑정맥으로 되어 있다.

노정맥 요골정맥/radial vein 은 깊은손바닥정맥활로부터 지류를 받고, **자정맥** 척골정맥/ulnar vein 은 얕은손바닥정맥활로부터 지류를 받는다.

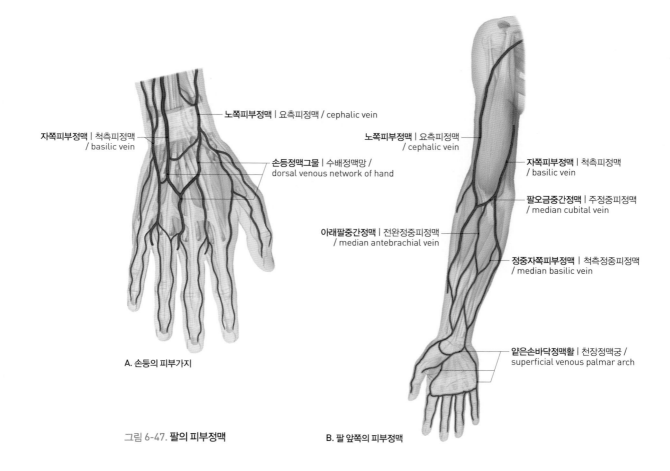

자쪽피부정맥 | 척측피정맥 / basilic vein

노쪽피부정맥 | 요측피정맥 / cephalic vein

손등정맥그물 | 수배정맥망 / dorsal venous network of hand

A. 손등의 피부가지

노쪽피부정맥 | 요측피정맥 / cephalic vein

자쪽피부정맥 | 척측피정맥 / basilic vein

팔오금중간정맥 | 주정중피정맥 / median cubital vein

아래팔중간정맥 | 전완정중피정맥 / median antebrachial vein

정중자쪽피부정맥 | 척측정중피정맥 / median basilic vein

얕은손바닥정맥활 | 천장정맥궁 / superficial venous palmar arch

B. 팔 앞쪽의 피부정맥

그림 6-47. **팔의 피부정맥**

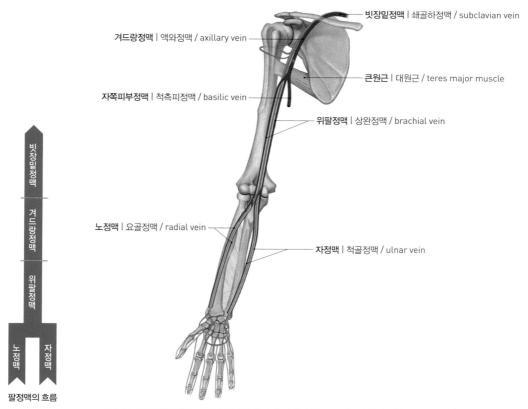

빗장밑정맥 | 쇄골하정맥 / subclavian vein

겨드랑정맥 | 액와정맥 / axillary vein

큰원근 | 대원근 / teres major muscle

자쪽피부정맥 | 척측피정맥 / basilic vein

위팔정맥 | 상완정맥 / brachial vein

노정맥 | 요골정맥 / radial vein

자정맥 | 척골정맥 / ulnar vein

빗장밑정맥

겨드랑정맥

위팔정맥

노정맥

자정맥

팔정맥의 흐름

그림 6-48. **깊은팔정맥**(손가락부터 동맥을 따라 정맥이 쌍으로 있으나 손의 것은 생략하였음)

자정맥과 노정맥이 팔오목에서 합쳐져서 **위팔정맥** 상완정맥/brachial vein 이 되고 다시 위로 올라가 큰원근 아래모서리에서 **겨드랑정맥** 액와정맥/axillary vein 이 되며, 첫째갈비뼈 가쪽모서리에서 **빗장밑정맥** 쇄골하정맥/sub-clavian vein 이 된다. 빗장뼈의 복장끝으로 가서 **속목정맥** 내경정맥/internal jugular vein 과 합쳐져 **팔머리정맥** 완두정맥/brachiocephalic vein 이 된다. 왼팔머리정맥과 오른팔머리정맥이 합쳐져서 위대정맥을 만들며 오른심방으로 유입된다.

4. 홀정맥계통 (그림 6-49)

홀정맥계통 기정맥계/azygos system of vein 은 몸통벽에서 혈액을 모아 척주 양쪽을 따라 올라가서 위대정맥으로 들어가는 여러 정맥들을 묶어서 말하는 것이다. 홀정맥계통에는 몸통벽뿐만 아니라 일부 가슴부위 장기의 정맥이 들어오고, 배의 정맥과도 연결된다. 이 때문에 홀정맥계통은 아래대정맥의 혈액흐름에 문제가 있을 때 배와 다리의 혈액이 심장으로 돌아오는 중요한 곁순환 통로가 된다.

홀정맥계통의 중요한 정맥은 등뼈 오른쪽에 있는 홀정맥과 왼쪽에 있는 반홀정맥 및 덧반홀정맥이며 서로 연결되어 있고, 그 연결과 가지는 매우 다양한 변이를 보인다.

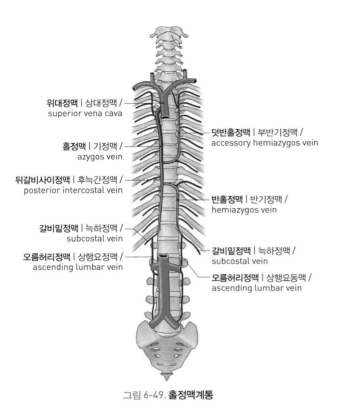

위대정맥 | 상대정맥 /
superior vena cava

덧반홀정맥 | 부반기정맥 /
accessory hemiazygos vein

홀정맥 | 기정맥 /
azygos vein

뒤갈비사이정맥 | 후늑간정맥 /
posterior intercostal vein

반홀정맥 | 반기정맥 /
hemiazygos vein

갈비밑정맥 | 늑하정맥 /
subcostal vein

갈비밑정맥 | 늑하정맥 /
subcostal vein

오름허리정맥 | 상행요정맥 /
ascending lumbar vein

오름허리정맥 | 상행요동맥 /
ascending lumbar vein

그림 6-49. **홀정맥계통**

홀정맥 ^{기정맥/azygos vein} 은 오른쪽의 **오름허리정맥**
^{상행요정맥/ascending lumbar vein} 과 **갈비밑정맥** ^{늑하정맥/sub-}
^{costal vein} 이 만나서 이룬다. 홀정맥에는 오른쪽갈비사이
정맥, 식도정맥, 기관지정맥, 반홀정맥, 덧반홀정맥이
들어온다.

반홀정맥 ^{반기정맥/hemiazygos vein} 은 왼쪽의 오름허리
정맥과 갈비밑정맥이 합쳐져 시작된다. 반홀정맥은
가로막의 왼다리(또는 대동맥구멍)를 통과해서 가슴
부위로 들어가고 등뼈 왼쪽을 따라 올라간 뒤, 아홉째
등뼈 높이에서 척주의 앞쪽과 가슴대동맥, 식도의 뒤
쪽을 가로질러 홀정맥으로 들어간다.

덧반홀정맥 ^{부반기정맥/accessory hemiazygos vein} 은 뒤세
로칸 위쪽에 있는 척주 왼쪽을 따라 내려와 여덟째등
뼈 높이에서 척주 앞쪽을 가로질러 홀정맥(또는 반홀
정맥)으로 들어간다.

5. 문맥계통

배안장기(배의 소화관, 쓸개, 이자, 지라)에서 나오는
정맥혈액은 위창자간막정맥, 지라정맥, 아래창자간막
정맥을 통하여 문맥이라는 하나의 정맥으로 합류하여
간으로 들어가는데 이를 문맥계통이라고 한다. 이 정
맥은 간에서 다시 모세혈관으로 된 후 다시 합류하여
간정맥으로 연결되며, 간정맥은 아래대정맥으로 유입
된다.

이러한 문맥계통을 통해 간으로 운반되는 정맥혈액
에는 창자에서 흡수된 영양분(단백질과 탄수화물),
위와 창자에서 흡수된 유해물질, 이자에서 분비되는
호르몬(인슐린과 글루카곤), 그리고 지라에서 적혈구의
파괴에 의해 생긴 헤모글로빈의 분해물질이 포함되어
있다. 간으로 운반된 영양분 중 여분은 글리코겐의 형
태로 저장되고, 유해물질은 분해된다. 또한 간에서는
혈중 포도당 농도가 정상 이하로 떨어지면 글리코겐을
분해해서 포도당을 만들어 혈중 포도당 농도를 조절
한다. 그리고 간으로 운반된 헤모글로빈의 분해물질은
쓸개즙으로 배설된다.

● **문맥** [그림 6-50]

(간)문맥 (hepatic) portal vein 은 둘째허리뼈 높이의 이
자목 뒤쪽에서 지라정맥과 위창자간막정맥이 합쳐지
며 시작한다. 간문 직전에서 오른·왼가지로 갈라져서
간으로 들어간다. 문맥에 모이는 정맥으로 3개의 주요
가지인 **1) 지라정맥, 2) 위창자간막정맥, 3) 아래창자**
간막정맥과 그 외에도 문맥으로 들어가는 작은가지로
오른·왼위정맥 ^{우·좌위정맥/right·left gastric vein}, **쓸개정맥**
^{담낭정맥/cystic vein} 등이 있다.

지라정맥 ^{비정맥/splenic vein} | 지라문에서 나오는 여러
개의 가지가 모여서 시작되며 이자머리 뒤쪽에서 위
창자간막정맥과 합쳐져 문맥이 된다.

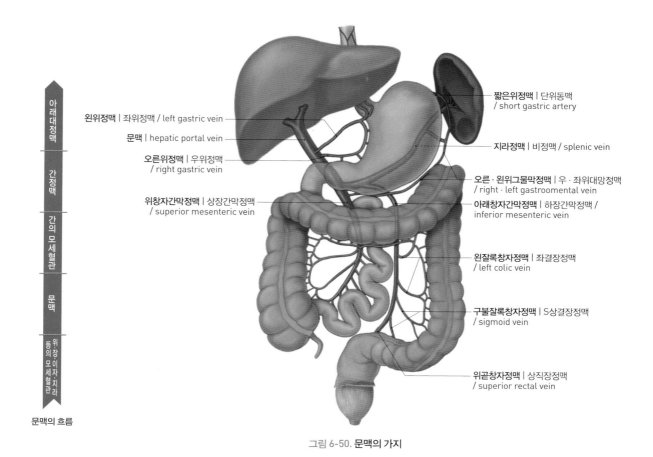

아래대정맥

간정맥

간의 모세혈관

문맥

위·장·이자·지라 등의 모세혈관

문맥의 흐름

왼위정맥 | 좌위정맥 / left gastric vein

문맥 | hepatic portal vein

오른위정맥 | 우위정맥 / right gastric vein

위창자간막정맥 | 상장간막정맥 / superior mesenteric vein

짧은위정맥 | 단위동맥 / short gastric artery

지라정맥 | 비정맥 / splenic vein

오른·왼위그물막정맥 | 우·좌위대망정맥 / right·left gastroomental vein

아래창자간막정맥 | 하장간막정맥 / inferior mesenteric vein

왼잘록창자정맥 | 좌결장정맥 / left colic vein

구불잘록창자정맥 | S상결장정맥 / sigmoid vein

위곧창자정맥 | 상직장정맥 / superior rectal vein

그림 6-50. **문맥의 가지**

위창자간막정맥 상장간막정맥/superior mesenteric vein | 돌창자 먼쪽부분과 막창자에서 나온 정맥가지가 모여 시작 되며, 이자목 뒤쪽에서 지라정맥과 합쳐져 문맥이 된다.

아래창자간막정맥 하장간막정맥/inferior mesenteric vein | 골반 속에서 위곧창자정맥으로 시작하며, 올라가면서 **구불 창자정맥** S상결장정맥/sigmoid vein 과 **왼잘록창자정맥** 좌결장정맥/left colic vein 이 합쳐져 지라정맥으로 유입 된다.

6. 골반안의 정맥

골반안의 정맥은 대부분 속엉덩동맥가지와 함께 분포 한다(배꼽동맥과 엉덩허리동맥은 제외). 이러한 정맥을 통해서 골반벽과 내장의 혈액은 **속엉덩정맥** 내장골정맥/ internal iliac vein 에 모이고, 위골반문 바로 위에서 바깥 엉덩정맥과 합쳐져 **온엉덩정맥** 총장골정맥/common iliac vein 이 된다(그림 6-51).

골반안장기의 일부(방광, 곧창자, 전립샘, 자궁, 질)는 표면에 정맥얼기가 있으며, 그곳에서 정맥이 시작되어 속엉덩정맥으로 연결된다. 이러한 정맥얼기는 서로 연결되어 있으며, 전체적으로 **골반정맥얼기** 골반정맥총/ pelvic venous plexus 를 형성한다.

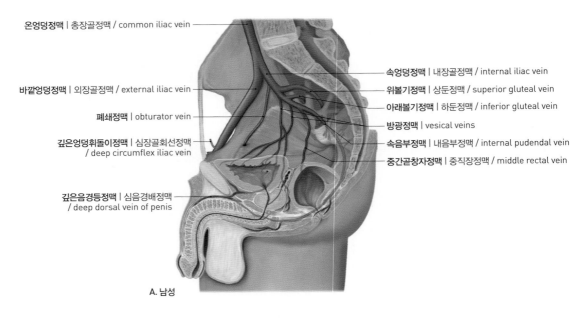

A. 남성

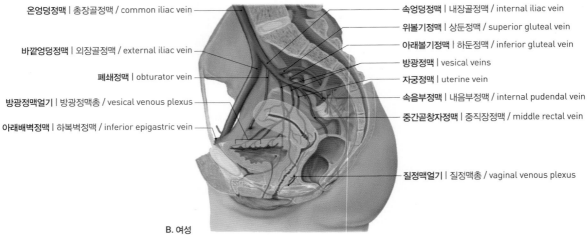

B. 여성

그림 6-51. **골반안의 정맥**

곧창자정맥얼기 직장정맥총/rectal venous plexus 는 위·중간·아래곧창자정맥을 연결해서 문맥계통이 차단되었을 때 문맥에서 온몸순환으로 우회로를 만드는 데 중요한 역할을 한다.

7. 다리의 정맥

팔과 다리의 정맥에는 피부정맥과 깊은정맥의 2가지 계통이 있다. **피부정맥** 피정맥/cutaneous vein 은 피부밑조직 속으로 뻗어있으며 **관통정맥** perforating vein 을 통해 깊은정맥으로 연결된다. **깊은정맥** 심정맥/deep vein 은 깊은층의 결합조직 속으로 뻗어있으며 같은 이름의 동맥과 함께 주행하는 **동반정맥** 반행정맥/venae comitans 이다. 정맥판막은 피부정맥보다 깊은정맥에서 많이 찾아볼 수 있다.

1) 다리의 피부정맥 [그림 6-52]

발에는 깊은층의 동반정맥보다 얕은정맥이 잘 발달해 있어서 혈액의 대부분이 얕은정맥으로 모인다. 특히 발등에는 **발등정맥활** 족배정맥궁/dorsal venous arch of foot 과 양쪽모서리에 가장자리정맥이 형성되고 그곳에서 **큰·작은두렁정맥**이 시작된다.

큰두렁정맥 대복재정맥/great saphenous vein 은 안쪽의 가장자리정맥에서 시작되며 무릎뼈 안쪽모서리의 뒤쪽을

거쳐 넓적다리의 안쪽을 따라 앞위쪽으로 향하며 고샅인대 아래의 **두렁정맥구멍** 복재열공/saphenous opening 에서 깊은층으로 들어가 넙다리정맥과 연결된다. 두렁정맥구멍으로 들어가기 직전에 배벽 아래부분과 음부에서 나온 **피부정맥(얕은엉덩휘돌이정맥** 천장골회선정맥/ superficial circumflex iliac vein, **얕은배벽정맥** 천복벽정맥/superficial epigastric vein, **바깥음부정맥** 외음부정맥/external pudendal vein)이 들어간다.

작은두렁정맥 소복재정맥/small saphenous vein 은 가쪽의 가장자리정맥에서 시작되며 가쪽복사 뒤에서 종아리 뒤가쪽을 따라 위로 올라간다. 다리오금에서 깊은층으로 들어가 오금정맥과 연결된다.

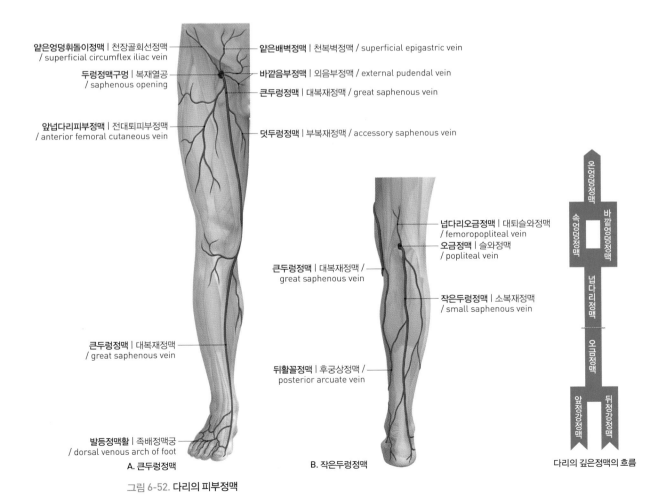

그림 6-52. **다리의 피부정맥**

2) 다리의 깊은정맥

다리의 깊은정맥은 같은 이름의 동맥과 함께 주행하며 정맥판막이 잘 발달되어 있다.

발과 종아리의 깊은정맥은 동맥을 따라 두 개가 달린다. 앞정강정맥과 뒤정강정맥이 만나 하나의 **오금정맥** 슬와정맥/popliteal vein 을 이루며, 또한 작은두렁정맥이 와서 오금정맥에 연결된다.

넙다리정맥 대퇴정맥/femoral vein 은 오금정맥에서 이어져 모음근굴 안쪽으로 올라가서 넙다리삼각으로 들어가서 넙다리동맥 안쪽에 위치하고, 두렁정맥구멍을 통해서 큰두렁정맥이 들어온다. 고샅인대를 넘어간 지점에서 **바깥엉덩정맥** 외장골정맥/external iliac vein 으로 바뀐다.

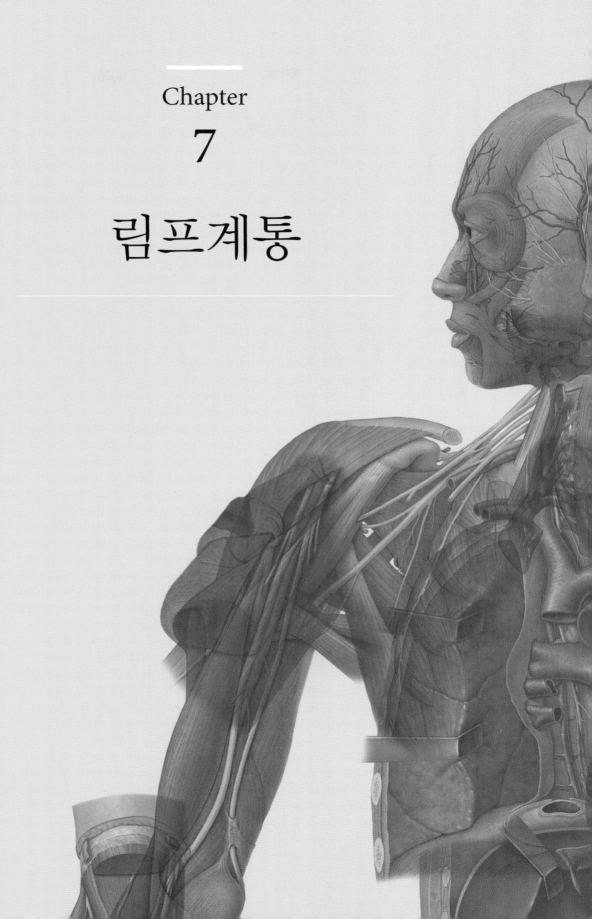

Chapter

7

림프계통

림프계통의 개요

림프계통은 우리 몸의 각 장기에서 나오는 **림프**가 흘러가는 통로체계이며, 림프, 림프관, 림프조직, 림프기관으로 구성되어 있다.

림프 임파/lymph 란 모세혈관으로부터 조직으로 빠져나간 액체가 세포를 둘러싸는데, 이 조직액을 **사이질액** 간질액/interstitial fluid 이라고 하며, 이것이 **모세림프관** 모세임파관/lymphatic capillary 으로 들어간 후부터 림프라고 한다. 림프는 혈액에서 여과된 액체로서 혈장단백질을 함유하고 있다(그림 7-1).

림프계통은 모세림프관에서 시작하며, 이들은 점점 합류하여 굵은 림프관으로 되고, 이 림프관들은 최종적으로 **오른림프관** 우임파본간/right lymphatic duct 과 **가슴림프관** 흉관/thoracic duct 이라고 부르는 두 개의 큰림프관으로 연결되며, 이 두 림프관은 정맥과 합쳐진다.

림프관 속을 흐르는 액체를 림프라 하고, 림프관에는 **림프절** 임파절/lymph node 이 곳곳에 존재하며 림프와 같이 들어오는 세균 및 이물질을 제거하고 면역에 관여한다.

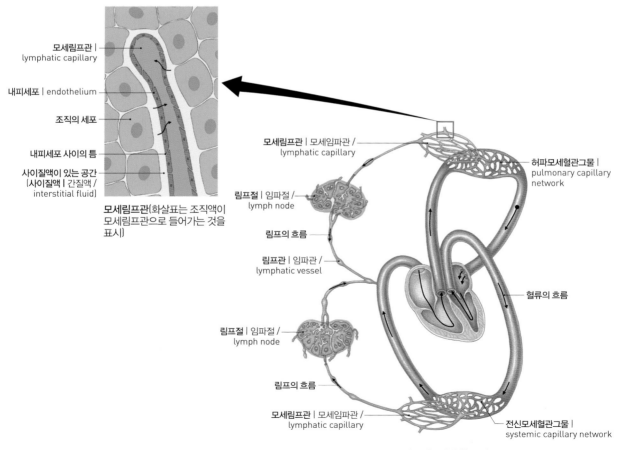

모세림프관 | lymphatic capillary

내피세포 | endothelium

조직의 세포

내피세포 사이의 틈

사이질액이 있는 공간 〔사이질액 | 간질액 / interstitial fluid〕

모세림프관(화살표는 조직액이 모세림프관으로 들어가는 것을 표시)

모세림프관 | 모세임파관 / lymphatic capillary

허파모세혈관그물 | pulmonary capillary network

림프절 | 임파절 / lymph node

림프의 흐름

림프관 | 임파관 / lymphatic vessel

혈류의 흐름

림프절 | 임파절 / lymph node

림프의 흐름

모세림프관 | 모세임파관 / lymphatic capillary

전신모세혈관그물 | systemic capillary network

그림 7-1. **림프계통의 순환 모식도**

소화관, 호흡관 등의 점막 및 점막밑조직에는 림프구가 밀집하여 작은 공모양의 구조물인 **림프소절** lymphatic nodule 을 형성한다. 이 중에서 낱개로 곳곳에 산재하는 것을 **홀림프소절** solitary lymphatic nodule 이라 하고, 여러 개가 무리지어 있는 것을 **무리림프소절(파이어반)** 집합임파소절/Peyer's patch 이라고 한다. 그리고 림프소절들이 모여 독립된 기관을 이루고 있는 경우를 림프기관이라 하며, **림프절** 임파절/lymph node, **가슴샘** 흉선/thymus, **지라** 비장/spleen, **편도** tonsil, **무리림프소절(파이어반)** 등이 있으며 면역반응에 관여한다.

림프관 [그림 7-2]

림프관 ^{임파관/lymphatic vessel}은 온몸에서 모세혈관이 아닌 조직 사이질에 있는 모세림프관으로 시작해서 합류를 반복하며 집합림프관이 된다. 림프관은 **림프절** ^{임파절/lymph node}을 통과하며 더 큰 림프관으로 모이고 최종적으로 **림프줄기** ^{lymphatic trunk} 라고 하는 지름이 수 mm인 림프관이 되어 목부위에서 큰 정맥으로 연결된다. 림프관은 모세혈관에서 누출된 액체를 회수해서 혈액으로 되돌리는 역할을 하는 순환계통의 우회로이며 판막이 있으며 정맥과 마찬가지로 근육펌프운동에 의해 심장을 향해 운반된다.

다리와 골반으로부터 림프를 모으는 좌우의 **허리림프줄기** ^{요임파본간/lumbar trunk} 와 배부위 소화관으로부터 림프를 모으는 **창자림프줄기** ^{장임파본간/intestinal trunk} 가 합쳐지며 종종 배대동맥 뒤쪽에서 **가슴림프관팽대** ^{유미조/chyle cistern} 라고 하는 확장부위를 만든다. 가슴림프관팽대 또는 림프줄기의 합류부위에서 하나의 **가슴림프관** ^{흉관/thoracic duct} 이 세로칸을 지나 올라가서 왼정맥각(왼속목정맥과 왼빗장밑정맥의 합류부위)으로 연결된다. 왼쪽 상반신에서 나오는 림프줄기(왼목림프줄기, 왼빗장밑림프줄기, 왼기관지세로칸림프줄기)는 가슴림프관과 합쳐져서 왼정맥각으로 연결된다. 오른쪽 상반신에서 나오는 림프줄기는 합쳐져서 **오른림프관** ^{우임파본간/right lymphatic duct} 이 되어 오른정맥각으로 연결된다.

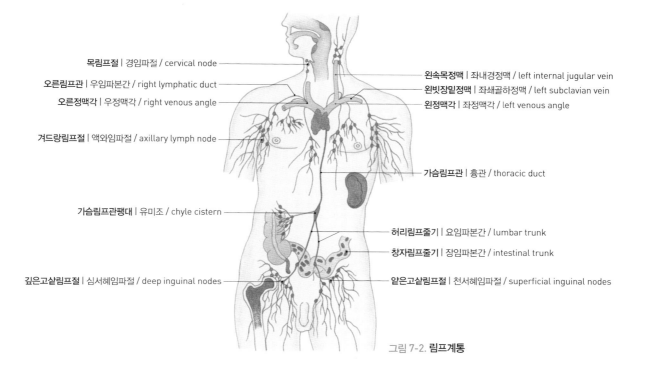

목림프절 | 경임파절 / cervical node
오른림프관 | 우임파본간 / right lymphatic duct
오른정맥각 | 우정맥각 / right venous angle
겨드랑림프절 | 액와임파절 / axillary lymph node
가슴림프관팽대 | 유미조 / chyle cistern
깊은고샅림프절 | 심서혜임파절 / deep inguinal nodes

왼속목정맥 | 좌내경정맥 / left internal jugular vein
왼빗장밑정맥 | 좌쇄골하정맥 / left subclavian vein
왼정맥각 | 좌정맥각 / left venous angle
가슴림프관 | 흉관 / thoracic duct
허리림프줄기 | 요임파본간 / lumbar trunk
창자림프줄기 | 장임파본간 / intestinal trunk
얕은고샅림프절 | 천서혜임파절 / superficial inguinal nodes

그림 7-2. **림프계통**

림프기관 (그림 7-3)

림프조직 lymphatic tissue 은 면역계통세포가 모여 있는 조직을 말한다. 림프조직이 주된 구성성분을 이루며 면역반응에 관여하는 기관을 림프기관이라고 한다.

림프구가 형성되고 성숙하는 기관을 일차림프기관이라고 하며, 골수와 가슴샘이 여기에 속한다. 일차림프기관에서 성숙한 림프구가 이동해와 증식하고 분화하는 곳이 이차림프기관이라고 하는데, 지라, 림프절, 편도 그리고 여러 기관에 흩어져 있는 림프소절이 있다.

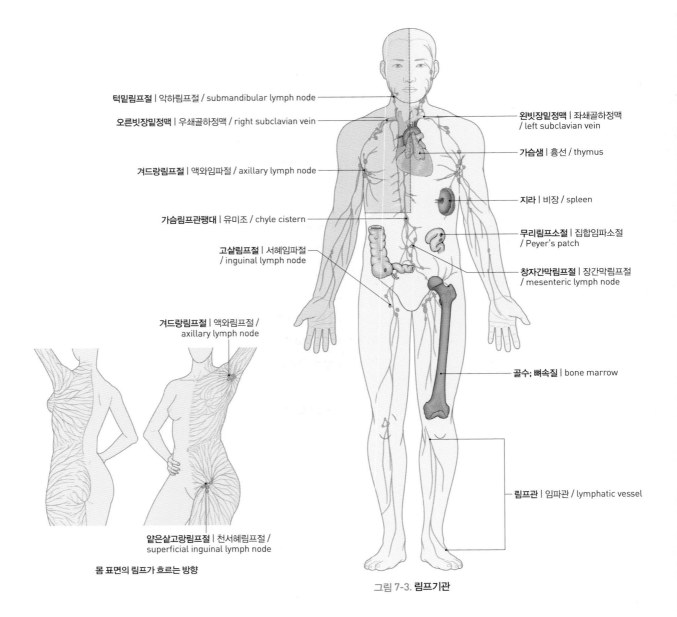

턱밑림프절 | 악하림프절 / submandibular lymph node

오른빗장밑정맥 | 우쇄골하정맥 / right subclavian vein

겨드랑림프절 | 액와임파절 / axillary lymph node

가슴림프관팽대 | 유미조 / chyle cistern

고샅림프절 | 서혜임파절 / inguinal lymph node

왼빗장밑정맥 | 좌쇄골하정맥 / left subclavian vein

가슴샘 | 흉선 / thymus

지라 | 비장 / spleen

무리림프소절 | 집합임파소절 / Peyer's patch

창자간막림프절 | 장간막림프절 / mesenteric lymph node

골수; 뼈속질 | bone marrow

림프관 | 임파관 / lymphatic vessel

겨드랑림프절 | 액와림프절 / axillary lymph node

얕은샅고랑림프절 | 천서혜림프절 / superficial inguinal lymph node

몸 표면의 림프가 흐르는 방향

그림 7-3. **림프기관**

1. 림프절

림프절 임파절/lymph node 은 1~30 mm 크기의 누에콩 모양이며, 수십 개의 림프관이 주위로부터 연결되어 2~3개의 날림프관이 되어서 나간다. 림프절은 림프에 포함되어 있는 이물질이나 병원체를 혈액으로 가지고 들어오지 못하도록 하기 위한 필터 역할을 한다. 또한 림프절에는 면역계통의 세포가 모여 있어서 생체방어의 거점이 된다. 이러한 면역조직은 다른 기관이나 조직에서도 찾아볼 수 있지만 림프절이 대표적이기 때문에 **림프조직** lymphatic tissue 이라고 한다.

림프조직은 면역계통세포가 모여 있는 조직을 말하며 여러 곳의 기관에 분포되어 있다. 림프조직은 림프구가 발생하고 분화하는 1차림프조직과 면역반응이

표 7-1. **림프조직의 종류**

1차림프조직	골수, 가슴샘
2차림프조직	지라, 림프절, 점막관련림프조직(MALT)

일어나는 2차림프조직으로 구분된다(표 7-1). 소화기관이나 기도 등 외부와 접해 있는 부위의 점막에는 림프조직이 있으며 **점막관련림프조직** mucosa associated lymphoid tissue, MALT 이라고 한다. 림프구가 밀집해 있는 **림프소절** lymphatic nodule 중에서 흩어져 있는 것은 **홑림프소절** solitary lymphatic nodule 이라고 하며 점막에 넓게 분포되어 있다. 특정 부분에서는 덩어리 모양의 무리림프소절을 만드는데, 그 예로는 인두 주변에서 관찰되는 **편도** tonsil, 돌창자의 **무리림프소절(파이어반)** Peyer's patch, **막창자꼬리**

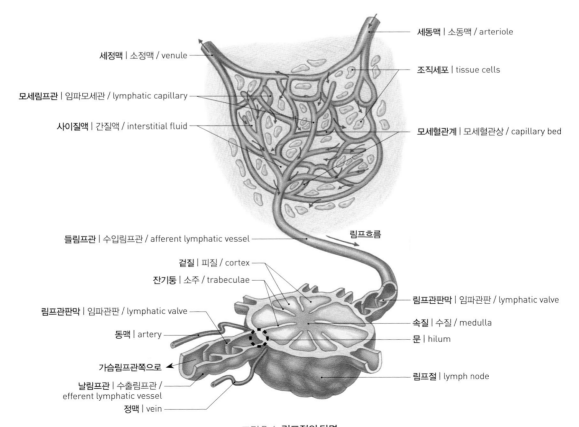

세동맥 | 소동맥 / arteriole
세정맥 | 소정맥 / venule
조직세포 | tissue cells
모세림프관 | 임파모세관 / lymphatic capillary
사이질액 | 간질액 / interstitial fluid
모세혈관계 | 모세혈관상 / capillary bed
림프흐름
들림프관 | 수입림프관 / afferent lymphatic vessel
겉질 | 피질 / cortex
잔기둥 | 소주 / trabeculae
림프관판막 | 임파관판 / lymphatic valve
동맥 | artery
가슴림프관쪽으로
날림프관 | 수출림프관 / efferent lymphatic vessel
정맥 | vein
림프관판막 | 임파관판 / lymphatic valve
속질 | 수질 / medulla
문 | hilum
림프절 | lymph node

그림 7-4. **림프절의 단면**
[세포 밖으로부터 림프절로 흐르는 림프흐름의 모형도. 작은 화살표는 모세혈관에서부터 나온 사이질액의 흐름을 나타내고, 이것은 림프혈관으로 흡수된다.]

충수/appendix 등이 있다.

　림프절은 몸통에서 뻗어나온 부분의 이음부위에 많이 존재한다. 머리부위에서 온 림프는 **목림프절** 경임파절/cervical lymph node 로, 팔에서 온 림프는 **겨드랑림프절** 액와임파절/axillary lymph node 로, 다리에서 온 림프는 **고샅림프절** 서혜임파절/inguinal lymph node 로 들어간다(그림 7-3).

　림프절은 치밀결합조직으로 된 피막에 싸여 있다. 혈관과 날림프관이 드나드는 약간 오목한 곳을 **문** hilum 이라고 하며, 피막에서 실질 속으로 뻗어 들어가는 칸막이와 같은 구조를 **잔기둥** 소주/trabeculae 이라고 한다. 실질은 **겉질** 피질/cortex 과 **속질** 수질/medulla 로 구분되며, 겉질은 주로 림프소절로 이루어져 있고, 속질은 겉질의 속 부분으로 문부위의 표면까지 뻗어 있으며, 림프구 등 세포와 그물섬유로 이루어져 있다(그림 7-4).

2. 가슴샘 [그림 7-5]

　가슴샘은 **일차림프기관** primary lymphoid organs 으로 적색골수에서 이동해 온 T세포가 이곳에서 성숙하며, 면역반응에 관여한다. 가슴샘은 가슴안 위부분의 복장뼈 바로 뒤쪽에 위치하며 심장막의 앞과 접하고 있다. 가슴

샘의 모양은 사춘기 때 가장 크며, 그 이후부터 대부분 림프조직이 지방조직으로 대치되어 지방덩어리처럼 보인다. 가슴샘의 구조는 결합조직으로 된 피막이 가슴샘을 싸고 있으며, 피막이 실질 속으로 뻗어 소엽으로 나뉜다. 각 소엽은 바깥의 겉질과 안쪽의 속질로 구분된다.

3. 지라 [그림 7-6]

　지라는 우리 몸에서 가장 큰 **림프기관**이며, 오래된 **적혈구** erythrocyte 와 **혈소판** thrombocyte 을 제거하는 작용도 한다. 지라는 배안의 왼쪽 갈비밑부위에 위치하며, 9~11번째갈비뼈 및 가로막과 접한다. 피막에 둘러싸여 있으며, 피막에서 속으로 뻗어 들어간 잔기둥이 실질을 불완전한 여러 칸으로 나눈다. 지라는 두 종류의 조직인 **백색속질** 백수/white pulp 과 **적색속질** 적수/red pulp 로 구성되어 있다. 백색속질은 **림프구** lymphocyte 와 **큰포식세포** 대식세포/macrophage 로 이루어진 **림프조직** lymphoid tissue 이며 면역반응에 관여하며, 적색속질은 혈액이 차 있는 **정맥굴** 정맥동/venous sinus 및 **혈액세포** blood cells 로 구성된 **지라끈** splenic cord 으로 이루어져 있다.

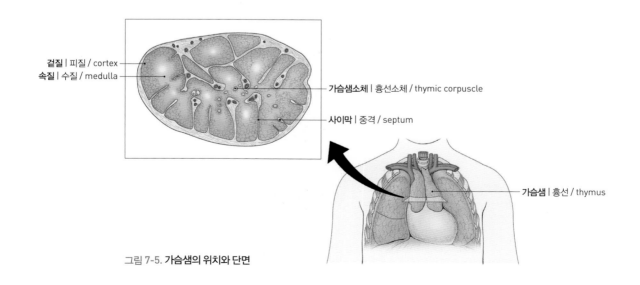

겉질 | 피질 / cortex
속질 | 수질 / medulla
가슴샘소체 | 흉선소체 / thymic corpuscle
사이막 | 중격 / septum
가슴샘 | 흉선 / thymus

그림 7-5. 가슴샘의 위치와 단면

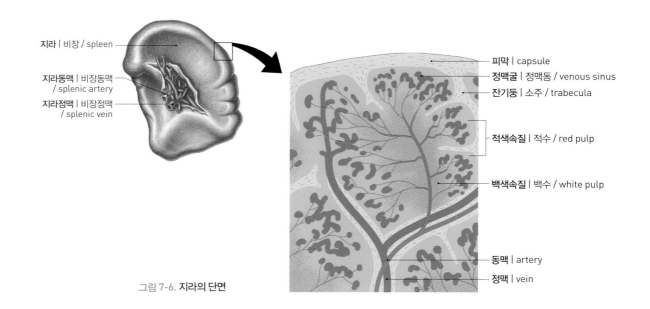

지라 | 비장 / spleen

지라동맥 | 비장동맥 / splenic artery

지라정맥 | 비장정맥 / splenic vein

피막 | capsule

정맥굴 | 정맥동 / venous sinus

잔기둥 | 소주 / trabecula

적색속질 | 적수 / red pulp

백색속질 | 백수 / white pulp

동맥 | artery

정맥 | vein

그림 7-6. **지라의 단면**

4. 편도 [그림 7-7]

편도는 림프소절의 집합체인 무리림프소절의 한 형태로 목구멍의 양쪽 벽에 있는 **목구멍편도** ^{구개편도/} ^{palatine tonsil}, 혀뿌리에 있는 **혀편도** ^{설편도/lingual tonsil}, 코인

두 뒤벽에 있는 **인두편도** ^{pharyngeal tonsil} 가 있다. 편도는 고유판 속에서 얇은 섬유성 결합조직 피막에 의해 싸여 있고, 그 속에 여러 림프소절들이 형성되어 있다. 편도는 림프구를 생산하며, 면역에 관여하여 신체 방어에 중요한 역할을 하는 림프기관이다.

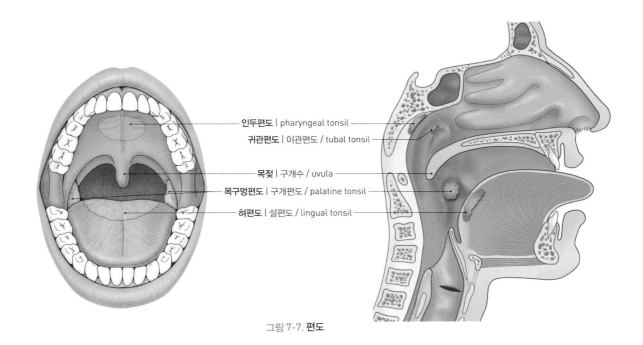

인두편도 | pharyngeal tonsil

귀관편도 | 이관편도 / tubal tonsil

목젖 | 구개수 / uvula

목구멍편도 | 구개편도 / palatine tonsil

혀편도 | 설편도 / lingual tonsil

그림 7-7. **편도**

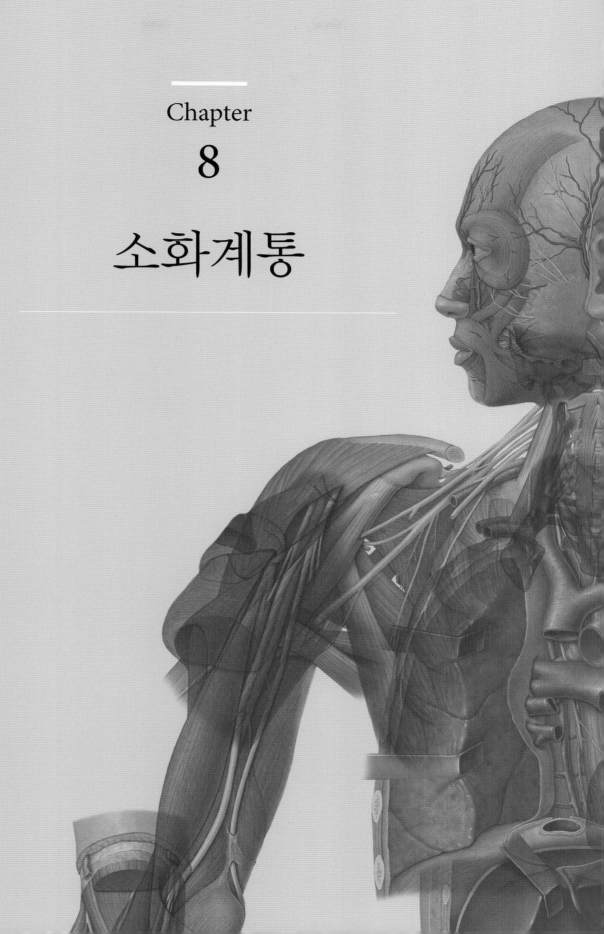

Chapter

8

소화계통

소화계통의 개요

〔그림 8-1〕

소화계통 소화기계/digestive system 은 음식물을 소화해서 영양분을 몸속으로 흡수한다. 소화기관은 신체를 관통하는 입에서 항문까지의 소화관과 부속되어 있는 외분비샘으로 이루어져 있다. 소화기관의 주요 부분은 배안에 있다.

입안 구강/oral cavity 은 음식물을 씹고 음미한다. **침샘** 타액선/salivary gland 은 침(타액)을 분비해서 씹는 것을 도와준다.

인두 pharynx 는 음식물과 공기 통로의 교차점에 있으며 삼킴운동을 한다.

식도 esophagus 는 뼈대근육과 민무늬근육으로 이루어진 관이다. 세로칸에 위치해 있으며, 음식물을 위로 신속하게 운반한다.

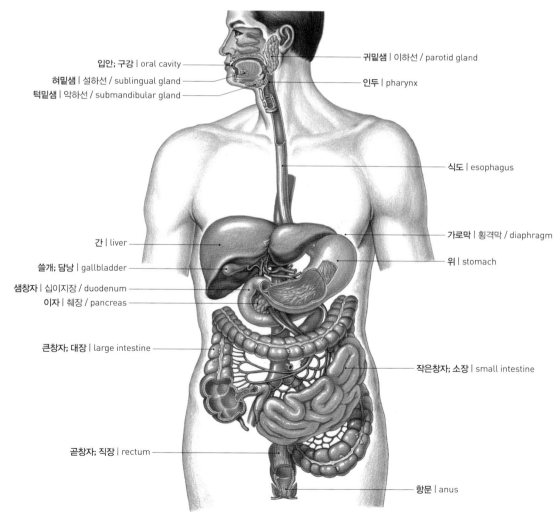

입안; 구강 | oral cavity
혀밑샘 | 설하선 / sublingual gland
턱밑샘 | 악하선 / submandibular gland

귀밑샘 | 이하선 / parotid gland
인두 | pharynx

식도 | esophagus

간 | liver
쓸개; 담낭 | gallbladder
샘창자 | 십이지장 / duodenum
이자 | 췌장 / pancreas

큰창자; 대장 | large intestine

곧창자; 직장 | rectum

가로막 | 횡격막 / diaphragm
위 | stomach

작은창자; 소장 | small intestine

항문 | anus

그림 8-1. **소화계통의 개요**

위 stomach 는 민무늬근육으로 이루어진 주머니이다. 음식물을 일시적으로 저장하고 조금씩 창자로 내보내는 역할을 한다. 위액은 음식물의 소독과 살균작용을 한다.

작은창자 소장/small intestine 는 **샘창자** 십이지장/duodenum, **빈창자** 공장/jejunum, **돌창자** 회장/ileum 로 이루어져 있으며 본격적인 소화와 흡수작용을 한다. 샘창자에는 간과 이자의 관이 연결되어 있다.

간 간장/liver 은 작은창자에서 흡수한 영양분을 문맥으로 모으며 물질대사의 중추 역할을 한다. 또한 쓸개관을 통해 쓸개즙을 창자로 내보내며, 불필요한 물질을 배설하는 배설기관 역할도 한다.

이자 췌장/pancreas 는 소화효소를 포함한 이자액을 창자로 분비하고 인슐린 등의 호르몬을 혈액으로 분비한다.

큰창자 대장/large intestine 는 **막창자** 맹장/cecum, **잘록창자** 결장/colon, **곧창자** 직장/rectum 로 이루어져 있으며 음식물찌꺼기로부터 수분을 흡수해서 대변을 생성한다.

전체적으로 소화계통은 6가지 기본 기능을 수행한다.

섭취 | 음식물을 입에 넣는 식사과정이다.

분비 | 소화관 벽과 부속 소화기관 내부의 세포에서 물, 산, 완충제, 소화효소를 위창자길 내강(내부 공간)으로 분비해 준다.

혼합과 추진 | 소화관 벽의 민무늬근육이 수축과 이완을 반복하면서 음식물과 분비액을 섞어주고 항문을 향해 밀어 준다. 내용물을 섞어 주고 소화관 끝까지 밀어내는 소화관의 이런 기능을 운동이라고 한다.

소화 | 섭취한 음식을 작은 분자로 부수어 주는 물리적, 화학적 분해 과정을 말한다.

흡수 | 섭취하거나 분비된 액체, 이온, 소화의 산물이 소화관 내강을 싸고 있는 상피세포로 들어가는 과정이다. 흡수된 물질은 혈관이나 림프관으로 들어가 몸 전체의 세포들로 퍼진다.

배변 | 찌꺼기, 소화되지 않은 물질, 세균, 소화관 내층에서 탈피된 세포, 소화는 됐지만 흡수되지 않은 물질은 배변 과정을 통해 항문에서 몸 밖으로 나간다. 배설된 물질을 대변이라고 한다.

입안

1. 입안

입 ^구/mouth 은 소화기관으로 나가는 음식물의 입구이며 음식물을 잘게 분쇄해서(씹기), 인두 아래쪽의 소화관으로 내보내는 운동(삼킴)을 한다.

1) 입안의 개요 (그림 8-2)

입안 ^{구강}/oral cavity 은 위턱과 아래턱 사이에 있는 공간이다. 입안의 벽은 1) 앞쪽과 가쪽은 입술과 볼이며, 2) 위쪽은 입천장과 떨어져서 코안과 맞닿아 있으며, 3) 아래쪽은 입안바닥이며, 4) 뒤쪽은 목구멍을 통해 인두로 연결된다.

입안은 위턱과 아래턱의 치열에 의해 구분되며, 입술 및 볼과 치열 사이의 **입안뜰** ^{구강전정}/oral vestibule 과 치열과 목구멍 사이의 **고유입안** ^{고유구강/} oral cavity proper 으로 나뉜다.

2) 입술, 볼, 입안뜰 (그림 8-3A)

입술 ^{구순}/lip 은 움직일 수 있는 피부의 주름이다. **위입술** ^{상순}/upper lip 과 **아래입술** ^{하순}/lower lip 이 있으며 그 사이에 **입틈새** ^{구열}/oral opening 가 벌어져 있다. 입틈새 양쪽 끝부분은 **입꼬리** ^{구각}/angle of mouth 라고 하며 입꼬리의 가쪽은 **볼** ^협/cheek 로 연결되어 있다. 위입술과 아래입술은 안에 입둘레근을 포함하고 있으며, 입둘레근과 얼굴근육을 움직이고 입틈새를 열고 닫는다.

위입술 피부의 정중앙에는 **인중** ^{philtrum} 이라고 하는 세로로 뻗어있는 고랑이 있다.

입술과 볼의 안쪽면은 점막으로 덮여 있으며 입안뜰로 향해 있다. 위입술과 아래입술의 정중앙에는 **위 · 아래입술주름띠** ^{상 · 하순소대}/frenulum of upper · lower lip 라고 하는 세로로 뻗어있는 주름이 있다. 볼의 점막에는

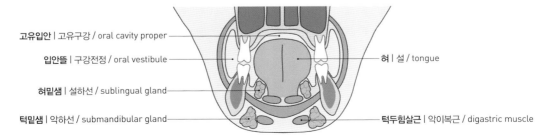

고유입안 | 고유구강 / oral cavity proper
입안뜰 | 구강전정 / oral vestibule
허밑샘 | 설하선 / sublingual gland
턱밑샘 | 악하선 / submandibular gland
혀 | 설 / tongue
턱두힘살근 | 악이복근 / digastric muscle

그림 8-2. **입안의 관상단면**

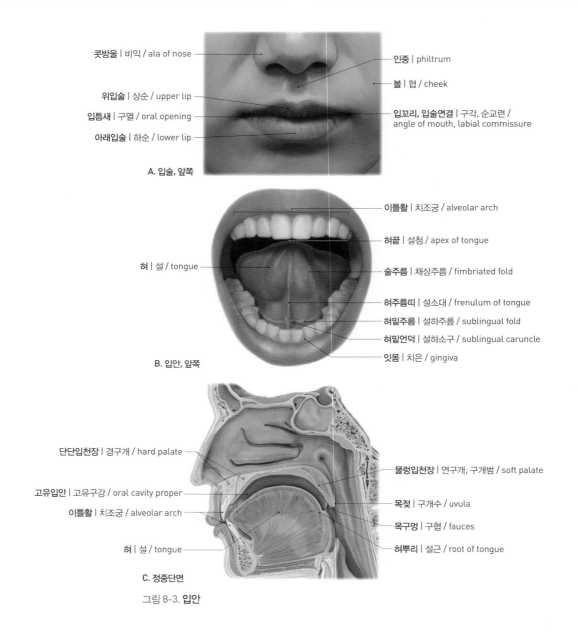

콧방울 | 비익 / ala of nose

인중 | philtrum

볼 | 협 / cheek

위입술 | 상순 / upper lip

입틈새 | 구열 / oral opening

아래입술 | 하순 / lower lip

입꼬리, 입술연결 | 구각, 순교련 /
angle of mouth, labial commissure

A. 입술, 앞쪽

이틀활 | 치조궁 / alveolar arch

허끝 | 설첨 / apex of tongue

혀 | 설 / tongue

술주름 | 채상주름 / fimbriated fold

혀주름띠 | 설소대 / frenulum of tongue

혀밑주름 | 설하주름 / sublingual fold

혀밑언덕 | 설하소구 / sublingual caruncle

잇몸 | 치은 / gingiva

B. 입안, 앞쪽

단단입천장 | 경구개 / hard palate

물렁입천장 | 연구개; 구개범 / soft palate

고유입안 | 고유구강 / oral cavity proper

이틀활 | 치조궁 / alveolar arch

목젖 | 구개수 / uvula

목구멍 | 구협 / fauces

혀 | 설 / tongue

혀뿌리 | 설근 / root of tongue

C. 정중단면

그림 8-3. **입안**

귀밑샘관유두 ^{이하선관유두}/papilla of parotid duct 가 2개의 큰어금니와 마주 보는 위치에 있으며 그곳에서 귀밑샘관으로 이어진다.

3) 이틀, 고유입안(그림 8-3B)

위턱과 아래턱에서는 치아가 U자 모양으로 **이틀활** ^{치조궁}/alveolar arch 을 만들고 있으며 그보다 안쪽이 고유

입안이다. 치아목부분을 감싸고 있는 점막은 **잇몸** ^{치은/} gingiva 이라고 하며, 고유입안의 입안바닥에서는 **혀** ^{설/} tongue 가 튀어나와 있다.

4) 입천장, 목구멍(그림 8-3C, 4)

입천장 ^{구개}/palate 은 코안과 입안을 분리하는 판 모양의 기관이며 앞쪽의 2/3는 뼈로 이루어진 **단단입천장**

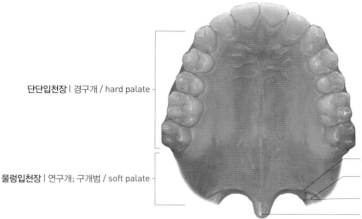

단단입천장 | 경구개 / hard palate

물렁입천장 | 연구개; 구개범 / soft palate

입천장혀활 | 구개설궁 / palatoglossal arch
목구멍편도 | 구개편도 / palatine tonsil
입천장인두활 | 구개인두궁 / palatopharyngeal arch
목젖 | 구개수 / uvula

그림 8-4. 입천장

경구개/hard palate 과 뒤쪽 1/3은 근육으로 이루어진 **물렁입천장** 연구개/soft palate 으로 구성되어 있다. 물렁입천장의 정중부분에는 **목젖** 구개수/uvula 이 아래로 늘어져 있다.

목구멍 구협/fauces 은 입안의 가장 뒤부분에서 좁아진 부분이며 인두로 나가는 통로를 형성한다. 목구멍의 천정은 물렁입천장이고 바닥은 혀뿌리이며, 가쪽벽에는 **입천장혀활**과 **입천장인두활**이라고 하는 2개의 점막 주름이 있다.

입천장혀활과 입천장인두활 사이에는 **편도오목** 편도와/tonsillar sinus 이라고 하는 함입부분이 있으며 그곳에 **목구멍편도** 구개편도/palatine tonsil 가 있다.

2. 혀 (그림 8-5)

혀 설/tongue 는 입안바닥에 있는 근육의 기관이다. 혀의 가장 앞부분은 **혀끝** 설첨/apex of tongue, 앞쪽 2/3는 **혀몸통** 설체/body of tongue, 뒤쪽 1/3은 **혀뿌리** 설근/root of tongue 이다. 혀의 위쪽은 **혀등** 설배/dorsum of tongue 이라고 한다. 혀몸통과 혀뿌리 사이에는 **분계고랑** 분계구/terminal sulcus of tongue 이라고 하는 V자 모양의 고랑이 있다.

혀 아래쪽의 정중부분에서는 **혀주름띠** 설소대/frenulum of tongue 라고 하는 얇은 주름이 혀끝에서 입안바닥으로 향해 뻗어 나와 있다(그림 8-3B).

입안바닥의 이틀과 혀 사이에서 혀주름띠 양쪽으로 맞닿아 있는 **혀밑언덕** 설하소구/sublingual caruncle 이라고 하는 작은 언덕이 있으며 그곳에서 가쪽으로 **혀밑주름** 설하주름/sublingual fold 이 뻗어 나와 있다. 혀밑언덕으로 턱밑샘관이 열려있으며 혀밑주름속에는 혀밑샘이 있다 (그림 8-3B). 표면은 혀점막이라고 하는 혀에 특징적으로 있는 점막과 혀널힘줄이라고 하는 튼튼한 결합 조직층에 의해 감싸여 있다.

● 혀점막 (표 8-1)

혀몸통의 **혀점막** 설점막/mucous membrane of tongue 에는 4종류의 **혀유두** 설유두/lingual papilla 가 분포되어 있다.

실유두 사상유두/filiform papilla | 혀몸통의 혀등에 밀생하는 작은 원뿔 모양의 유두이며 육안으로 하얗게 보인다. 맛봉오리를 지니고 있지 않다.

버섯유두 심상유두/fungiform papilla | 실유두 사이에 산재해 있는 둥근 버섯 모양의 유두이며 육안으로 붉은 점처럼 보인다. 표면에 맛봉오리를 지니고 있다.

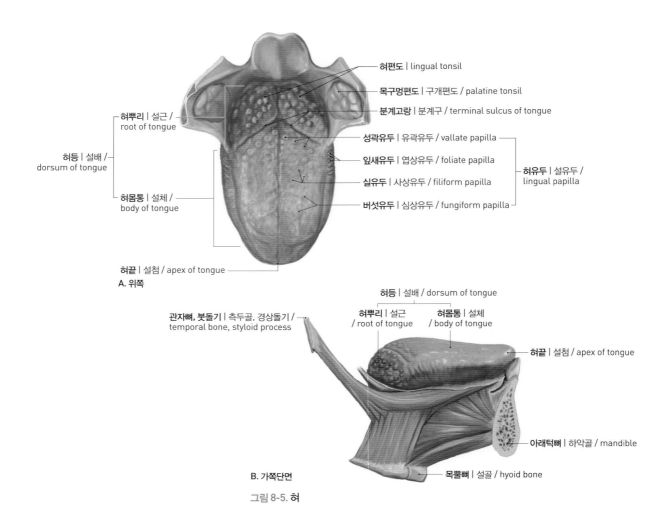

허편도 | lingual tonsil

목구멍편도 | 구개편도 / palatine tonsil

분계고랑 | 분계구 / terminal sulcus of tongue

성곽유두 | 유곽유두 / vallate papilla

잎새유두 | 엽상유두 / foliate papilla

실유두 | 사상유두 / filiform papilla

버섯유두 | 심상유두 / fungiform papilla

허유두 | 설유두 / lingual papilla

허뿌리 | 설근 / root of tongue

허등 | 설배 / dorsum of tongue

허몸통 | 설체 / body of tongue

허끝 | 설첨 / apex of tongue

A. 위쪽

허등 | 설배 / dorsum of tongue

관자뼈, 붓돌기 | 측두골, 경상돌기 / temporal bone, styloid process

허뿌리 | 설근 / root of tongue

허몸통 | 설체 / body of tongue

허끝 | 설첨 / apex of tongue

아래턱뼈 | 하악골 / mandible

목뿔뼈 | 설골 / hyoid bone

B. 가쪽단면

그림 8-5. **허**

성곽유두 유곽유두/vallate papilla | 분계고랑 앞에서 일렬로 늘어서 있으며 고리 모양의 깊은 홈으로 둘러싸인 큰 받침 모양의 유두이다. 고랑의 바닥에는 장액성 **에브너샘** Ebner's gland 이 있다. 유두의 측면에는 여러 개의 맛봉오리가 있다.

잎새유두 엽상유두/foliate papilla | 혀몸통 가쪽모서리의 뒤부분에 있는 세로 주름으로 되어 있는 유두로서, 사춘기까지만 존재하고 이후에는 퇴화되어 흔적으로만 남아 있는 경우가 많다.

표 8-1. **허유두**

	모양	각화	분포	맛봉오리	장액샘
실유두	원뿔모양	있음	혀몸통의 허등	없음	없음
버섯유두	버섯모양	없음	혀몸통의 허등	있음	없음
성곽유두	받침모양	없음	분계고랑의 앞쪽	있음	있음
잎새유두	주름모양	없음	혀몸통 가쪽모서리	있음	있음

3. 침샘 [그림 8-6]

침샘 타액선/salivary gland 은 입안에 분포하는 외분비샘
이다. 입안 속의 점막밑에는 다양한 부위에 **작은침샘**
소타액선/minor salivary gland 이 있으며, 부위에 따라 **입술
샘** 구순선/labial gland, **볼샘** 협선/buccal gland, **입천장샘** 구개선/
palatine gland, **혀샘** 설선/lingual gland 이라고 한다.

큰침샘 대타액선/major salivary gland 은 점막과 독립적
으로 도관을 통해 구멍으로 나오며 귀밑샘, 턱밑샘, 혀
밑샘의 3종류가 있다.

1) 귀밑샘

귀밑샘 이하선/parotid gland 은 3개의 침샘 중에서 가장
큰 것으로 턱뼈가지의 얕은층에 위치해 있다. 위쪽끝
부분은 광대활의 높이에 있으며 앞끝부분은 깨물근의
뒤부분을 덮고 있다. 또한 뒤끝부분은 턱뼈가지의 뒤
쪽에서 깊은층으로 들어가 목빗근에 맞닿아 있다.

귀밑샘관 이하선관/parotid duct (**스텐센관** Stensen's duct)은

깨물근의 앞모서리를 넘어 볼근을 관통해서 볼점막으
로 나온다. 귀밑샘관의 입구는 위턱의 둘째큰어금니
근처에 위치해 있다.

2) 턱밑샘

턱밑샘 악하선/submandibular gland 은 턱뼈몸통 뒤부분의
안쪽에 있는 엄지손가락 크기의 침샘이다. 턱목뿔근 뒤
모서리에서 아래쪽에 걸쳐 퍼져 있다. **턱밑샘관** 악하선관/
submandibular duct (**와튼관** Wharton's duct)은 샘에서 나와
혀밑샘의 안쪽을 통과하여 고유입안의 **혀밑언덕** 설하소구/
sublingual caruncle 에서 열려 있다.

3) 혀밑샘

혀밑샘 설하선/sublingual gland 은 고유입안의 **혀밑주름**
설하주름/sublingual fold 안에 있으며 여러 개의 도관이 점막
으로 이어져 있다. 가장 앞쪽에 있는 **큰혀밑샘관** 대설하
선관/major sublingual duct (**바르톨린관** Bartholin's duct)은 턱밑
샘관과 함께 혀밑언덕에서 구멍이 열린다.

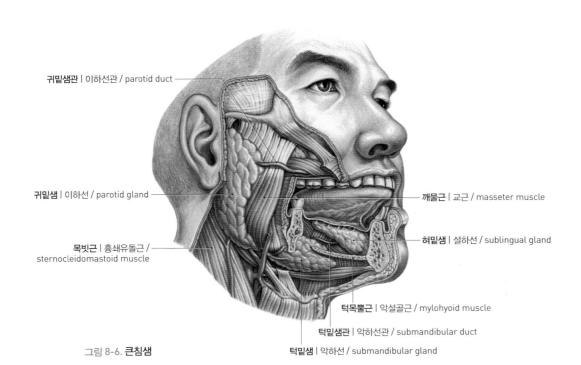

귀밑샘관 | 이하선관 / parotid duct

귀밑샘 | 이하선 / parotid gland

깨물근 | 교근 / masseter muscle

목빗근 | 흉쇄유돌근 /
sternocleidomastoid muscle

혀밑샘 | 설하선 / sublingual gland

턱목뿔근 | 악설골근 / mylohyoid muscle

턱밑샘관 | 악하선관 / submandibular duct

턱밑샘 | 악하선 / submandibular gland

그림 8-6. **큰침샘**

4. 치아

치아 치/tooth 는 음식물을 잘게 으깨는 단단한 기관이며 위턱과 아래턱에 U자 모양의 **이틀활** 치조궁/alveolar arch 을 형성하고 있다.

1) 치아의 종류 [그림 8-7, 표 8-2]

인간의 치아는 연령에 따라 2종류가 있다. **간니** 영구치/permanent tooth 는 성인에게 나타나며 **젖니** 유치/deciduous tooth 는 유아기에서 소아기에 걸쳐 일시적으로 나타난다.

간니 | 간니는 32개가 있으며 4가지 종류로 분류된다.

- **앞니** 절치/incisor tooth 는 가장 앞부분에 2개가 있으며 끌 모양을 하고 있다.
- **송곳니** 견치/canine tooth 는 앞니에 이어서 1개가 있으며 치아머리가 원뿔 모양으로 뾰족하게 되어 있다.
- **작은어금니** 소구치/premolar tooth 는 넷째, 다섯째에 해당하는 2개가 있으며 주먹 모양을 띠고 있고 2개의 **도드리** 치아융기/dental cusp 를 가지고 있다.
- **큰어금니** 대구치/molar tooth 는 여섯째~여덟째에 해당하는 3개가 있으며 큰 주먹 모양을 띠고 있고 3~5개의 도드리를 가지고 있다.

표 8-2. **젖니와 간니의 이돋이 시기**

젖니	이돋이시기	간니	이돋이시기
첫째앞니	생후 8~10개월	첫째앞니	6~7세
둘째앞니	생후 11~12개월	둘째앞니	7~8세
송곳니	생후 18~19개월	송곳니	9~10세
첫째어금니	생후 16~17개월	첫째작은어금니	9~10세
둘째어금니	생후 27~30개월	둘째작은어금니	10~11세
		첫째큰어금니	6세
		둘째큰어금니	11~13세
		셋째큰어금니	17~25세

젖니 | 앞니 2개, 송곳니 1개, 어금니 2개로 이루어진 20개의 치아가 있다. 젖니는 생후 8개월~2살 반 사이에 자란다. 간니는 6살 이후에 형성된다. 간니의 첫째~다섯째치아는 젖니가 빠진 자리에서 자란다. 여섯째~여덟째치아는 새로 자란다. 셋째큰어금니는 사춘기 이후에 자라나기 때문에 사랑니라고도 하며 비정상적으로 자라거나 아예 생기지 않는 경우도 있다.

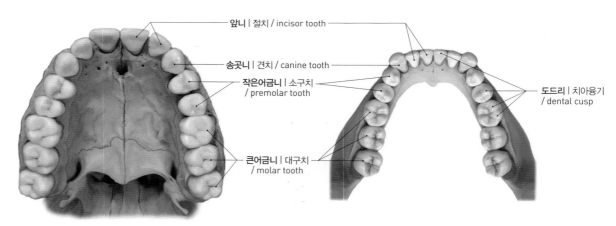

앞니 | 절치 / incisor tooth

송곳니 | 견치 / canine tooth

작은어금니 | 소구치 / premolar tooth

큰어금니 | 대구치 / molar tooth

도드리 | 치아융기 / dental cusp

A. 위턱의 치열

B. 아래턱의 치열

그림 8-7. **치열**

2) 치아의 모양 [그림 8-8]

치아머리 치관/dental crown 는 잇몸에서 튀어나와 있는 부분이고, **치아뿌리** 치근/dental root 는 치아확의 뼈에 고정되어 있는 부분이다. **치아목** 치경/dental neck 은 그 중간에 있는 부분이며 잇몸에 묻혀 있고 치아확의 뼈에 고정되어 있지 않다. 치아머리의 끝부분에는 독립적인 **도드리** 치아융기/dental cusp 라고 하는 독립적인 융기부위가 보인다. 작은어금니와 큰어금니에는 여러 개의 도드리가 튀어나와 있으며 송곳니에는 하나의 도드리가 튀어나와 있다(그림 8-7B).

치아 속에 있는 **치아속질공간** 치수강/pulp cavity 은 치아뿌리에서 가느다란 관 모양으로 되어 있으며 **치아뿌리관** 치근관/dental root canal 이라고 한다. 그곳에 포함되어 있는 혈관과 신경은 치아뿌리 끝부분의 입구를 통해 들어온다.

3) 치아의 조직구조 [그림 8-8]

치아의 본체는 3종류의 단단한 조직으로 이루어져 있다.

상아질 dentine | 상아질은 치아의 본체를 이루고 있는 부분이며 치아의 중앙 공간인 치아속질공간을 둘러싸고 있다.

사기질 enamel | 사기질은 치아머리의 표면을 덮고 있는 매우 강한 조직이며 상아질을 감싸고 있다.

시멘트질 cement | 시멘트질은 치아뿌리의 표면을 덮고 있는 얇은 층이며 뼈와 동일한 조직이다.

4) 치아의 지지구조 [그림 8-8]

치아는 위턱뼈와 아래턱뼈가 형성하는 **치아확** 치조/dental alveoli 안에 들어 있다.

치아주위조직 치근막/periodontium 은 치아를 치아확에 고정하는 조직이며 이틀뼈, 시멘트질, 잇몸으로 이루어져 있다.

치아주위인대 치주인대/periodontal ligament 는 이틀뼈와 시멘트질의 좁은 공간을 연결하는 인대이다.

잇몸 치은/gingiva 은 치아목과 이틀뼈에 밀착되어 있는 점막이다.

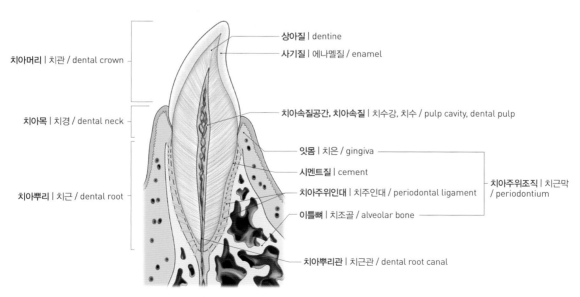

그림 8-8. **치아의 구조**

인두 [그림 8-9]

인두 pharynx 는 근육과 근막으로 둘러싸인 반원통형의 기관이다. 코안과 입안에 연결되며 아래쪽으로는 후두와 식도로 이어져 있다. 입안에서 식도로 내려가는 음식물의 통로와 코안과 입안에서 후두로 들어가는 공기의 통로가 인두에서 교차한다.

인두의 앞쪽에는 코안, 입안, 후두어귀가 있으며 그 위치관계를 기준으로 인두의 속을 3부분으로 나눈다.

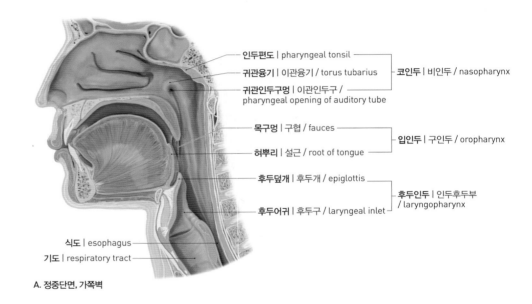

인두편도 | pharyngeal tonsil
귀관융기 | 이관융기 / torus tubarius — **코인두** | 비인두 / nasopharynx
귀관인두구멍 | 이관인두구 / pharyngeal opening of auditory tube

목구멍 | 구협 / fauces — **입인두** | 구인두 / oropharynx
혀뿌리 | 설근 / root of tongue

후두덮개 | 후두개 / epiglottis — **후두인두** | 인두후두부 / laryngopharynx
후두어귀 | 후두구 / laryngeal inlet

식도 | esophagus
기도 | respiratory tract

A. 정중단면, 가쪽벽

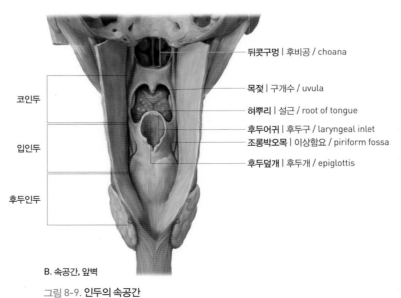

뒤콧구멍 | 후비공 / choana

목젖 | 구개수 / uvula
혀뿌리 | 설근 / root of tongue

후두어귀 | 후두구 / laryngeal inlet
조롱박오목 | 이상함요 / piriform fossa
후두덮개 | 후두개 / epiglottis

코인두

입인두

후두인두

B. 속공간, 앞벽

그림 8-9. **인두의 속공간**

코인두 ^{비인두/nasopharynx} | 코인두는 물렁입천장보다 위쪽에 있는 부분이다. 앞쪽은 **뒤콧구멍** ^{후비공/choana} 을 통해 코안으로 연결된다. 가쪽벽에 있는 **귀관인두구멍** ^{이관인두구/pharyngeal opening of auditory tube} 은 귀관이 인두로 열리는 부위이며, 그 주위에는 **귀관융기** ^{이관융기/torus tubarius} 라고 하는 귀관연골에 의해 튀어나온 부위가 있다. 인두천장과 주위의 점막에 많은 양의 림프조직이 모여 **인두편도** ^{pharyngeal tonsil} 를 형성하고 있다.

입인두 ^{구인두/oropharynx} | 입인두는 물렁입천장에서 후두덮개 위모서리까지 이어지는 부분이며 앞쪽은 **목구멍** ^{구협/fauces} 을 통해 입안으로 연결된다. 목구멍의 가쪽벽에는 **입천장혀활** ^{구개설궁/palatoglossal arch} 과 **입천장인두활** ^{구개인두궁/palatopharyngeal arch} 이 있다.

2개의 활 사이의 패임부분에는 림프조직이 모여 **목구멍편도** ^{구개편도/palatine tonsil} 를 형성하고 있다. 목구멍 아래쪽의 인두 앞벽은 **혀뿌리** ^{설근/root of tongue} 가 형성하고 있으며, 점막에 림프조직이 모여 **혀편도** ^{설편도/lingual tonsil} 를 형성하고 있다.

후두인두 ^{인두후두부/laryngopharynx} | 후두인두는 후두덮개 위모서리에서 식도 위끝부분까지 이어지는 부분이다. 앞벽에는 **후두어귀** ^{후두구/laryngeal inlet} 가 있고 그 위모서리에는 **후두덮개** ^{후두개/epiglottis} 가 튀어나와 있다. 후두어귀 양쪽에는 **조롱박오목** ^{이상함요/piriform fossa} 이라고 하는 고랑으로 되어 있어서 음식덩이나 액체가 후두어귀의 양가쪽을 지나 식도로 이동하는 통로가 된다.

식도 [그림 8-10]

1. 식도의 위치

식도 esophagus 는 목부위의 인두와 배부위의 위를 연결하는 속빈장기이며 유연한 근육벽을 지니고 있다. 반지연골의 아래모서리(둘째목뼈 높이)에서 시작해 위의 들문(열째등뼈 높이)에서 끝난다. 목부위와 위세로칸에서는 정중선에 위치해 있으며, 뒤세로칸에서는 약간 왼쪽으로 치우치면서 가슴대동맥 앞쪽으로 내려오고 가로막의 식도구멍(열째등뼈 높이)을 통해 배안으로 들어가 위에 도달한다.

2. 식도의 구조와 기능

식도는 길이가 약 25 cm이며 벽을 만드는 근육은 위쪽 15%는 뼈대근육, 아래쪽 60%는 민무늬근육으로 이루어져 있으며 중간부분에는 뼈대근육과 민무늬근육이 섞여 있다.

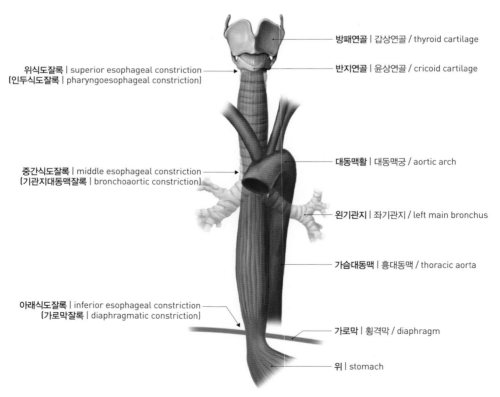

위식도잘록 | superior esophageal constriction
(인두식도잘록 | pharyngoesophageal constriction)

중간식도잘록 | middle esophageal constriction
(기관지대동맥잘록 | bronchoaortic constriction)

아래식도잘록 | inferior esophageal constriction
(가로막잘록 | diaphragmatic constriction)

방패연골 | 갑상연골 / thyroid cartilage

반지연골 | 윤상연골 / cricoid cartilage

대동맥활 | 대동맥궁 / aortic arch

왼기관지 | 좌기관지 / left main bronchus

가슴대동맥 | 흉대동맥 / thoracic aorta

가로막 | 횡격막 / diaphragm

위 | stomach

그림 8-10. **식도의 생리적인 잘록**

식도는 꿈틀운동에 의해 음식덩어리를 위로 운반하며 이때 식도의 전체 길이는 10% 정도 줄어든다.

3. 식도의 생리적 잘록 [그림 8-10]

식도에는 주위의 구조물에 의해 좁아진 3곳의 생리적 잘록이 있다.

- 목부위에 있는 인두와 식도의 이음(위식도잘록 혹은 인두식도잘록, 여섯째목뼈 부위)
- 대동맥활과 왼기관지에 의해 압박된 부위(중간식도잘록 혹은 기관지대동맥잘록, 넷째등뼈와 다섯째등뼈 부위)
- 가로막의 식도구멍을 통과하는 부위(아래식도잘록 혹은 가로막잘록, 열째등뼈 부위)

생리적 잘록에서 음식물의 통과가 늦어지는 등의 장애가 발생하기 쉽다. 또한 점막이 자극을 받아 식도암이 잘 발생한다. 위·아래식도잘록은 특히 두드러지게 식도의 조임부위로써 기능하기 때문에 임상적으로 **위식도조임근** 상식도괄약근/upper esophageal sphincter, UES 및 **아래식도조임근** 하식도괄약근/lower esophageal sphincter, LES 이라고 한다.

위

위 stomach 는 식도에 연결되어 있는 배안 소화관의 첫 번째 부분이며 소화관 중에서 가장 확장된 부위이다. 섭취한 음식물을 일시적으로 저장하고, 소화 흡수를 위해 작은창자로 조금씩 내보내는 역할을 한다.

1. 위의 모양 (그림 8-11)

위는 4개의 부분으로 나눌 수 있다.

들문 분문/cardia | 들문은 식도에서 위로 들어가는 입구이다.
위바닥 위저/fundus of stomach | 위바닥은 들문 왼쪽에서 위쪽으로 부풀어 오른 부분이다.

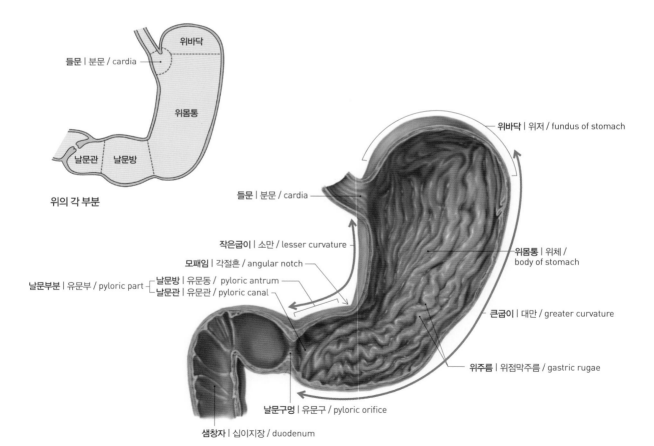

그림 8-11. **위의 모양, 속면**

위몸통 위체/body of stomach | 위몸통은 위바닥과 날문부분 사이에 있는 부분이다.

날문부분 유문부/pyloric part | 날문부분은 위의 면쪽끝에서 깔때기 모양의 **날문방** 유문동/pyloric antrum 과 가늘어진 **날문관** 유문관/pyloric canal 으로 나뉜다. **날문** 유문/pylorus 은 위에서 샘창자로 나가는 출구이며, 발달한 돌림근육층이 조임근을 형성해서 **날문구멍** 유문구/pyloric orifice 을 좁히고 있다.

들문의 왼쪽을 따라 아래쪽으로 처진 위의 아래모서리는 **큰굽이** 대만/greater curvature 이며 큰그물막이 붙어 있다. 들문의 오른쪽에서 움푹 들어간 위의 위모서리는 **작은굽이** 소만/lesser curvature 이며 작은그물막이 붙어 있다. 작은굽이의 면쪽 1/3 되는 곳에는 예리하게 패여 있는 부분이 있는데 이를 **모패임** 각절흔/angular notch 이라고 부르며 위몸통과 날문부분의 경계에 해당한다. 큰굽이와 작은굽이를 통해 위에 분포하는 혈관이 들어가고 나온다.

2. 위와 주위의 위치관계 [그림 8-12]

위는 대체로 왼아래갈비부위와 명치부위에 위치해 있으며, 모양과 위치는 위내용물의 양이나 개인에 따라 크게 변한다. 위의 들문과 날문은 비교적 고정되어 있다. 들문은 왼쪽 여섯째갈비연골 뒤쪽의 열한째등뼈 높이에 있다. 날문은 바로누운자세에서 정중선 왼쪽 1~2 cm 되는 첫째허리뼈 높이에 있다.

위바닥은 왼쪽 가로막의 천장과 맞닿아 있다. 작은굽이는 **작은그물막** 소망/lesser omentum 에 의해 간문과 연결되어 있다. 위와 작은그물막 뒤쪽에는 **그물막주머니** 망낭/omental bursa 가 넓게 퍼져있다(그림 8-33). 큰굽이에 부착된 **큰그물막** 대망/greater omentum 은 아래쪽으로 드리워져 가로잘록창자, 빈창자, 돌창자의 앞쪽을 덮고 있다. 큰그물막 아래끝은 가로잘록창자와 가로잘록창자간막 앞쪽에 붙어 있다. 큰그물막의 위부분은 **위가로막인대** 위횡격간막/gastrophrenic ligament 로 변형되어 가로막에 붙거나, **위지라인대** 위비간막/gastrosplenic ligament 로 변형되어 지라에 붙는다.

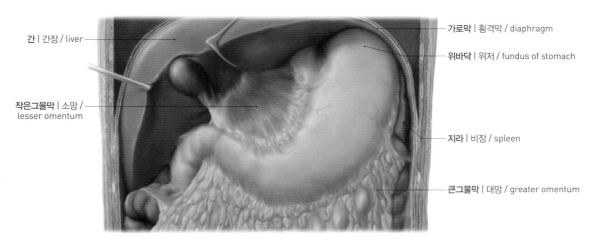

간 | 간장 / liver
작은그물막 | 소망 / lesser omentum
가로막 | 횡격막 / diaphragm
위바닥 | 위저 / fundus of stomach
지라 | 비장 / spleen
큰그물막 | 대망 / greater omentum

그림 8-12. **위와 그 주변**

3. 위벽의 구조 [그림 8-13]

위벽의 일반적인 구조는 **점막** mucosa · **점막밑층** 점막하조직/submucosa · **근육층** 근층/muscle layer · **장막** serosa 의 네 층으로 이루어져 있으며 위벽의 속면에는 점막과 점막밑층으로 이루어진 여러 개의 주름이 길이를 따라 형성되어 있다.

점막은 **상피** epithelium, **고유판** 고유층/lamina propria 및 **점막근육판** 점막근판/lamina muscularis mucosae 으로 이루어져 있고, 점막층에는 점액과 소화효소를 분비하는 세포들이 많이 있으며, 흡수와 분비기능을 한다.

위의 점막밑층은 성긴결합조직으로 비교적 큰 동맥과 정맥, 그리고 림프관들이 분포하고 **점막밑신경얼기** 점막하신경총/submucosal plexus 도 존재한다.

근육층은 세 층의 민무늬근육층으로 되어 있는데, 바깥의 **세로근육층** longitudinal muscle layer, 중간의 **돌림근육층** circular muscle layer, 안쪽의 **빗근육층** oblique muscle layer 으로 되어 있다. 빗근육층은 주로 위 몸통에만 있다. 이렇게 근육이 배열되어 있기 때문에 위가 보다 효과

적으로 음식물을 휘젓고 혼합할 수 있다(그림 8-14).

장막은 위의 표면을 감싸고 있는 **복막** peritoneum 으로 이루어져 있다. 복막은 큰굽이에서는 큰그물막으로, 작은굽이에서는 작은그물막으로 이어진다.

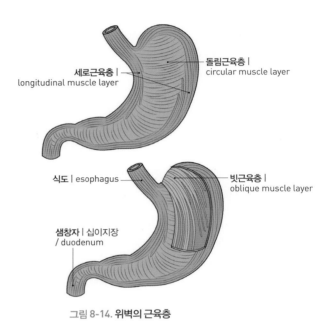

세로근육층 |
longitudinal muscle layer

돌림근육층 |
circular muscle layer

식도 | esophagus

빗근육층 |
oblique muscle layer

샘창자 | 십이지장
/ duodenum

그림 8-14. **위벽의 근육층**

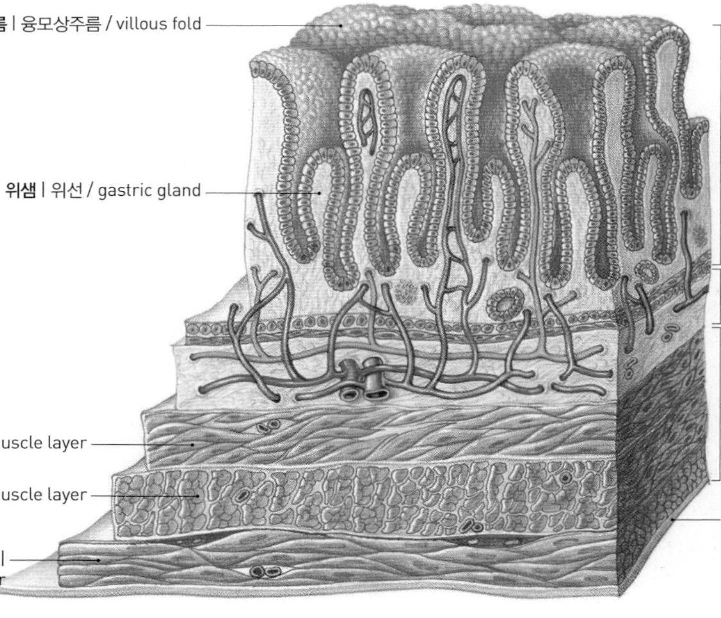

융모주름 | 융모상주름 / villous fold

위샘 | 위선 / gastric gland

빗근육층 | oblique muscle layer

돌림근육층 | circular muscle layer

세로근육층 |
longitudinal muscle layer

점막 | mucosa

점막밑층 | 점막하조직 / submucosa

근육층 | 근층 / muscle layer

장막 | serosa

그림 8-13. **위벽의 구조**

작은창자

작은창자 ^{소장/small intestine} 는 위에서 연결되며 음식물의 본격적인 소화와 영양의 흡수를 담당하는 소화관의 주요 부위이다. 위날문구멍에서 시작하여 잘록창자 바로 앞의 돌창자까지 이어진다. 시작부위인 샘창자는 뒤배벽에 고정되어 있으며 길이가 25 cm 정도이다. 계속해서 빈창자와 돌창자는 창자간막을 통해 뒤배벽에 붙어있으며 6 m 정도의 길이를 가지고 있다.

1. 샘창자 (그림 8-15)

샘창자 ^{십이지장/duodenum} 는 위의 날문에서 시작된다. 이자머리를 따라 C자 모양으로 구부러져 샘빈창자굽이에서 끝난다. 샘창자의 대부분은 뒤배벽에 묻혀 있으며 앞쪽은 복막으로 덮여 있다. 샘창자는 4부분으로 나뉜다.

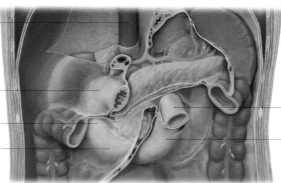

아래대정맥 | 하대정맥 / inferior vena cava

샘창자, 위부분 | 십이지장, 상부 / duodenum, superior part

샘창자 | 십이지장 / duodenum

샘창자, 내림부분 | 십이지장, 하행부 / duodenum, descending part

샘창자, 수평부분 | 십이지장, 수평부 / duodenum, horizontal part

빈창자 | 공장 / jejunum

샘창자, 오름부분 | 십이지장, 상행부 / duodenum, ascending part

A. 샘창자와 그 주변

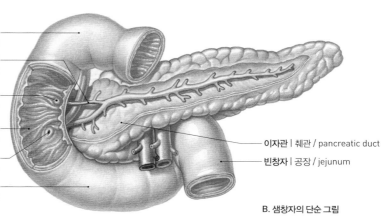

샘창자, 위부분 | 십이지장, 상부 / duodenum, superior part

덧이자관 | 부췌관 / accessory pancreatic duct

작은샘창자유두 | 소십이지장유두 / minor duodenal papilla

샘창자, 내림부분 | 십이지장, 하행부 / duodenum, descending part

큰샘창자유두 | 대십이지장유두 / major duodenal papilla

샘창자, 수평부분 | 십이지장, 수평부 / duodenum, horizontal part

이자관 | 췌관 / pancreatic duct

빈창자 | 공장 / jejunum

B. 샘창자의 단순 그림

그림 8-15. **샘창자와 그 주변**

위부분 상부/superior part (첫째부분) | 날문에서 계속 이어져 오른뒤쪽으로 향하는 5 cm 정도 되는 부분이며, 첫째허리뼈몸통의 오른앞쪽에 있다. 위모서리에는 작은그물막의 일부(**간샘창자인대** 간십이지장간막/hepatoduodenal ligament)가 붙어 있고 아래모서리에는 큰그물막이 붙어 있다.

내림부분 하행부/descending part (둘째부분) | 쓸개목부위 근처에서 구부러져서 아래쪽으로 향하는 8 cm 정도 되는 부분이다. 내림부분 거의 중앙의 속벽에 온쓸개관과 이자관이 열리는 **큰샘창자유두** 대십이지장유두/major duodenal papilla 가 있다. 큰샘창자유두의 2 cm 위쪽에 **작은샘창자유두** 소십이지장유두/minor duodenal papilla 가 있어서 덧이자관이 열린다.

수평부분 수평부/horizontal part (셋째부분) | 이자머리의 아래모서리를 따라 왼쪽으로 향하는 8 cm 정도 되는 부분이며, 앞쪽을 가로질러 위창자간막동맥·정맥이 아래로 내려간다.

오름부분 상행부/ascending part (넷째부분) | 왼위쪽으로 향하는 5 cm 정도 되는 부분이며, 빈창자로 이어진다.

2. 빈창자와 돌창자 (그림 8-16)

빈창자 공장/jejunum 와 **돌창자** 회장/ileum 는 왼위사분역의 샘빈창자굽이에서 시작되며, 오른아래사분역의 돌막창자부위에서 끝난다. 빈창자와 돌창자에 명확한 경계는 없지만 전체 길이 약 6 m의 2/5가 빈창자이다. 빈창자는 왼위사분역에 있으며 돌창자보다 굵고 벽이 두껍다. 나머지 3/5이 돌창자이며 오른아래사분역에 있다.

3. 작은창자벽의 구조 (그림 8-17, 18)

작은창자의 속공간은 샘창자에서 가장 넓고 점점 가늘어져서 돌창자에서 가장 좁다. 작은창자의 속공간에는 **돌림주름** 윤상주름/circular fold 이라고 하는 점막주름이 튀어나와있다. 돌림주름은 샘창자의 처음 부분에서는 없지만 아래로 갈수록 점점 증가해서 빈창자에서 가장 많이 발달해 있다.

작은창자벽은 점막, 근육층, 장막(또는 바깥막)의 3층으로 이루어져 있다.

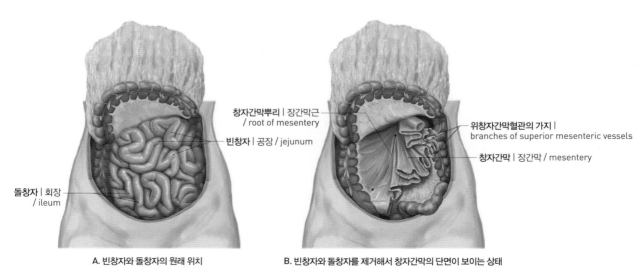

창자간막뿌리 | 장간막근 / root of mesentery

빈창자 | 공장 / jejunum

돌창자 | 회장 / ileum

위창자간막혈관의 가지 | branches of superior mesenteric vessels

창자간막 | 장간막 / mesentery

A. 빈창자와 돌창자의 원래 위치

B. 빈창자와 돌창자를 제거해서 창자간막의 단면이 보이는 상태

그림 8-16. **빈창자와 돌창자** (큰그물막을 위쪽으로 들어 올린 모습)

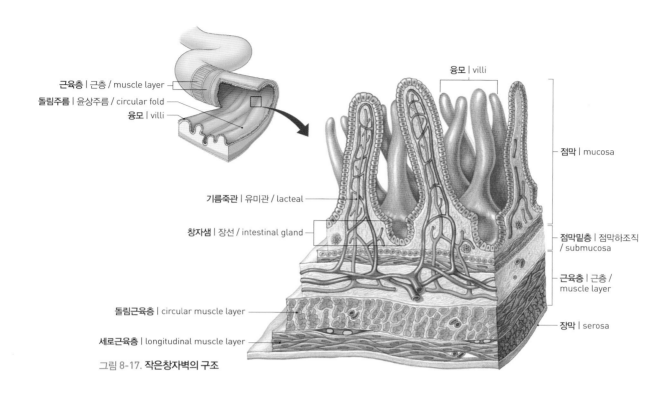

그림 8-17. **작은창자벽의 구조**

1) 점막

점막 mucosa 에는 **창자융모** ^{장융모/intestinal villi} 라는 높이 0.5~1.5 mm의 돌기가 무수히 달려있어 점막표면이 까칠까칠한 모양을 띠고 있다. 창자융모는 샘창자에서 가장 굵고 높으며 돌창자로 가까이 갈수록 작아진다.

점막 속에는 **점막관련림프조직** mucosa associated lym- phoid tissue, MALT 이 많이 포함되어 있다. 그 대부분은 독립적인 **림프소절** lymphatic nodule 로 작은창자 전체에 흩어져 있지만, 돌창자부위에서는 림프소절이 여러 개가 모여서 큰 무리림프소절인 **파이어반** Peyer's patch 을 만들며 육안으로도 관찰할 수 있다.

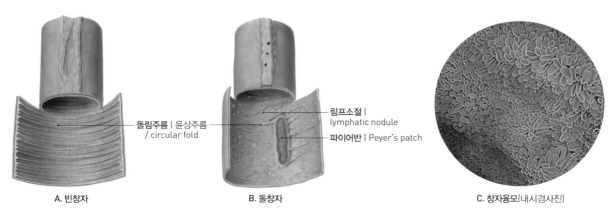

A. 빈창자   B. 돌창자   C. 창자융모(내시경사진)

그림 8-18. **작은창자의 점막**

2) 근육층

근육층 근층/muscle layer 은 민무늬근육이며 안쪽에 있는 비교적 두꺼운 돌림근육층과 바깥쪽에 있는 얇은 세로근육층으로 이루어져 있다. 근육층은 샘창자에서 잘 발달해 있으며 아래로 향할수록 줄어들어 돌창자에서 가장 얇다. 이 때문에 돌창자의 벽은 빈창자보다 얇다.

3) 장막(바깥막)

작은창자의 가장 바깥층은 샘창자의 첫째부분 절반과 빈창자, 돌창자 전체에 걸쳐 복막에 해당하는 **장막** serosa 으로 이루어져 있다.

큰창자

큰창자 ^{대장/large intestine} 는 작은창자에서 이어지며 소화관의 마지막 부분이다. 음식물찌꺼기에서 수분을 흡수해서 대변을 만드는 일을 한다. 전체 길이는 1.5 m 정도이며, 막창자에서 시작해 잘록창자가 되고 배안을 왼쪽으로 둥글게 돌아 골반안으로 들어가 곧창자가 된다.

1. 막창자와 막창자꼬리 [그림 8-19]

막창자 ^{맹장/cecum} 는 큰창자가 시작되는 부분이며 돌창자구멍의 높이에서 오름잘록창자로 이어진다. 막창자의 뒤안쪽벽에는 막창자꼬리가 붙어있다.

막창자와 잘록창자가 맞닿는 곳 뒤안쪽벽에는 **돌창자구멍** ^{회장구/ileal} ^{orifice} 이 열려있다. 돌창자의 끝부분은 큰창자의 속공간으로 튀어나와 있으며, 돌창자구멍 위아래로 주름 모양의 **위 · 아래입술** ^{상 · 하순/superior ·} ^{inferior lip} 이 있다. 위 · 아래입술은 앞끝과 뒤끝에서 합쳐져 **돌창자구멍 주름띠** ^{회장구소대/frenulum of ileal orifice} 라는 주름을 만든다. 이러한 입술과 주름띠는 큰창자의 내용물이 작은창자로 역류하는 것을 막는 판막으로 작용하지만, 능동적인 조임근은 없다.

막창자꼬리 ^{충수/appendix} 는 막창자의 뒤안쪽벽에서 튀어나온 길이 6~8 cm의 가느다란 관이며, 속공간은 막창자와 연결되며 끝난다. 막창자꼬리의 벽에는 무리림프소절이 모여 있다. 막창자꼬리 바닥부분의 위치는

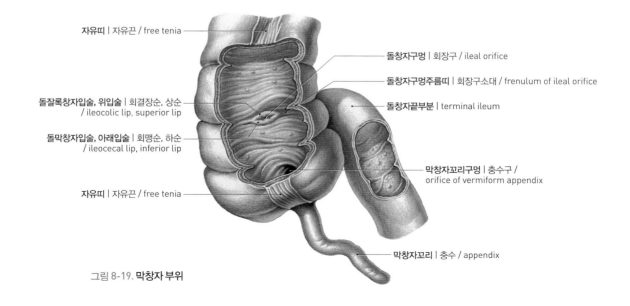

그림 8-19. **막창자 부위**

위앞엉덩뼈가시와 배꼽을 연결하는 선의 가쪽에서 1/3 되는 지점(**맥버니점** McBurney's point)에 있으며, 염증이 생긴 경우 이 부위를 누르면 압통이 발생한다.

2. 잘록창자(그림 8-20)

잘록창자 결장/colon 는 전체 길이가 1.5 m 정도이며, 위치에 따라 **오름잘록창자, 가로잘록창자, 내림잘록창자, 구불잘록창자**의 4부분으로 나뉜다.

오름잘록창자 상행결장/ascending colon | 오른쪽 엉덩뼈오목에 있는 막창자에서 계속 이어진다. 배안 오른쪽

으로 올라가 간 바로 아래에서 **오른잘록창자굽이** 우결장곡/right colic flexure 를 만들며, 구부러져 가로잘록창자로 이어진다. 오름잘록창자는 뒤배벽에 붙어있으며, 앞쪽은 복막으로 덮여 있다.

가로잘록창자 횡행결장/transverse colon | 간 아래에 있는 오른잘록창자굽이에서 시작하여 배안 위부분을 가로지르고 지라 바로 아래에서 **왼잘록창자굽이** 좌결장곡/left colic flexure 를 만들며, 구부러져 내림잘록창자로 이어진다. 가로잘록창자는 길이가 45 cm 정도이며 큰창자 중 가장 길다. 가로잘록창자는 **가로(잘록)창자간막** 횡행결장간막/transverse mesocolon 에 의해 뒤배벽에 붙어있어 잘 움직일 수 있다. 가로잘록창자의 앞쪽에는 큰그물막이 붙어있다.

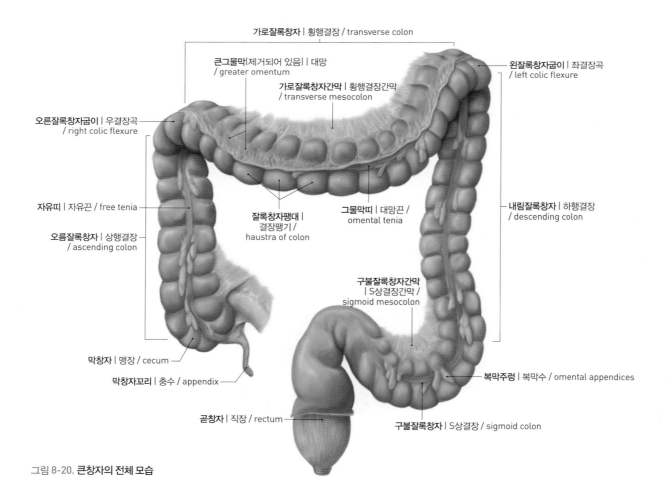

그림 8-20. **큰창자의 전체 모습**

내림잘록창자 ^{하행결장/descending colon} | 왼잘록창자굽이
에서 배안 왼쪽으로 내려오며 구불잘록창자로 이어
진다. 내림잘록창자는 오름잘록창자와 마찬가지로
뒤배벽에 붙어있으며, 앞쪽이 복막으로 덮여 있다.

구불잘록창자 ^{S상결장/sigmoid colon} | 왼쪽 엉덩뼈오목
에서 시작되며 **구불(잘록)창자간막** ^{S상결장간막/sigmoid}
^{mesocolon} 에 의해 뒤배벽에 매달려 축 늘어져 있다.
불규칙적으로 구부러져서 작은골반으로 들어가며,
곧창자로 이어진다.

3. 곧창자 (그림 8-21)

곧창자 ^{직장/rectum} 는 큰창자의 가장 마지막 부분이며,
위끝부분은 셋째엉치뼈 높이에서 구불잘록창자와
연결된다. 곧창자의 길이는 약 12~14 cm이며, 엉치뼈
앞쪽을 따라 구부러지면서 아래로 내려간다(**엉치굽이**
^{천골곡/sacral flexure}). 곧창자의 아래끝부분은 항문관이
되어 골반가로막을 관통하고 항문으로 연결된다.

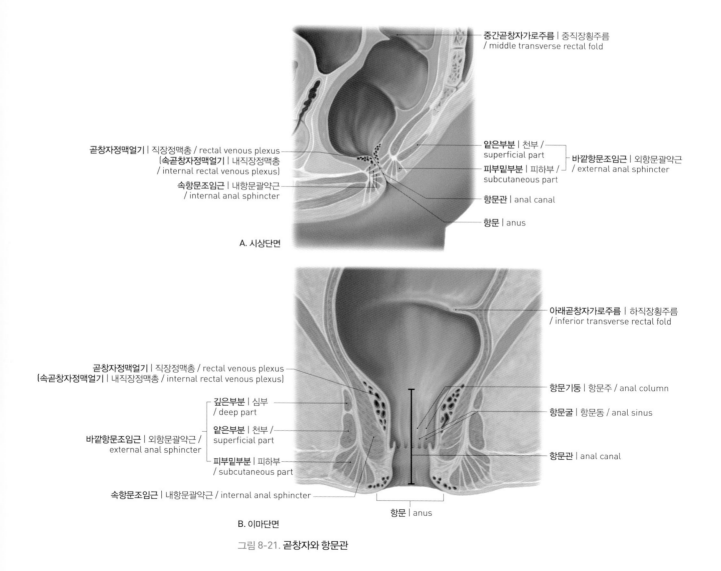

중간곧창자가로주름 | 중직장횡주름 / middle transverse rectal fold

곧창자정맥얼기 | 직장정맥총 / rectal venous plexus
(속곧창자정맥얼기 | 내직장정맥총 / internal rectal venous plexus)

속항문조임근 | 내항문괄약근 / internal anal sphincter

얕은부분 | 천부 / superficial part
피부밑부분 | 피하부 / subcutaneous part

바깥항문조임근 | 외항문괄약근 / external anal sphincter

항문관 | anal canal

항문 | anus

A. 시상단면

아래곧창자가로주름 | 하직장횡주름 / inferior transverse rectal fold

곧창자정맥얼기 | 직장정맥총 / rectal venous plexus
(속곧창자정맥얼기 | 내직장정맥총 / internal rectal venous plexus)

항문기둥 | 항문주 / anal column

항문굴 | 항문동 / anal sinus

깊은부분 | 심부 / deep part

얕은부분 | 천부 / superficial part

바깥항문조임근 | 외항문괄약근 / external anal sphincter

피부밑부분 | 피하부 / subcutaneous part

속항문조임근 | 내항문괄약근 / internal anal sphincter

항문관 | anal canal

항문 | anus

B. 이마단면

그림 8-21. 곧창자와 항문관

4. 항문관 (그림 8-21)

항문관 anal canal 은 곧창자의 아래부분이 가늘어져서 항문까지 이르는 부분이며, 길이는 약 3 cm이다.

항문관에는 **항문기둥** 항문주/anal column 이라고 하는 세로돌출물이 있으며, 여러 개의 점막주름을 가진 길이 1 cm 정도 되는 부분이다. 항문기둥의 사이 사이에는 **항문굴** 항문동/anal sinus 이라고 하는 오목하게 패인 곳이 있다.

항문에는 두 종류의 조임근이 있으며, 마음대로 움직일 수 없는 민무늬근육으로 이루어진 **속항문조임근** 내항문괄약근/internal anal sphincter 과 의지대로 움직일 수 있는 뼈대근육으로 이루어진 **바깥항문조임근** 외항문괄약근/external anal sphincter 이 있다.

5. 큰창자벽의 구조

큰창자벽은 점막, 점막밑층, 근육층, 장막(또는 바깥막)의 4층으로 이루어져 있다.

큰창자의 속공간에는 작은창자와 같은 돌림주름이 없고 점막에도 창자융모가 없기때문에 점막 표면이 매끄럽게 보인다(그림 8-22).

막창자와 잘록창자에는 위창자길의 다른 부분들과는 달리 세로근육의 일부가 두꺼워져서 3개의 띠(**그물막띠** 대망끈/omental tenia, **간막띠** 간막끈/mesocolic tenia, **자유띠** 자유끈/free tenia)가 뚜렷이 보이는 **잘록창자띠** 결장끈/tenia coli 를 형성한다. 잘록창자띠 이외의 벽에는 적은 양의 돌림근육층만 있다. 3개의 잘록창자띠는 막창자에서 시작하여 구불잘록창자까지 서로의 띠가 섞이지 않고 각각 하나로 이어져 있다(그림 8-23).

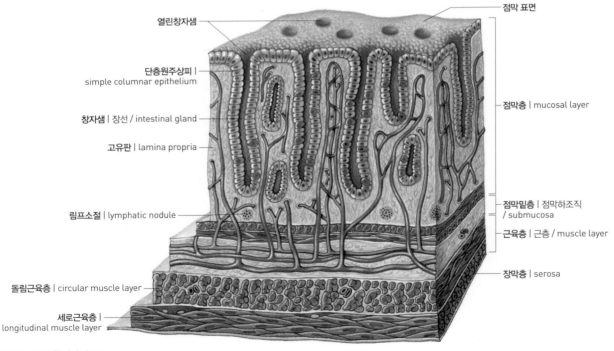

열린창자샘

점막 표면

단층원주상피 |
simple columnar epithelium

점막층 | mucosal layer

창자샘 | 장선 / intestinal gland

고유판 | lamina propria

림프소절 | lymphatic nodule

점막밑층 | 점막하조직
/ submucosa

근육층 | 근층 / muscle layer

장막층 | serosa

돌림근육층 | circular muscle layer

세로근육층 |
longitudinal muscle layer

그림 8-22. **큰창자벽의 구조**

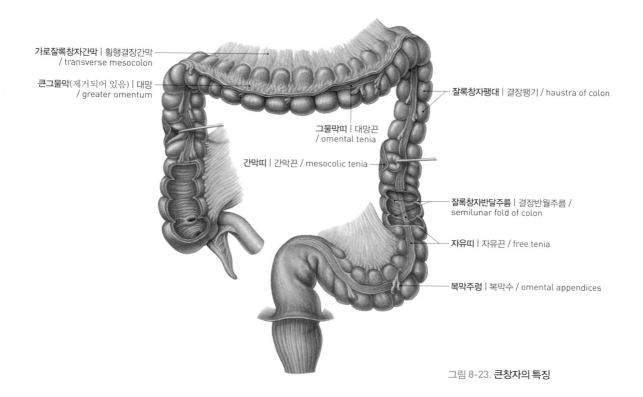

가로잘록창자간막 | 횡행결장간막
/ transverse mesocolon

큰그물막(제거되어 있음) | 대망
/ greater omentum

그물막띠 | 대망끈
/ omental tenia

간막띠 | 간막끈 / mesocolic tenia

잘록창자팽대 | 결장팽기 / haustra of colon

잘록창자반달주름 | 결장반월주름 /
semilunar fold of colon

자유띠 | 자유끈 / free tenia

복막주렁 | 복막수 / omental appendices

그림 8-23. **큰창자의 특징**

잘록창자띠는 외과수술을 할 때에 잘록창자인 것을 확인하는 기준이 된다.

잘록창자띠 사이에서 잘록창자벽은 여러 개의 주머니처럼 부풀어진 **잘록창자팽대** ^{결장팽기/haustra of colon} 를 만든다. 잘록창자의 속면에는 잘록창자팽대 사이에 **잘록창자반달주름** ^{결장반월주름/semilunar fold of colon} 이라고 하는 가로주름이 튀어나와 있다. 잘록창자팽대는 잘록창자띠가 수축하여 창자길이가 짧아지면서 창자벽이 주름지며 만들어진다.

복막으로 덮여 있는 잘록창자의 표면에는 **복막주렁** ^{복막수/omental appendices} 이 매달려 있다. 복막주렁은 복막으로 덮여 있는 지방덩어리이며 잘록창자띠 근처에 주로 분포한다(그림 8-23).

간

간 간장/liver 은 인체에서 가장 큰 장기이다. 오른위갈비부위와 위의 위쪽에 있으며 대부분 오른쪽 갈비활에 감추어져 있다. 간은 소화관으로부터 오는 혈액을 문맥을 통해 받아들이고, 영양소 대사의 중추기관이자 쓸개즙을 생산하여 소화를 돕는 기관이다.

1. 간의 겉모습 (그림 8-24, 25)

간의 위쪽과 앞뒤쪽은 **가로막면** 횡격면/diaphragmatic surface 이라고 하며 돔 모양으로 부풀어 올라 있고 가로막에 맞닿아 있다. 아래쪽은 **내장면** 장측면/visceral surface 이라고 하며 뒤배벽이나 내장에 붙어있다.

1) 가로막면
가로막면을 앞쪽에서 보았을 때, **낫인대** 겸상인대/falciform ligament 에

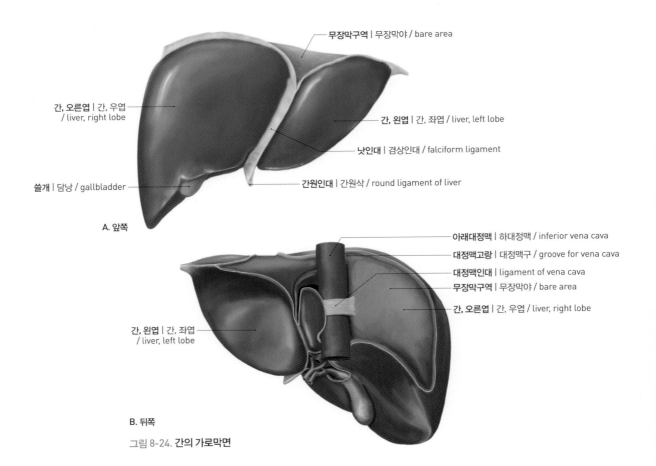

무장막구역 | 무장막야 / bare area

간, 오른엽 | 간, 우엽 / liver, right lobe

간, 왼엽 | 간, 좌엽 / liver, left lobe

낫인대 | 겸상인대 / falciform ligament

쓸개 | 담낭 / gallbladder

간원인대 | 간원삭 / round ligament of liver

A. 앞쪽

아래대정맥 | 하대정맥 / inferior vena cava

대정맥고랑 | 대정맥구 / groove for vena cava

대정맥인대 | ligament of vena cava

무장막구역 | 무장막야 / bare area

간, 오른엽 | 간, 우엽 / liver, right lobe

간, 왼엽 | 간, 좌엽 / liver, left lobe

B. 뒤쪽

그림 8-24. **간의 가로막면**

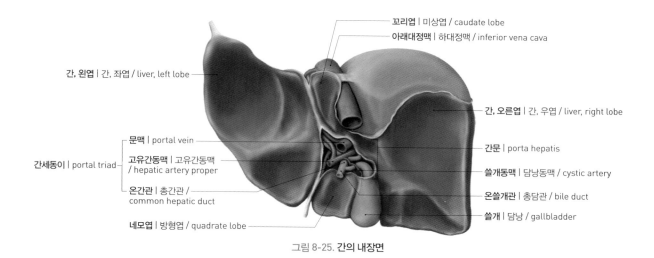

꼬리엽 | 미상엽 / caudate lobe

아래대정맥 | 하대정맥 / inferior vena cava

간, 왼엽 | 간, 좌엽 / liver, left lobe

간, 오른엽 | 간, 우엽 / liver, right lobe

문맥 | portal vein

간문 | porta hepatis

간세동이 | portal triad

고유간동맥 | 고유간동맥 / hepatic artery proper

쓸개동맥 | 담낭동맥 / cystic artery

온간관 | 총간관 / common hepatic duct

온쓸개관 | 총담관 / bile duct

네모엽 | 방형엽 / quadrate lobe

쓸개 | 담낭 / gallbladder

그림 8-25. 간의 내장면

의해 **오른엽** 우엽/right lobe 과 **왼엽** 좌엽/left lobe 으로 간이 나뉜다.

가로막면을 뒤쪽에서 보면, 중앙에 수직으로 지나가는 **대정맥고랑** 대정맥구/groove for vena cava 이 있으며 이곳에 아래대정맥이 끼어있다. 대정맥고랑 주변에는 가로막 중심널힘줄에 붙으면서 내장복막으로 덮이지 않은 **무장막구역** 무장막야/bare area 이 있다.

2) 내장면

내장면 중앙에는 문맥, 고유간동맥, 온간관이 드나드는 입구인 **간문** porta hepatis 이 있으며 복막으로 덮여 있지 않다. 내장면은 간문과 2개의 시상면에 의해 4개의 엽으로 나뉜다. 양쪽에 **왼엽** 좌엽/left lobe 과 **오른엽** 우엽/right lobe 이 있고 간문 앞쪽에 **네모엽** 방형엽/quadrate lobe, 뒤쪽에 **꼬리엽** 미상엽/caudate lobe 이 있다.

간문에는 **간세동이** 간삼조/portal triad 라 불리는 문맥, 고유간동맥, 온간관이 각각 좌우 가지로 갈라져서 간으로 들어가고 나온다. 이들은 간문에서 뒤쪽부터 **문맥** portal vein, **고유간동맥** hepatic artery proper, **온간관** common hepatic duct 순서대로 나란히 있다.

2. 간구역 [그림 8-26]

간은 **간세동이**(문맥, 고유간동맥, 온간관)가 간 속에서 가지가 갈라지며 분포하는 8개의 **간구역** hepatic segment 으로 나뉜다. 간정맥은 간구역의 사이로 모여 지나간다. 간암 등으로 간을 부분적으로 절제해야 할 때에는 간엽절제나 간구역절제가 시행된다.

간구역은 **쿠이노분류** Couinaud classification 에 의해 I~VIII의 번호가 매겨져 있다. 분류하는 방법에 따라 오른간을 안쪽·가쪽이 아닌 앞쪽·뒤쪽으로 먼저 나누고 추가로 위·아래구역으로 나누기도 한다. 그러나 간구역의 쿠이노분류 번호는 동일하다.

중앙 수직면은 내장면에서 보았을 때 쓸개오목과 대정맥고랑을 잇는 면이며, 가로막면에 그려지는 가상선을 **칸틀리선** Cantlie line 이라 한다.

3. 간의 혈관

간은 간문에서 들어오는 2계통의 혈관(문맥, 고유간동맥)에서 나온 혈액을 받아들이고 간정맥을 통해 아래대정맥으로 혈액을 내보낸다.

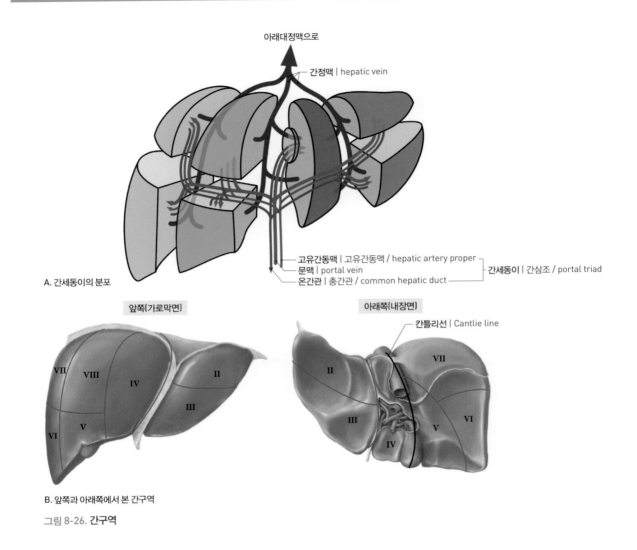

A. 간세동이의 분포

앞쪽(가로막면)   아래쪽(내장면)

B. 앞쪽과 아래쪽에서 본 간구역

그림 8-26. 간구역

1) 동맥

고유간동맥 hepatic artery proper 은 복강동맥에서 나온 **온간동맥** 총간동맥/common hepatic artery 의 가지로, 간샘창자인대 속을 오른위쪽으로 지나 간문으로 들어간다. 간문에서 **오른 · 왼가지** 우·좌지/right · left branch 로 나뉘어 오른간과 왼간에 분포한다. 오른가지에서는 쓸개동맥이 갈라진다(그림 8-25). 고유간동맥은 산소가 풍부한 동맥혈액을 공급하고 간으로 들어오는 혈액의 20~25%를 운반한다.

2) 정맥

간문맥 hepatic portal vein 은 지라정맥, 위 · 아래창자간막정맥 3개가 합쳐져 만들어지며 간샘창자인대 속을 지나 간문에 도달한다. 간문에서 **오른 · 왼가지** 우·좌지/right · left branch 로 나뉘며 오른간과 왼간에 분포한다. (간)문맥은 배의 소화관과 이자, 지라에서 나온 혈액을 모아 간으로 운반한다. 간으로 들어가는 혈액의 75~85%를 운반한다(그림 8-25).

오른 · 중간 · 왼간정맥 우·중·좌간정맥/right · intermediate · left hepatic vein 3개가 간 뒤쪽에서아래대정맥과 연결된다. 간에서 나오는 혈액은 모두 간정맥을 통해 빠져나간다.

4. 간의 미세구조와 기능 (그림 8-27)

간의 조직은 **간소엽** hepatic lobule 이라고 하는 크기 1~2 mm 정도 되는 육각기둥 형태의 단위로 이루어져 있다. 간소엽의 테두리는 **글리슨집** Glisson's sheath 이라고 하는 결합조직이 둘러싸고 있으며 간소엽 모서리에는 **간세동이**(문맥, 고유간동맥, 온간관)의 가지(소엽사이동맥, 소엽사이정맥, 소엽사이쓸개관)가 놓인다. 간소엽 중심의 중심정맥은 모여서 간정맥이 된다. 간소엽 안에는 판 모양으로 모인 **간세포** hepatocyte 와 그 사이를 통과하는 **굴모세혈관** sinusoid 이라고 불리는 모세혈관이 중심을 향해 모이는 형태로 위치하고 있다. 간소엽 주변의 문맥과 동맥을 통해 들어온 혈액은 굴모세혈관을 통해 중심정맥으로 흘러간다. 간세포 사이에는 **쓸개모세관** bile canaliculus 이 있으며, 간세포에서 분비된 쓸개즙은 쓸개모세관을 따라 간소엽 모서리의 쓸개관으로 배출된다.

간세포는 굴모세혈관을 흘러가는 혈액과 물질을 교환하고 활발한 대사활동을 담당한다. 물질대사에서 매우 중요한 간의 주요 기능은 다음 3가지이다.

1) 포도당을 글리코겐 형태로 일시적으로 저장하고 혈당을 안정화시킨다.
2) 혈장단백질의 대부분(면역글로불린은 제외)을 합성한다.
3) 지질단백질에 지질(**중성지방** triglyceride, **콜레스테롤** cholesterol)을 결합시킨다.

또한 간세포는 쓸개관을 통해 쓸개즙을 소화관으로 배출한다. 쓸개즙에는 쓸개즙산이나 쓸개즙색소(빌리루빈) 등의 유기물이 포함되어 있으며, 일부는 소화관에서 흡수되어 혈액으로 돌아오고(창자간순환), 일부는 대변으로 배출된다. 간세포의 장애(간염이나 간경화 등)나 쓸개관의 폐쇄로 인해 쓸개즙의 배출이 장애를 받게 되면, 온몸의 조직으로 빌리루빈이 침착되어 **황달** jaundice 이 발생한다.

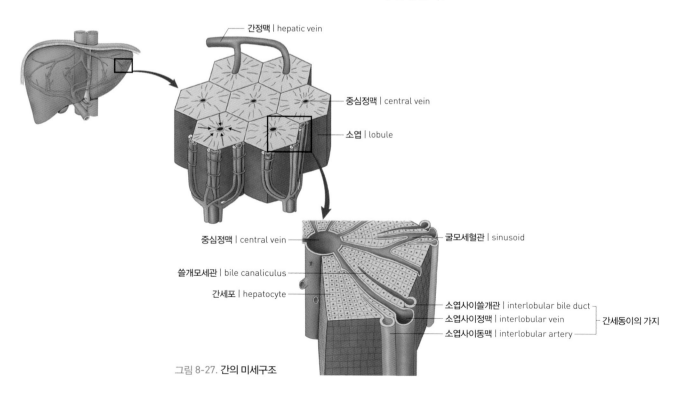

간정맥 | hepatic vein
중심정맥 | central vein
소엽 | lobule
중심정맥 | central vein
굴모세혈관 | sinusoid
쓸개모세관 | bile canaliculus
간세포 | hepatocyte
소엽사이쓸개관 | interlobular bile duct
소엽사이정맥 | interlobular vein
소엽사이동맥 | interlobular artery
간세동이의 가지

그림 8-27. **간의 미세구조**

쓸개길과 쓸개

쓸개길 담도/biliary tract 은 간에서 생산된 쓸개즙을 샘창자로 운반하는 길이다. 쓸개즙은 쓸개에 저장되고 농축된다. 음식물이 샘창자로 들어오면 쓸개에서 농축된 쓸개즙이 샘창자로 내보내진다. 쓸개즙은 간에서 소화관으로 내보내는 배출물이며 지방의 소화를 도와주는 성분(쓸개즙산)도 포함되어 있다.

간 속의 쓸개관들은 서로 모여 **오른·왼간관** 우·좌간관/right·left hepatic duct 이 되고 간문 입구에서 합쳐져 **온간관** 총간관/common hepatic duct 이 된다. 온간관은 쓸개에서 온 **쓸개주머니관** 담낭관/cystic duct 과 합쳐져 **온쓸개관** 총담관/common bile duct 이 된다. 온쓸개관은 아래로 내려가서 이자로 들어가고 이자관과 합쳐져 샘창자로 들어간다.

1. 쓸개와 쓸개주머니관 (그림 8-28)

쓸개 담낭/gallbladder 는 간의 내장면(아래쪽)에 있는 쓸개오목에 들어 있다. 길이는 7~10 cm이고 50 mL 정도의 쓸개즙을 저장할 수 있다. 쓸개는 서양배 모양을 하고 있고, 둥글게 늘어나 있는 **바닥** 저/fundus 이 앞쪽에 있어 간 아래모서리에 튀어나와 있다. 쓸개바닥의 위쪽에는 **몸통** 체/body 이 있고, 좁아지는 **목** 경/neck 은 뒤위쪽에 있는 간문을 향해 점차 가늘어져 **쓸개주머니관** 담낭관/cystic duct 이 된다.

쓸개주머니관은 길이 3 cm 정도이며 온간관에 합쳐진다.

2. 온쓸개관 (그림 8-28)

온쓸개관 총담관/common bile duct 은 **온간관**과 **쓸개주머니관**이 합쳐져 시작되며 이자머리 뒤쪽의 고랑을 따라 이자관 근처로 들어와 샘창자벽을 비스듬히 지나면서 이자관과 합쳐진다. 큰샘창자유두 속에서 **쓸개이자관팽대** 담췌관팽대부/hepatopancreatic ampulla (**파터팽대** ampulla of Vater)를 만들고 유두끝을 통해 샘창자로 연결된다. 쓸개관과 이자관의 끝부분, 쓸개이자관팽대에 걸쳐 고리 모양의 민무늬근육이 발달해 있으며, 부위에 따라 **온쓸개관조임근** 총담관괄약근/sphincter of common bile duct, **이자관조임근** 췌관괄약근/sphincter of pancreatic duct, **팽대조임근** 팽대부괄약근/sphincter of ampulla 이라고 한다. 팽대조임근은 **오디조임근** 오디괄약근/Oddi sphincter 이라고도 한다.

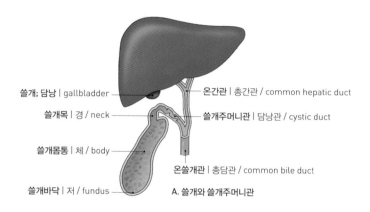

쓸개; 담낭 | gallbladder

온간관 | 총간관 / common hepatic duct

쓸개목 | 경 / neck

쓸개주머니관 | 담낭관 / cystic duct

쓸개몸통 | 체 / body

온쓸개관 | 총담관 / common bile duct

쓸개바닥 | 저 / fundus

A. 쓸개와 쓸개주머니관

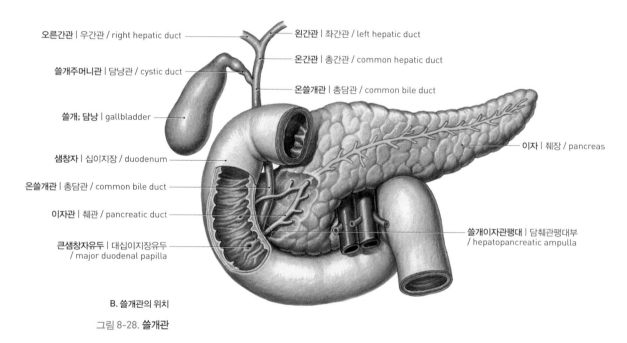

오른간관 | 우간관 / right hepatic duct

왼간관 | 좌간관 / left hepatic duct

쓸개주머니관 | 담낭관 / cystic duct

온간관 | 총간관 / common hepatic duct

온쓸개관 | 총담관 / common bile duct

쓸개; 담낭 | gallbladder

이자 | 췌장 / pancreas

샘창자 | 십이지장 / duodenum

온쓸개관 | 총담관 / common bile duct

이자관 | 췌관 / pancreatic duct

쓸개이자관팽대 | 담췌관팽대부 / hepatopancreatic ampulla

큰샘창자유두 | 대십이지장유두 / major duodenal papilla

B. 쓸개관의 위치

그림 8-28. **쓸개관**

이자

이자 췌장/pancreas 는 길이 15 cm 정도의 가로로 긴 장기이다. 위 뒤쪽에 있으며 오른쪽으로 샘창자, 왼쪽으로 지라에 닿아있다. 이자의 대부분은 복막 뒤벽에 붙어있으며 앞쪽은 그물막주머니의 복막으로 덮여 있다.

이자의 조직은 외분비부분과 내분비부분의 2부분을 포함하고 있다. 외분비부분은 위산을 중화하고 영양성분을 소화하는 효소가 들어 있는 이자액을 도관을 통해 샘창자로 분비한다. 내분비부분은 인슐린 등의 호르몬을 혈액 속으로 분비한다.

1. 이자의 구분 (그림 8-29, 30)

이자는 **이자머리**, **이자목**, **이자몸통**, **이자꼬리**의 4부분으로 나뉜다.

이자머리 췌두/head of pancreas | 이자머리는 샘창자의 내림부분의 오목한 디근자 형의 곡선에 끼워져 있다.
이자목 췌경/neck of pancreas | 위창자간막혈관의 앞쪽에 있는 좁은 부분이다.
이자몸통 췌체/body of pancreas | 이자목과 이자꼬리 사이 부분이다.
이자꼬리 췌미/tail of pancreas | 지라문 근처에 있으며 왼쪽끝의 가느다란 부분이다.

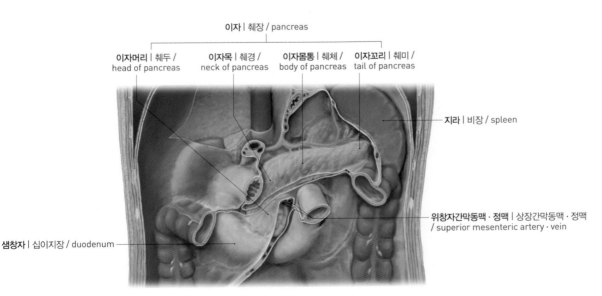

그림 8-29. **이자와 그 주변**

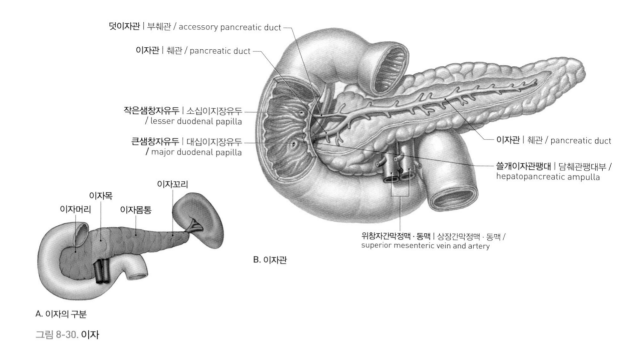

덧이자관 | 부췌관 / accessory pancreatic duct

이자관 | 췌관 / pancreatic duct

작은샘창자유두 | 소십이지장유두
/ lesser duodenal papilla

큰샘창자유두 | 대십이지장유두
/ major duodenal papilla

이자관 | 췌관 / pancreatic duct

쓸개이자관팽대 | 담췌관팽대부 /
hepatopancreatic ampulla

위창자간막정맥 · 동맥 | 상장간막정맥 · 동맥 /
superior mesenteric vein and artery

B. 이자관

이자꼬리

이자목

이자머리   이자몸통

A. 이자의 구분

그림 8-30. **이자**

2. 이자의 관 (그림 8-30B)

이자의 관에는 **이자관**과 **덧이자관**의 2가지가 있다.

이자관 ^{췌관/pancreatic duct} | 이자꼬리에서 시작해 오른
쪽으로 가면서 여러 개의 관들이 합쳐져 두꺼워진다.
이자머리 속에서 아래쪽으로 구부러지며 샘창자 내림

부분의 안쪽에서 온쓸개관과 가까워지다가 샘창자
벽으로 들어가면서 두 관이 만나게 된다. 두 관이 합쳐
지면서 큰샘창자유두 속에서 **쓸개이자관팽대** ^{담췌관}
^{팽대부/hepatopancreatic ampulla} 를 만들고 유두 끝을 통해
샘창자에 열린다.

덧이자관 ^{부췌관/accessory pancreatic duct} | 큰샘창자유두
바로 위쪽에 있는 작은샘창자유두로 연결된다.

복막

1. 복막과 복막안 (그림 8-31, 32)

복막 peritoneum 은 얇고 투명한 장막이며 배안과 골반안 벽의 속면과 더불어 여러 장기의 표면을 덮고 있다. **벽복막** 벽측복막/parietal peritoneum 은 벽의 속면을 떠받치고 있는 복막이며, **내장복막** 장측복막/visceral peritoneum 은 장기의 표면을 덮는 복막이다. 벽복막과 내장복막 사이에 있는 틈새를 **복막안** 복막강/peritoneal cavity 이라고 하며 윤활제 역할을 하는 소량의 장액이 들어 있다. 어떤 질병에서는 장액이 괴어 복막이 팽창하기도 하는데, 이런 상태를 **복수** ascites 라고 한다.

배안과 골반안에 있는 장기는 복막과 위치관계에 따라 2종류로 나뉜다.

복막속기관 intraperitoneal organ 은 거의 모든 면이 복막으로 덮여 있으며, 위, 빈창자, 돌창자, 가로잘록창자, 구불잘록창자 등이 있다.

복벽 뒤쪽으로 위치하고 있어 복막안으로 나오지 않는 기관도 몇 개 있다. **복막뒤기관** retroperitoneal organ 이라고 불리는 이런 기관들은 앞면만 복막으로 덮여 있거나(이차복막뒤기관: 오름잘록창자와 내림잘록창자, 샘창자, 이자 등) 또는 지방이 복막과의 사이를 채우고 있어 복막이 전혀 닿지 않는다(일차복막뒤기관: 콩팥, 부신 등). 배안 뒤쪽의 복막 바깥 공간을 **복막뒤공간** retroperitoneal space 이라고 하며 여러 복막뒤기관은 복막뒤공간에 위치한다.

장막에는 지방으로 채워진 큰 주름이 있는데, 중피가 벽복막에서 내장복막 쪽으로, 또는 한 장기의 내장복막에서 다른 장기의 내장복막으로

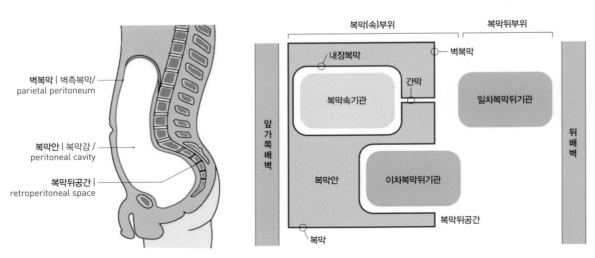

그림 8-31. 복막과 복막안의 단순 그림

꺾이며 접힌 것이다. 이 주름들이 내장끼리, 그리고 내장을 배안벽에 결합시켜 준다. 복부 장기로 가는 혈관, 림프관, 신경도 이 주름들 안에 들어 있다. 주요 복막주름으로는 **큰그물막 · 낫인대 · 작은그물막 · 창자간막 · 잘록창자간막**의 다섯 가지가 있다(그림 8-32, 33).

큰그물막 대망/greater omentum | 가장 큰 복막주름으로서 가로잘록창자와 꼬불꼬불한 작은창자 위에 "지방질 앞치마"처럼 쳐져 있다. 큰그물막은 두 겹인데 뒤로 접혀 있어서 총 네 겹이 된다. 위와 샘창자를 따라 붙어 있는 큰그물막이 작은창자 앞으로 내려왔다가 위로 접혀서 가로창자에 연결되어 있다(그림 8-32).

큰그물막은 보통 상당한 양의 지방조직을 포함하고 있다. 체중이 증가하면 지방조직 내용물이 크게 늘어나서 비만인 사람들에게서 전형적으로 나타나는 "맥주 배"가 된다. 큰그물막에 있는 많은 림프절은 위창자길의 감염을 막고 억제한다.

낫인대 겸상인대/falciform ligament | 간을 앞배벽과 가로막에 연결해 준다. 간은 소화기관으로는 유일하게 앞배벽에 달려 있다(그림 8-33).

작은그물막 소망/lesser omentum | 위와 샘창자 점막이 앞으로 접혀 만들어진 것으로 위와 샘창자를 간에 매달아 준다. 작은그물막은 간으로 들어가는 혈관 경로로서, 림프절과 함께 문맥, 간동맥, 온간관도 포함하고 있다(그림 8-33).

창자간막 장간막/mesentery | 부채꼴의 복막주름으로 작은창자 중 빈창자와 돌창자를 뒤배벽에 묶어 준다.

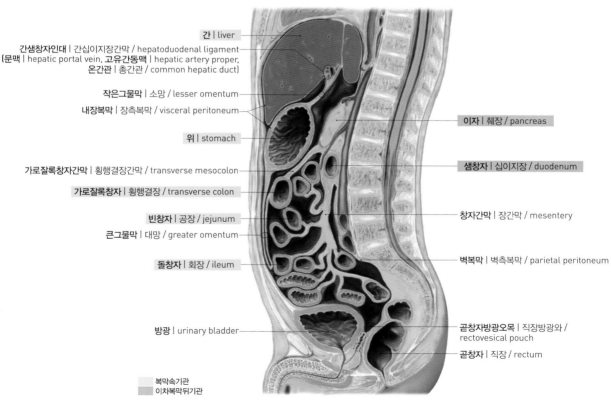

간 | liver

간샘창자인대 | 간십이지장간막 / hepatoduodenal ligament
(**문맥** | hepatic portal vein, **고유간동맥** | hepatic artery proper, **온간관** | 총간관 / common hepatic duct)

작은그물막 | 소망 / lesser omentum

내장복막 | 장측복막 / visceral peritoneum

위 | stomach

가로잘록창자간막 | 횡행결장간막 / transverse mesocolon

가로잘록창자 | 횡행결장 / transverse colon

빈창자 | 공장 / jejunum

큰그물막 | 대망 / greater omentum

돌창자 | 회장 / ileum

방광 | urinary bladder

이자 | 췌장 / pancreas

샘창자 | 십이지장 / duodenum

창자간막 | 장간막 / mesentery

벽복막 | 벽측복막 / parietal peritoneum

곧창자방광오목 | 직장방광와 / rectovesical pouch

곧창자 | 직장 / rectum

복막속기관
이차복막뒤기관

그림 8-32. **배의 정중시상면(남성)**

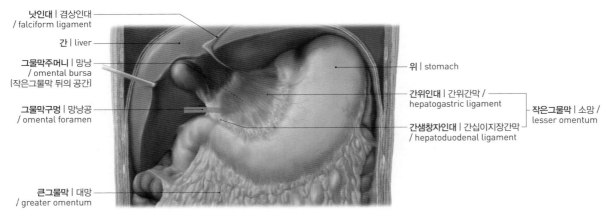

낫인대 | 겸상인대 / falciform ligament

간 | liver

그물막주머니 | 망낭 / omental bursa (작은그물막 뒤의 공간)

그물막구멍 | 망낭공 / omental foramen

큰그물막 | 대망 / greater omentum

위 | stomach

간위인대 | 간위간막 / hepatogastric ligament

간샘창자인대 | 간십이지장간막 / hepatoduodenal ligament

작은그물막 | 소망 / lesser omentum

그림 8-33. **큰그물막과 작은그물막**

창자간막은 뒤배벽에서 나와 작은창자를 감싸준 다음 원래 자리로 돌아가는 두 겹으로 된 구조를 하고 있다. 두 겹 사이로는 위창자간막동맥과 정맥의 지류, 림프관, 림프절이 지나간다(그림 8-32).

잘록창자간막 결장간막/mesocolon | 두 개의 복막주름이 각각 큰창자의 가로잘록창자, 구불잘록창자를 뒤 배벽에 연결해 준다. 이 복막주름에는 창자로 가는 혈관과 림프관이 담겨 있다(그림 8-32).

창자간막과 잘록창자간막이 창자를 느슨하게 잡아 주고 있기 때문에 위창자길을 따라 내려가는 장의 내용물이 근육 수축으로 혼합되고 밀려갈 때 장이 활발히 움직일 수 있다.

호흡계통

호흡계통의 개요

호흡계통 호흡기계/respiratory system 은 **코** nose, **인두** pharynx, **후두** larynx, **기관** trachea, **기관지** bronchus 및 **허파** 폐/lung 로 이루어져 있으며, 공기와 혈액 사이에서 가스교환을 하며 산소를 혈액으로 흡수하고 이산화탄소를 대기로 방출한다. 허파는 가스교환이 일어나는 호흡작용을 하는 기관이고, 나머지 부위는 공기의 통로가 되는 **기도** respiratory tract 로서의 역할을 한다. 코안에서 후두까지를 상기도라고 하며, 기관보다 더 아래 부분은 하기도라고 한다(그림 9-1).

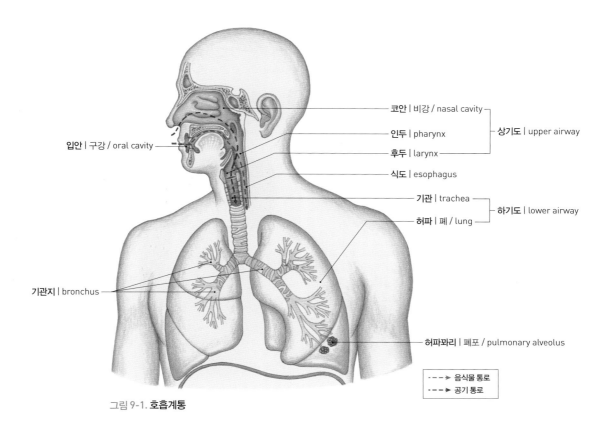

그림 9-1. **호흡계통**

코

코 비/nose 는 호흡기관으로 들어가는 공기의 입구인 동시에 후각의 감각기관이기도 하다. 얼굴에서 튀어 나온 바깥코와 입안 위에 있는 코안으로 이루어져 있다.

1. 바깥코 (그림 9-2)

바깥코 외비/external nose 는 코안으로 통하는 입구이며 얼굴에서 튀어 나와 있는 부분이다. 좌우에 있는 눈 사이에 가장 위부분인 **코뿌리** 비근/root of nose 가 있고 그 아래쪽으로 뻗어 나온 **콧등** 비배/dorsum of nose 이, 아래끝부분에는 **코끝** 비첨/apex of nose 이 있다. **콧방울** 비익/ala of nose 은 좌우의 콧구멍을 덮고 있다. 바깥코의 뼈대는 대부분 연골로 이루어져 있으며 탄력성이 있다.

2. 코안 (그림 9-3)

코안 비강/nasal cavity 은 얼굴의 뼈 안에 있는 좌우 한 쌍의 빈 공간이다. 앞쪽으로는 **콧구멍** 외비공/naris 을 통해 외부로 연결되어 있고 뒤쪽으로는 **뒤콧구멍** 후비공/choana 을 통해 인두로 연결되어 있다. 좌우의 코안은 **코중격** 비중격/nasal septum 에 의해 분리되어 있다.

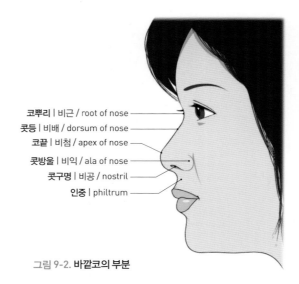

코뿌리 | 비근 / root of nose
콧등 | 비배 / dorsum of nose
코끝 | 비첨 / apex of nose
콧방울 | 비익 / ala of nose
콧구멍 | 비공 / nostril
인중 | philtrum

그림 9-2. **바깥코의 부분**

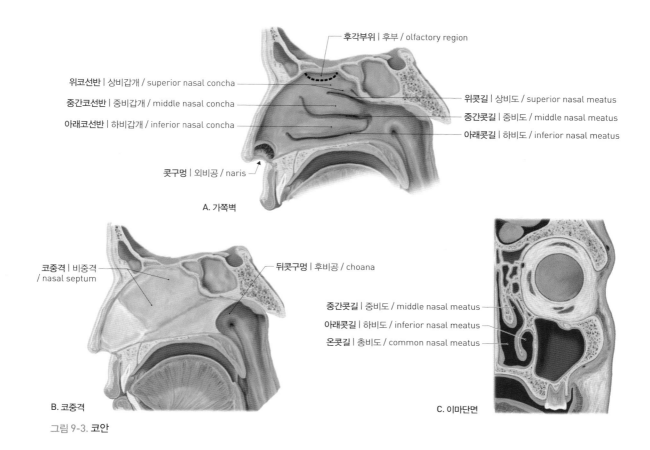

A. 가쪽벽

후각부위 | 후부 / olfactory region

위코선반 | 상비갑개 / superior nasal concha
중간코선반 | 중비갑개 / middle nasal concha
아래코선반 | 하비갑개 / inferior nasal concha

콧구멍 | 외비공 / naris

위콧길 | 상비도 / superior nasal meatus
중간콧길 | 중비도 / middle nasal meatus
아래콧길 | 하비도 / inferior nasal meatus

B. 코중격

코중격 | 비중격 / nasal septum

뒤콧구멍 | 후비공 / choana

C. 이마단면

중간콧길 | 중비도 / middle nasal meatus
아래콧길 | 하비도 / inferior nasal meatus
온콧길 | 총비도 / common nasal meatus

그림 9-3. **코안**

코안의 가쪽벽에는 **위·중간·아래코선반** 상·중·하비
갑개/superior·middle·inferior nasal concha 이라고 하는 3개의
선반 모양의 기관이 튀어나와 있고, 이것이 앞쪽 위로
뻗어 있어서 **위·중간·아래콧길** 상·중·하비도/superior·
middle·inferior nasal meatus 이라고 하는 통로를 형성한다.
코중격과 3개의 코선반 사이에는 **온콧길** 총비도/common
nasal meatus 이라고 하는 공통의 통로가 형성되어 있다.

3. 코곁굴 (그림 9-4)

머리뼈 안에는 **코곁굴** 부비강/paranasal sinus 이라고 불
리는 공기가 차 있는 공간이 있으며 코안으로 연결되어
있다. 코곁굴은 코안 주위에 있는 4개의 뼈 속에 있으며
뼈와 동일한 이름을 가지고 있다.

위턱굴 상악동/maxillary sinus 은 가장 큰 코곁굴이며 위
턱뼈의 속에 있다.

벌집굴 사골동/ethmoidal sinus 은 여러 개의 작은 공기
공간의 집합이며, 앞·중간·뒤의 3부분으로 나뉘어져
있다. 앞벌집은 반달틈새를 통해 중간콧길로, 중간
벌집은 중간콧길로, 뒤벌집은 위콧길로 이어진다.

나비굴 접형골동/sphenoidal sinus 은 나비뼈몸통 안에
좌우로 나뉘어져 있으며, **이마굴** 전두동/frontal sinus 은
이마뼈비늘 안에 있다.

코곁굴의 역할은 점막을 생산해 코안으로 들어온
공기의 온도와 습도를 조절하고 머리뼈에 가해지는
충격을 흡수한다. 또한 머리뼈를 구성하는 뼈의 양을
최소화해서 경량화하며, 소리의 공명에 도움을 준다.

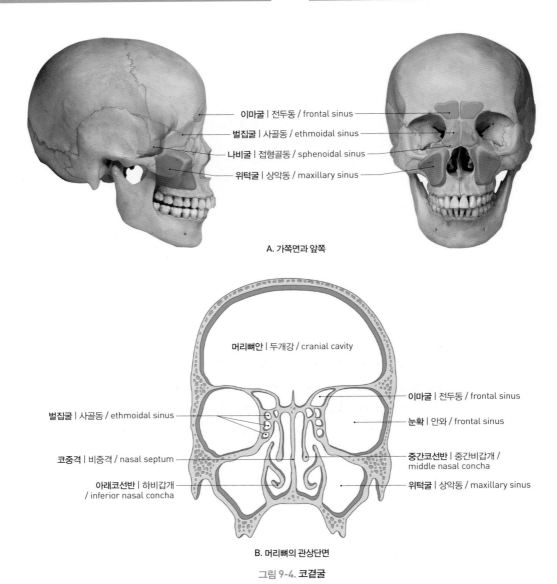

A. 가쪽면과 앞쪽

이마굴 | 전두동 / frontal sinus
벌집굴 | 사골동 / ethmoidal sinus
나비굴 | 접형골동 / sphenoidal sinus
위턱굴 | 상악동 / maxillary sinus

머리뼈안 | 두개강 / cranial cavity

벌집굴 | 사골동 / ethmoidal sinus

코중격 | 비중격 / nasal septum

아래코선반 | 하비갑개
/ inferior nasal concha

이마굴 | 전두동 / frontal sinus

눈확 | 안와 / frontal sinus

중간코선반 | 중간비갑개 /
middle nasal concha

위턱굴 | 상악동 / maxillary sinus

B. 머리뼈의 관상단면

그림 9-4. **코곁굴**

인두 [그림 9-5]

코안의 뒤에는 뒤콧구멍에 의해 **인두** pharynx 로 열린다. 인두는 입안 뒤에 있는 깔때기 모양의 관으로, 콧구멍 속에서부터 **후두** larynx 와 **식도** esophagus 로 이어진다. 인두는 뼈대근육으로 구성되어 있고 내면이 점막 으로 덮여 있다. 인두는 **코인두** 비인두/nasopharynx, **입인두** 구인두/oropharynx, **후두인두** 인두후두부/laryngopharynx 로 나뉜다. 코인두는 호흡 기능만 갖고 있지만 입인두와 후두인두는 소화와 호흡 기능 두 가지를 다 한다.

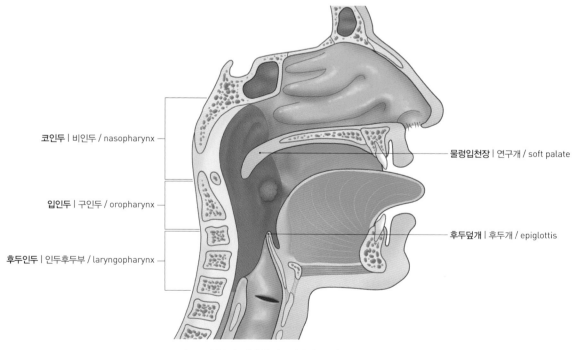

코인두 | 비인두 / nasopharynx

입인두 | 구인두 / oropharynx

후두인두 | 인두후두부 / laryngopharynx

물렁입천장 | 연구개 / soft palate

후두덮개 | 후두개 / epiglottis

그림 9-5. **인두의 구분** (인두는 파란색 부분)

후두

후두 larynx 는 연골로 둘러싸인 속빈장기이다. 앞목 가운데 피부 밑에 있고 인두 앞쪽에 맞닿아 있다. 위쪽은 인두로 연결되어 있고 아래쪽은 기관에 연결되어 있다. 속에 있는 주름으로 기도(숨길)를 막아 음성을 만들어 낸다.

1. 후두의 연골 (그림 9-6)

후두에는 여섯 종류의 연골이 있다. 한 개씩인 방패연골, 반지연골, 후두덮개연골 그리고 쌍을 이루고 있는 모뿔연골, 잔뿔연골, 쐐기연골이다.

방패연골 갑상연골/thyroid cartilage | 후두에서 가장 큰 연골이며 후두의 앞가쪽 벽을 형성한다. 형태는 방패 모양이며 정중부분의 **후두융기** laryngeal prominence 는 특히 남성에게 튀어나와 있으며 피부밑에서 만질 수 있다.

반지연골 윤상연골/cricoid cartilage | 방패연골 아래쪽에 있는 고리 모양 연골이며 아래쪽에서 기관의 연골로 연결된다. 반지연골판의 위가쪽면에는 모뿔관절면(모뿔연골바닥과 관절을 이룬다)이 있으며, 가쪽면 아래부분에는 방패관절면(방패연골 아래뿔과 관절을 이룬다)이 있다.

모뿔연골 피열연골/arytenoid cartilage | 반지연골판 위에 있는 한 쌍의 작은 연골이며 삼각뿔 모양이다. 아래앞끝부분의 **성대돌기** vocal process 에는 성대인대가 붙어있으며, 앞가쪽면에는 성대근육과 안뜰주름이 붙어 있다.

후두덮개연골 후두개연골/epiglottic cartilage | 혀근육의 뒤쪽에 있는 나뭇잎 모양 연골이다. 앞쪽의 정중부분은 목뿔덮개인대에 의해 목뿔뼈에 연결된다.

잔뿔연골 소각연골/corniculate cartilage | 모뿔연골끝 위에 있는 원뿔 모양의 작은 연골이다.

쐐기연골 설상연골/cuneiform cartilage | 잔뿔연골 앞에 위치해 있는 막대기 모양의 작은 연골이며 후두탄력막 속에 있다.

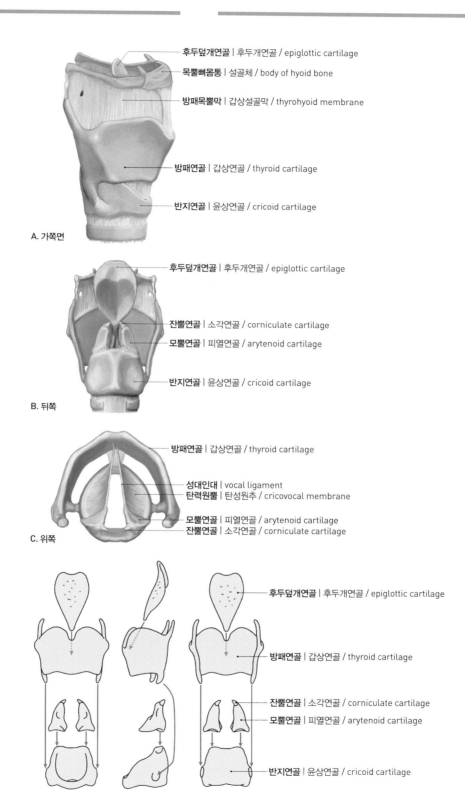

후두덮개연골 | 후두개연골 / epiglottic cartilage
목뿔뼈몸통 | 설골체 / body of hyoid bone
방패목뿔막 | 갑상설골막 / thyrohyoid membrane

방패연골 | 갑상연골 / thyroid cartilage

반지연골 | 윤상연골 / cricoid cartilage

A. 가쪽면

후두덮개연골 | 후두개연골 / epiglottic cartilage

잔뿔연골 | 소각연골 / corniculate cartilage
모뿔연골 | 피열연골 / arytenoid cartilage

반지연골 | 윤상연골 / cricoid cartilage

B. 뒤쪽

방패연골 | 갑상연골 / thyroid cartilage

성대인대 | vocal ligament
탄력원뿔 | 탄성원추 / cricovocal membrane

모뿔연골 | 피열연골 / arytenoid cartilage
잔뿔연골 | 소각연골 / corniculate cartilage

C. 위쪽

후두덮개연골 | 후두개연골 / epiglottic cartilage

방패연골 | 갑상연골 / thyroid cartilage

잔뿔연골 | 소각연골 / corniculate cartilage
모뿔연골 | 피열연골 / arytenoid cartilage

반지연골 | 윤상연골 / cricoid cartilage

D. 앞면, 옆면, 뒷면의 단순그림(화살표는 해당 연골의 부분이 접하는 곳)

그림 9-6. **후두의 연골**

2. 후두안 (그림 9-7, 8)

후두안 후두강/laryngeal cavity 은 후두어귀에서 시작되며 아래끝부분은 반지연골의 아래모서리이다. 내부에서는 위주름인 안뜰주름과 아래주름인 성대주름이라고 하는 2개의 점막주름이 튀어나와서 속공간을 좁히고 있다. 2개의 점막주름에 의해 후두안은 위, 중간, 아래의 세 부분으로 나뉘는데, 이를 각각 **후두안뜰, 후두실, 성대**

문아래공간이라고 한다.

후두안뜰 후두전정/laryngeal vestibule | 후두어귀에서 안뜰주름까지의 범위이다. **안뜰주름** vestibular fold 에 의해 후두안이 좁아져 있으며 그 틈새를 **안뜰틈새** 후두전정렬/rima vestibuli 라고 한다.

후두실 laryngeal ventricle | 안뜰주름과 성대주름 사이에서 가쪽으로 부풀은 부분이다.

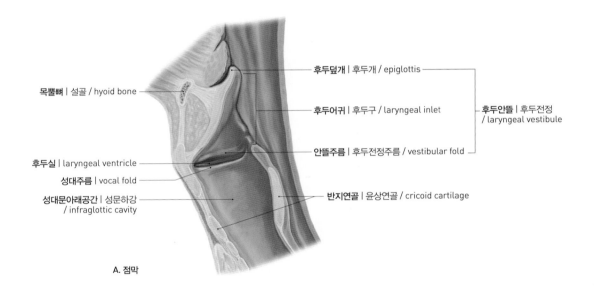

목뿔뼈 | 설골 / hyoid bone
후두덮개 | 후두개 / epiglottis
후두어귀 | 후두구 / laryngeal inlet
안뜰주름 | 후두전정주름 / vestibular fold
후두안뜰 후두전정 / laryngeal vestibule
후두실 | laryngeal ventricle
성대주름 | vocal fold
성대문아래공간 | 성문하강 / infraglottic cavity
반지연골 | 윤상연골 / cricoid cartilage

A. 점막

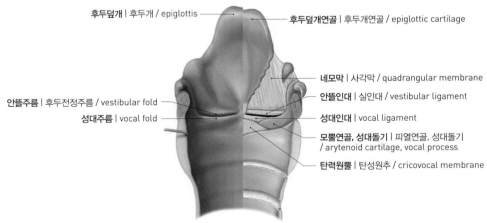

후두덮개 | 후두개 / epiglottis
후두덮개연골 | 후두개연골 / epiglottic cartilage
네모막 | 사각막 / quadrangular membrane
안뜰인대 | 실인대 / vestibular ligament
안뜰주름 | 후두전정주름 / vestibular fold
성대주름 | vocal fold
성대인대 | vocal ligament
모뿔연골, 성대돌기 | 피열연골, 성대돌기 / arytenoid cartilage, vocal process
탄력원뿔 | 탄성원추 / cricovocal membrane

B. 후두 뒤벽을 정중앙에서 절단해서 좌우로 벌린 상태
(오른쪽 절반은 점막이 제거되어 있다)

그림 9-7. 후두안, 가쪽면

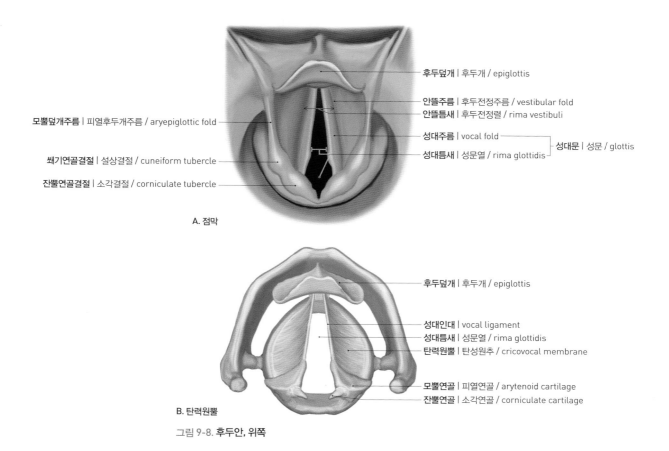

A. 점막

후두덮개 | 후두개 / epiglottis

모뿔덮개주름 | 피열후두개주름 / aryepiglottic fold

안뜰주름 | 후두전정주름 / vestibular fold
안뜰틈새 | 후두전정렬 / rima vestibuli

성대주름 | vocal fold
성대틈새 | 성문열 / rima glottidis

쐐기연골결절 | 설상결절 / cuneiform tubercle

잔뿔연골결절 | 소각결절 / corniculate tubercle

성대문 | 성문 / glottis

B. 탄력원뿔

후두덮개 | 후두개 / epiglottis

성대인대 | vocal ligament
성대틈새 | 성문열 / rima glottidis
탄력원뿔 | 탄성원추 / cricovocal membrane

모뿔연골 | 피열연골 / arytenoid cartilage
잔뿔연골 | 소각연골 / corniculate cartilage

그림 9-8. 후두안, 위쪽

성대문아래공간 성문하강/infraglottic cavity | 성대주름보다 아래쪽에 있는 부분이다. **성대주름** vocal fold 에 의해 후두안이 좁아져 있으며 그 틈새를 **성대틈새** 성문열/ rima glottidis 라고 한다. 성대주름과 성대틈새를 합쳐서 **성대문** 성문/glottis 이라고 하며 이곳에서 음성이 발생 된다.

3. 후두의 근육 [그림 9-9, 표 9-1]

후두근육에는 방패연골에 작용하는 1) 반지방패근, 모뿔연골과 성대에 작용하는 6개의 근육인 2) 뒤반지 모뿔근, 3) 가쪽반지모뿔근, 4) 가로모뿔근, 5) 빗모뿔근, 6) 방패모뿔근, 7) 성대근이 있다.

후두근육들은 후두를 안정시키고 성대주름의 긴장 도를 조절하며 **성대문** 성문 / glottis 을 열고 닫는 기능을 한다.

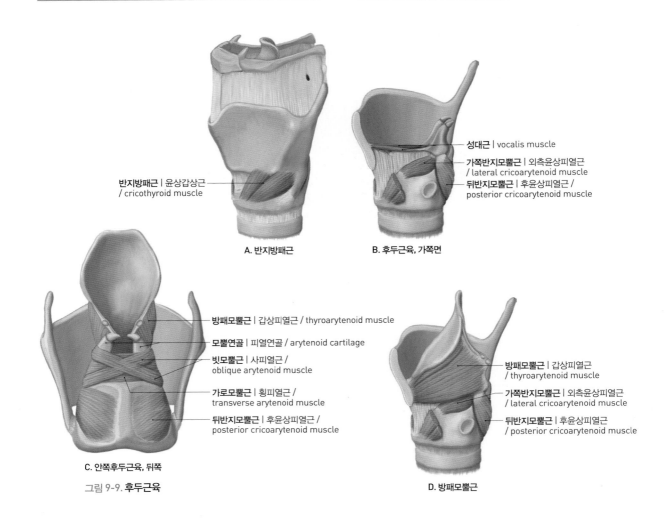

반지방패근 | 윤상갑상근 / cricothyroid muscle

성대근 | vocalis muscle

가쪽반지모뿔근 | 외측윤상피열근 / lateral cricoarytenoid muscle
뒤반지모뿔근 | 후윤상피열근 / posterior cricoarytenoid muscle

A. 반지방패근

B. 후두근육, 가쪽면

방패모뿔근 | 갑상피열근 / thyroarytenoid muscle
모뿔연골 | 피열연골 / arytenoid cartilage
빗모뿔근 | 사피열근 / oblique arytenoid muscle
가로모뿔근 | 횡피열근 / transverse arytenoid muscle
뒤반지모뿔근 | 후윤상피열근 / posterior cricoarytenoid muscle

C. 안쪽후두근육, 뒤쪽

그림 9-9. 후두근육

방패모뿔근 | 갑상피열근 / thyroarytenoid muscle
가쪽반지모뿔근 | 외측윤상피열근 / lateral cricoarytenoid muscle
뒤반지모뿔근 | 후윤상피열근 / posterior cricoarytenoid muscle

D. 방패모뿔근

표 9-1. 후두근육

근육	이는곳	닿는곳	신경지배	작용
반지방패근	반지연골활의 앞가쪽면	빗부분: 방패연골 아래뿔 곧은부분: 방패연골 뒤모서리	위후두신경	방패연골 앞으로 당기기, 앞굽힘
뒤반지모뿔근	반지연골판 뒤쪽의 패임	모뿔연골 근육돌기의 뒤쪽	아래후두신경	모뿔연골의 벌림과 바깥돌림, 성대틈새를 엶
가쪽반지모뿔근	반지연골활의 위쪽	모뿔연골 근육돌기의 뒤쪽		모뿔연골의 안쪽돌림, 성대틈새를 닫음
가로모뿔근	모뿔연골 뒤쪽의 가쪽모서리	반대쪽 모뿔연골 뒤쪽의 가쪽모서리		모뿔연골의 안쪽돌림, 성대틈새를 닫음
빗모뿔근	모뿔연골 근육돌기의 뒤쪽	반대쪽 모뿔연골 끝부분의 뒤쪽, 일부는 모뿔후두덮개주름		모뿔연골의 안쪽돌림, 성대틈새를 닫음
방패모뿔근	방패연골 뒤쪽 가운데아래 부분, 정중반지방패인대	모뿔연골의 앞가쪽면, 일부는 모뿔후두덮개주름		방패연골을 뒤쪽으로 당겨 성대인대를 이완, 모뿔연골의 안쪽돌림, 성대틈새를 닫음
성대근	모뿔연골 성대돌기의 가쪽면	성대인대, 방패연골 뒤쪽 정중부분		성대인대의 긴장 조절

기관과 기관지

1. 기관 (그림 9-10)

1) 기관의 위치

기관 trachea 은 후두에서 이어지며 여섯째목뼈 높이에서 시작해 정중앙으로 내려오다가 넷째, 다섯째등뼈 높이에서 오른·왼기관지로 갈라진다. 기관의 뒤쪽에 식도가 붙어있고 식도의 뒤쪽은 척주와 붙어있다. 복장뼈자루 위모서리에 있는 목아래패임에서 피부를 통해 기관을 만져볼 수 있다. 기관의 위쪽 절반은 목에 있고 아래 절반은 위세로칸에 있다.

2) 기관의 구조와 기능

기관은 길이가 약 10 cm, 지름이 약 2 cm이며 속이 빈 관 모양을 지니고 있다. 기관의 벽에는 15~20개의 말굽 모양의 **기관연골** tracheal cartilage 이 있으며 그 사이는 **고리인대** 윤상인대/annular ligament 에 의해 연결되어 있다. 기관의 뒤벽은 연골이 없고 가로방향의 민무늬근육을 포함한 **막벽** 막성벽/membranous wall 이다(그림 9-10C).

기관과 기관지의 속은 호흡할 때 음압이 되기 때문에 기관과 기관지벽의 연골은 속공간이 좁아지지 않도록 하는 데 도움이 된다.

2. 기관지 (그림 9-10)

기관 trachea 은 후두에 이어져 약 여섯째목뼈 높이에서 시작해 정중앙을 내려간 후 넷째, 다섯째등뼈 높이에서 좌우의 기관지로 갈라진다. 갈라지는 곳을 **기관갈림** 기관분기부/tracheal bifurcation 이라고 하며, 기관 속으로 솟은 능선을 **기관용골** carina of trachea 이라고 한다(그림 9-10A, B). 기관의 벽은 C자 모양의 연골로 둘러싸여 있으며, 뒤벽에는 연골이 없고 민무늬근육이 있어서 막벽이라고 한다.

오른주기관지·왼주기관지 우·좌주기관지/right·left main bronchus 는 허파뿌리와 함께 허파문을 통해 허파로 들어간다. 기관지는 명확하게 좌우의 차이가 있다. 오른기관지는 왼기관지보다 굵고 짧으며 보다 수직에 가깝다. 이 때문에 기관으로 들어온 이물질은 오른허파로 들어가기가 쉽다. 허파문에 이른 기관지는 나뭇가지 모양으로 계속 분지를 한다고 하여 **기관지나무** bronchial tree 라고 한다(그림 9-10D).

기관지는 허파 속에서 **엽기관지** lobar bronchus 로 갈라져서 각 허파엽으로

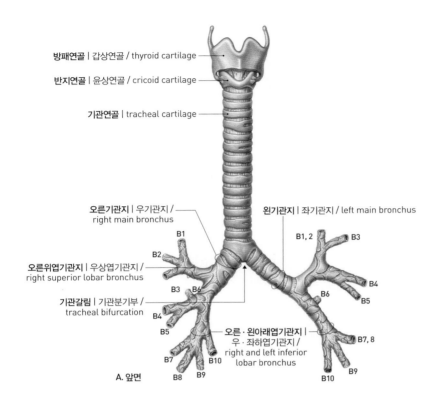

방패연골 | 갑상연골 / thyroid cartilage

반지연골 | 윤상연골 / cricoid cartilage

기관연골 | tracheal cartilage

오른기관지 | 우기관지 /
right main bronchus

왼기관지 | 좌기관지 / left main bronchus

B1

B1, 2

B3

B2

오른위엽기관지 | 우상엽기관지 /
right superior lobar bronchus

B3   B6

B4

기관갈림 | 기관분기부 /
tracheal bifurcation

B6

B5

B4

오른·왼아래엽기관지 |
우·좌하엽기관지 /
right and left inferior
lobar bronchus

B7, 8

B5

B7   B10

B9

B8   B9

B10

A. 앞면

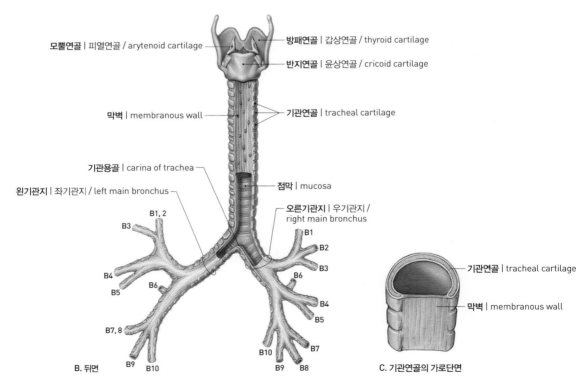

모뿔연골 | 피열연골 / arytenoid cartilage

방패연골 | 갑상연골 / thyroid cartilage

반지연골 | 윤상연골 / cricoid cartilage

막벽 | membranous wall

기관연골 | tracheal cartilage

기관용골 | carina of trachea

점막 | mucosa

왼기관지 | 좌기관지 / left main bronchus

오른기관지 | 우기관지 /
right main bronchus

B1, 2

B1

B3

B2

B3

B4

B6

B6

B5

B4

B5

B7, 8

B7

B9   B10

B10   B9   B8

B. 뒤면

기관연골 | tracheal cartilage

막벽 | membranous wall

C. 기관연골의 가로단면

그림 9-10. **기관과 기관지가지**(다음 페이지에 계속됨)

향한다. 오른위엽으로 향하는 엽기관지만 허파문으로 들어가기 직전에 갈라진다.

또한 엽기관지는 **구역기관지** segmental bronchus 로 갈라져 기관지허파구역으로 향한다.

구역기관지는 가지로 갈라지며 점차 가늘어지면서 벽에서 연골이 사라지게 되고, 지름 1~2 mm의 세기관지가 되어 허파소엽으로 들어간다. 허파소엽 안에 들어 있는 많은 허파꽈리에서 가스교환이 이루어진다(그림 9-10D).

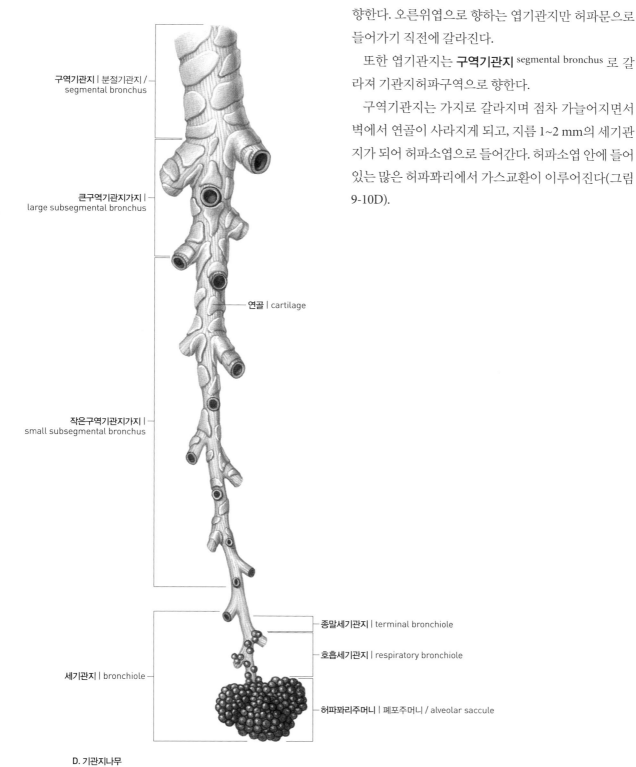

구역기관지 | 분절기관지 / segmental bronchus

큰구역기관지가지 | large subsegmental bronchus

연골 | cartilage

작은구역기관지가지 | small subsegmental bronchus

종말세기관지 | terminal bronchiole

호흡세기관지 | respiratory bronchiole

세기관지 | bronchiole

허파꽈리주머니 | 폐포주머니 / alveolar saccule

D. 기관지나무

그림 9-10. **기관과 기관지가지**(앞 페이지에서 이어짐)

허파

좌우의 **허파** 폐/lung 는 가슴안에서 세로칸을 사이에 두고 양쪽 절반을 차지하고 있다. 각각 반원뿔에 가까운 모양을 하고 있으며 가슴막이 둘러 싸고 있다. 호흡계통의 중심장기이며 숨길을 통해 들어온 공기와 혈액 사이에서 가스교환이 일어난다. 허파는 오른심실에서 허파동맥을 통해 산소가 부족한 혈액을 받아들이고 허파정맥을 통해 왼심방으로 산소가 풍부한 혈액을 내보낸다. 세로칸에 있는 심장이 왼쪽으로 치우쳐 있기 때문에 오른허파가 왼허파보다 약간 더 크다.

1. 허파의 겉모습(그림 9-11, 12)

허파의 위끝은 동그랗게 튀어나온 **허파꼭대기** 폐첨/apex of lung 이고 아래 끝은 넓게 퍼져있는 **허파바닥** 폐저/base of lung 이다. 맞닿은 해부학구조에 따라 다음의 3개의 면으로 나눈다.

갈비면 늑골면/costal surface | 앞, 가쪽, 뒤의 3방향으로 둥글게 튀어나와 있다.
가로막면 횡격면/diaphragmatic surface | 아래쪽에 있으며 가로막의 둥근천 장에 해당하는 오목한 면과 맞닿는다.
세로칸면 종격면/mediastinal surface | 심장과 그 외의 세로칸에 있는 장기와 밀착되어 있으며 약간 오목하다.

세로칸면의 중앙부분에는 **허파문** 폐문/hilum of lung 이 있으며 이곳으로 기관지, 혈관(허파동맥·정맥, 기관지동맥·정맥, 림프관)과 신경이 허파로 들어가고 나온다. 왼허파의 세로칸면 앞아래부분은 심장으로 인해 오목 하게 패여 있다.

3개의 면이 만드는 모서리 중에서 **아래모서리** 하연/inferior border 는 가로 막면과 갈비면을 예리하게 나누고 있다. **앞모서리** 전연/anterior border 는 갈비면과 세로칸면이 이어지는 예리한 모서리이다.

2. 허파뿌리와 허파문

허파뿌리 폐근/root of lung 는 세로칸과 허파를 연결하는 부분으로 허파문을 지나는 구조들을 말한다. 허파뿌리에는 1개의 **허파동맥** 폐동맥/pulmonary artery, 2개의 **허파**

정맥 폐정맥/pulmonary vein, **주기관지** main bronchus 와 더불어 기관지동맥과 정맥, 신경, 림프관이 들어있다. 허파의 세로칸면에서 허파뿌리가 들어가고 나오는 부분을 **허파문** 폐문/hilum of lung 이라 하며, 허파로 드나드는 구조들의 어귀가 되는 곳이다. 허파뿌리의 아래쪽에서

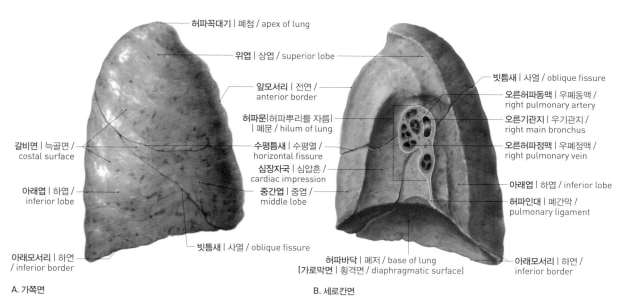

A. 가쪽면

B. 세로칸면

그림 9-11. **오른허파**

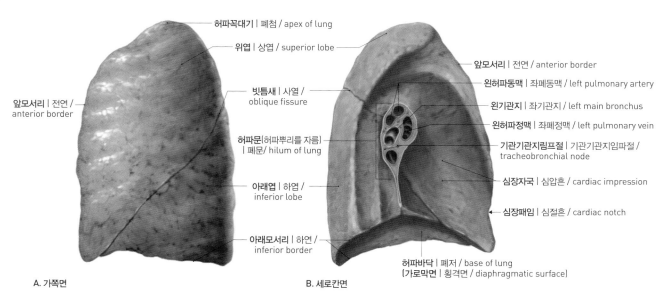

A. 가쪽면

B. 세로칸면

그림 9-12. **왼허파**

허파와 세로칸을 연결하는 가슴막의 주름이 **허파인대**
폐간막/pulmonary ligament 이다.

3. 오른허파 [그림 9-11]

오른허파 우폐/right lung 는 **위·중간·아래엽** 상·중·하엽/
superior · middle · inferior lobe 으로 나뉘며 엽 사이에는 내장
가슴막이 들어와 틈새를 이루고 있다.

빗틈새 사열/oblique fissure | 위엽과 중간엽을 아래엽과
나눈다.
수평틈새 수평열/horizontal fissure | 위엽과 중간엽을 나
눈다. 앞쪽의 복장뼈 부근부터 뒤쪽으로 거의 넷째
갈비사이공간을 따라 뻗어있다.

오른허파의 세로칸면은 장기와 큰혈관에 밀착되어
있으며 이에 눌린 자국이 관찰된다. 앞아래부분에는
심장이 밀착되어 있다(**심장자국** 심압흔/cardiac impression).
홀정맥은 허파문 뒤쪽으로 올라가며 허파문 위쪽을
넘어서 위대정맥과 연결된다. 허파문 바로 뒤쪽에는
식도가 내려가고 있다.

4. 왼허파 [그림 9-12]

왼허파 좌폐/left lung 에는 위엽과 아래엽이 있으며 빗
틈새에 의해 나뉜다.
왼허파의 빗틈새는 셋째, 넷째등뼈 가시돌기 사이
부근부터 앞아래쪽으로 거의 다섯째갈비사이공간과
여섯째갈비뼈를 따라 뻗어있다.
왼허파의 세로칸면에는 앞아래부분에 심장에 의해
커다랗게 움푹 패인 곳이 있으며 **심장자국** 심압흔/cardiac
impression 이라고 한다. 앞모서리의 아래부분에는 심장

으로 인해 파여진 **심장패임** 심절흔/cardiac notch 이 있다.
대동맥활은 허파문 위쪽을 뒤로 넘어가 가슴대동맥으로
바뀐 후 허파문 뒤쪽으로 내려간다. 식도 역시 허파문
뒤쪽으로 내려간다.

5. 허파구역 [그림 9-10, 13, 표 9-2, 3]

허파구역 폐구역/bronchopulmonary segment 은 엽기관지
에서 직접 갈라진 각 가지, 즉 구역기관지를 통해 공기가
드나드는 부분을 말하며, 구역기관지와 허파동맥에
의해 나눠진다. 좌우의 허파에 각각 10개의 허파구역이
있으며, 왼허파에는 그 일부가 합쳐져 있다. 허파구역은
외과적 수술로 잘라낼 수 있는 단위가 되며, 허파의 영상
의학사진이나 기관지조영사진을 해석하는 데 꼭 필요
한 지식이다.
허파구역의 모양은 불규칙한 원뿔이다. 그 꼭대기는
구역기관지의 시작부분에 해당하고 바닥면은 허파의
바깥표면에 있다. 기관지와 허파동맥의 가지는 허파
구역의 중심을 통해 갈라지고, 허파정맥의 가지는 허파
구역 바깥 모서리쪽으로 달린다.

6. 허파꽈리와 가스교환 [그림 9-14]

허파 속에서 기관지의 가지는 허파동맥의 가지와 나
란히 주행하며, 갈라지면서 점차 가늘어진다. 지름 1
mm 정도가 되면 벽에서 연골이 사라지고 **세기관지**
bronchiole 라고 불리게 된다. 또한 세기관지는 더 많은
가지로 갈라지면서 소엽에 분포하게 되어, 한 세기관
지가 한 허파소엽을 담당하게 된다. **허파소엽** 폐소엽/
pulmonary lobule 속에서 갈라진 세기관지는 종류가 다른
상피세포를 가진 종말세관지와 호흡세기관지가 되며,
마지막으로 무수히 많은 주머니 모양의 **허파꽈리** 폐포/

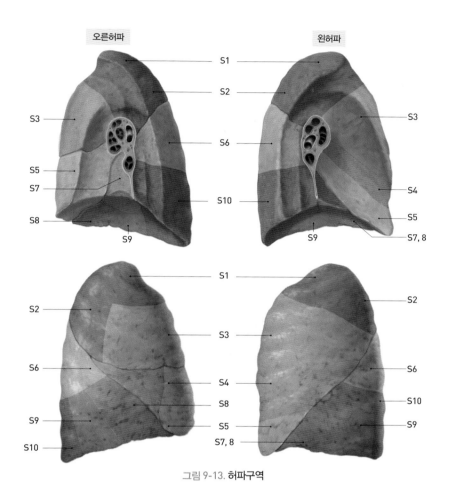

그림 9-13. 허파구역

표 9-2. 오른허파의 구역기관지와 허파구역

구역기관지		허파구역	
오른위엽기관지	허파꼭대기가지 B1	오른위엽	허파꼭대기구역 S1
	뒤위엽가지 B2		뒤위엽구역 S2
	앞위엽가지 B3		앞위엽구역 S3
오른중간엽기관지	가쪽중간엽가지 B4	오른중간엽	가쪽중간엽구역 S4
	안쪽중간엽가지 B5		안쪽중간엽구역 S5
오른아래엽기관지	위아래엽가지 B6	오른아래엽	위아래엽구역 S6
	안쪽바닥가지 B7		안쪽바닥구역 S7
	앞바닥가지 B8		앞바닥구역 S8
	가쪽바닥가지 B9		가쪽바닥구역 S9
	뒤바닥가지 B10		뒤바닥구역 S10

B: 기관지(그림 9-10 참조), S: 구역(그림 9-13 참조)

표 9-3. 왼허파의 구역기관지와 허파구역

구역기관지		허파구역	
왼위엽기관지	허파꼭대기뒤가지 B1+2	왼위엽	허파꼭대기뒤구역 S1+2
	앞위엽가지 B3		앞위엽구역 S3
	위혀가지 B4		위혀구역 S4
	아래혀가지 B5		아래혀구역 S5
왼아래엽기관지	위아래엽가지 B6	왼아래엽	위아래엽구역 S6
	안쪽바닥가지 B7		안쪽바닥구역 S7
	앞바닥가지 B8		앞바닥구역 S8
	가쪽바닥가지 B9		가쪽바닥구역 S9
	뒤바닥가지 B10		뒤바닥구역 S10

B: 기관지(그림 9-10 참조), S: 구역(그림 9-13 참조)

alveolus 에 연결된다.

허파꽈리에서는 허파꽈리 안의 공기와 모세혈관 안의 혈액 사이에서 **가스교환** gas exchange 이 이루어진다. 산소는 확산되어 적혈구 속의 헤모글로빈에 결합하고, 이산화탄소(CO_2)의 대부분은 중탄산염(HCO_3^-)으로 적혈구와 혈장에 녹아있으며, 적혈구 안에 있는 탄산탈수효소에 의해 이산화탄소로 바뀐 후에 허파꽈리로 배출된다. 혈액이 허파꽈리의 모세혈관을 통과하는 시간은 0.75초 정도이며 이 사이에 가스교환이 이루어진다(그림 9-14).

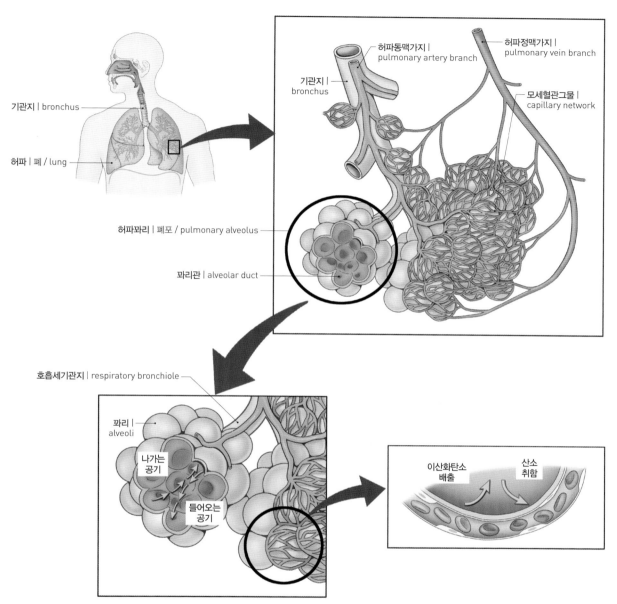

그림 9-14. 허파꽈리와 가스교환

가슴막

가슴안에는 중앙의 세로칸을 사이에 끼고 좌우로 **가슴막안** 흉막강/pleural cavity 이 있으며 각각 허파를 감싸고 있다. 가슴막안의 위쪽은 위가슴문을 약간 넘어서 목부위 바닥까지 도달하고 아래쪽은 가로막 위쪽과 닿아있으며, 가로막이 갈비뼈에 붙어있는 근처까지 가슴막안이 닿아있다. 앞쪽, 가쪽, 뒤쪽은 가슴우리 속면과 붙어있고 안쪽은 세로칸과 붙어있다.

1. 가슴막의 구분과 부위 (그림 9-15)

가슴막안은 **가슴막** 흉막/pleura 이라는 얇은 장막으로 덮여 있다. 가슴막은 그 위치에 따라 두 가지로 나뉜다.

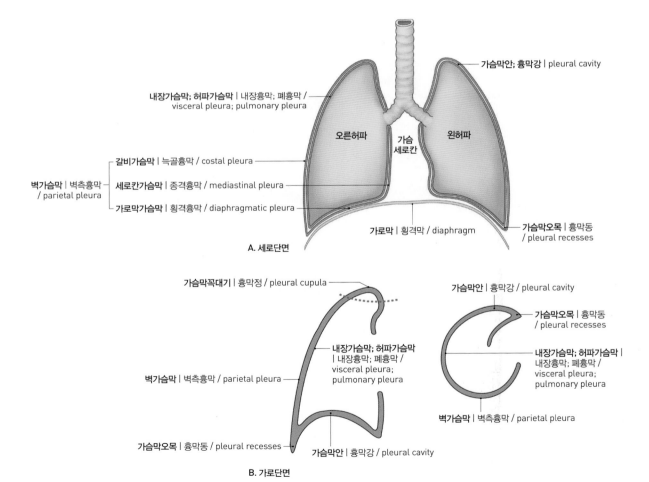

그림 9-15. **가슴막과 가슴막안**

벽가슴막 벽측흉막/parietal pleura | 가슴벽 속면을 덮는다.
내장가슴막 장측흉막/visceral pleura (허파가슴막 폐흉막/pulmo-
nary pleura) | 허파의 표면을 덮는다.

벽가슴막과 내장가슴막은 약간의 간격을 두고 맞
닿아 있다. 허파 주변의 가슴막안은 벽가슴막과 내장
가슴막 사이의 좁은 공간만 남는다. 소량의 장액을 포함
하고 있어서 벽가슴막과 내장가슴막 사이의 움직임을
원활하게 하고 호흡할 때 허파의 팽창과 축소를 돕기
위해 표면장력으로 허파를 가슴벽에 밀착시켜준다.
벽가슴막은 덮고 있는 부위에 따라 **갈비가슴막** 늑골흉막/
costal pleura, **세로칸가슴막** 종격흉막/mediastinal pleura, **가로
막가슴막** 횡격흉막/diaphragmatic pleura 으로 나뉜다.

2. 가슴막오목 [그림 9-16)

가슴막의 앞쪽과 아래쪽에는 허파 없이 앞뒤의 벽
가슴막이 서로 맞닿는 공간이 있으며, 이를 **가슴막오목**
흉막동/pleural recess 이라고 한다.

갈비가로막오목 늑골횡격동/costodiaphragmatic recess | 아래
쪽 갈비가로막오목은 갈비가슴막과 가로막가슴막
사이에 있는 가장 큰 가슴막오목이다.
갈비세로칸오목 늑골종격동/costomediastinal recess | 앞쪽
갈비세로칸오목은 갈비가슴막과 세로칸가슴막이
맞닿아 있는부위이다.

깊게 들숨을 쉬면 허파가 크게 부풀어 올라서 가슴막
오목 안까지 들어오고, 세게 날숨을 쉬면 허파가 작아져
가슴막오목이 커진다.

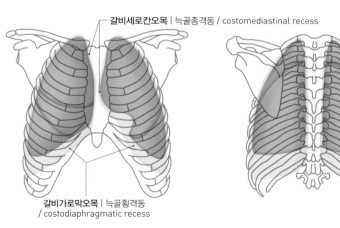

갈비세로칸오목 | 늑골종격동 / costomediastinal recess

갈비가로막오목 | 늑골횡격동
/ costodiaphragmatic recess

A. 앞쪽   B. 뒤쪽   C. 오른가쪽면

그림 9-16. **가슴막오목과 허파의 관계**

세로칸

1. 세로칸의 위치

세로칸 종격/mediastinum 은 가슴안의 중앙에 위치하고 있으며 양쪽 가슴막안 사이에 있는 공간이다. 세로칸이란 용어는 가슴세로칸과 고환세로칸에 사용되지만, 일반적으로 세로칸이란 용어는 가슴세로칸을 의미한다. 세로칸의 위끝부분은 위가슴문이며 그 위쪽에 목으로 연결된다. 아래끝부분에는 가로막이 있으며, 그 아래로 배안이 있다. 앞쪽은 복장뼈와 밀착되어 있고 뒤쪽은 등뼈의 척추몸통과 맞닿아 있다.

세로칸은 심장과 심장으로 들어가고 나가는 큰혈관, 허파로 들어가고 나가는 기관, 기관지, 가슴샘 등을 포함하고 있다. 또한 가슴에서 배로 이어지는 식도, 가슴림프관, 신경 등의 통로 역할을 한다.

2. 세로칸의 구분 (그림 9-17)

세로칸은 복장뼈각과 넷째, 다섯째등뼈 사이를 잇는 가로단면을 기준으로 위부분과 아래부분으로 나뉜다. 또한 심장을 기준으로 앞, 중간, 뒤 부분으로 나뉜다(그림 9-17B).

위세로칸 상종격/superior mediastinum | 세로칸의 위부분으로 기관, 식도, 가슴샘, 대동맥, 위대정맥 등이 있다.

앞세로칸 전종격/anterior mediastinum | 세로칸 아래부분의 심장막보다 앞쪽부분으로 가슴샘이 있다.

중간세로칸 중종격/middle mediastinum | 세로칸 아래부분의 심장막과 그 내용물을 포함한 부분으로 심장이 위치한다.

뒤세로칸 후종격/posterior mediastinum | 세로칸 아래부분의 심장막보다 뒤쪽부분으로 식도, 가슴대동맥, 홀정맥, 교감신경줄기, 가슴림프관 등이 있다(그림 9-18).

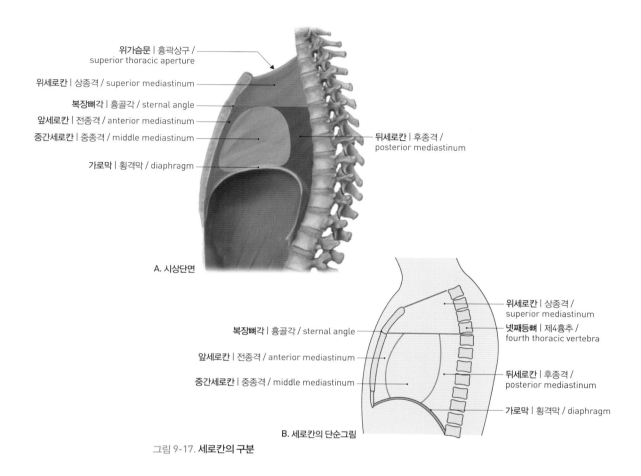

위가슴문 | 흉곽상구 / superior thoracic aperture

위세로칸 | 상종격 / superior mediastinum

복장뼈각 | 흉골각 / sternal angle

앞세로칸 | 전종격 / anterior mediastinum

중간세로칸 | 중종격 / middle mediastinum

가로막 | 횡격막 / diaphragm

뒤세로칸 | 후종격 / posterior mediastinum

A. 시상단면

위세로칸 | 상종격 / superior mediastinum

넷째등뼈 | 제4흉추 / fourth thoracic vertebra

복장뼈각 | 흉골각 / sternal angle

뒤세로칸 | 후종격 / posterior mediastinum

앞세로칸 | 전종격 / anterior mediastinum

중간세로칸 | 중종격 / middle mediastinum

가로막 | 횡격막 / diaphragm

B. 세로칸의 단순그림

그림 9-17. **세로칸의 구분**

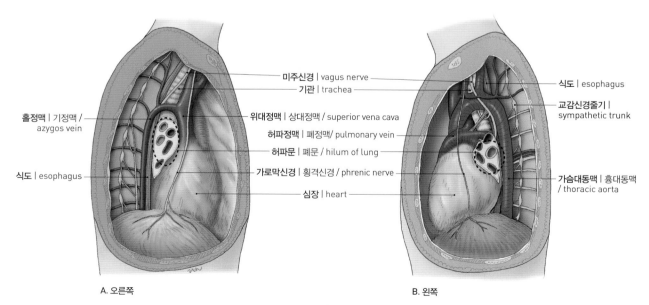

미주신경 | vagus nerve

기관 | trachea

식도 | esophagus

홀정맥 | 기정맥 / azygos vein

위대정맥 | 상대정맥 / superior vena cava

교감신경줄기 | sympathetic trunk

허파정맥 | 폐정맥/ pulmonary vein

허파문 | 폐문 / hilum of lung

식도 | esophagus

가로막신경 | 횡격신경 / phrenic nerve

가슴대동맥 | 흉대동맥 / thoracic aorta

심장 | heart

A. 오른쪽

B. 왼쪽

그림 9-18. **세로칸의 구조**

Chapter

10

비뇨계통

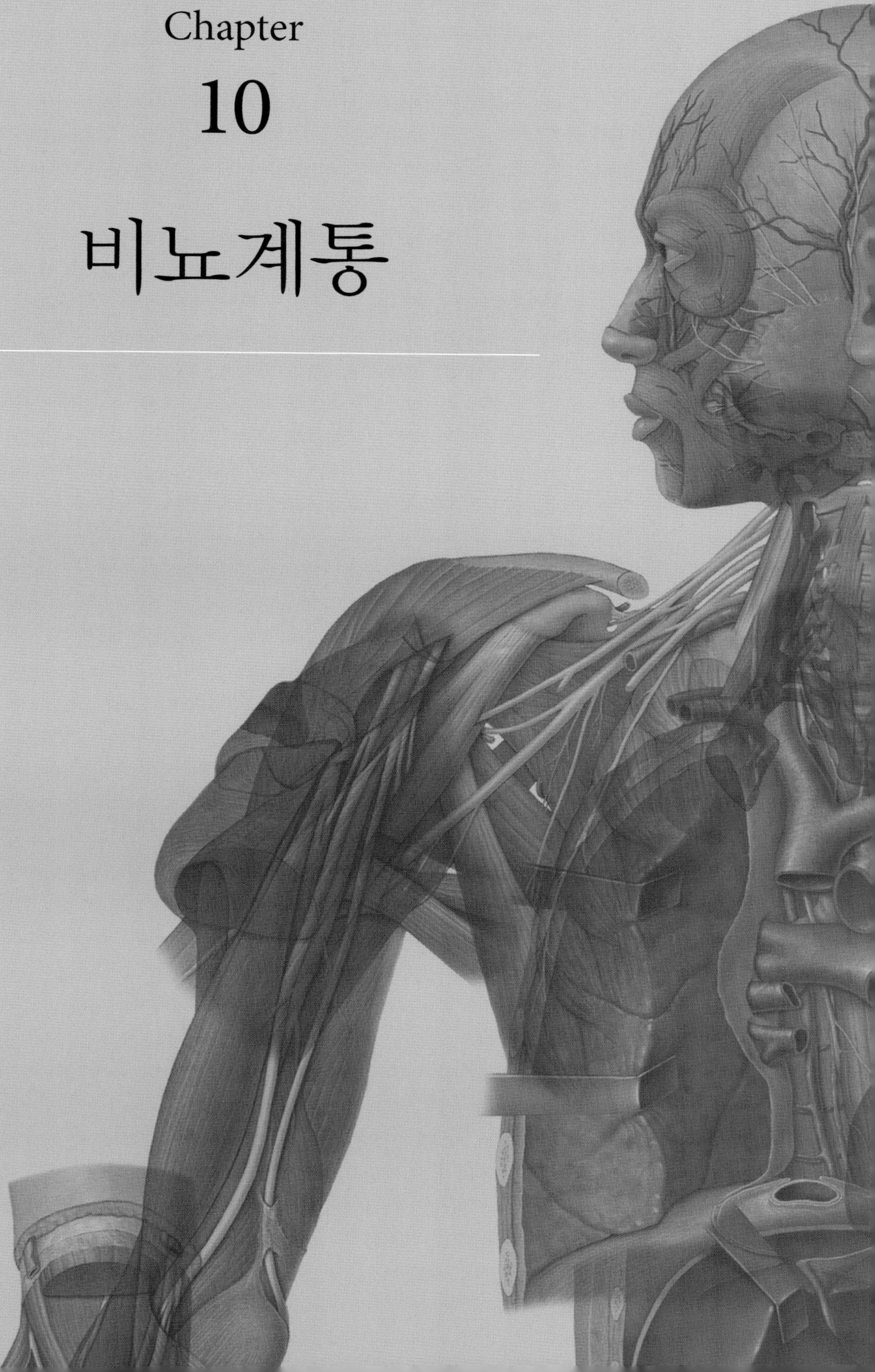

비뇨계통의 개요

〔그림 10-1〕

비뇨계통 비뇨기계/urinary system 은 소변을 생성하고 배출함으로써 체액의 양과 성분을 일정하게 유지하고(내부 환경의 **항상성** homeostasis) 동시에 불필요한 물질을 배출하는 배설기관 역할을 한다. 비뇨계통은 소변을 만드는 콩팥과 소변을 운반하여 체외로 배출하는 요로(요관, 방광, 요도)를 말한다.

콩팥 신장/kidney 은 뒤배벽의 척주 양쪽에 있으며, 대량의 혈액을 받아들여서 소변을 생성하고 소변의 양과 성분을 큰 폭으로 유연하게 조절한다.

요관 ureter 은 소변을 콩팥에서 방광으로 보낸다.

방광 urinary bladder 은 소변을 일시적으로 저장한 다음 요도로 내보낸다.

요도 urethra 는 필요에 따라 소변을 몸밖으로 내보낸다.

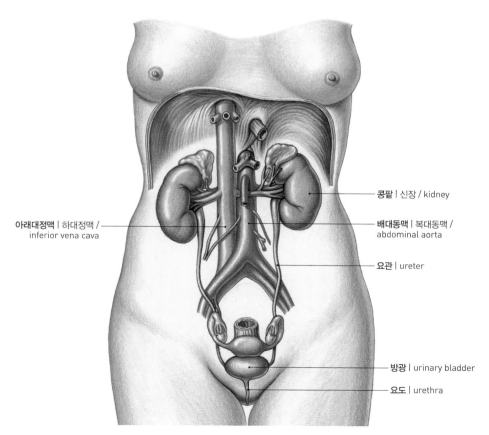

콩팥 | 신장 / kidney

아래대정맥 | 하대정맥 / inferior vena cava

배대동맥 | 복대동맥 / abdominal aorta

요관 | ureter

방광 | urinary bladder

요도 | urethra

그림 10-1. **비뇨계통의 개요**

콩팥

콩팥 신장/kidney 은 척주 양쪽에 있는 한 쌍의 기관이며 요관을 통해 소변을 내보낸다. 콩팥동맥 · 정맥을 통해 많은 혈액이 순환되고 소변을 만들어 체액의 양과 성분을 일정하게 유지한다.

1. 주변장기와 위치관계 (그림 10-2)

좌우의 콩팥은 척주 바로 옆에 있는 복막뒤공간 속 결합조직에 묻혀 있다. 누운자세에서는 열두째등뼈~셋째허리뼈 높이에 있다. 오른위 사분역에 간이 있기 때문에 오른콩팥의 위치는 왼콩팥보다 약간 낮다.

콩팥과 그 주변의 장기(부신, 요관)는 다량의 지방과 근막으로 둘러싸여 있다. 콩팥을 둘러싼 많은 지방은 콩팥 앞뒤에 있는 **콩팥근막** 신근막/renal fascia 에 의해 근막 바깥과 속의 두 종류로 나뉜다. 근막 바깥의 지방은 **콩팥주위지방** pararenal fat 이라고 하고, 근막 속에서 콩팥을 직접 감싸고 있는 지방을 **콩팥주위지방피막** perirenal fat capsule 이라고 한다.

2. 콩팥의 구조 (그림 10-3)

콩팥은 강낭콩 모양을 띠고 있으며 표면의 대부분은 **섬유피막** fibrous capsule 으로 덮여 있다. 안쪽 중앙은 오목하게 패여서 **콩팥문** 신문/hilum of kidney 이 되고 콩팥동맥 · 정맥, 신경, 요관의 출입구가 된다. 콩팥속에는 **콩팥굴** 신동/renal sinus 이라고 하는 공간이 있고 콩팥동맥 · 정맥의 가지와 더불어 요관에 이어진 **콩팥잔** 신배/calyx 및 **콩팥깔때기** 신우/renal pelvis 가

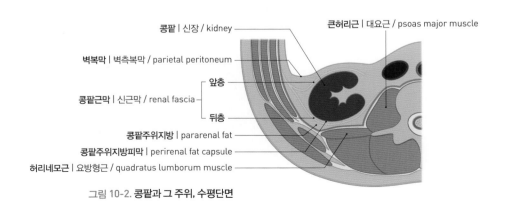

콩팥 | 신장 / kidney
큰허리근 | 대요근 / psoas major muscle
벽복막 | 벽측복막 / parietal peritoneum
앞층
콩팥근막 | 신근막 / renal fascia
뒤층
콩팥주위지방 | pararenal fat
콩팥주위지방피막 | perirenal fat capsule
허리네모근 | 요방형근 / quadratus lumborum muscle

그림 10-2. 콩팥과 그 주위, 수평단면

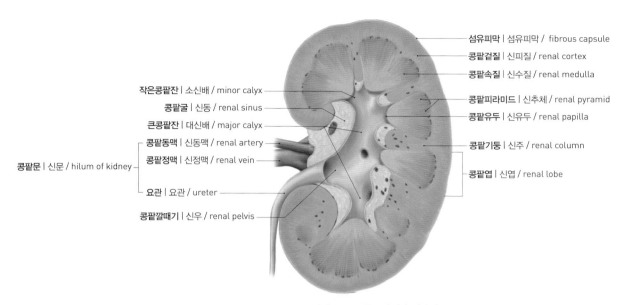

작은콩팥잔 | 소신배 / minor calyx

콩팥굴 | 신동 / renal sinus

큰콩팥잔 | 대신배 / major calyx

콩팥동맥 | 신동맥 / renal artery

콩팥정맥 | 신정맥 / renal vein

콩팥문 | 신문 / hilum of kidney

요관 | 요관 / ureter

콩팥깔때기 | 신우 / renal pelvis

섬유피막 | 섬유피막 / fibrous capsule

콩팥겉질 | 신피질 / renal cortex

콩팥속질 | 신수질 / renal medulla

콩팥피라미드 | 신추체 / renal pyramid

콩팥유두 | 신유두 / renal papilla

콩팥기둥 | 신주 / renal column

콩팥엽 | 신엽 / renal lobe

그림 10-3. **콩팥의 구조, 오른콩팥의 수직단면**

드나든다. 혈관과 요관, 깔대기 사이사이에는 지방피막과 이어지는 지방이 차 있다.

콩팥의 실질을 수직으로 잘라보면, 섬유피막에 맞닿아 있는 **콩팥겉질** 신피질/renal cortex 과 콩팥굴로 향하는 **콩팥속질** 신수질/renal medulla 이 있다. 콩팥속질은 십여 개의 원뿔 모양의 덩어리로 나누어지는데, 각각 **콩팥피라미드** 신추체/renal pyramid 라고 하며 그 끝부분이 콩팥굴로 튀어나와서 **콩팥유두** 신유두/renal papilla 를 만든다. 콩팥피라미드와 그 바깥의 콩팥겉질을 합쳐서 **콩팥엽** 신엽/renal lobe 이라고 부르며 콩팥의 육안해부학적 단위가 된다. 두 콩팥엽 사이의 콩팥겉질은 콩팥피라미드 사이로 들어가 **콩팥기둥** 신주/renal column 을 만든다.

콩팥유두는 각각 **작은콩팥잔** 소신배/minor calyx 속으로 튀어나와 있으며 콩팥유두의 끝부분에서 나온 소변은 작은콩팥잔으로 흘러들어간다. 콩팥굴 속에서 여러 개의 작은콩팥잔이 모여 **큰콩팥잔** 대신배/major calyx 을 만들며 큰콩팥잔이 모여 **콩팥깔때기** 신우/renal pelvis 가 된다. 콩팥깔때기는 깔때기 모양으로 좁아져서 요관으로 이어진다.

3. 콩팥단위

콩팥단위 신원/nephron 는 오줌을 생산해내는 구조 및 기능상의 단위로서, 콩팥소체와 콩팥세관으로 이루어져 있다.

콩팥소체 신소체/renal corpuscle 는 단층편평상피로 된 **토리주머니** 사구체낭/glomerular capsule (**보우만주머니** Bowman's capsule)와 그 속에 있는 모세혈관 덩어리인 **토리** 사구체/glomerulus 로 이루어져 있다(그림 10-4).

토리는 **들세동맥** afferent arteriole 과 **날세동맥** efferent arteriole 의 사이에 이루어진 모세혈관그물로서 지름 200 μm 정도의 뭉치이며, 이곳에서 혈장이 걸러져 소변 생성의 원료물질이 된다.

콩팥세관 renal tubule 은 콩팥겉질과 콩팥속질 속으로 복잡하게 뻗어있으며, 상피세포의 종류에 따라 1) **토리쪽세관** 근위요세관/proximal tubule, 2) **먼쪽세관** 원위세관/distal tubule, 3) **집합관** collecting duct 으로 나뉘어져 있다. 콩팥세관 중 콩팥속질을 직선으로 내려가고 올라가는 부분은 **콩팥세관고리** 헨레고리/loop of Henle 라고 부르며,

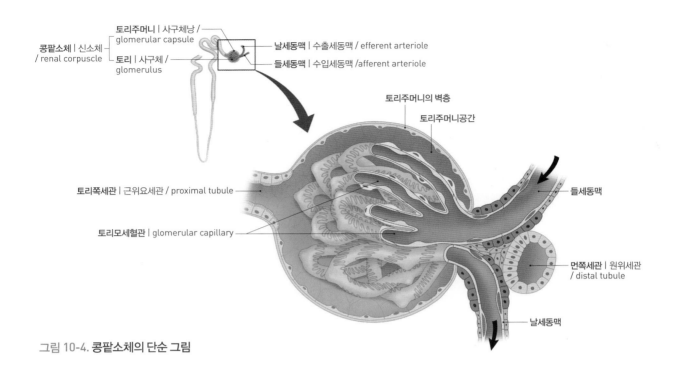

그림 10-4. **콩팥소체의 단순 그림**

중간세관 및 토리쪽·먼쪽세관의 일부를 포함하고 있다. 집합관에서는 먼쪽세관 끝들이 합쳐져 굵어지며 마지

막으로 콩팥유두끝으로 열려 소변을 운반한다(그림 10-5).

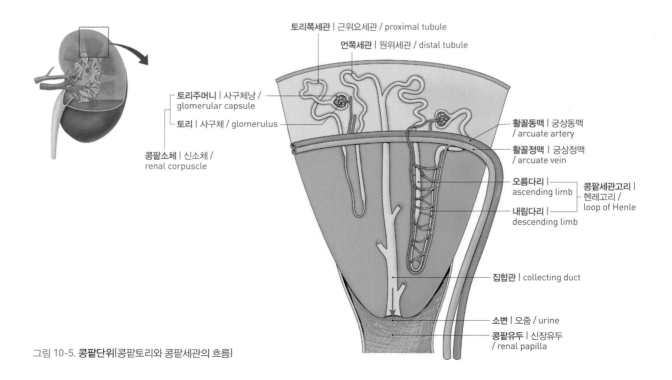

그림 10-5. **콩팥단위**(콩팥토리와 콩팥세관의 흐름)

1) 소변 생성의 2단계 방식(그림 10-6)

콩팥에서의 소변 생성은 토리여과와 세관재흡수의 2단계로 이루어져 있다. 1단계는 **토리여과** glomerular filtration 를 통해 하루에 200 L의 소변이 혈액에서 여과되어 콩팥세관으로 흘러가고, 2단계는 **세관재흡수** tubular reabsorption 를 통해 여과액의 99%가 혈액 속으로 재흡수되며, 실제로 배출되는 소변은 하루 1.5 L 정도이다.

콩팥에서 소변의 양과 성분을 조절하려는 목적은 체액을 일정하게 유지하는 **항상성** homeostasis 이다. 소변 생성을 2단계로 나눔으로써 콩팥세관의 기능을 세밀하게 조정할 수 있게 되고, 결국 소변의 양과 성분을 큰폭으로 변경할 수 있게 된다.

2) 배뇨

콩팥에서의 소변은 하루에 1.5 L 정도 만들어지지만, 음식물로부터의 수분흡수, 피부와 호흡기관으로부터의 수분상실 등이 동반되어 시시각각 변한다.

소변은 요관벽의 꿈틀운동에 의해 방광으로 내보내진다. 방광에 소변이 차서 방광벽이 확장되면 허리내장신경(교감성)이 흥분해서 방광벽을 이완시키고 속요도조임근을 수축시켜서 방광내 압력을 올리지 않고 소변을 저장한다. 동시에 음부신경도 반사적으로 흥분해서 뼈대근육으로 이루어진 바깥요도조임근을 수축시켜서 소변의 누출을 억제한다. 방광 속의 소변량이

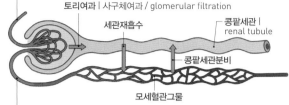

1) **토리여과** | 혈액의 물과 물에 녹아있는 일부 물질들이 토리의 모세혈관으로부터 콩팥세관으로 걸러진다(소변생성의 1단계).
2) **세관재흡수** | 걸러진 물의 99%와 몸에 필요한 용질이 콩팥세관으로부터 모세혈관 그물로 다시 흘러 들어간다(소변생성의 2단계).
3) **콩팥세관분비** | 콩팥세관 주위 모세혈관으로부터 노폐물, 지나치게 많은 이온, 약물 등이 콩팥세관으로 들어간다.

그림 10-6. **소변 생성과정**

한도(400~500 mL)에 도달하면, 방광압력이 급격하게 상승해서 배뇨반사가 일어난다. 여기에 대뇌겉질에서 나온 신호에 의해 바깥요도조임근이 이완되면 **배뇨** urination 가 일어난다.

4. 콩팥의 혈관(그림 10-7, 8)

1) 동맥

콩팥으로 혈액을 보내는 **콩팥동맥** 신동맥/renal artery 은 배대동맥의 가지로서 콩팥문을 통해 들어와 콩팥문 근처에서 앞뒤로 2개의 가지로 나뉘며, 5개의 **구역동맥**

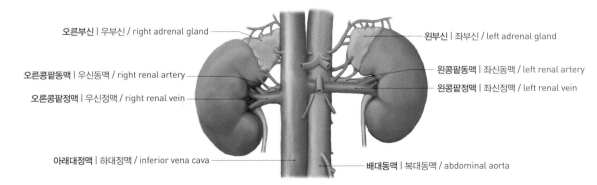

그림 10-7. **콩팥의 혈관**

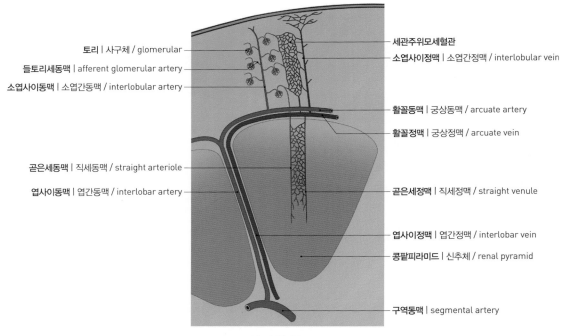

토리 | 사구체 / glomerular

들토리세동맥 | afferent glomerular artery

소엽사이동맥 | 소엽간동맥 / interlobular artery

곧은세동맥 | 직세동맥 / straight arteriole

엽사이동맥 | 엽간동맥 / interlobar artery

세관주위모세혈관

소엽사이정맥 | 소엽간정맥 / interlobular vein

활꼴동맥 | 궁상동맥 / arcuate artery

활꼴정맥 | 궁상정맥 / arcuate vein

곧은세정맥 | 직세정맥 / straight venule

엽사이정맥 | 엽간정맥 / interlobar vein

콩팥피라미드 | 신추체 / renal pyramid

구역동맥 | segmental artery

그림 10-8. 콩팥속의 혈관분포

segmental artery 이 된다. 구역동맥은 **콩팥피라미드** 신추체/renal pyramid 사이의 실질로 들어가면서 **엽사이동맥** 엽간동맥/interlobar artery 으로 되고, 엽사이동맥은 콩팥겉질과 속질의 사이에 이르면 그 경계를 따라 활모양으로 휘어져 **활꼴동맥** 궁상동맥/arcuate artery 이 된다. 활꼴동맥은 겉질을 향해 수직으로 올라가는 **소엽사이동맥** 소엽간동맥/interlobular artery 을 내고, 겉질 속에서 여러 가지로 갈라져 **들세동맥** afferent arteriole 이 된다. 들세동맥은 콩팥소체에서 토리를 이룬 다음 **날세동맥** efferent arteriole 이 되어 토리를 나와, 모세혈관그물을 만들어 토리쪽 및 먼쪽 세관, 콩팥세관고리의 주위에 분포함으로써 요세관을 흐르는 토리여과액으로부터 수분을 비롯한 전해질, 포도당, 기타 몸에 유용한 물질을 재흡수하는 기능을 수행한다(그림 10-8).

2) 정맥

모세혈관으로부터 모아지는 정맥혈액은 동맥과 같은 명칭의 정맥, 즉 **소엽사이정맥** 소엽간정맥/interlobular vein, **활꼴정맥** 궁상정맥/arcuate vein, **엽사이정맥** 엽간정맥/interlobar vein 을 차례로 거쳐 **콩팥정맥** 신정맥/renal vein 으로 나와 아래대정맥과 연결된다(그림 10-8).

요관 [그림 10-1, 9]

요관 ureter 은 콩팥에서 방광으로 소변을 운반하는 근육으로 된 도관이다. 콩팥굴 속에서 콩팥유두로부터 나온 소변을 받은 콩팥잔이 모여서 콩팥깔때기가 되고 콩팥깔때기가 콩팥문 근처에서 좁아져 요관이 시작된다. 요관은 복막뒤공간에서 큰허리근의 앞쪽을 따라 내려가고 위골반문에서 온엉덩동맥이나 바깥엉덩동맥을 넘어 골반안으로 들어가 방광으로 간다.

요관에는 세 곳의 조임부위가 있어 요로결석에 의해 요관이 막히기 쉬운 부위이다.

1) 콩팥문 바로 아래쪽의 콩팥깔때기와 요관이 이어지는 부위
2) 요관이 위골반문에서 온·바깥엉덩동맥과 교차하는 부위
3) 요관이 방광벽을 통과하는 부위

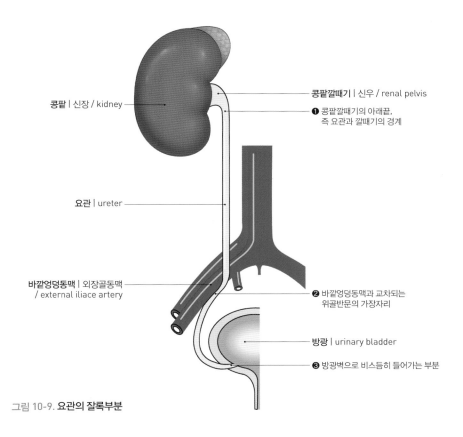

콩팥 | 신장 / kidney

콩팥깔때기 | 신우 / renal pelvis

❶ 콩팥깔때기의 아래끝, 즉 요관과 깔때기의 경계

요관 | ureter

바깥엉덩동맥 | 외장골동맥 / external iliace artery

❷ 바깥엉덩동맥과 교차되는 위골반문의 가장자리

방광 | urinary bladder

❸ 방광벽으로 비스듬히 들어가는 부분

그림 10-9. **요관의 잘록부분**

방광 (그림 10-10)

방광 urinary bladder 은 골반안의 가장 앞부분에 위치한다. 속이 비어 있을 때에는 골반안에만 있지만, 소변이 가득 차면 배안으로 밀고 올라간다. 비어 있는 상태의 방광은 삼각추 모양이며, 앞쪽에 끝부분(방광꼭대기)이 있고, 뒤쪽에 바닥(방광바닥)이 위치한다.

앞끝의 **방광꼭대기** 방광첨/apex of bladder 는 두덩결합 바로 뒤쪽에 위치한다.

뒤쪽의 **방광바닥** 방광저/fundus of bladder 은 거의 역삼각형이며, 뒤아래쪽으로 향하고 있다. 방광바닥의 좌우 위끝부분의 뿔에는 2개의 요관이 방광벽을 뚫고 들어간 후, 좌우 **요관구멍** 요관구/ureteric orifice 이 되어 속공간의 점막면으로 연결된다. 방광에서 요도로 나가는 출구인 **속요도구멍** 내요도구/internal urethral orifice 은 방광바닥 아래쪽의 뿔에 위치해 있으며, 요도는 이곳에서 아래쪽으로 뻗어나간다. 좌우의 요관구멍과 속요도구멍 사이에서 형성된 삼각형의 점막부분을 **방광삼각** trigone of bladder 이라고 한다.

방광의 꼭대기와 바닥 사이에 있는 부분이 **방광몸통** 방광체/body of bladder 이며, **방광목** 방광경/neck of bladder 은 방광의 아래끝과 요도의 시작부분을 포함하고 있는 부위이다.

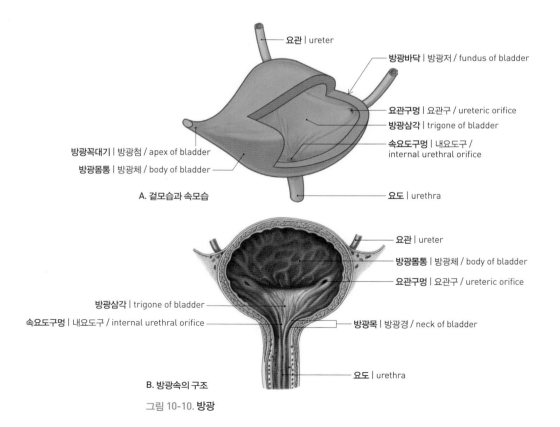

A. 겉모습과 속모습

B. 방광속의 구조

그림 **10-10.** 방광

요도

요도 urethra 는 방광바닥 아래끝부분에서 시작하여 샅의 바깥요도구멍에서 끝난다. 요도의 길이와 지름은 성별에 따라 현저하게 다르다.

1. 여성의 요도 (그림 10-11D)

길이 3~4cm 정도로 짧다. 골반가로막의 비뇨생식구멍을 통해 비뇨생식가로막을 관통하고, 소음순 사이에 있는 질어귀에는 바깥요도구멍이 있다. 여성의 **바깥요도구멍** 외요도구/external urethral orifice 은 소음순 사이, 질과 음핵 사이로 열린다. 요도 아래끝부분의 양쪽에는 **요도곁샘** 요도방선/paraurethral gland (**스킨샘** Skene's gland)이 있으며, 바깥요도구멍의 가쪽모서리로 분비물을 배출한다.

2. 남성의 요도 (그림 10-11A~C)

길이 15~20 cm로 길며 전립샘 속으로 뻗어있다. 골반가로막의 비뇨생식구멍을 통해 비뇨생식가로막을 관통하고, 음경뿌리에서 음경몸통을 통과해 음경귀두 끝부분에서 바깥요도구멍으로 끝난다. 남성의 요도는 다음의 4부분으로 나뉜다.

벽속부분 벽내부/intramural part (전립샘 앞부분 preprostatic part) | 속요도구멍에서 전립샘까지의 약 1 cm 되는 부분이며, **속요도조임근** 내요도괄약근/internal urethral sphincter 이 둘러싸고 있다.

전립샘부분 전립선부/prostatic part | 전립샘을 관통하는 길이 3~4 cm 되는 부분이다. 뒤벽의 점막에는 **요도능선** 요도릉/urethral crest 이라고 하는 세로주름이 있고, 속요도구멍에서 아래쪽으로 뻗어있다. 요도능선의 양쪽에 있는 **전립샘굴** 전립선동/prostatic sinus 이라고 하는 움푹 패인 곳으로 전립샘의 도관이 열려있다. 전립샘부분 중앙 높이에서 요도능선이 팽창해서 **요도둔덕** 정구/seminal colliculus 이라고 하는 원형의 융기를 만든다.

막부분 격막부/membranous part | 비뇨생식가로막을 관통하는 길이가 약 1 cm 되는 부분이며, **바깥요도조임근** 외요도괄약근/external urethral sphincter 이 둘러싸고 있다. 요도 속공간이 가장 좁다.

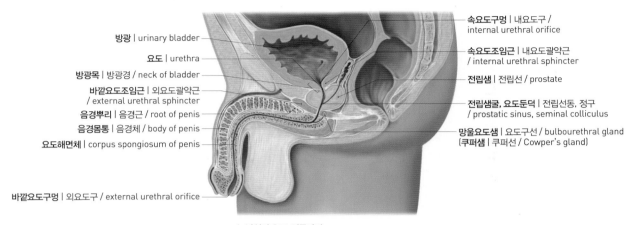

방광 | urinary bladder

요도 | urethra

방광목 | 방광경 / neck of bladder

바깥요도조임근 | 외요도괄약근
/ external urethral sphincter

음경뿌리 | 음경근 / root of penis

음경몸통 | 음경체 / body of penis

요도해면체 | corpus spongiosum of penis

바깥요도구멍 | 외요도구 / external urethral orifice

속요도구멍 | 내요도구 /
internal urethral orifice

속요도조임근 | 내요도괄약근
/ internal urethral sphincter

전립샘 | 전립선 / prostate

전립샘굴, 요도둔덕 | 전립선동, 정구
/ prostatic sinus, seminal colliculus

망울요도샘 | 요도구선 / bulbourethral gland
(쿠퍼샘 | 쿠퍼선 / Cowper's gland)

A. 남성의 요도, 정중단면

방광 | urinary bladder

전립샘 | 전립선 / prostate

골반가로막 | 골반격막 / pelvic diaphragm

음경 | penis

바깥요도구멍 | 외요도구 / external urethral orifice

벽속부분

전립샘부분

막부분

해면체부분

B. 요도의 구조(남성)

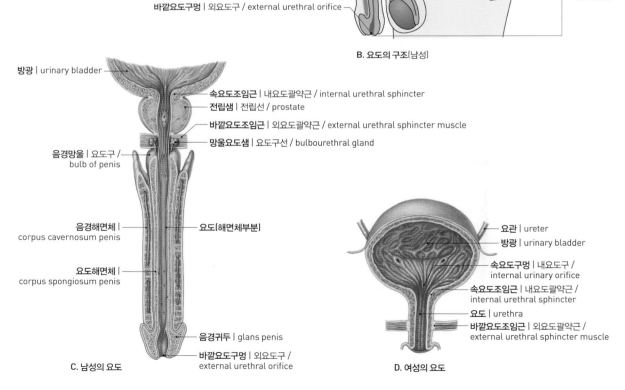

방광 | urinary bladder

속요도조임근 | 내요도괄약근 / internal urethral sphincter

전립샘 | 전립선 / prostate

바깥요도조임근 | 외요도괄약근 / external urethral sphincter muscle

망울요도샘 | 요도구선 / bulbourethral gland

음경망울 | 요도구 /
bulb of penis

음경해면체 |
corpus cavernosum penis

요도해면체 |
corpus spongiosum penis

요도(해면체부분)

음경귀두 | glans penis

바깥요도구멍 | 외요도구 /
external urethral orifice

C. 남성의 요도

요관 | ureter

방광 | urinary bladder

속요도구멍 | 내요도구 /
internal urinary orifice

속요도조임근 | 내요도괄약근 /
internal urethral sphincter

요도 | urethra

바깥요도조임근 | 외요도괄약근 /
external urethral sphincter muscle

D. 여성의 요도

그림 10-11. **남성과 여성의 요도**

해면체부분 ^{해면체부/spongy part} | 요도해면체 안을 관통하는 길이가 약 10~15 cm 되는 부분이다. 요도는 음경 중간부분에서 아래쪽으로 가볍게 굽어져 있고(두덩앞굽이), 바깥요도구멍 바로 앞에서 다시 넓어진다. 남성의 **바깥요도구멍** ^{외요도구/external urethral orifice} 은 음경 끝부분에 세로 방향의 좁은 틈새이다.

• **망울요도샘** ^{요도구선/bulbourethral gland} (**쿠퍼샘** ^{Cowper's gland}) 은 비뇨생식가로막에서 요도의 뒤가쪽에 있는 작은 샘이며, 가느다란 도관이 요도해면체의 가장 먼쪽 부분으로 열려있다.

• **요도샘** ^{요도선/urethral gland} (**리트르샘** ^{Littre's gland}) 은 요도해면체부분의 점막에 흩어져 있는 작은 점액샘이다.

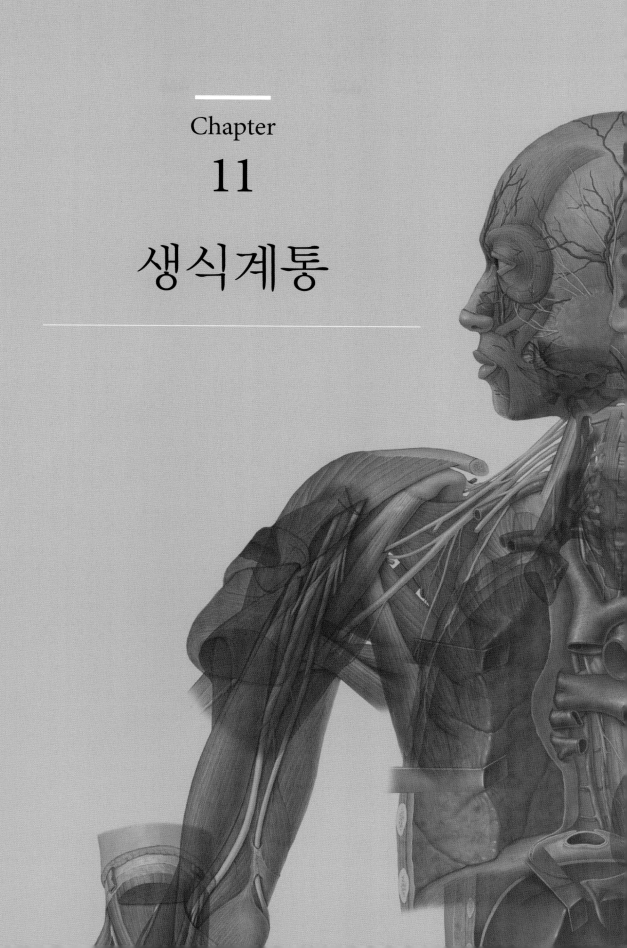

Chapter

11

생식계통

생식계통의 개요

생식계통 생식기계/reproductive system 은 종족을 유지하기 위하여 자손을 생산하며, 남성과 여성의 구조가 현저하게 다르다. 생식계통은 생식세포 (정자, 난자)를 만드는 생식샘, 생식세포를 옮기는 생식관, 외분비를 담당하는 부속샘, 몸표면에서 보이는 바깥생식기관으로 이루어져 있다(표 11-1).

표 11-1. **생식계통의 구성요소**

	남성생식계통	여성생식계통
생식샘	고환	난소
생식관	부고환, 정관	자궁관, 자궁, 질
부속샘	정낭, 전립샘, 망울요도샘	큰질어귀샘, 요도곁샘
바깥생식기관	음경, 음낭	음핵, 음부(대음순과 소음순)

남성생식기관

남성의 생식기관은 정자를 생산하는 고환, 정자를 저장하는 부고환, 정자가 지나가는 정관과 사정관, 정액의 성분을 만드는 샘인 정낭, 전립샘, 망울요도샘 그리고 바깥생식기관인 음낭과 음경으로 이루어져 있다 (그림 11-1).

1. 고환(그림 11-2)

고환 정소/testis 은 정자를 만들어내는 기관으로 음낭 안에 들어있다. 고환은 **고환집막** 정소초막/tunica vaginalis 이라고 하는 장막주머니에 싸여있으며, **정삭** spermatic cord 이라고 하는 원기둥 모양의 구조물에 의해 배벽

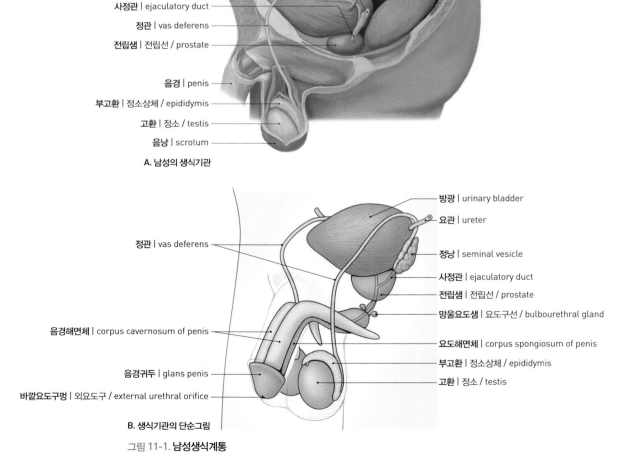

정낭 | seminal vesicle
사정관 | ejaculatory duct
정관 | vas deferens
전립샘 | 전립선 / prostate

음경 | penis
부고환 | 정소상체 / epididymis
고환 | 정소 / testis
음낭 | scrotum

A. 남성의 생식기관

방광 | urinary bladder
요관 | ureter
정낭 | seminal vesicle
사정관 | ejaculatory duct
전립샘 | 전립선 / prostate
망울요도샘 | 요도구선 / bulbourethral gland
요도해면체 | corpus spongiosum of penis
부고환 | 정소상체 / epididymis
고환 | 정소 / testis

정관 | vas deferens

음경해면체 | corpus cavernosum of penis

음경귀두 | glans penis

바깥요도구멍 | 외요도구 / external urethral orifice

B. 생식기관의 단순그림

그림 11-1. **남성생식계통**

으로 연결되어 있다. 고환은 발생초기에 뒤배벽의 높은 위치에서 발생하지만, 출생 전에 고샅굴을 통해 빠져 나가서 음낭 안까지 내려온다.

고환은 **백색막** 백막/tunica albuginea 이라고 하는 피막으로 덮여 있다. 백색막에서는 **고환사이막** 정소중격/septa testis 이 뻗어나와 고환을 200~300개의 고환소엽으로 만든다. 각 소엽 안에는 2~4개의 **곱슬정세관** 곡정세관/convoluted seminiferous tubule 이 이리저리 꼬불꼬불하게 구부러져 있으며, **곧은정세관** 직정세관/straight seminiferous tubule, **고환그물** 정소망/rete testis 로 이어진다. 정세관에는 정자로 분화해 가는 세포들 중 가장 미분화된 **정조세포** spermatogonium 와 그것을 지지하고 영양을 주는 **버팀세포(세르톨리세포** Sertoli cell)가 포함되어 있다. 정조세포는 **정자발생** spermatogenesis 과정을 통해 **정자세포** spermatid 가 되고, 정자세포는 형태변화를 일으켜서 세포질의 대부분을 잃고 **정자** sperm cell 가 된다. 정세관에서 만들어진 정자는 고환그물에서 나오는 십수 개의 **고환날세관** 정소수출관/efferent ductule 을 통해 부고환관으로 보내진다.

정세관의 버팀세포는 치밀이음을 만들어 정세관 안팎을 분리하고, 정세관 주위의 사이질에서는 **라이디히세포** Leydig cell (**사이질세포** interstitial cell)라고 하는 내분비세포가 남성호르몬인 테스토스테론을 생산하고 분비한다.

2. 부고환 [그림 11-2]

부고환 정소상체/epididymis 은 고환 위끝부분에서 뒤모서리에 붙어 있으며, 정자를 성숙시키고 보관하는 역할을 한다. 위부분의 부고환머리는 크게 부풀어 있고, 몸통과 꼬리로 갈수록 가늘어지며, 정관으로 연결되어 위로 올라간다. 고환에서 나온 고환날세관은 부고환

머리 안에서 이리저리 꼬불꼬불하게 구부러져서 하나의 부고환관으로 들어간다. 부고환관은 몸통과 꼬리 안을 꼬불꼬불하게 구부러지면서 아래로 내려가 꼬리 아래끝부분에서 정관으로 이어진다. 부고환관의 길이는 5~6 m이다.

3. 정관, 정낭, 사정관 [그림 11-3]

정관 vas deferens 은 음낭 속의 부고환꼬리에서 골반안의 사정관까지 이어지는 길이 40~50 cm 되는 민무늬 근육의 관이다. 음낭에서 배벽까지는 정삭 안에 포함되어 있으며, 고샅굴을 통해 배벽을 관통하고 골반안으로 들어가 복막 바로 아래에서 뒤아래쪽으로 향한다. 이어서 방광 뒤쪽에서 요관과 교차하고 아래쪽으로 방향을 바꿔 방광바닥 뒤쪽에서 아래안쪽으로 뻗어나간다. 계속해서 전립샘 뒤쪽으로 들어가기 직전에 정낭과 합쳐져 사정관이 된다. 요관과 교차할 때부터 사정관이 되기 전까지의 정관부분은 방추 모양으로 팽창되어 있어서 **정관팽대** 정관팽대부/ampulla of vas deferens 라고 한다.

정낭 seminal vesicle 은 전립샘 뒤쪽의 정관 아래끝부분에서 위가쪽으로 튀어나온 주머니 모양의 기관이다. 정낭 속은 여러 개의 곁주머니를 가진 나선 모양의 관으로 되어 있으며, 도관은 정관과 합쳐져 사정관이 된다.

정액 semen 은 1회의 사정으로 2 mL 이상 나오며, 그 중에서 정자의 비율은 10% 정도이고, 나머지는 부속생식샘에서 나온 분비물이다. 분비물 중에서 정낭에서 나온 것이 약 70%, 전립샘에서 나온 것이 약 20%, 나머지는 망울요도샘과 부고환의 분비물이다.

사정관 ejaculatory duct 은 길이가 약 1 cm이며, 전립샘을 관통해서 요도전립샘부분의 뒤벽에 있는 요도둔덕으로 연결된다.

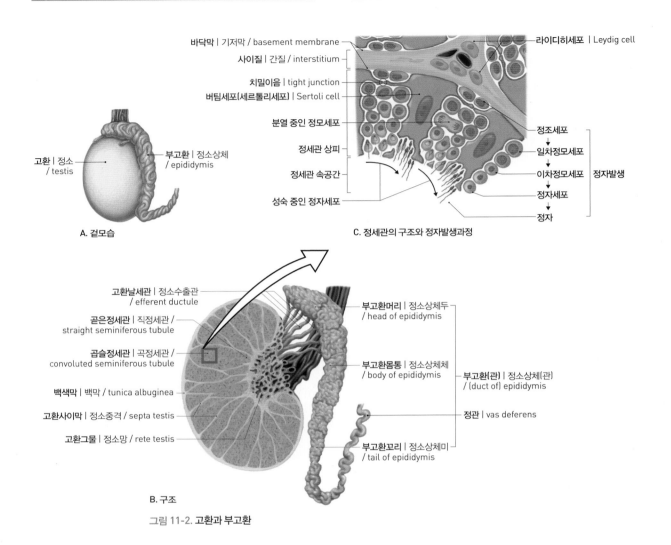

바닥막 | 기저막 / basement membrane

사이질 | 간질 / interstitium

치밀이음 | tight junction

버팀세포(세르톨리세포) | Sertoli cell

분열 중인 정모세포

정세관 상피

정세관 속공간

성숙 중인 정자세포

라이디히세포 | Leydig cell

정조세포

일차정모세포

이차정모세포

정자세포

정자

정자발생

고환 | 정소 / testis

부고환 | 정소상체 / epididymis

A. 겉모습

C. 정세관의 구조와 정자발생과정

고환날세관 | 정소수출관 / efferent ductule

곧은정세관 | 직정세관 / straight seminiferous tubule

곱슬정세관 | 곡정세관 / convoluted seminiferous tubule

백색막 | 백막 / tunica albuginea

고환사이막 | 정소중격 / septa testis

고환그물 | 정소망 / rete testis

부고환머리 | 정소상체두 / head of epididymis

부고환몸통 | 정소상체체 / body of epididymis

부고환(관) | 정소상체(관) / (duct of) epididymis

정관 | vas deferens

부고환꼬리 | 정소상체미 / tail of epididymis

B. 구조

그림 11-2. **고환과 부고환**

4. 정삭 (그림 11-4)

정삭 spermatic cord 은 고샅굴에서 음낭까지 뻗어있는 원기둥 모양의 구조이며, 고환으로 들어가고 나오는 정관, 혈관, 신경이 3층의 근막으로 덮여 있다.

정삭의 내용물은 고환으로 들어가고 나오는 **정관** vas deferens, **고환동맥** 정소동맥/testicular artery (배대동맥에서 나온다), **덩굴정맥얼기** 만상정맥총/pampiniform plexus (고환정맥의 가지), 림프관, 신경 등이다.

5. 전립샘과 망울요도샘 (그림 11-5)

전립샘 전립선/prostate 은 방광 바로 아래 요도의 첫째 부분을 둘러싸며, 정액의 성분을 분비하는 샘이다. 곧창자 앞쪽에 있으며, 모양은 밤 열매와 비슷해서 아래쪽이 약간 뾰족하며 높이 3 cm, 폭 4 cm, 앞뒤길이 2 cm, 무게 20 g 정도이다.

전립샘은 30~50개가 되는 주머니모양샘의 집합체이며, 3개의 샘부위와 하나의 비샘부위로 나뉜다(그림 11-6).

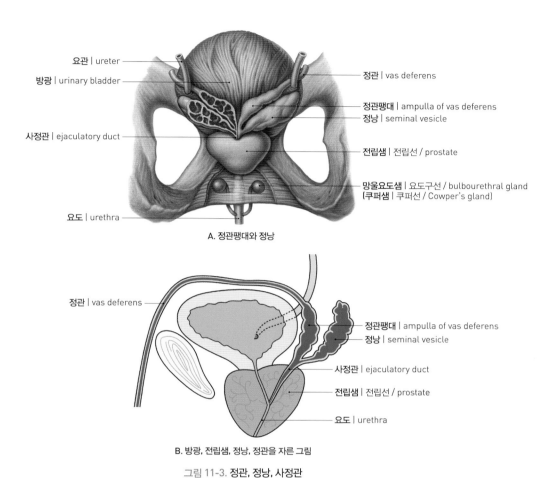

요관 | ureter

방광 | urinary bladder

사정관 | ejaculatory duct

요도 | urethra

정관 | vas deferens

정관팽대 | ampulla of vas deferens

정낭 | seminal vesicle

전립샘 | 전립선 / prostate

망울요도샘 | 요도구선 / bulbourethral gland
(쿠퍼샘 | 쿠퍼선 / Cowper's gland)

A. 정관팽대와 정낭

정관 | vas deferens

정관팽대 | ampulla of vas deferens

정낭 | seminal vesicle

사정관 | ejaculatory duct

전립샘 | 전립선 / prostate

요도 | urethra

B. 방광, 전립샘, 정낭, 정관을 자른 그림

그림 11-3. **정관, 정낭, 사정관**

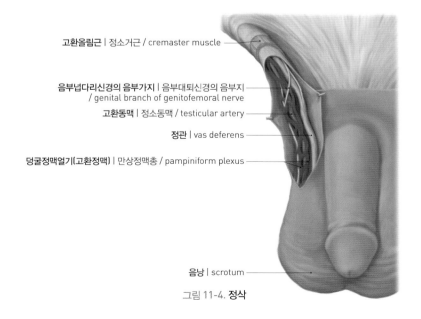

고환올림근 | 정소거근 / cremaster muscle

음부넙다리신경의 음부가지 | 음부대퇴신경의 음부지
/ genital branch of genitofemoral nerve

고환동맥 | 정소동맥 / testicular artery

정관 | vas deferens

덩굴정맥얼기(고환정맥) | 만상정맥총 / pampiniform plexus

음낭 | scrotum

그림 11-4. **정삭**

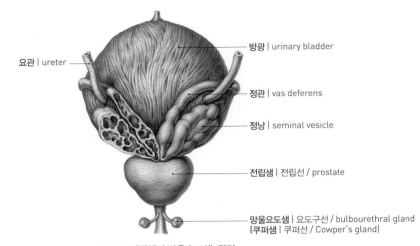

요관 | ureter

방광 | urinary bladder

정관 | vas deferens

정낭 | seminal vesicle

전립샘 | 전립선 / prostate

망울요도샘 | 요도구선 / bulbourethral gland
(쿠퍼샘) | 쿠퍼선 / Cowper's gland)

그림 11-5. **전립샘과 망울요도샘, 뒷면**

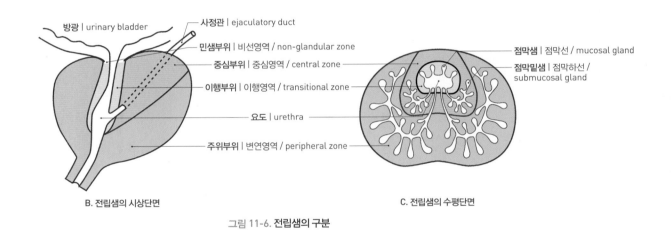

방광 | urinary bladder

사정관 | ejaculatory duct

민샘부위 | 비선영역 / non-glandular zone

중심부위 | 중심영역 / central zone

이행부위 | 이행영역 / transitional zone

요도 | urethra

주위부위 | 변연영역 / peripheral zone

점막샘 | 점막선 / mucosal gland

점막밑샘 | 점막하선 / submucosal gland

B. 전립샘의 시상단면

C. 전립샘의 수평단면

그림 11-6. **전립샘의 구분**

주위부위 ^{변연영역/peripheral zone} | 전립샘의 70% 정도를 차지하는 그릇 모양의 영역이며, 전립샘 아래부분과 위부분의 가쪽면과 뒤쪽 주변에 퍼져있다.

중심부위 ^{중심영역/central zone} | 전립샘의 25% 정도를 차지하는 원뿔 모양의 영역이며, 전립샘 위부분의 뒤쪽에서 사정관 주위로 퍼져있다.

이행부위 ^{이행영역/transitional zone} | 전립샘의 5% 정도를 차지하며, 요도둔덕보다 몸쪽의 요도 주위에 퍼져 있다.

민샘부위 ^{비선영역/non-glandular zone} | 민무늬근육과 결합

조직으로 이루어져 있으며, 전립샘 위부분에서 요도보다 앞쪽 부분을 차지하고 있다.

망울요도샘 ^{요도구선/bulbourethral gland} (**쿠퍼샘** Cowper's gland)은 비뇨생식가로막에서 요도 양쪽에 있는 완두콩 크기의 작은 점액샘이다. 샘세포는 밝은 원주상피로 매우 점도가 높은 무색의 점액성 분비물을 분비한다. 도관은 아래안쪽으로 향하며 살막(아래비뇨생식가로막근막)을 관통하고 요도로 연결된다(그림 11-5).

6. 음낭 (그림 11-7)

음낭 scrotum 은 음경의 뒤아래쪽, 두덩결합의 아래쪽에 매달려 있는 피부주머니이며, 고환, 부고환, 정삭을 포함하고 있다. 속은 **음낭사이막** 음낭중격/septum of scrotum 에 의해 좌우로 나뉘어져 있다. 음낭의 피부는 멜라닌색소가 풍부하여 검게 보이며, 피부밑 **음낭근막** 육양막/dartos fascia 의 민무늬근육이 수축하고 있어서 자잘한 주름이 형성되어 있다. 중앙에는 **음낭솔기** 음낭봉선/raphe of scrotum 라고 하는 융기부분이 있다.

7. 음경 (그림 11-8)

음경 penis 은 남성의 성교기관이며, 안쪽에 있어서 소변과 정액의 배출구가 된다.

1) 겉모습
음경의 겉모습은 뿌리, 몸통, 귀두의 3부분으로 이루어져 있다.

음경뿌리 음경근/root of penis | 샅막과 두덩가지에 붙어 있는 부분이며, 비뇨생식삼각에서 만질 수 있다.

음경몸통 음경체/body of penis | 음경에서 튀어나와 있는 몸통이다. 아래쪽(요도면) 중앙에는 **음경솔기** 음경봉선/raphe of penis 라고 하는 피부의 융기부분이 있으며, 위쪽(음경등)에는 없다.

음경귀두 glans penis | 음경 끝부분의 팽대부위이다. 몸통에서 굵어지는 부위의 가장자리를 **귀두둘레** 귀두관/corona of glans 라고 부르고, 그 뒤쪽의 오목하게 들어간 부분을 **귀두목** 귀두경/neck of glans 이라고 한다. 귀두 끝부분에는 세로로 구멍이 나있는 바깥요도구멍이 있다. 어린이의 음경에서는 음경몸통 앞끝의 피부가 귀두를 덮는 주름을 만드는데, 이를 **음경꺼풀** 포피/prepuce 이라고 한다. 귀두 아래쪽 중앙에는 **음경꺼풀주름띠** 포피소대/frenulum of prepuce 라고 하는 피부주름이 있어서 음경꺼풀을 고정하고 있다.

2) 구조
음경은 2종류의 해면체로 이루어져 있다.

해면체 corpus cavernosum 는 원통 모양이며, **백색막** 백막/tunica albuginea 이라고 하는 튼튼한 결합조직층으로 표면이 덮여 있다. 속에는 **음경해면체잔기둥** 음경해면체소주/trabeculae of corpora cavernosa 이 그물 모양으로 뒤섞여서 뻗어 있으며, 그 사이로 **음경해면체굴** 음경해면체동/cavernous spaces of corpora cavernosa 에 혈액이 채워지면서 발기가 된다.

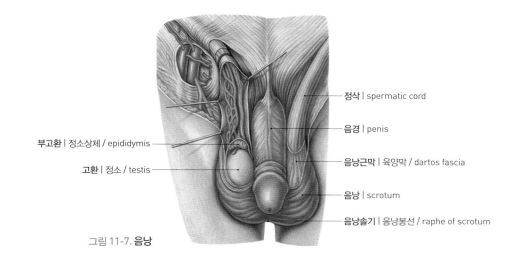

부고환 | 정소상체 / epididymis

고환 | 정소 / testis

정삭 | spermatic cord

음경 | penis

음낭근막 | 육양막 / dartos fascia

음낭 | scrotum

음낭솔기 | 음낭봉선 / raphe of scrotum

그림 11-7. **음낭**

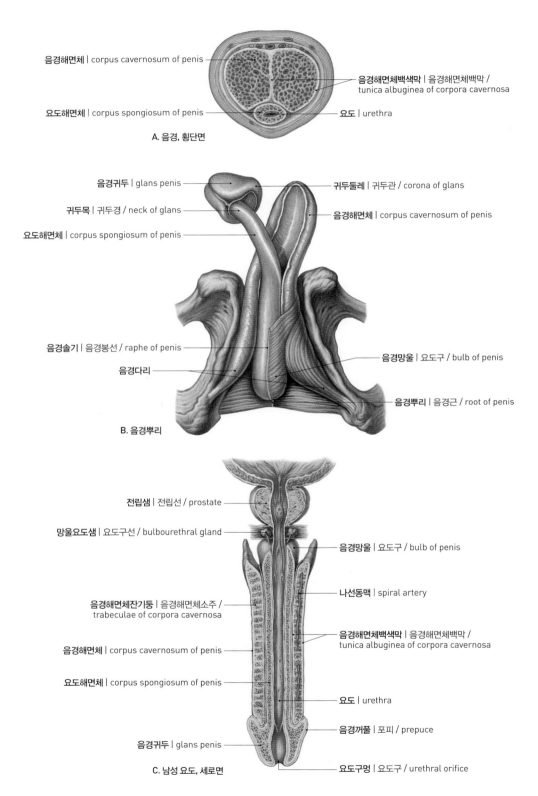

음경해면체 | corpus cavernosum of penis

음경해면체백색막 | 음경해면체백막 / tunica albuginea of corpora cavernosa

요도해면체 | corpus spongiosum of penis

요도 | urethra

A. 음경, 횡단면

음경귀두 | glans penis

귀두둘레 | 귀두관 / corona of glans

귀두목 | 귀두경 / neck of glans

음경해면체 | corpus cavernosum of penis

요도해면체 | corpus spongiosum of penis

음경솔기 | 음경봉선 / raphe of penis

음경망울 | 요도구 / bulb of penis

음경다리

음경뿌리 | 음경근 / root of penis

B. 음경뿌리

전립샘 | 전립선 / prostate

망울요도샘 | 요도구선 / bulbourethral gland

음경망울 | 요도구 / bulb of penis

나선동맥 | spiral artery

음경해면체잔기둥 | 음경해면체소주 / trabeculae of corpora cavernosa

음경해면체백색막 | 음경해면체백막 / tunica albuginea of corpora cavernosa

음경해면체 | corpus cavernosum of penis

요도해면체 | corpus spongiosum of penis

요도 | urethra

음경꺼풀 | 포피 / prepuce

음경귀두 | glans penis

요도구멍 | 요도구 / urethral orifice

C. 남성 요도, 세로면

그림 11-8. **음경의 구조**

음경해면체 corpus cavernosum of penis | 좌우 한 쌍이 있다. 음경몸통에서는 위쪽에 위치해 있으며, 좌우 해면체의 백색막이 정중앙에서 합쳐져 **음경사이막** 음경중격/septum of penis 을 만든다. 음경뿌리에서는 좌우 음경다리로 갈라져서 두덩활에 붙어있다.

요도해면체 corpus spongiosum of penis | 전체 길이에 걸쳐 요도가 관통하고 있다. 음경몸통에서는 위쪽에 위치해 있으며, 앞끝은 원뿔 모양으로 귀두의 형태를 만든다. 음경뿌리에서는 둥글게 팽창해서 음경망울이 되며, 샅막 중앙에 붙어있다.

8. 정액과 정자 [그림 11-9]

정액 semen 은 흰색의 끈적이고 독특한 냄새를 내는 액체이다. **정자** sperm cell 외에 정세관상피나 정로(정관과 요도)에서의 탈락세포나 그 파편을 포함하여 전립샘과 정낭의 분비물 등이 섞여 있다.

고환에서 만들어진 정자는 소량의 액체와 함께 고환그물과 부고환관 안에 비축되어 있는데, 그때는 운동을 하지 않고 에너지를 저장한다. 사정을 할 때 전립샘이나 정낭의 분비물이 강한 알칼리성에 접함으로써 정자는 꼬리를 흔드는 운동을 개시한다.

질 안은 강한 산성인데 정자는 알칼리성의 점액으로 보호되어 자궁으로 들어간다. 정자는 **자궁관** 난관/uterine tube 안을 헤엄쳐 올라 보통은 **자궁관팽대** 난관팽대부/ampulla 에서 **난자** ovum 와 만나서 수정을 한다.

정자는 상당히 특수한 형태의 세포로, 그 핵이 머리를 이루고 여기에서 뻗는 **편모** flagellum 와 그것을 에워싼 풍부한 세포질이 긴 꼬리를 이룬다. 꼬리는 그 시작부분에 나선형으로 감아 도는 **미토콘드리아** 사립체/mitochondria 의 에너지를 이용하여 채찍질하듯이 운동한다. 건강한 남자의 1회 사정량은 2~4 mL로서 그 1 mL 중에 2,000만 개의 정자가 들어 있다.

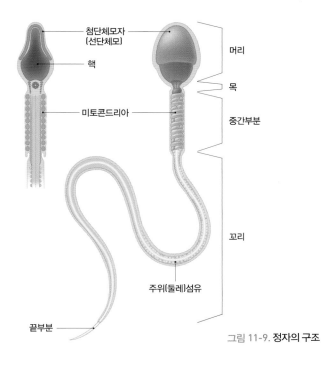

첨단체모자
(선단체모)

핵

미토콘드리아

머리

목

중간부분

꼬리

주위(둘레)섬유

끝부분

그림 11-9. **정자의 구조**

여성생식기관

여성의 생식기관은 생식샘인 난소, 생식관인 자궁관, 자궁, 질, 부속샘인 큰질어귀샘, 바깥생식기관인 외음부(대음순, 소음순, 질어귀, 음핵)로 이루어져 있다(그림 11-10).

1. 난소 (그림 11-11)

난소 ovary 는 난자를 만드는 기관이며, 골반벽 근처에서 위골반문 바로 아래쪽에 있다. 난소는 아몬드 모양이고, 길이 3 cm, 두께 1 cm, 무게 4~10 g 정도이다. 자궁넓은인대 뒤쪽에서 **난소간막** mesovarium 에 의해 연결되어 있다. 난소 앞모서리에서 난소간막이 붙어있는 부위는 **난소문** hilum of ovary 이라고 하며, 이곳에서 혈관과 신경이 난소 안으로 들어간다. 난소의 위가쪽끝(자궁끝)에는 난소인대가 붙어있다. **난소인대** 고유난소삭/

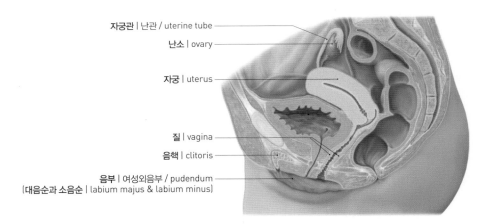

자궁관 | 난관 / uterine tube
난소 | ovary
자궁 | uterus
질 | vagina
음핵 | clitoris
음부 | 여성외음부 / pudendum
[대음순과 소음순 | labium majus & labium minus]

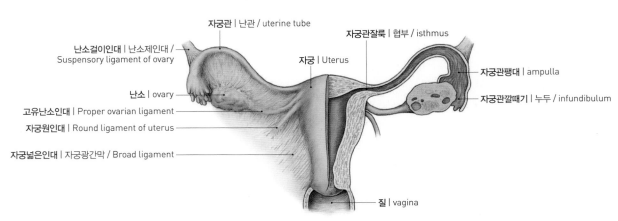

자궁관 | 난관 / uterine tube
난소걸이인대 | 난소제인대 / Suspensory ligament of ovary
자궁관잘록 | 협부 / isthmus
자궁 | Uterus
자궁관팽대 | ampulla
난소 | ovary
자궁관깔때기 | 누두 / infundibulum
고유난소인대 | Proper ovarian ligament
자궁원인대 | Round ligament of uterus
자궁넓은인대 | 자궁광간막 / Broad ligament
질 | vagina

그림 11-10. **여성속생식기관**

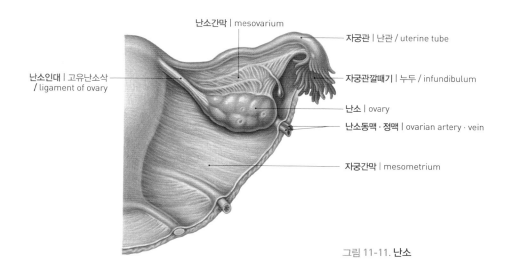

그림 11-11. **난소**

ligament of ovary 는 난소 아래끝과 자궁바닥을 연결하는 짧은 인대이다. **난소걸이인대** 난소제삭/suspensory ligament of ovary 는 난소의 위끝과 골반벽 사이를 이어주고, 난소 동맥·정맥의 통로가 된다.

1) 난자의 발생과 난포형성(그림 11-12)

난소를 현미경으로 조사해 보면 그 표층에는 **난자** ovum 가 될 **난모세포** oocyte 와 그것을 보유하는 난포상피 세포의 여러 가지 성숙단계를 볼 수 있다. 난자를 에워 싸는 단층의 난포상피가 다층이 되어 큰 주머니 모양

으로 발육된 것을 **성숙난포** 삼차난포/graafian follicle 라고 한다. 이 난포에는 큰 액포가 형성되어 난자는 액포의 일각에 돌출하는 난포상피의 돔 안에서 자란다. **에스 트로겐** estrogen 이라고 하는 여성호르몬은 성숙난포를 에워싼 **난포막** follicular theca 이라고 하는 층의 세포에서 분비된다.

성숙된 성숙난포는 2~3 cm나 되며 난포의 표면은 눌려져 얇고 난소표면으로 팽창된다. 이것은 결국 찢 어져 난자가 **난포액** follicular fluid 과 함께 **배막안** 복막강/peritoneal cavity 으로 방출된다. 이것이 **배란** ovulation 이다.

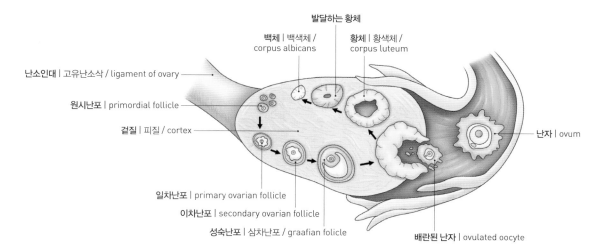

그림 11-12. **난소의 조직학적 구조**

사춘기 이후 통상 28일에 하나씩 성숙난포가(좌우의 난소가 건강한 경우는 교대로) 배란을 한다.

찢어진 난포는 그 후 황색지질을 포함하는 세포집단에 묻혀 **황체** ^{황색체/corpus luteum} 라는 조직이 된다. 이 조직은 얼마 안 있어 퇴화하고 결합조직으로 바뀐다. 단 배출된 난자가 수정하고 자궁에 착상하는 경우에는 몇 개월 동안 퇴화하지 않는다. 이를 임신황체라고 한다. 황체에서는 **프로게스테론** ^{황체호르몬/progesterone} 이 분비되는데, 이것은 임신을 지속시키는 데 필요한 호르몬이다. 임신 중(전반기)에 황체를 제거하면 유산을 하게 된다.

난자는 직경 0.2 mm, 육안으로 보이는 크기이다. 사춘기의 난소에는 미성숙한 난포가 양측에서 약 40만 개 있는데 그 가운데 성숙난포까지 성숙하는 것은 평생 동안 400개 정도에 지나지 않고 나머지는 모두 성숙 도중에 퇴화 소실되는데 이것을 **폐쇄난포** ^{atretic follicle} 라고 한다.

2) 월경주기 (그림 11-13)

성인 여성의 월경주기는 약 28일이며, 거의 규칙적으로 반복된다. 월경 제1일부터 다음 월경의 전일까지가 1회의 월경주기이다. **뇌하수체호르몬**(황체형성호르몬 luteinizing hormone, LH, **난포자극호르몬** follicle stimulating hormone, FSH)의 변화에 따라 난소와 자궁속막의 상태, 난소에서 분비되는 호르몬(에스트로겐, 프로게스테론)의 양, 기초체온 등이 변화한다. 월경 뒤의 전반부는

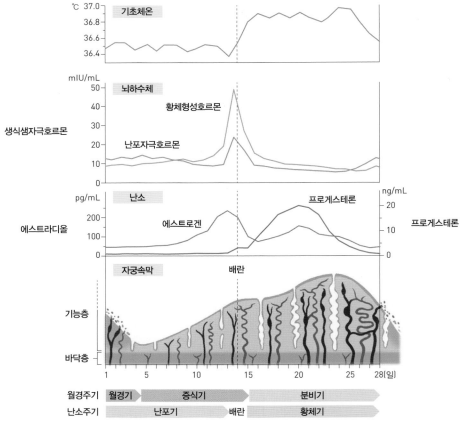

그림 11-13. **월경주기**

증식기이고, 후반부는 분비기이다.

증식기(월경주기 제5~14일 정도)에는 난소의 난포가 성숙되면서 에스트로겐의 분비량이 늘고, 월경으로 탈락한 자궁속막이 증식해서 점차 두터워진다. 제14일 무렵에 뇌하수체에서 황체형성호르몬의 분비가 일시적으로 급상승하고, 이것이 계기가 되어 난소에서 **배란** ovulation 이 일어난다.

분비기(월경주기 제15~28일 무렵)에는 난소에서 배란 후의 난포가 황체로 바뀌고, 프로게스테론을 분비하여 자궁속막의 증식을 조금씩 억제하며, 속막의 샘에서 분비물이 증가해 수정란의 착상을 준비한다. 임신이 되지 않으면 황체가 퇴화하면서 에스트로겐과 프로게스테론의 분비가 급격하게 줄어들어 월경이 시작된다.

월경기(월경주기 제1~4일 무렵)에는 자궁속막의 혈관이 수축하고 조직이 괴사하여 기능층이 혈액과 함께 배출된다. 이것을 **월경** menstruation 이라고 한다.

2. 자궁관 [그림 11-14, 15]

자궁관 난관/uterine tube 은 골반안 속에서 자궁넓은 인대의 위부분에 있는 **자궁관간막** 난관간막/mesosalpinx 위모서리에 있으며, 길이가 10~12 cm이다. 자궁관의 가쪽끝부분은 **자궁관배안구멍** 난관복강구/abdominal ostium 이 복막안으로 열려있고, 안쪽끝부분은 자궁벽으로 들어가서 **자궁관자궁구멍** 난관자궁구/uterine ostium 을 통해 자궁안으로 연결된다.

자궁관은 크게 4부분으로 나뉜다.

자궁관깔때기 난관누두/infundibulum | 자궁관의 가쪽끝 부분에 깔때기 모양으로 퍼져있으며, 난소의 위가쪽 끝을 둘러싼다. 깔때기 가장자리에는 **자궁관술** 난관채/fimbria 이라고 하는 손가락 모양의 돌기가 여러 개 튀어나와 있다.

자궁관팽대 난관팽대부/ampulla | 길이 7~8 cm의 두꺼운 부분이며, 점막에는 복잡한 주름이 발달해 있고, 속 공간은 미로처럼 되어있다. 자궁관팽대는 난자가 자궁관의 흐름을 거슬러 올라온 정자와 만나 **수정** fertilization 이 이루어지는 곳이다.

자궁관잘록 난관협부/isthmus | 길이 3~4 cm이며, 자궁관 안쪽 1/3 되는 속공간이 좁아져 있는 부분이다.

자궁벽부분 난관자궁부/uterine part | 자궁벽을 관통하는 부분이며, 자궁관자궁구멍을 통해 자궁안으로 연결된다.

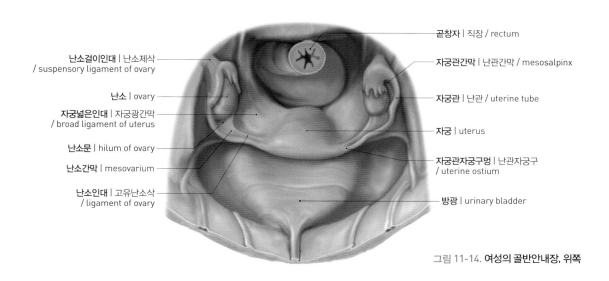

난소걸이인대 | 난소제삭 / suspensory ligament of ovary
난소 | ovary
자궁넓은인대 | 자궁광간막 / broad ligament of uterus
난소문 | hilum of ovary
난소간막 | mesovarium
난소인대 | 고유난소삭 / ligament of ovary
곧창자 | 직장 / rectum
자궁관간막 | 난관간막 / mesosalpinx
자궁관 | 난관 / uterine tube
자궁 | uterus
자궁관자궁구멍 | 난관자궁구 / uterine ostium
방광 | urinary bladder

그림 11-14. **여성의 골반안내장, 위쪽**

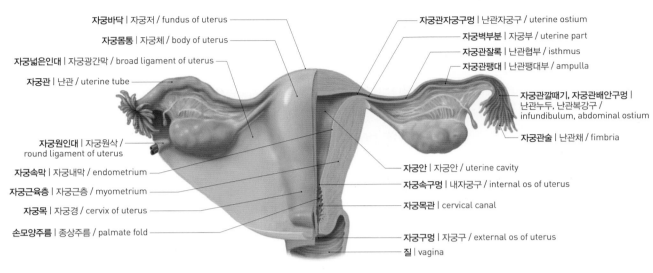

그림 11-15. 자궁관과 자궁

3. 자궁 [그림 11-15, 16]

자궁 uterus 은 두꺼운 근육층의 벽을 가진 속이 비어 있는 장기이며, 골반안에 방광 뒤쪽, 곧창자의 앞쪽에 위치해 있다. 자궁의 기능은 수정란과 이로부터 발생하는 배아나 태아를 수용하고 영양을 공급해주며, 출산 시에는 자궁의 근육성 벽을 강력히 수축하여 태아를 밖으로 밀어내는 것이다. 성인 여성의 자궁은 길이 7 cm ×폭 4 cm×두께 2.5 cm이며, 무게 60~70 g 정도이다. 모양은 서양배와 비슷하다. 자궁의 위쪽 2/3는 좌우로 퍼져 있으며, **자궁몸통** 자궁체/body of uterus 이라고 한다. 가장 위부분은 약간 둥글게 팽창되어 있으며, **자궁바닥** 자궁저/fundus of uterus 이라고 한다. 자궁 아래쪽 1/3은 관 모양이며, **자궁목** 자궁경/cervix of uterus 이라고 한다. 자궁몸통과 자궁목의 이행부는 **자궁잘록** 자궁협부/isthmus of uterus 이다. 자궁은 질의 긴축에 대해 약 90° 앞으로

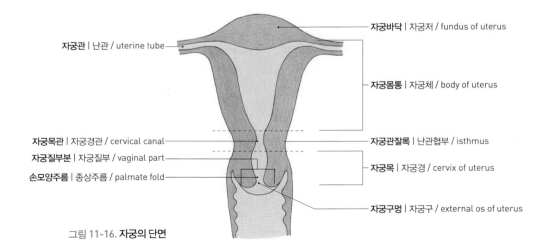

그림 11-16. 자궁의 단면

기울어져 있으며 자궁몸통은 자궁목에 대해 약 10° 앞으로 구부러져 있다.

자궁안 자궁강/uterine cavity 은 역삼각형의 자궁몸통의 속공간이며, 위부분에는 좌우의 자궁관자궁구멍이 연결되어 있다. 아래부분은 가늘게 좁아지고, **속구멍** 내공/internal os 이 되어 질로 연결된다. 속구멍을 거쳐 자궁목 부위의 좁은 **자궁목관** 자궁경관/cervical canal 으로 연결되고, **자궁구멍** 자궁구/external os of uterus 이 되어 질을 통해 바깥과 연결된다.

● 자궁벽

자궁벽은 점막, 근육층, 장막의 3층으로 이루어져 있다.

자궁속막 endometrium | 점막은 자궁속막이라고 한다. 자궁벽은 월경주기에 따라 현저하게 변화하며 월경기에 탈락해서 월경혈액과 함께 배출된다. 자궁목관의 안쪽면에는 비스듬히 뻗어있는 여러 개의 주름이 있고, 앞벽과 뒤벽의 각 한 묶음의 세로주름으로 모이며, 그 모양을 따서 손모양주름이라고 한다.

자궁근육층 자궁근층/myometrium | 자궁근육층은 두께 12~15 mm이며, 민무늬근육섬유는 자궁을 고리 모양으로 둘러싸듯이 뻗어있다. 임신하게 되면 민무늬근육의 수, 길이와 두께가 모두 증가한다.

자궁바깥막 자궁외막/perimetrium | 장막은 자궁바깥막이라고 한다. 자궁몸통의 위쪽, 앞쪽, 뒤쪽을 덮고, 가쪽은 자궁넓은인대로 연결된다.

4. 질 [그림 11-17]

질 vagina 은 성교, 출산, 월경산물을 배출하는 길이다. 질의 위끝부분은 골반 안에서 자궁의 아래부분과 이어지며, 골반바닥을 관통해서 삶으로 연결된다. 길이는 7 cm 정도이고, 신축성이 뛰어나다. 질의 맨위부분 앞쪽에는 자궁질부분이 튀어나와 있으며, 그 주변을 **질천장** 질원개/vaginal fornix 이라고 한다. 특히, 질천장 뒤부분이 깊게 질의 위끝부분을 이루고 있다. 질의 아래끝부분은 **질구멍** 질구/vaginal orifice 이며, 좌우 소음순 사이의 질어귀로 이어져 있다. 질의 점막에는 가로로 뻗어있는 여러 개의 **질주름** 질점막습/vaginal rugae 이 있다. 질의 앞벽과 뒤벽은 정중앙에서 세로로 뻗어있는 **질기둥** 질주/vaginal column 을 만들고 서로 맞닿아 있다.

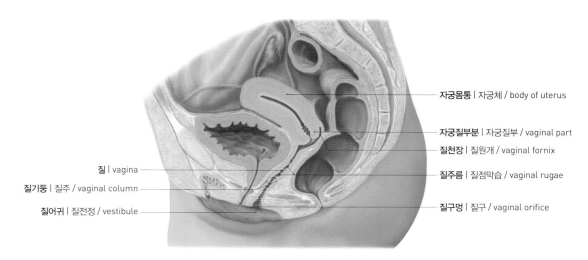

자궁몸통 | 자궁체 / body of uterus

자궁질부분 | 자궁질부 / vaginal part

질천장 | 질원개 / vaginal fornix

질주름 | 질점막습 / vaginal rugae

질구멍 | 질구 / vaginal orifice

질 | vagina

질기둥 | 질주 / vaginal column

질어귀 | 질전정 / vestibule

그림 11-17. **여성의 골반안내장, 정중단면**

5. 바깥생식기관 (그림 11-18)

여성의 바깥생식기관은 **외음부** pudendum 나 **음부** vulva 라고 한다. 불두덩, 좌우의 대음순, 소음순과 그에 둘러 싸인 질어귀, 음핵, 질어귀망울, 큰·작은질어귀샘을 포함하고 있다.

불두덩 치구/mons pubis 은 두덩결합 앞쪽에 있는 피부의 둥근 융기부위이며, 피부밑으로 지방이 잘 발달해 있다. 사춘기 이후에 불두덩은 **음모** pubic hair 로 덮인다.

대음순 labium majus 은 외음부 양쪽으로 뻗어있는 피부의 융기부분이며, 피부밑으로 다량의 지방을 포함하고 있다. 좌우의 대음순 사이에는 **대음순틈새** 음렬/pudendal cleft 라고 하는 오목한 부분이 있으며, 가쪽면

에는 음모가 자라고, 안쪽면은 매끄러우며 색소가 없다.

소음순 labium minus 은 대음순 바로 안쪽에 있는 피부주름이며, 피부밑지방을 포함하고 있지 않고, 털도 자라지 않는다. 소음순의 본체에는 질어귀망울과 망울해면체근이 있다. 좌우의 소음순은 질어귀를 둘러싸고 있다. 소음순은 앞쪽에서 2개의 가지로 나뉘며, 안쪽판은 좌우가 합쳐져서 **음핵주름띠** 음핵소대/frenulum of clitoris 라고 하는 가로주름에 의해 연결되어 있다.

질어귀 질전정/vestibule 는 좌우의 소음순으로 둘러싸인 부위이며, **바깥요도구멍** 외요도구/external urethral orifice 이 음핵 바로 뒤쪽에 있고, **질구멍** 질구/vaginal orifice 이 1 cm 정도 뒤쪽에 있다.

음핵 clitoris 은 소음순이 앞쪽에서 합쳐지는 위치에

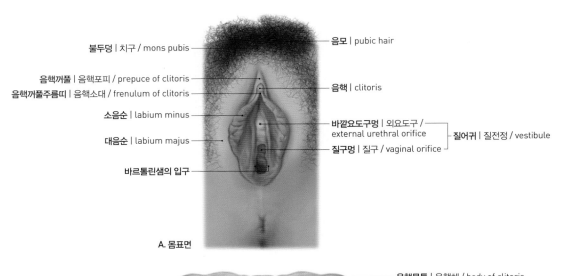

불두덩 | 치구 / mons pubis
음핵꺼풀 | 음핵포피 / prepuce of clitoris
음핵꺼풀주름띠 | 음핵소대 / frenulum of clitoris
소음순 | labium minus
대음순 | labium majus
바르톨린샘의 입구

음모 | pubic hair
음핵 | clitoris
바깥요도구멍 | 외요도구 / external urethral orifice
질구멍 | 질구 / vaginal orifice
질어귀 | 질전정 / vestibule

A. 몸표면

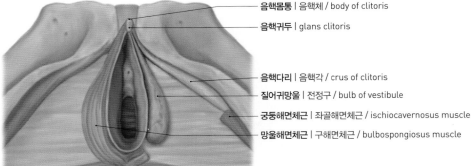

음핵몸통 | 음핵체 / body of clitoris
음핵귀두 | glans clitoris
음핵다리 | 음핵각 / crus of clitoris
질어귀망울 | 전정구 / bulb of vestibule
궁둥해면체근 | 좌골해면체근 / ischiocavernosus muscle
망울해면체근 | 구해면체근 / bulbospongiosus muscle

B. 살 얕은층

그림 11-18. **여성의 외음부**

있는 발기기관이다. 남성의 음경에 해당하며 오른쪽과 왼쪽의 두 **음핵해면체** corpus cavernosum of clitoris 와 그 곁을 덮고 있는 피부로 되어 있다. 음핵해면체의 뒷부분은 **음핵다리** 음핵각/crus of clitoris 로 되어 **궁둥해면체근** 좌골해면체근/ischiocavernosus muscle 이 둘러싸고 있다. 음핵의 앞쪽 끝을 **음핵귀두** glans clitoris 라고 하며, 그 표면은 얇은 피부로 덮여 있고, 그 진피에는 감각신경종말이 많아 고도로 민감하다.

6. 질어귀의 샘

큰질어귀샘 대전정선/greater vestibular gland (**바르톨린샘** Bartholin's gland)은 질구멍 뒤가쪽의 얕은살구멍에 위치해 있는 5 mm 정도의 샘이며, 가쪽에서 소음순 안쪽으로 연결되어 있다. 남성의 망울요도샘에 해당한다.

작은질어귀샘 소전정선/lesser vestibular gland 은 바깥요도구멍과 질구멍 사이로 열려있는 작은 점막샘이다.

요도곁샘 요도방선/paraurethral gland (**스킨샘** Skene's gland)은 바깥요도구멍 양쪽으로 열려있는 점막샘이며,

남성의 전립샘에 해당한다. 그 도관을 **요도곁관** 요도방관/paraurethral duct 이라고 하며, 임균에 흔히 감염되는 부위이다.

7. 유방(그림 11-19)

유방 젖/breast 은 성인 여성에게 잘 발달되어 있으며 가슴부위에 한 쌍의 융기부위로 존재한다.

여성의 유방은 **젖꼭지** 유두/nipple 와 **젖몸통** body of breast 으로 구분되며, 젖몸통은 피부와 피부밑조직에 있는 **젖샘** 유선/mammary gland 으로 이루어져 있다.

남자의 유방은 평생 동안 기능이 없고 흔적으로만 남아 있지만, 여자에서는 사춘기가 되면 젖샘과 젖꼭지가 뚜렷이 발달하고 유방에 지방조직이 축적됨으로써 유방 자체가 커지는 이차성징의 한 현상으로 나타난다.

유방의 위치는 임신과 나이에 따라 크기와 모양이 변하지만, 가슴우리 앞에서 큰가슴근 앞의 둘째~여섯째 갈비뼈 높이에 있다. 유방과 큰가슴근막 사이에는 **유방뒤틈새** retromammary space 라고 하는 느슨한 결합조직층

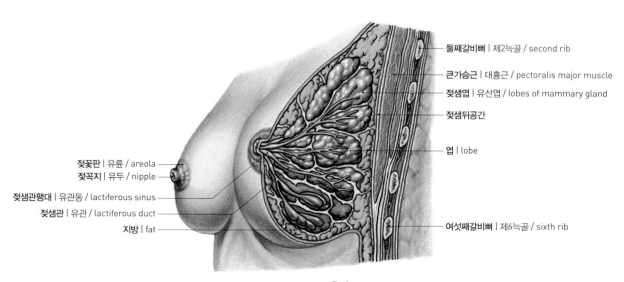

그림 11-19. 유방

이 있어서 유방이 움직일 수 있도록 한다. 젖꼭지는 젖의 가운데에 돌출한 부분이며, 젖꼭지의 둘레에 약간 솟고 색소가 침착하여 짙은 부분을 **젖꽃판** 유륜/areola 이라고 한다.

젖샘 유선/mammary gland 은 15~20개의 엽으로 구성되어 있고 각 엽에서 하나의 **젖샘관** 유관/lactiferous duct 이일어나 각각 젖꼭지로 열린다.

젖샘관이 젖꼭지로 열리기 전에 커진 부분을 **젖샘관 팽대** 유관동/lactiferous sinus 라고 한다.

보통 때는 샘조직 사이에 많은 지방조직이 차 있다. 피부밑조직에 있는 치밀결합조직의 가닥들이 피부로 뻗어 있는데, 이것을 **젖샘걸이인대** 유방제인대/suspensory ligament of breast 라고 하며, 유방을 지지하는 데 도움을 준다.

샅 [그림 11-20]

샅 ^{회음/perineum} 은 위골반문에 둘러싸여 있고 골반가로막 아래쪽에 위치해 있는 영역으로, 그에 상응하는 몸표면 영역을 의미하는 경우도 있다.

샅은 마름모 모양이며, 앞끝은 두덩결합 아래모서리, 뒤끝은 꼬리뼈 끝부분, 가쪽끝부분은 궁둥결절, 앞가쪽모서리는 궁둥두덩가지, 뒤가쪽 모서리는 엉치결절인대에 의해 경계를 이루고 있다.

샅은 좌우의 궁둥결절을 연결하는 선에 의해 앞뒤 2개의 영역으로 나뉜다. 앞쪽의 **비뇨생식삼각** ^{urogenital triangle} 에는 남성은 요도, 여성은 요도와 질이 열려 있고, 뒤쪽의 **항문삼각** ^{항문부/anal triangle} 에는 항문이 열려 있다. 샅의 천정은 항문올림근을 중심으로 하는 골반가로막이며, 그 위쪽에 골반안이 있다.

샅에는 샅근육이라고 하는 여러 종류의 가로무늬근육이 있으며, 이들

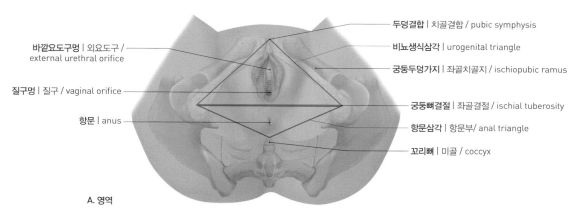

바깥요도구멍 | 외요도구 / external urethral orifice

질구멍 | 질구 / vaginal orifice

항문 | anus

두덩결합 | 치골결합 / pubic symphysis

비뇨생식삼각 | urogenital triangle

궁둥두덩가지 | 좌골치골지 / ischiopubic ramus

궁둥뼈결절 | 좌골결절 / ischial tuberosity

항문삼각 | 항문부/ anal triangle

꼬리뼈 | 미골 / coccyx

A. 영역

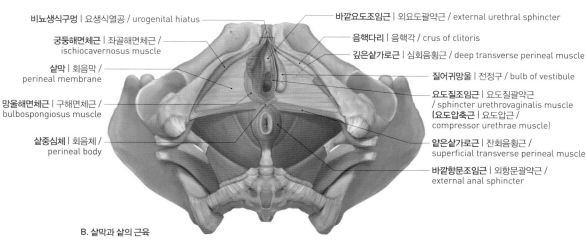

비뇨생식구멍 | 요생식열공 / urogenital hiatus

궁둥해면체근 | 좌골해면체근 / ischiocavernosus muscle

샅막 | 회음막 / perineal membrane

망울해면체근 | 구해면체근 / bulbospongiosus muscle

샅중심체 | 회음체 / perineal body

바깥요도조임근 | 외요도괄약근 / external urethral sphincter

음핵다리 | 음핵각 / crus of clitoris

깊은샅가로근 | 심회음횡근 / deep transverse perineal muscle

질어귀망울 | 전정구 / bulb of vestibule

요도질조임근 | 요도질괄약근 / sphincter urethrovaginalis muscle (요도압축근 | 요도압근 / compressor urethrae muscle)

얕은샅가로근 | 잔회음횡근 / superficial transverse perineal muscle

바깥항문조임근 | 외항문괄약근 / external anal sphincter

B. 샅막과 샅의 근육

그림 11-20. 샅 [여성]

표 11-2. **샅의 근육**

	근육	이는곳	닿는곳	신경지배	작용
깊은샅공간	깊은샅가로근	궁둥결절과 궁둥두덩가지	정중앙에서 상대쪽의 근육과 요도(및 여성의 질)	샅신경(S2~4)	골반바닥에 위치하여 골반안 내장을 지지함
	바깥요도조임근	요도 주위	요도 주위	음경등신경, 음핵등신경	요도를 눌러 소변배출을 억제함 (여성에서는 질을 누름)
얕은샅공간	궁둥해면체근	궁둥결절과 궁둥가지	남성: 음경다리 여성: 음핵다리	음부신경(S2~4)	음경이나 음핵으로 혈액을 보내고 발기를 유지함
	망울해면체근	남성: 샅중심체와 정중솔기 여성: 샅중심체	남성: 샅막과 음경의 등쪽면, 음경망울 여성: 음핵해면체, 두덩뼈활	음부신경(S2~4)	음경이나 음핵의 발기에 관여함 남성: 잔뇨나 정액을 요도에서 배출함
	얕은샅가로근	궁둥결절과 궁둥가지	샅중심체	음부신경(S2~4)	샅중심체를 지지함

S: 엉치(sacral)

근육은 골반속의 여러 기관들을 받치고 있으면서, 각기 독특한 기능을 한다(표 11-2).

골반가로막에는 **항문올림근** 항문거근/levator ani muscle 과 **꼬리근** 미골근/coccygeus muscle 이 있으며, 그 안팎은 근막으로 싸여 있다.

비뇨생식가로막은 주로 **깊은샅가로근** 심회음횡근/deep transverse perineal muscle 으로 되어 있고, 그밖에 **얕은샅 가로근** 잔회음횡근/superficial transverse perineal muscle, **궁둥해 면체근** 좌골해면체근/ischiocavernosus muscle 및 **망울해면체근** 구해면체근/bulbospongiosus muscle 등이 있다(그림 11-21, 22).

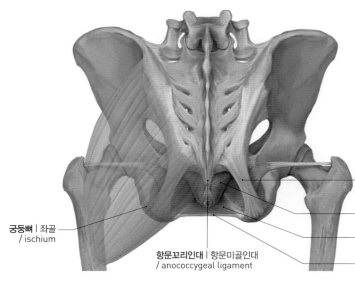

엉치결절인대 | 천결절인대 / sacrotuberous ligament

항문올림근 | 항문거근 / levator ani muscle

깊은샅가로근 | 심회음횡근 / deep transverse perineal muscle

얕은샅가로근 | 잔회음횡근 / superficial transverse perineal muscle

비뇨생식가로막 | urogenital diaphragm

궁둥뼈 | 좌골 / ischium

항문꼬리인대 | 항문미골인대 / anococcygeal ligament

그림 11-21. **궁둥항문오목, 뒤쪽**

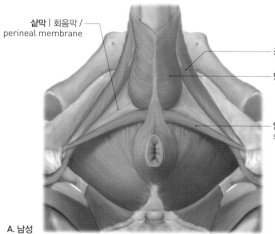

살막 | 회음막 / perineal membrane

궁둥해면체근 | 좌골해면체근 / ischiocavernosus muscle

망울해면체근 | 구해면체근 / bulbospongiosus muscle

얕은샅가로근 | 잔회음횡근 / superficial transverse perineal muscle

A. 남성

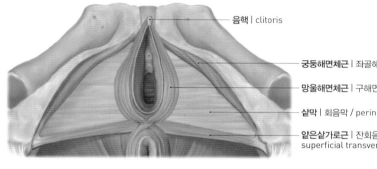

음핵 | clitoris

궁둥해면체근 | 좌골해면체근 / ischiocavernosus muscle

망울해면체근 | 구해면체근 / bulbospongiosus muscle

살막 | 회음막 / perineal membrane

얕은샅가로근 | 잔회음횡근 / superficial transverse perineal muscle

B. 여성

그림 11-22. **얕은샅공간의 뼈대근육**

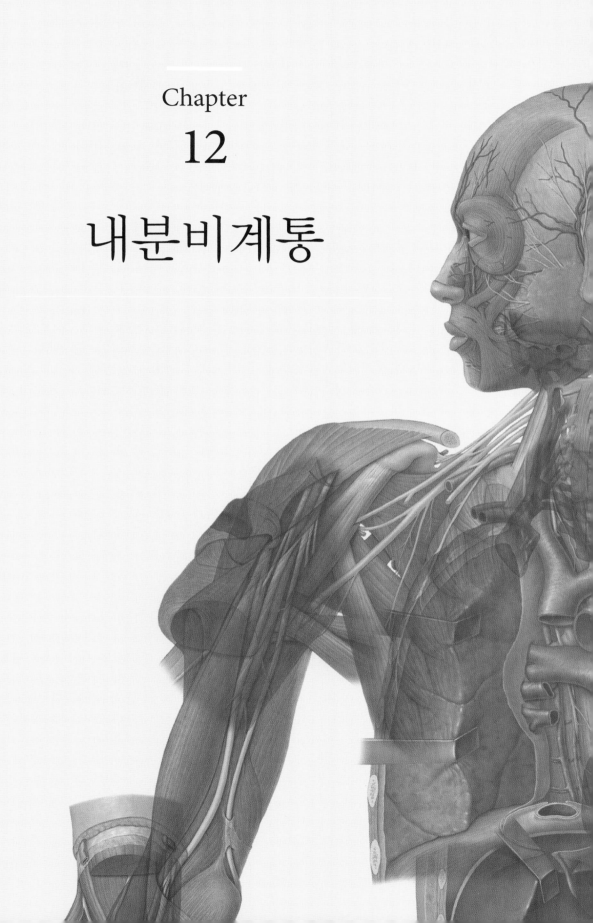

Chapter

12

내분비계통

내분비계통의 개요

(그림 12-1, 표 12-1)

내분비계통 내분비계/endocrine system 은 호르몬을 체내로 분비하는 내분비샘, 내분비조직, 내분비세포로 이루어져 있다. **호르몬** hormone 은 혈액이나 세포사이물질로 분비되어 체내의 기관이나 조직의 기능을 조절한다. 내분비계통에 속하는 것으로는 아래와 같다.

뇌하수체 하수체/hypophysis 는 사이뇌의 **시상하부** hypothalamus 에 매달려 있는 작은 내분비샘이며 앞엽과 뒤엽으로 이루어져 있다. 앞엽에서는 온몸의 세포에 작용하는 호르몬과 다른 내분비샘(갑상샘, 부갑상샘, 생식샘)에 작용하는 호르몬이 나온다. 뒤엽에서는 시상하부의 신경세포가 만드는 호르몬을 분비한다.

솔방울샘 송과선/pineal gland 은 **셋째뇌실** 제3뇌실/third ventricle 의 등쪽에 있는 작은 내분비샘이며 수면을 촉진하는 멜라토닌을 분비한다.

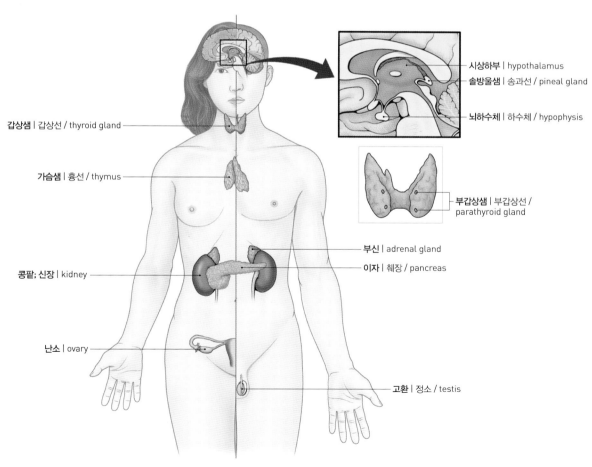

시상하부 | hypothalamus
솔방울샘 | 송과선 / pineal gland
뇌하수체 | 하수체 / hypophysis

갑상샘 | 갑상선 / thyroid gland

가슴샘 | 흉선 / thymus

부갑상샘 | 부갑상선 / parathyroid gland

부신 | adrenal gland
이자 | 췌장 / pancreas

콩팥; 신장 | kidney

난소 | ovary

고환 | 정소 / testis

그림 12-1. **내분비계통의 기관**

표 12-1. **내분비계통의 구성요소**

내분비샘	뇌하수체, 솔방울샘, 갑상샘, 부갑상샘, 부신 (겉질과 속질)
내분비조직	이자(이자섬), 고환(정세관), 난소(난포와 황체)
내분비세포	소화관점막(창자 속의 분비세포)

갑상샘 갑상선/thyroid gland 은 목의 앞쪽에 있으며 등쪽면에 **부갑상샘** 부갑상선/parathyroid gland 이라고 하는 쌀알 크기의 내분비샘이 달라붙어 있다. 갑상샘호르몬은 온몸의 대사를 조절하고 부갑상샘호르몬은 칼슘 대사를 조절한다.

부신 adrenal gland 은 겉질과 속질로 나뉜다. **부신겉질** 부신피질/adrenal cortex 은 글루코코티코이드와 광물코티코이드를 분비하고 **부신속질** 부신수질/adrenal medulla 은 아드레날린 등의 카테콜아민을 분비한다.

이자 안에 흩어져 있는 **이자섬** 췌도/pancreatic islet (**랑게르한스섬** islet of Langerhans)은 혈당을 조절하는 인슐린 등의 호르몬을 분비한다.

고환의 정세관의 사이질에 있는 **사이질세포** 간질세포/interstitial cell (**라이디히세포** Leydig cell)는 남성호르몬(안드로겐)을 분비한다. 난소의 난포에서는 여성호르몬(에스트로겐)이, 배란 후의 황체로부터는 프로게스테론(황체호르몬)이 분비된다.

위의 점막 속에 흩어져 있는 **위창자내분비세포** 장내분비세포/enteroendocrine cell 에서 나오는 다양한 호르몬은 소화관의 운동과 분비를 조절한다.

여기에서는 독립된 기관을 이루고 있는 뇌하수체, 솔방울샘, 갑상샘과 부갑상샘, 부신, 이자섬에 대하여 기술한다.

뇌하수체

1. 뇌하수체의 구조와 구분 (그림 12-2)

뇌하수체 ^{하수체/hypophysis} 는 지름 1 cm 정도, 무게 0.7 g 정도의 내분비
샘이며 나비뼈몸통 위쪽에 있는 안장의 오목하게 들어간 부분(**뇌하수체
오목** 하수체와/hypophyseal fossa)에 들어있다. 뇌하수체는 앞뒤의 2개의 엽
으로 이루어져 있다.

1) 앞엽

앞엽 전엽/anterior lobe (**샘뇌하수체** 선하수체/adenohypophysis)은 뇌하수체의
앞쪽 절반을 차지하고 있으며 구성 세포가 서로 다른 3부분으로 나뉜다.

먼쪽부분 원위부/pars distalis | 뇌하수체의 3/4을 차지하며 5종류의 내분비
세포를 모두 포함하고 있다.

융기부분 융기부/pars tuberalis | 위쪽으로 뻗어 나와서 깔때기를 관 모양
으로 둘러싸고 있으며 생식샘자극호르몬 분비세포를 포함하고 있다.

중간부분 중간부/pars intermedia | 뒤엽과의 경계면에 위치해 있다. 멜라닌
세포자극호르몬을 분비하지만 인간의 경우에는 분비량이 적어서 생리
적인 의미가 불명확하다.

2) 뒤엽

뒤엽 후엽/posterior lobe (**신경뇌하수체** 신경하수체/neurohypophysis)은 뇌하
수체의 뒤부분에 위치해 있으며 2부분으로 나뉜다.

신경엽 pars nervosa | 뇌하수체의 뒤부분을 차지한다. 시상하부의 시상
위핵과 뇌실곁핵의 신경세포(신경내분비세포)에서 나온 수십만 개의
민말이집신경집세포의 축삭과 아교세포로 구성되어 있다.

깔때기 누두/infundibulum | 시상하부의 연장부분에 있다.

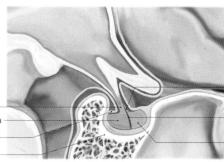

뒤엽 | 후엽 / posterior lobe   깔때기 | 누두 / infundibulum   융기부분 | 융기부
(신경뇌하수체 | 신경하수체   신경엽 | 신경부 / pars nervosa   / pars tuberalis
/ neurohypophysis)   안장가로막 | 안격막 / sellar diaphragm   중간부분 | 중간부   앞엽 | 전엽 / anterior lobe
뇌하수체오목 | 하수체와 / hypophyseal fossa   / pars intermedia   (샘뇌하수체 | 선하수체 /
먼쪽부분 | 원위부   adenohypophysis)
/ pars distalis

그림 12-2. **뇌하수체의 구분**

2. 뇌하수체앞엽호르몬 (그림 12-3, 표 12-2)

샘뇌하수체(앞엽)에는 5종류의 내분비세포가 있으며 6종류의 호르몬을 분비한다. 호르몬의 생산과 분비는 시상하부에서 나오는 7종류의 방출 · 억제호르몬에 의해 조절되고 있다.

성장호르몬 growth hormone, GH | 몸 세포의 증식과 단백질의 동화작용을 촉진해서 성장과 체격의 발달에 영향을 주는 호르몬이다. 특히 뼈의 성장판인 **뼈끝연골** 골단연골/epiphysial cartilage 의 활동을 담당한다. 사춘기 때에 혈액 안의 성장호르몬의 양이 일정 수준 이하가 되면 뼈끝연골의 폐쇄가 일어나고 뼈의 길이 즉 신

장의 성장이 멈추게 된다. 또한 간에서 나오는 **인슐린유사성장인자** insulin-like growth factor, IGF 의 분비를 촉진한다.

프로락틴 prolactin, PRL | **젖샘** 유선/mammary gland 을 발달시켜서 젖분비를 촉진하는 호르몬이다. 임신말기부터 수유기에 이 호르몬이 다량으로 분비된다. 생식샘과 면역계통에도 작용한다. 특히 뇌에 작용해서 수유행동과 성적행동의 발현을 촉진한다. 이 호르몬이 **프로락틴세포(젖분비호르몬세포)** prolactin cell 의 이상증가로 인해 과도하게 분비되면 젖이 끊임없이 흘러나오는 증상이 발생한다.

부신겉질자극호르몬 부신피질자극호르몬/adrenocorticotropic hormone, ACTH | **부신겉질** 부신피질/adrenal cortex 의 분비

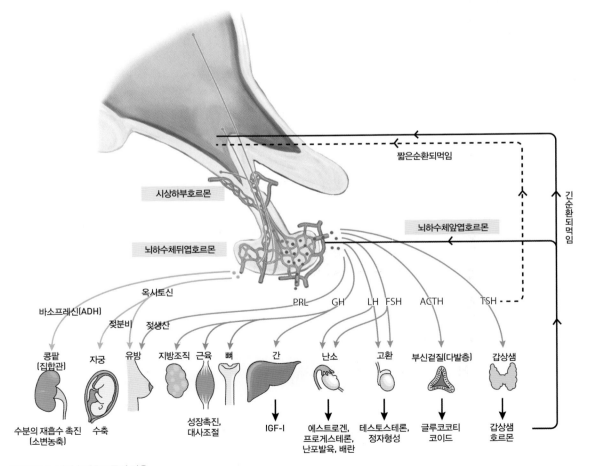

그림 12-3. **뇌하수체호르몬의 작용**

표 12-2. **뇌하수체앞엽호르몬**

분비세포	뇌하수체앞엽호르몬	작용
성장호르몬분비세포(somatotroph)	성장호르몬(GH)	간: IGF분비 촉진 / 전신: 성장 촉진
젖샘자극세포(mammotroph)	프로락틴(PRL)	젖샘: 젖생산 촉진 / 뇌: 모성행동 촉진
코르티코트로프성세포(corticotroph)	부신겉질자극호르몬(ACTH)	부신겉질: 성장 촉진, 글루코코티코이드 분비 촉진
갑상샘자극세포(thyrotroph)	갑상샘자극호르몬(TSH)	갑상샘: 성장 촉진, 갑상샘호르몬 분비 촉진
생식샘자극세포(gonadotroph)	난포자극호르몬(FSH)	여성: 난포성장 촉진, 에스트로겐 분비 촉진 남성: 정자형성 촉진
	황체형성호르몬(LH)	여성: 배란 유도, 황체 형성, 에스트로겐과 프로게스테론 분비 촉진 남성: 테스토스테론 분비 촉진

기능을 촉진하는 호르몬이다. 몸이 외부환경으로부터 각종 스트레스를 받게되면 이 호르몬이 다량으로 분비된다. 이것에 의해 부신겉질이 두꺼워지고 세포가 증식해서 비대해진다.

갑상샘자극호르몬 갑상선자극호르몬/thyroid stimulating hormone, TSH | **갑상샘** 갑상선/thyroid gland 의 분비기능을 촉진하는 호르몬으로 이것에 의해 몸의 신진대사가 조절된다. 갑상샘자극호르몬이 과도하게 분비되면 **갑상샘항진증** 갑상선기능항진증/hyperthyroidism (많이 마시고, 많이 먹고, 땀이 많이 나고, 몸이 마르고, 손이 떨리게 되는)이 발생한다.

난포자극호르몬 follicle stimulating hormone, FSH | 난포를 성숙시키고 난포에서 에스트로겐의 분비를 촉진한다.

황체형성호르몬 luteinizing hormone, LH | 배란을 발생시키고 황체 형성을 촉진한다.

여성에서는 난포자극호르몬과 황체형성호르몬은 월경주기에 맞춰 난포의 성장을 촉진하고, 월경주기 14일 무렵에 황체형성호르몬의 분비가 펄스 형태로 상승해서 난포에서 배란을 일으킨다. 또한 난포와 황체에서 나오는 여성호르몬(에스트로겐, 프로게스테론)의 합성과 분비를 촉진한다.

남성에서는 난포자극호르몬은 정세관의 **버팀세포**

세르톨리세포/Sertoli cell 에 작용해서 정자 형성을 촉진시키고, 황체형성호르몬은 사이질의 **라이디히세포** Leydig cell 에 작용해서 남성호르몬의 합성과 분비를 촉진한다.

3. 뇌하수체뒤엽호르몬 (표 12-3)

신경뇌하수체(뒤엽)에서는 신경내분비세포의 축삭에서 2종류의 호르몬이 방출된다.

바소프레신 vasopressin | **항이뇨호르몬** antidiuretic hormone, ADH 이라고도 한다. 콩팥의 집합관에 작용하며 물과 소변의 재흡수를 촉진하고 소변의 삼투압을 높이는 동시에 소변량을 감소시킨다.

옥시토신 oxytocin | 젖샘의 근육상피세포를 수축시켜서 젖샘 속의 젖을 분비시킨다. 또한, 출산이나 성교 시 자궁의 민무늬근육을 수축시킨다.

표 12-3. **뇌하수체뒤엽호르몬**

뇌하수체뒤엽호르몬	작용
바소프레신 [항이뇨호르몬(ADH)]	콩팥: 집합관에서 물의 재흡수 촉진, 소변량 감소, 소변의 농축 촉진
옥시토신	젖샘: 근육상피세포의 수축, 젖샘에 저장된 젖의 분비

■ 주요 내분비기관과 뇌하수체의 호르몬분비 모식도

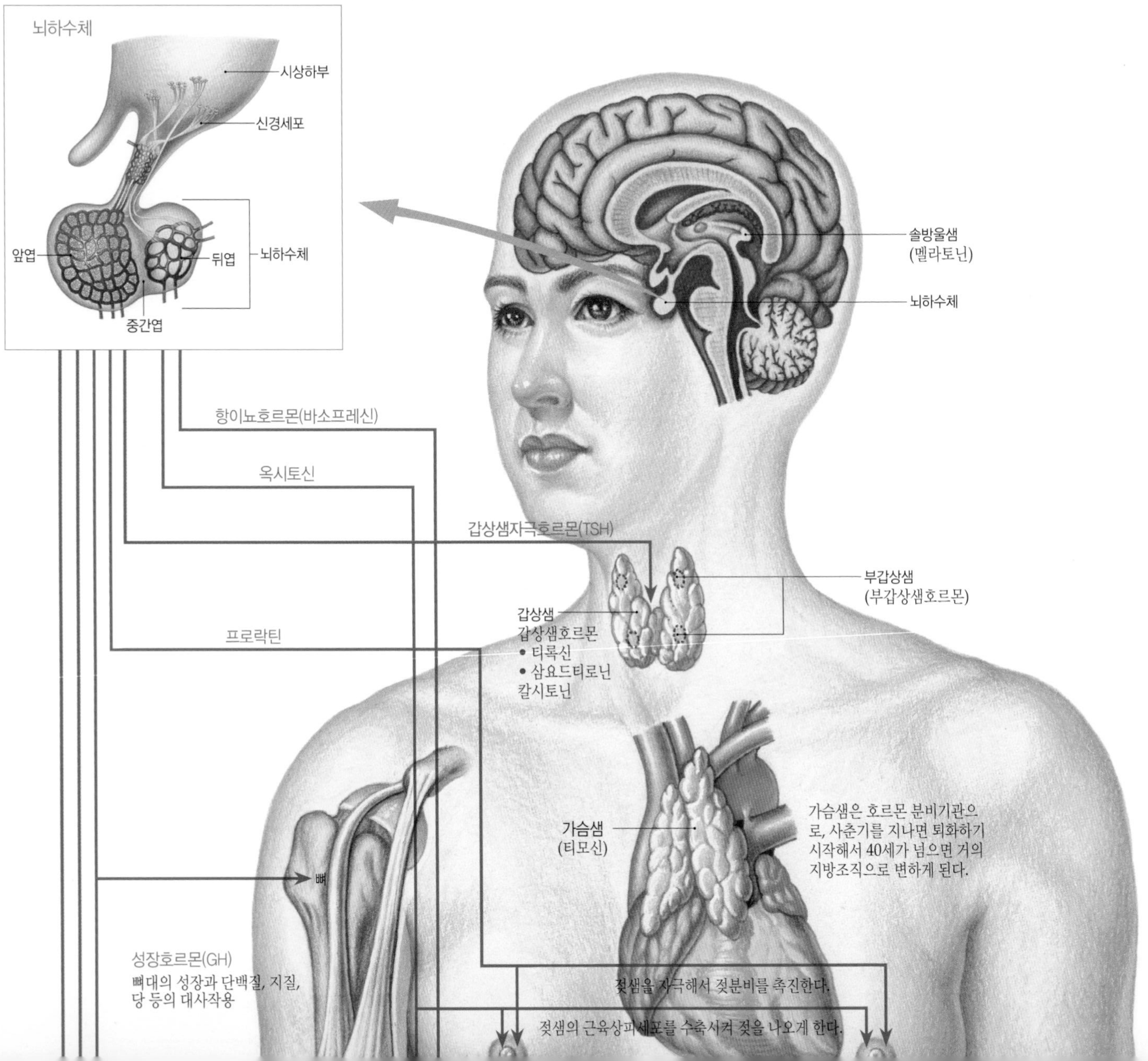

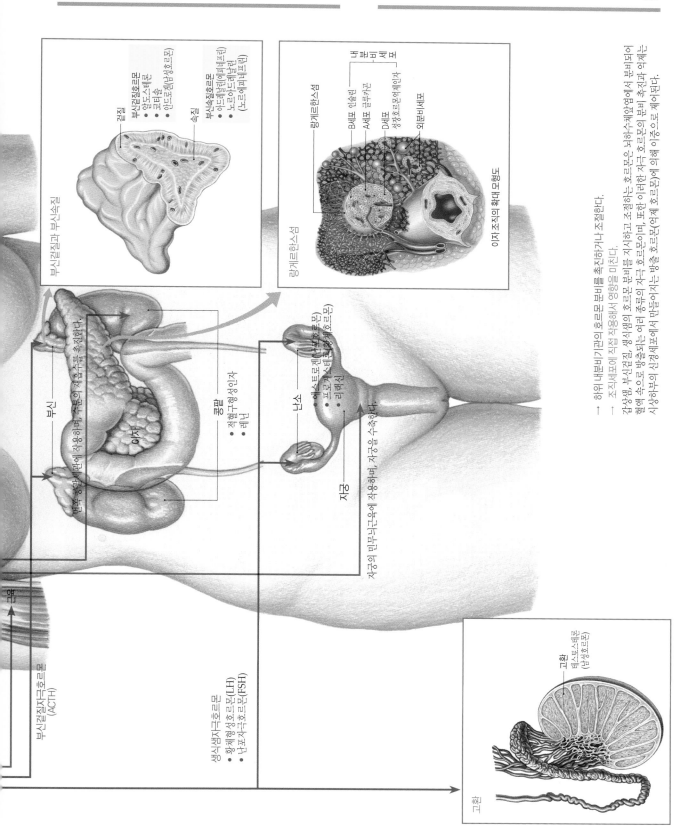

부신겉질과 부신속질

걸질
부신겉질호르몬
• 안드로스배로
• 코티솔
• 알도스테론(알도스테론)
속질
부신속질호르몬
• 아드레날린(에피네프린)
• 노르아드레날린
  (노르에피네프린)

랑게르한스섬

랑게르한스섬
• B세포 인슐린
• A세포 글루카곤
• D세포 성장호르몬억제인자
• 외분비세포

내
분
비
세
포

이자 조직의 확대 모형도

부신겉질자극호르몬
(ACTH)

부신

콩팥
• 적혈구형성인자
• 레닌

부신 콩팥 위쪽에 있으며, 수분의 재흡수를 촉진한다.

이자

난소
• 에스트로겐(난포호르몬)
• 프로게스테론(황체호르몬)
• 릴랙신

생식샘자극호르몬
• 황체형성호르몬(LH)
• 난포자극호르몬(FSH)

자궁

자궁의 민무늬근육에 작용하며, 자궁을 수축한다.

난소

고환
테스토스테론
(남성호르몬)

고환

하위 내분비기관의 호르몬 분비를 촉진하거나 조절한다.

조직세포에 직접 작용해서 영향을 미친다.

갑상샘, 부신겉질, 생식샘의 호르몬 분비를 지시하고 조절하는 호르몬은 뇌하수체앞엽에서 분비되어 혈액을 수으로 방출되는 여러 종류의 자극 호르몬이며, 포한 이러한 자극 호르몬의 분비 촉진과 억제는 시상하부의 신경세포에서 만들어지는 방출 호르몬(억제 호르몬)에 의해 이중으로 제어된다.

솔방울샘 [그림 12-4]

솔방울샘 송과선/pineal gland 은 고삐맞교차에서 뒤쪽 정중부분으로 튀어
나온 완두콩 크기만 한 기관이며 셋째뇌실 위뒤쪽에 위치해 있다. 솔방울
샘세포는 멜라토닌을 합성해서 혈액으로 분비한다. **멜라토닌** melatonin 의
분비량은 하루 사이에도 변동이 있어서 밤에 많이 분비되고 낮에 강한
빛을 받으면 감소한다. 멜라토닌은 약한 수면작용을 가지고 있으며 하루
주기성 리듬을 조절하는 역할을 한다.

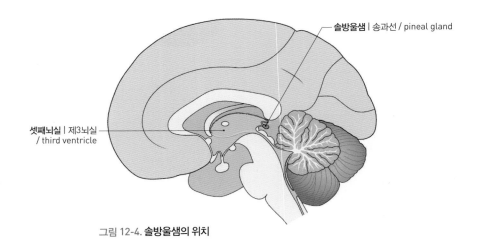

솔방울샘 | 송과선 / pineal gland

셋째뇌실 | 제3뇌실
/ third ventricle

그림 12-4. **솔방울샘의 위치**

갑상샘과 부갑상샘

후두와 기관 위부분의 앞에는 갑상샘과 부갑상샘이라고 하는 내분비 샘이 있으며 생명유지에 꼭 필요한 작용을 한다.

1. 갑상샘과 부갑상샘 (그림 12-5)

갑상샘 갑상선/thyroid gland 은 방패연골의 가쪽 아래에 있는 말굽모양의 샘으로서 오른엽과 왼엽이 정중앙의 **잘록** 협/isthmus 으로 연결되어 있다. 잘록에서 위쪽으로 뻗어 있는 부분을 **피라미드엽** 추체엽/pyramidal lobe 이라고 하며, 약 80%의 확률로 존재한다. 갑상샘의 무게는 성인 남성이 17 g, 여성이 15 g 정도이다. 갑상샘은 얇은 섬유 피막으로 덮여 있으며 깊은층의 반지연골과 기관연골 사이는 두꺼운 결합조직으로 붙어 있다. 갑상샘에는

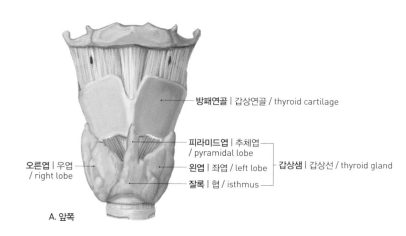

방패연골 | 갑상연골 / thyroid cartilage

피라미드엽 | 추체엽 / pyramidal lobe

오른엽 | 우엽 / right lobe

왼엽 | 좌엽 / left lobe

갑상샘 | 갑상선 / thyroid gland

잘록 | 협 / isthmus

A. 앞쪽

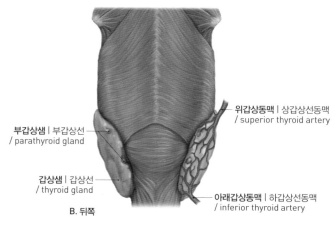

부갑상샘 | 부갑상선 / parathyroid gland

갑상샘 | 갑상선 / thyroid gland

위갑상동맥 | 상갑상선동맥 / superior thyroid artery

아래갑상동맥 | 하갑상선동맥 / inferior thyroid artery

B. 뒤쪽

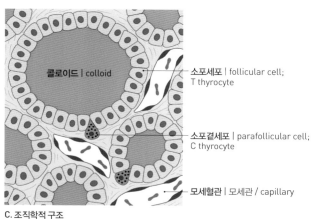

콜로이드 | colloid

소포세포 | follicular cell; T thyrocyte

소포곁세포 | parafollicular cell; C thyrocyte

모세혈관 | 모세관 / capillary

C. 조직학적 구조

그림 12-5. 갑상샘과 부갑상샘

혈관이 많이 분포하고 있다.

부갑상샘 부갑상선/parathyroid gland 은 거의 쌀알 크기이고 위아래로 2쌍, 총 4개로 이루어져 있으며 갑상샘 오른엽과 왼엽 뒤에 붙어 있다.

2. 갑상샘과 부갑상샘의 호르몬(그림 12-5C)

갑상샘은 공 또는 달걀모양의 소포로 구성되며, 소포는 한 층의 입방세포로 이루어져 있는데, 이것을 **소포세포** follicular cell 라고 한다.

소포세포는 **티록신** thyroxine, T4 과 **삼요오드티로닌** tri-iodothyronine, T3 을 분비하여 인체의 기초대사율을 조절한다. 티록신이 많이 분비될수록 각각의 세포가 소비하는 산소의 양도 증가해서 결국 호흡을 통해 온몸으로 들어오는 산소의 양이 많아지게 된다. 갑상샘의 기능이 정상수준 이상으로 높아지면 호흡운동이 거칠게 되고 혈압이 상승하며 땀을 많이 흘리게 되고, 많이 먹고, 많이 마시게 되지만 몸은 마른다. 이것을 **갑상샘항진증** 갑상선기능항진증/hyperthyroidism 이라고 한다.

또한 소포의 바깥쪽에서 낱개로 흩어져 있는 특수한 세포인 **소포곁세포** parafollicular cell 는 혈중칼슘(Ca^{2+}) 농도를 내리는 호르몬인 **칼시토닌** calcitonin 을 분비한다. 이 호르몬은 부갑상샘의 부갑상샘호르몬과 상반되는 작용을 한다.

부갑상샘호르몬 parathyroid hormone 은 갑상샘호르몬인 칼시토닌과 서로 버티어 대항함으로써 양쪽의 균형 잡힌 활동에 의해 뼈아교질과 혈액 사이에서 **칼슘** calcium 이 들어가고 나오는 것이 조절된다. 결과적으로 혈중 칼슘(Ca^{2+})이 일정 농도(9~11 mg/dL)로 유지되며 이는 생체기능에 꼭 필요한 조건이다.

부신 (그림 12-6)

부신 adrenal gland 은 **콩팥** 신장/kidney 의 위끝에 베레모와 같이 얹어져 있고 콩팥과 함께 뒤배벽의 지방에 묻혀 있다.

부신은 표층의 **겉질** 피질/cortex 과 중심부의 **속질** 수질/medulla 로 이루어져 있으며 구조나 기능은 서로 전혀 다르다. 왼부신의 형태는 반달 모양이고 오른부신은 삼각형에 가깝다.

1. 겉질의 구조와 호르몬

겉질을 현미경으로 보면 지방덩어리를 다량 함유한 상피세포(내분비세포)가 다발 모양으로 연결되어 있고 그 사이를 모세혈관이 지나고 있다. 세포의 배열 모양에 의해 표층에서부터 **토리층** 사구대/zona glomerulosa, **다발층** 속상대/zona fasciculata, **그물층** 망상대/zona reticularis 으로 구분한다.

뇌하수체, 부갑상샘, 이자섬 등 많은 내분비샘의 호르몬이 단백질이나 펩틴인 것에 비해 부신겉질의 호르몬(그리고 고환·난소의 호르몬)은 **스테로이드** steroid 이다. 주요 겉질호르몬은 다음과 같다.

광물코티코이드 mineralocorticoid | 대표적인 호르몬으로 **알도스테론** aldosterone 이 있으며 **토리층**에서 분비된다. 콩팥의 **콩팥세관** 요세관/renal tubule 에서 Na$^+$과 K$^+$의 교환을 촉진하고, 혈중 Na$^+$과 K$^+$의 양을 조절하는 호르몬이며 생명에 필수적인 호르몬이기 때문에 실험동물에게서 부신겉질을 제거하면 죽게 된다.

글루코코티코이드 glucocorticoid | **히드로코르티손** hydrocortisone 등이 있으며 **다발층**에서 분비된다. 간에서의 포도당생성(단백질과 지방으로 포도당을 생산하는 것)을 촉진해서 혈당을 상승시킨다. 이것의 분비과잉은 **부신성당뇨병** adrenal hypertension 을 일으킨다. 한편 이 호르몬은 단백질합성을 억제하고 항체의 생산과 염증을 억누르는 작용을 한다.

성호르몬 sex hormone | **그물층**에서 분비되며 **남성호르몬**(몇 가지 종류의 안드로겐) 외에 소량의 **황체호르몬** 프로게스테론/progesterone 과 **에스트로겐** estrogen 을 포함한다. 이 호르몬의 분비과잉이 여성에게 일어나면 수염이나 체모가 생기고 목소리가 굵게 되는 등 남성화가 진행된다.

2. 속질의 구조와 호르몬

부신속질세포는 교감신경세포와 동일한 **신경능선** neural crest 에서 발생한다. 양쪽 세포는 공통의 성질을 가지며 **크롬염**(중크롬산칼륨 등)에 의해 황갈색으로 염색되므로, **크롬친화세포** pheochromocyte 라고 불린다. 속질세포는 **아드레날린** adrenalin 과 **노르아드레날린** noradrenalin 을 분비한다. 이 호르몬(화학적으로 아민에

속한다)은 혈압과 혈당을 상승시키고 심장박동을 촉진하고, 민무늬근육의 수축에 따른 혈관의 수축(지혈작용), 동공확대, 털세움근의 수축(닭살) 등을 일으킨다. 부신속질에는 교감신경에서 다량의 신경섬유가 들어와 있다. 심한 놀람, 공포, 흥분이 일어난 때에는 교감신경에서의 자극이 속질의 호르몬 분비를 촉진해서 위기를 대처해 나가기 위한 일련의 반응을 불러일으킨다.

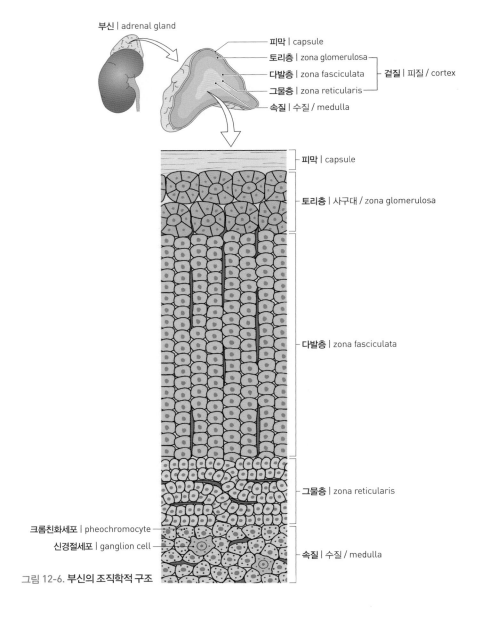

그림 12-6. **부신의 조직학적 구조**

이자섬 (그림 12-7)

발견자 랑게르한스의 이름으로 불리는 **랑게르한스섬** islet of Langerhans 은 **이자** 췌장/pancreas 의 외분비성 조직 안에서 문자 그대로 섬을 이루며 산재해 있는 내분비조직이다. 그 크기는 0.2 mm 전후이며 개수는 거의 100만 개정도의 둥근세포집단으로 구성되어 있으며 **이자꼬리** 췌미/tail of pancreas 에 많다.

랑게르한스섬은 밝은 상피세포의 집단으로 모세혈관이 풍부하게 분포되어 있다. 분비과립의 염색성(어느 색소에 염색되는가)에 의해 A, B, D의 3형태로 세포가 구분된다. 개수는 **B세포**가 거의 대부분을 차지하며, **A세포**와 **D세포**는 소수이다.

B세포는 생명활동에 필수인 **호르몬** hormone 과 **인슐린** insulin 을 분비한다. 인슐린은 몸 전체에서 세포에 의한 포도당의 회수와 소비를 진행해서 혈당을 떨어뜨리고 간의 **글리코겐** 당원/glycogen 저장을 촉진한다. 당뇨병은 B세포의 기능저하로 인해 혈중인슐린이 부족해지고 몸의 세포가 적정량의 포도당을 이용할 수 없게 되는 병이다.

A세포는 **글루카곤** glucagon 을 분비하고, D세포는 **소마토스타틴(성장호르몬억제인자)** somatostatin 을 분비한다. 글루카곤은 인슐린과 반대작용을 하여 혈당을 높이며 소마토스타틴은 글루카곤과 인슐린의 분비를 억제하는 작용을 한다.

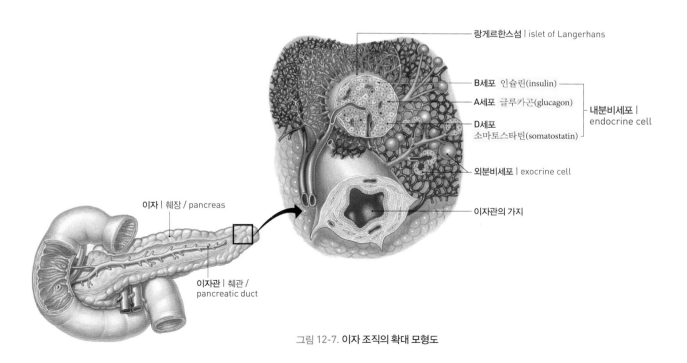

랑게르한스섬 | islet of Langerhans

B세포 인슐린(insulin)
A세포 글루카곤(glucagon) — **내분비세포** | endocrine cell
D세포 소마토스타틴(somatostatin)

외분비세포 | exocrine cell

이자관의 가지

이자 | 췌장 / pancreas

이자관 | 췌관 / pancreatic duct

그림 12-7. **이자 조직의 확대 모형도**

가슴샘 [그림 12-8]

가슴샘 흉선/thymus 은 **가슴세로칸** 종격/mediastinum 의 대동맥활의 앞, 복장뼈의 뒤에 위치하는 기관으로 2개의 엽으로 구성되어 있다. 가슴샘에서는 림프구의 성숙을 자극하는 호르몬인 **티모신** thymosin 이라는 호르몬을 분비하며 사춘기까지 점차 크기가 커지다가 이후에는 지방조직으로 퇴화한다.

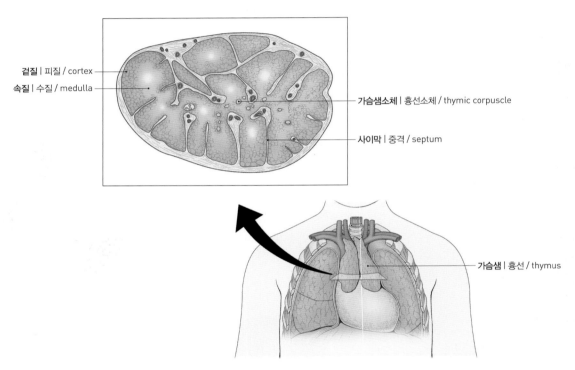

그림 12-8. **가슴샘의 위치와 단면**

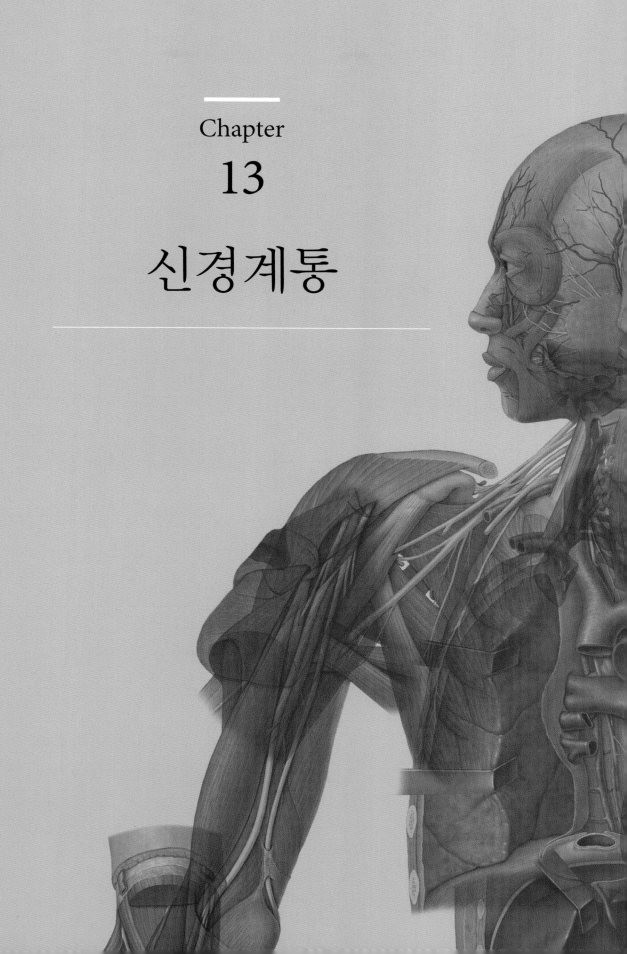

신경계통

신경계통의 개요

〔그림 13-1〕

신경계통 신경계/nervous system 은 외부와 체내로부터 받은 정보에 대해 적절한 반응과 조절을 담당하는 계통이다. 정보처리를 담당하는 중추신경계통과 정보를 전달하는 말초신경계통으로 이루어져 있다.

중추신경계통 central nervous system, CNS 은 머리안에 있는 **뇌** brain 와 척주관 속에 있는 **척수** spinal cord 로 이루어져 있다.

말초신경계통 peripheral nervous system, PNS 은 뇌에서 나오는 **뇌신경** cranial nerve 과 척수에서 나오는 **척수신경** spinal nerve 에 의해 중추신경과 신체의 각 부위를 연결한다.

1. 신경세포 〔그림 13-2~4〕

신경세포 뉴런/neuron 는 핵을 둘러싸고 있는 세포체와 그곳에서 뻗어 나와 있는 가지돌기와 축삭이라는 2종류의 돌기를 가지고 있다.

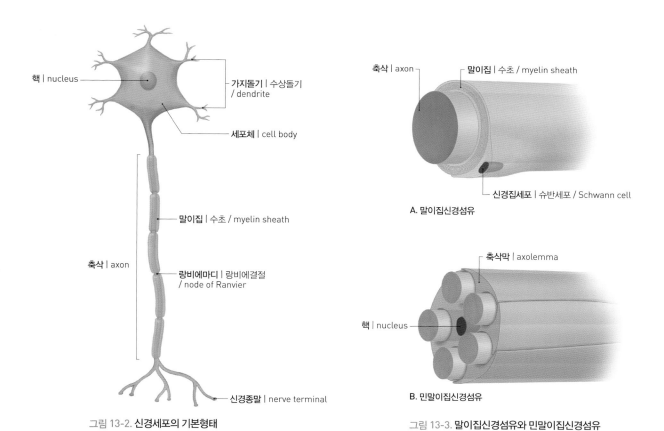

핵 | nucleus

가지돌기 | 수상돌기 / dendrite

세포체 | cell body

말이집 | 수초 / myelin sheath

축삭 | axon

랑비에마디 | 랑비에결절 / node of Ranvier

신경종말 | nerve terminal

그림 13-2. **신경세포의 기본형태**

축삭 | axon

말이집 | 수초 / myelin sheath

신경집세포 | 슈반세포 / Schwann cell

A. 말이집신경섬유

축삭막 | axolemma

핵 | nucleus

B. 민말이집신경섬유

그림 13-3. **말이집신경섬유와 민말이집신경섬유**

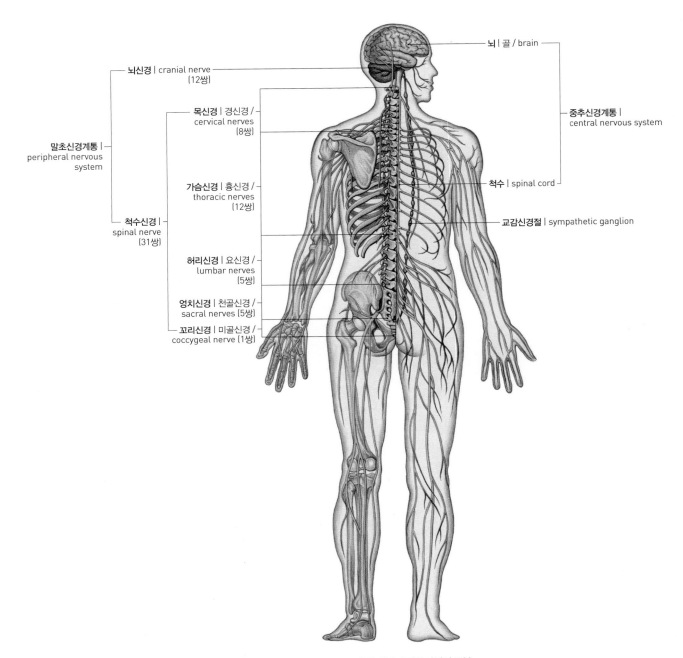

뇌신경 | cranial nerve
(12쌍)

목신경 | 경신경 /
cervical nerves
(8쌍)

가슴신경 | 흉신경 /
thoracic nerves
(12쌍)

허리신경 | 요신경 /
lumbar nerves
(5쌍)

엉치신경 | 천골신경 /
sacral nerves (5쌍)

꼬리신경 | 미골신경 /
coccygeal nerve (1쌍)

말초신경계통 |
peripheral nervous
system

척수신경 |
spinal nerve
(31쌍)

뇌 | 골 / brain

중추신경계통 |
central nervous system

척수 | spinal cord

교감신경절 | sympathetic ganglion

그림13-1. **중추신경과 말초신경의 구분**

가지돌기 ^{수상돌기/dendrite} | 세포체에서 주위로 뻗어
나와 여러 개의 가지로 갈라지며 다른 신경세포로
부터 전달된 자극을 세포체로 전달한다.

축삭 ^{axon} | 먼쪽으로 뻗어 나온 돌기이며 다른 신경
세포에게 자극을 전기적인 흥분으로 전달한다(**전도**
conduction). 축삭의 끝부분은 가지가 갈라져 나와서
다른 신경세포나 뼈대근육세포 등과의 사이에서 **연접**
^{시냅스/synapse} 이라고 하는 접촉부분을 만들어 자극을
화학물질로 전달한다(**전달** transmission)(그림 2-7).

● **신경세포의 형태**(그림 13-4)

다극성 ^{multipolar} | 신경세포의 대부분은 다극성이며
세포체에서 축삭과 여러 개의 가지돌기가 뻗어 나온다.
세포의 모양과 돌기가 나오는 방향은 제각각이며
세포체에서 다양한 방향으로 가지돌기가 뻗어 나
오는 것(척수앞기둥의 운동신경세포), 삼각형 세포
체의 끝부분과 바닥부분에서 가지돌기가 나오는 것
(대뇌겉질의 피라미드세포), 세포체의 한 곳에서
고도로 갈라진 가지돌기가 나오는 것(소뇌겉질의
조롱박세포 ^{푸르키니에세포/Purkinje cell} 등이 있다.

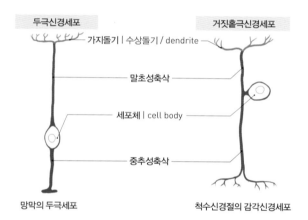

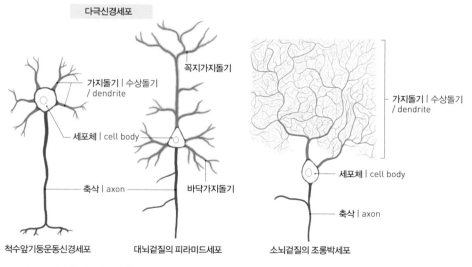

그림 13-4. **신경세포의 다양한 형태**

두극성 ^{쌍극성/bipolar} | 신경세포(망막의 두극세포, 속귀신경의 감각신경세포)에서는 세포체에서 양방향으로 말초성과 중추성의 축삭이 나오며 말초성 축삭의 끝부분이 가지돌기가 된다.

거짓홑극 ^{위단극성/pseudounipolar} | 신경세포(척수신경절과 삼차신경절의 감각신경세포)에서는 세포체에서 나온 한 쌍의 축삭이 T자 모양으로 갈라져서 말초성과 중추성의 축삭이 되며 말초성 축삭의 끝부분이 가지돌기가 된다.

2. 아교세포 (그림 13-5)

아교세포 ^{glial cell} (**신경아교세포** ^{신경교세포/neuroglia})는 중추신경계통의 버팀세포이며 여러 개의 종류가 있다.

별아교세포 ^{성상세포/astrocyte} | 별아교세포의 돌기는 모세혈관을 둘러싸 혈액과 신경세포 사이의 물질교환을 중계한다. 연접을 감싸서 흥분전달의 효율을 높이거나 과도한 전달물질을 처리하기도 한다. 또한 뇌 표면에서 연막을 지지해서 뇌의 속을 보호한다.

희소돌기아교세포 ^{핍지교세포/oligodendrocyte} | 희소돌기아교세포는 돌기가 뻗어 축삭주위를 둘러싸 말이집을 만든다. **말이집(미엘린집)** ^{수초/myelin sheath} 은 버팀세포의 얇은 세포질 시트가 축삭 주위를 여러 겹으로 감싸서 만들어진 절연성 피복이다. 말이집을 가지고 있는 **말이집신경** ^{유수신경/myelinated nerve} 은 전도속도가 매우 빠르다. 말초신경계통의 버팀세포는 **신경집세포** ^{슈반세포/Schwann cell} 이며 말초신경의 섬유를 감싸고 있다.

미세아교세포 ^{소교세포/microglia} | 미세아교세포는 포식성 세포이며 뇌가 손상되었을 때 증식, 이동해서 죽은 세포와 조각을 처리한다.

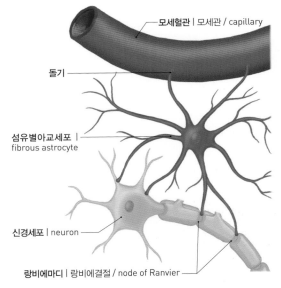

A. 별아교세포

B. 희소돌기아교세포

그림 13-5. 아교세포의 종류

3. 신경섬유

신경세포의 축삭은 신경아교세포에 싸여 **신경섬유** nerve fiber 를 만든다. 신경아교세포가 형성하는 피막의 종류에 따라 2종류의 신경섬유로 구별한다.

말이집신경 유수신경/myelinated nerve | 말이집신경에서는 신경아교세포의 얇은 세포질시트가 축삭 주위를 여러 겹으로 둘러싸서 **말이집** 수초/myelin sheath 이라고 하는 절연성 피막을 만든다. 전도속도가 빠르며 가장 빠른 것은 80~120 m/s에 달한다(그림 13-3A).

민말이집신경 무수신경/unmyelinated nerve | 민말이집신경 에서는 신경아교세포가 축삭을 불완전하게 감싸는 단순한 피막을 만들어서 전도속도가 느리다(그림 13-3B).

4. 회색질과 백색질(그림 13-6)

중추신경의 뇌와 척수의 단면을 보면 회색을 띠고 있는 회색질과 백색으로 보이는 백색질로 구분 된다. **회색질** 회백질/gray matter 에는 신경세포의 세포체가 많이 모여 있으며, **백색질** 백질/white matter 에는 신경섬유가 많이 모여 있다. 회색질이 뇌의 표면에 모여서 층을 이루고 있는 경우에는 **겉질** 피질/cortex 이라 하고, 뇌의 깊은층에서 덩어리를 이루고 있는 경우에는 **신경핵** nucleus 이라고 한다. 또한 신경세포와 신경섬유가 같이 섞여 있는 부위는 **그물체** 망상체/reticular formation 라고 한다.

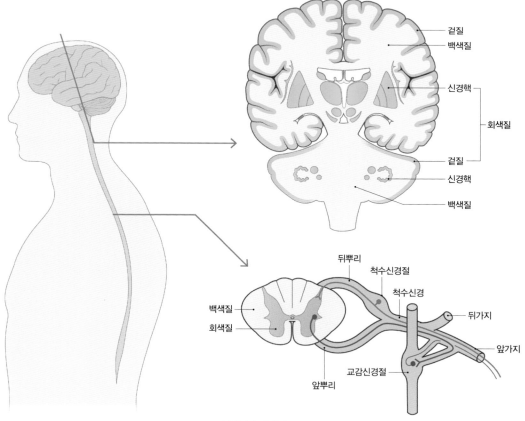

겉질
백색질
신경핵
회색질
겉질
신경핵
백색질

뒤뿌리
척수신경절
척수신경
백색질
회색질
뒤가지
앞가지
교감신경절
앞뿌리

그림13-6. **회색질과 백색질**

중추신경계통
Central nervous system

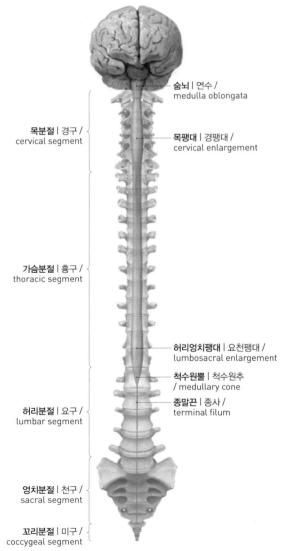

숨뇌 | 연수 /
medulla oblongata

목분절 | 경구 /
cervical segment

목팽대 | 경팽대 /
cervical enlargement

가슴분절 | 흉구 /
thoracic segment

허리엉치팽대 | 요천팽대 /
lumbosacral enlargement

척수원뿔 | 척수원추
/ medullary cone

종말끈 | 종사 /
terminal filum

허리분절 | 요구 /
lumbar segment

엉치분절 | 천구 /
sacral segment

꼬리분절 | 미구 /
coccygeal segment

그림 13-7. **척수의 겉모습**

1. 중추신경계통의 개요

신경계통은 **중추신경계통** central nervous system 과 **말초신경계통** peripheral nervous system 으로 나누며, **중추신경계통**은 **뇌** 골/brain 와 **척수** spinal cord 로 구분한다. 뇌는 **머리뼈안** 두개강/cranial cavity 에 있고 **척수**는 **척주관** vertebral canal 속에 있어서 서로 구분하지만, 실제로는 특별한 경계없이 연속된 구조이다.

우리 몸 안팎의 정보는 **말초신경계통**의 **감각수용기** sensory receptor 에서 받아들인 다음 **감각신경** 지각신경/sensory nerve 을 통해 **중추신경계통**에 이른다. 중추신경계통에서는 이들 정보를 분석, 통합, 판단한 다음 정보를 저장하거나, **운동신경** motor nerve 을 통해 다시 말초신경계통으로 내려보내 근육, 분비샘 등의 효과기에 이르러 반응을 일으킨다.

2. 척수

1) 척수의 겉모습 [그림 13-7]

척수 spinal cord 는 뇌에서 아래쪽으로 뻗어 나온 중추신경의 일부이며 척주관 안에 들어있다. 성인의 경우 길이가 42~45 cm이며 뒤통수뼈의 큰구멍 높이에서 뇌줄기의 **숨뇌** 연수/ medulla oblongata 에서 이어지며 첫째, 둘째허리뼈 높이까지 뻗어있다. 아래끝부분은 점차 가늘어져서 **척수원뿔** 척수원추/medullary cone 이 되며 1개의 가느다란 **종말끈** 종사/terminal filum 이 되어 끝난다. 척수의 전체 길이는 척주관의 2/3 정도이다.

척수 부위는 들어가고 나오는 신경에 따라 다음과 같이 구분한다.

- 목신경(C1~8)으로 들어가고 나오는 **목분절** 경구/cervical segment
- 가슴신경(T1~12)으로 들어가고 나오는 **가슴분절** 흉구/thoracic segment
- 허리신경(L1~5)으로 들어가고 나오는 **허리분절** 요구/lumbar segment

• 엉치신경(S1~5)으로 들어가고 나오는 **엉치분절** 천구/sacral segment

• 꼬리신경(Co)으로 들어가고 나오는 **꼬리분절** 미구/coccygeal segment

척수의 굵기는 일정하지 않고 팔과 다리에 분포하는 신경이 들어가고 나오는 높이에서 굵어진다. 넷째목부위(C4)~첫째가슴부위(T1)의 팽창부위를 **목팽대** 경팽대/cervical enlargement 라고 하며 팔에 분포되는 팔신경얼기의 뿌리가 들어가고 나온다. 열한째가슴부위(T11)~첫째엉치부위(S1)의 팽창부위는 **허리엉치팽대** 요천팽대/lumbosacral enlargement 라고 하며, 다리에 분포되는 허리엉치신경얼기의 뿌리가 들어가고 나온다.

2) 척수 단면의 모양 [그림 13-8, 9]

척수의 표면에는 세로로 나있는 오목한 부분이 여러 곳 있다. 앞쪽 중앙에는 **앞정중틈새** 전정중렬/anterior median fissure 라고 하는 깊이 패인 틈이 있고, 뒤쪽 정중앙에는 **뒤정중고랑** 후정중구/posterior median sulcus 이라고 하는 눈에 잘 띄는 고랑이 있다. 뒤쪽에는 척수신경뒤뿌리가 들어가고 나오는 위치와 일치하는 곳에 **뒤가쪽고랑** 후외측구/posterolateral sulcus 이 있다.

척수 단면에서는 색조가 다른 2개의 부위로 구분된다. 중심부분을 차지하고 있는 **회색질** 회백질/gray matter 에는 신경세포의 세포체가 모여 있고, 주변부위를 차지하는 **백색질** 백질/white matter 에는 뇌와 척수를 연결해서 세로로 뻗어있는 신경섬유가 모여 있다.

회색질 | 형태는 나비 모양과 비슷하다. 앞쪽에서 좌우로 뻗어 나와 있는 부분이 **앞뿔** 전각/anterior horn 이고, 뒤쪽에서 좌우로 뻗어 나와 있는 부분이 **뒤뿔** 후각/posterior horn 이다. 가슴분절에서 가쪽으로 뻗어 나와 있는 **가쪽뿔** 측각/lateral horn 이 보인다(그림13-8).

백색질 | 좌우의 앞뿔보다 앞쪽에 있는 **앞섬유단** 전삭/anterior funiculus, 앞뿔과 뒤뿔의 가쪽에 위치해 있는 **가쪽섬유단** 측삭/lateral funiculus, 뒤뿔보다 뒤쪽에서 좌우의 가쪽고랑 사이에 있는 **뒤섬유단** 후삭/posterior funiculus 으로 나뉜다.

단면상에서는 앞뿔 및 뒤뿔이지만 척수를 입체적으로 보면 상하로 계속되므로 **앞기둥** anterior column 및 **뒤기둥** posterior column 이라고 한다.

척수의 부위에 따라 단면의 모양이 바뀐다. 백색질의

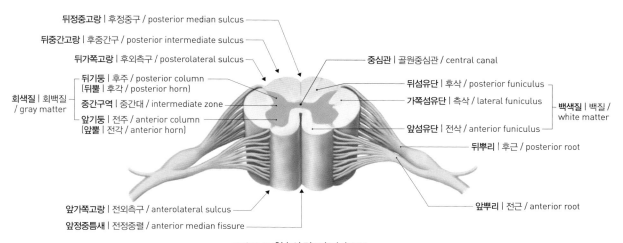

뒤정중고랑 | 후정중구 / posterior median sulcus
뒤중간고랑 | 후중간구 / posterior intermediate sulcus
뒤가쪽고랑 | 후외측구 / posterolateral sulcus
뒤기둥 | 후주 / posterior column
[뒤뿔 | 후각 / posterior horn]
회색질 | 회백질 / gray matter
중간구역 | 중간대 / intermediate zone
앞기둥 | 전주 / anterior column
[앞뿔 | 전각 / anterior horn]
앞가쪽고랑 | 전외측구 / anterolateral sulcus
앞정중틈새 | 전정중렬 / anterior median fissure

중심관 | 골원중심관 / central canal
뒤섬유단 | 후삭 / posterior funiculus
가쪽섬유단 | 측삭 / lateral funiculus
앞섬유단 | 전삭 / anterior funiculus
백색질 | 백질 / white matter
뒤뿌리 | 후근 / posterior root
앞뿌리 | 전근 / anterior root

그림13-8. **척수의 겉모습과 속구조**

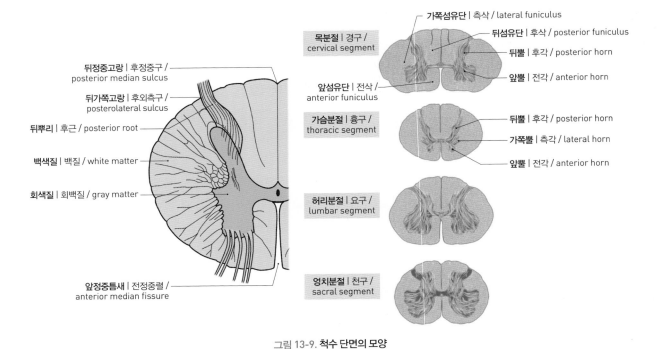

그림 13-9. 척수 단면의 모양

단면적은 척수의 높은 부위일수록 크다. 백색질은 뇌와 척수의 각 부위를 연결하는 신경섬유로 이루어져 있으며 높은 부위일수록 통과하는 신경섬유의 수가 많기 때문이다. 회색질의 단면적은 목팽대(C4~T1)와 허리엉치팽대(T11~S1) 높이에서 넓다. 이는 팔과 다리에 분포하는 신경에 직접 관련이 있는 신경세포가 많이 존재하기 때문이다.

3. 뇌줄기: 숨뇌, 다리뇌, 중간뇌(그림 13-10)

뇌줄기 뇌간/brainstem 는 대뇌에서 척수로 연결되는 뇌의 중심축을 이루는 부분이며, **숨뇌** 연수/medulla oblongata, **다리뇌** 교뇌/pons, **중간뇌** 중뇌/midbrain 로 이루어져 있다. 숨뇌 위부분과 다리뇌의 등쪽에는 넷째뇌실이 있다.

1) 숨뇌와 다리뇌(그림 13-10, 11)

숨뇌는 척수 상단에 있는 약간 두꺼워진 부분이며, 다리뇌는 그 위로 계속 이어져 있다. 아치교 모양의 부위이다. 숨뇌와 다리뇌의 등쪽에는 **마름오목** 능형와/rhomboid fossa 이라고 하는 마름모꼴의 움푹 들어간 곳이 있으며, 이는 **넷째뇌실** 제4뇌실/fourth ventricle 의 바닥을 이루고 있다.

척수에서 31쌍의 척수신경이 나와 있는 것처럼, 뇌신경 12쌍 안에 **혀밑신경** 설하신경/hypoglossal nerve (제12뇌신경)에서 **눈돌림신경** 동안신경/oculomotor nerve (제3뇌신경)까지의 10쌍이 번호 순서대로 뇌줄기에서 나와 있다. 이 뇌신경은 **말초신경** peripheral nerve 이다. **뇌줄기**의 내부에는 주로 등쪽에 각각의 뇌신경에 대응하는 신경세포의 집합체인 **신경핵**이 있으며, 여기에서 말초신경인 뇌신경과 시냅스가 형성된다(그림 13-11). 뇌신경 중에서 **후각신경** olfactory nerve (제1뇌신경)과 **시각신경** 시신경/optic nerve (제2뇌신경)은 **중추신경** central

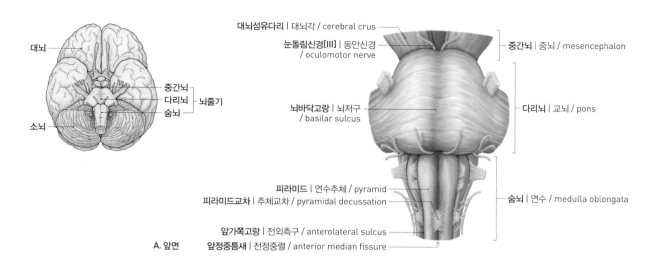

대뇌섬유다리 | 대뇌각 / cerebral crus

눈돌림신경[III] | 동안신경 / oculomotor nerve

중간뇌 | 중뇌 / mesencephalon

뇌바닥고랑 | 뇌저구 / basilar sulcus

다리뇌 | 교뇌 / pons

피라미드 | 연수추체 / pyramid

피라미드교차 | 추체교차 / pyramidal decussation

숨뇌 | 연수 / medulla oblongata

앞가쪽고랑 | 전외측구 / anterolateral sulcus

A. 앞면   앞정중틈새 | 전정중렬 / anterior median fissure

대뇌

중간뇌
다리뇌   뇌줄기
숨뇌

소뇌

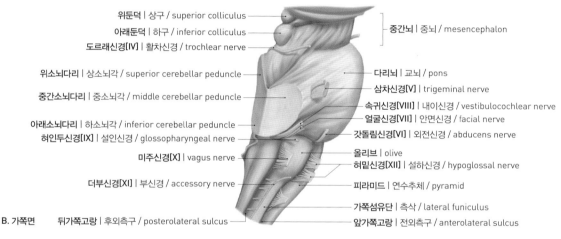

위둔덕 | 상구 / superior colliculus

아래둔덕 | 하구 / inferior colliculus

도르래신경[IV] | 활차신경 / trochlear nerve

중간뇌 | 중뇌 / mesencephalon

위소뇌다리 | 상소뇌각 / superior cerebellar peduncle

중간소뇌다리 | 중소뇌각 / middle cerebellar peduncle

아래소뇌다리 | 하소뇌각 / inferior cerebellar peduncle

혀인두신경[IX] | 설인신경 / glossopharyngeal nerve

미주신경[X] | vagus nerve

더부신경[XI] | 부신경 / accessory nerve

다리뇌 | 교뇌 / pons

삼차신경[V] | trigeminal nerve

속귀신경[VIII] | 내이신경 / vestibulocochlear nerve

얼굴신경[VII] | 안면신경 / facial nerve

갓돌림신경[VI] | 외전신경 / abducens nerve

올리브 | olive

혀밑신경[XII] | 설하신경 / hypoglossal nerve

피라미드 | 연수추체 / pyramid

가쪽섬유단 | 측삭 / lateral funiculus

앞가쪽고랑 | 전외측구 / anterolateral sulcus

B. 가쪽면   뒤가쪽고랑 | 후외측구 / posterolateral sulcus

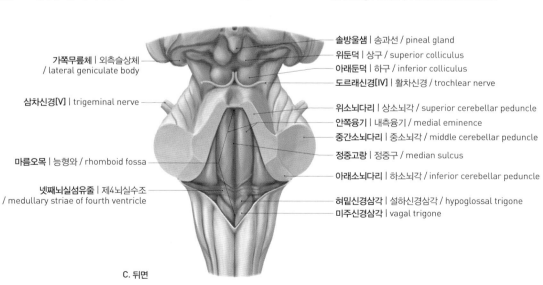

솔방울샘 | 송과선 / pineal gland

위둔덕 | 상구 / superior colliculus

아래둔덕 | 하구 / inferior colliculus

도르래신경[IV] | 활차신경 / trochlear nerve

가쪽무릎체 | 외측슬상체 / lateral geniculate body

삼차신경[V] | trigeminal nerve

위소뇌다리 | 상소뇌각 / superior cerebellar peduncle

안쪽융기 | 내측융기 / medial eminence

중간소뇌다리 | 중소뇌각 / middle cerebellar peduncle

정중고랑 | 정중구 / median sulcus

마름오목 | 능형와 / rhomboid fossa

아래소뇌다리 | 하소뇌각 / inferior cerebellar peduncle

넷째뇌실섬유줄 | 제4뇌실수조 / medullary striae of fourth ventricle

혀밑신경삼각 | 설하신경삼각 / hypoglossal trigone

미주신경삼각 | vagal trigone

C. 뒤면

그림 13-10. 뇌줄기

nerve 이며, 뇌의 연장이다.

자율신경 내장신경/autonomic nerve 에 관여하는 것으로는 호흡, 삼키기, 심장의 운동, 침과 땀의 분비 등을 조절하는 다수의 중요한 신경핵이 숨뇌에 집중해 있다(그림 13-11). 이것들은 **미주신경** vagus nerve 과 **혀인두신경** 설인신경/glossopharyngeal nerve 등에 속하는 **부교감신경**을 촉발하는 핵이다.

다리뇌와 **숨뇌**에는 다른 뇌신경과는 관계없는 **신경핵**이 있다. **다리뇌핵** 교핵; 교뇌핵/pontine nuclei 과 **올리브핵** 올리브핵/olivary nucleus (숨뇌의 표면에 올리브 열매처럼 부푼 모양을 하고 있다)이 그것으로, 이것들은 **대뇌** cerebrum, **소뇌** cerebellum, **척수** spinal cord 를 연결하는 **전도로**의 **시냅스** synapse 를 이루는 핵이다(그림 13-11) .

숨뇌의 전면에는 **피라미드** 추체/pyramid 라고 불리는 부풀어오른 부분이 있으며, 이곳을 통해 수의운동의 전도로(피라미드로)가 지나간다. **피라미드로** 추체로/

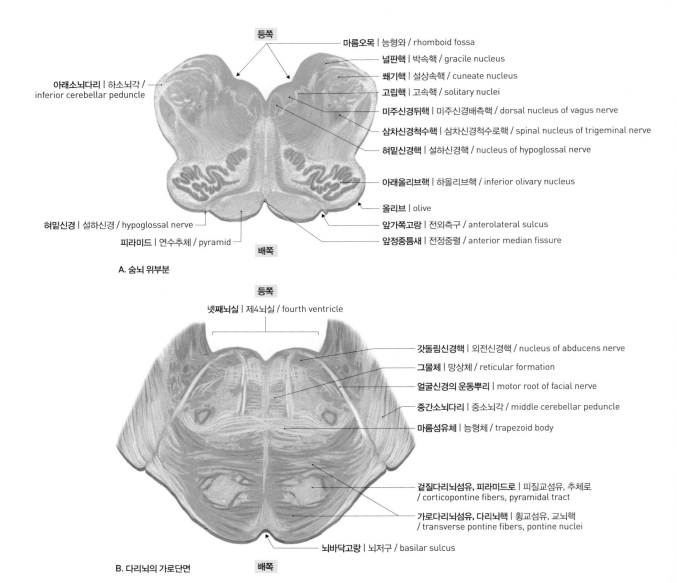

등쪽

마름오목 | 능형와 / rhomboid fossa
널판핵 | 박속핵 / gracile nucleus
쐐기핵 | 설상속핵 / cuneate nucleus
고립핵 | 고속핵 / solitary nuclei
미주신경뒤핵 | 미주신경배측핵 / dorsal nucleus of vagus nerve
삼차신경척수핵 | 삼차신경척수로핵 / spinal nucleus of trigeminal nerve
혀밑신경핵 | 설하신경핵 / nucleus of hypoglossal nerve
아래올리브핵 | 하올리브핵 / inferior olivary nucleus
올리브 | olive
앞가쪽고랑 | 전외측구 / anterolateral sulcus
앞정중틈새 | 전정중렬 / anterior median fissure

아래소뇌다리 | 하소뇌각 / inferior cerebellar peduncle

허밑신경 | 설하신경 / hypoglossal nerve
피라미드 | 연수추체 / pyramid

배쪽

A. 숨뇌 위부분

등쪽

넷째뇌실 | 제4뇌실 / fourth ventricle

갓돌림신경핵 | 외전신경핵 / nucleus of abducens nerve
그물체 | 망상체 / reticular formation
얼굴신경의 운동뿌리 | motor root of facial nerve
중간소뇌다리 | 중소뇌각 / middle cerebellar peduncle
마름섬유체 | 능형체 / trapezoid body
겉질다리뇌섬유, 피라미드로 | 피질교섬유, 추체로 / corticopontine fibers, pyramidal tract
가로다리뇌섬유, 다리뇌핵 | 횡교섬유, 교뇌핵 / transverse pontine fibers, pontine nuclei

뇌바닥고랑 | 뇌저구 / basilar sulcus

B. 다리뇌의 가로단면

배쪽

그림13-11. **숨뇌와 다리뇌의 가로단면**

pyramidal tract 의 섬유다발은 피라미드 하단에서 오른쪽과 왼쪽의 것이 X자 형태로 엇갈려 들어간다. 이를 **피라미드교차** 추체교차/decussation of pyramids 라고 한다 (그림 13-10A). 피라미드교차로 인해 대뇌의 왼쪽 반구의 겉질은 오른쪽 몸통을 담당하고, 대뇌의 오른쪽 반구의 겉질은 왼쪽 몸통을 담당하게 된다. 왼쪽대뇌 반구의 손상은 오른쪽 몸통의 운동마비(반신마비)를 일으킨다.

2) 중간뇌(그림13-10)

다리뇌의 앞쪽으로 이어진 좁고 잘록한 부분을 **중간뇌** 중뇌/midbrain 라 부르며, 크게 발달한 대뇌와 소뇌에 가려져 있다. 중간뇌의 배쪽으로 쌍을 이루고 있는 **대뇌다리** 대뇌각/cerebral peduncle 는 대뇌와 척수, 아래쪽 뇌줄기를 연결하는 전도로(피라미드로 등)의 다발이다 (그림 13-12).

왼쪽과 오른쪽의 대뇌다리 사이의 고랑에서 1쌍의 **눈돌림신경** 동안신경/oculomotor nerve **(제3뇌신경)**이 나와 있다. 눈돌림신경핵은 중간뇌의 등쪽에 있다. 눈돌림 신경핵은 바깥눈근육의 운동을 담당할 뿐만 아니라, **눈꺼풀올림근** 안검거근/levator palpebrae superioris muscle 을

담당하는 핵과 동공빛반사 등에 관여하는 **자율신경핵**을 포함하고 있다(그림 13-12).

도르래신경핵 활차신경핵/nucleus of trochlear nerve 은 **눈돌림신경핵** 동안신경핵/oculomotor nucleus 의 아래쪽에 있고, **도르래신경** 활차신경/trochlear nerve **(제4뇌신경)**만 뇌줄기의 등쪽에서 나온다.

중간뇌는 **흑색질** 흑질/substantia nigra 과 **적색핵** 적핵/red nucleus 이라고 하는 피라미드바깥길계통과 소뇌계통에 속하는 신경핵이 존재한다. 흑색질은 대뇌다리의 안쪽에 있으며, 이 신경세포는 멜라닌을 포함하고 있어서 검은색을 띠고 있다. 흑색질의 신경세포는 도파민을 많이 함유하고 있으며 도파민 작동성의 신경섬유가 **바닥핵** 기저핵/basal ganglia **(조가비핵** 피각/putamen 과 **꼬리핵** 미상핵/caudate nucleus)으로 뻗어 있다(그림 13-12).

중간뇌의 등쪽 면은 **위둔덕** 상구/superior colliculus 과 **아래둔덕** 하구/inferior colliculus 이 각각 1쌍씩 '4개의 둔덕'으로 이루어져 있다(그림 13-10C). **위둔덕**으로 **시각정보**가 전달되고 **아래둔덕**으로 **청각정보**가 중계 되며, 또한 각각 **사이뇌** diencephalon 의 **안쪽무릎체** 내측 슬상체/medial geniculate body 와 **가쪽무릎체** 외측슬상체/lateral geniculate body 로 정보가 전달된다.

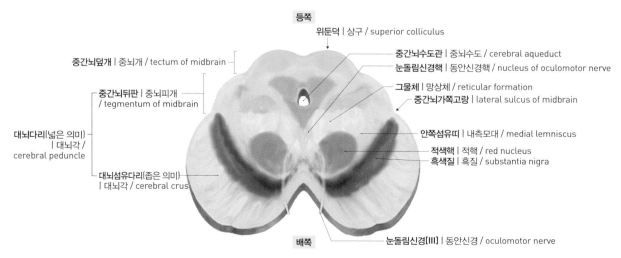

그림 13-12. **중간뇌의 가로단면**

3) 뇌줄기의 그물체(그림 13-13)

그물체 망상체/reticular formation 는 다양한 방향으로 뻗어 있는 신경섬유 사이에 신경핵이나 신경세포체가 산재되어 있는 구조를 지니고 있다. 중간뇌에서 숨뇌까지의 뇌줄기에 퍼져 있으며 뇌신경핵 사이의 영역을 차지하고 있다.

뇌줄기의 그물체에는 순환기능을 조절하는 것 외에도 내장영역의 운동기능을 지배한다.

순환중추 | 숨뇌에 있으며 심장과 혈관의 기능을 항상 조절한다.

호흡중추 | 숨뇌에 있으며 호흡의 리듬을 만든다.

구토중추 | 숨뇌에 있으며, 소화관 점막의 자극이나 숨뇌의 화학수용기에서 나오는 정보가 구토중추에 전달되면 구토를 유발한다.

삼킴중추 | 숨뇌에 있으며, 혀, 물렁입천장, 인두, 후두를 움직여서 삼킴운동을 일으킨다.

배뇨중추 | 다리뇌에 있으며 엉치부위의 배뇨중추를 조절해서 배뇨를 촉진한다.

4. 소뇌(그림13-14)

소뇌 cerebellum 는 머리뼈 뒤쪽의 우묵한 곳에 들어 있다. 대뇌의 뒤쪽 아랫부분에서 **소뇌천막** tentorium cerebelli; cerebellar tentorium (경막의 주름)에 의해 대뇌와 분리되고 **아래소뇌다리** 하소뇌각/inferior cerebellar peduncle, **중간소뇌다리** 중소뇌각/middle cerebellar peduncle, **위소뇌 다리** 상소뇌각/superior cerebellar peduncle 에 의해 **뇌줄기** 뇌간/brainstem 와 결합해 있다(그림 13-14C). 소뇌는 정중앙의 소뇌충부와 양쪽 측면의 소뇌반구로 구별된다. 소뇌의 표면에는 좁은 **소뇌이랑** 소뇌회/folia of cerebellum 과 **소뇌 틈새** 소뇌구/cerebellar fissures 가 평행으로 세밀하게 나 있고, 대뇌와는 대조적인 표면 형태를 띠고 있다.

소뇌의 표층은 **회색질** 회백질/gray matter; gray substance 로, **소뇌겉질** 소뇌피질/cerebellar cortex 이라고 불리고, 조직학적으로 3개의 층으로 이루어져 있다. 즉 가장 안쪽 층인 **과립층** granular layer, **조롱박세포층** Purkinje cell layer, 가장 바깥 층인 **분자층** 얼기층/molecular layer 으로 나누어져 있다. 소뇌의 안쪽 깊은 부위는 **백색질** 백질/white mat-

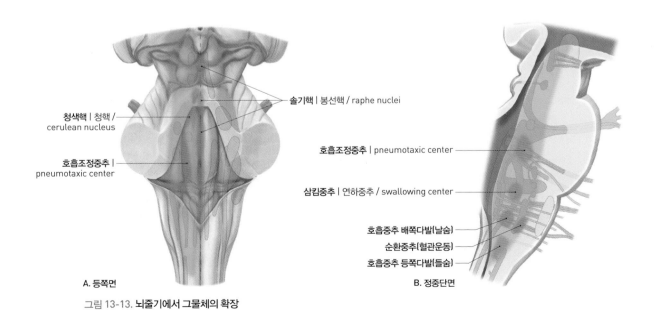

청색핵 | 청핵 / cerulean nucleus

호흡조정중추 | pneumotaxic center

솔기핵 | 봉선핵 / raphe nuclei

A. 등쪽면

호흡조정중추 | pneumotaxic center

삼킴중추 | 연하중추 / swallowing center

호흡중추 배쪽다발(날숨)

순환중추(혈관운동)

호흡중추 등쪽다발(들숨)

B. 정중단면

그림 13-13. **뇌줄기에서 그물체의 확장**

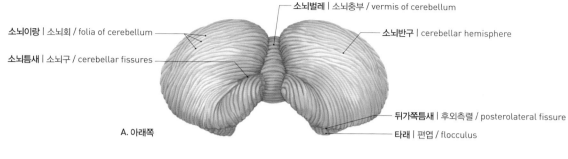

소뇌벌레 | 소뇌충부 / vermis of cerebellum

소뇌이랑 | 소뇌회 / folia of cerebellum

소뇌반구 | cerebellar hemisphere

소뇌틈새 | 소뇌구 / cerebellar fissures

뒤가쪽틈새 | 후외측렬 / posterolateral fissure

타래 | 편엽 / flocculus

A. 아래쪽

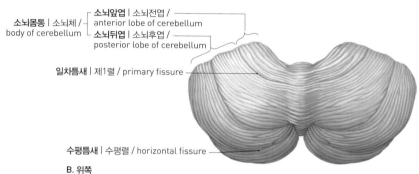

소뇌몸통 | 소뇌체 / body of cerebellum

소뇌앞엽 | 소뇌전엽 / anterior lobe of cerebellum

소뇌뒤엽 | 소뇌후엽 / posterior lobe of cerebellum

일차틈새 | 제1렬 / primary fissure

수평틈새 | 수평렬 / horizontal fissure

B. 위쪽

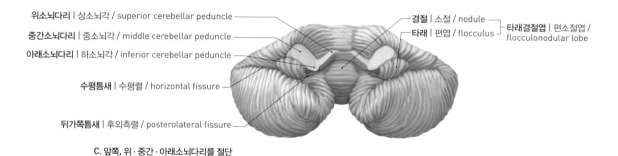

위소뇌다리 | 상소뇌각 / superior cerebellar peduncle

중간소뇌다리 | 중소뇌각 / middle cerebellar peduncle

아래소뇌다리 | 하소뇌각 / inferior cerebellar peduncle

수평틈새 | 수평렬 / horizontal fissure

뒤가쪽틈새 | 후외측렬 / posterolateral fissure

결절 | 소절 / nodule

타래 | 편엽 / flocculus

타래결절엽 | 편소절엽 / flocculonodular lobe

C. 앞쪽, 위·중간·아래소뇌다리를 절단

시상 | thalamus

적색핵 | 적핵 / red nucleus

위소뇌다리 | 상소뇌각 / superior cerebellar peduncle

다리뇌 | 교뇌 / pons

소뇌 | cerebellum

다리뇌이끼섬유 | pontine mossy fiber

소뇌핵 | cerebellar nuclei

중간소뇌다리 | 중소뇌각 / middle cerebellar peduncle

아래소뇌다리 | 하소뇌각 /inferior cerebellar peduncle

앞척수소뇌로 | 전척수소뇌로 / anterior spinocerebellar tract

뒤척수소뇌로 | 후척수소뇌로 / posterior spinocerebellar tract

D. 소뇌다리의 구성

그림 13-14. 소뇌

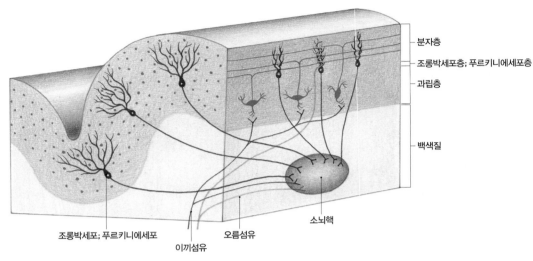

분자층
조롱박세포층; 푸르키니에세포층
과립층
백색질

조롱박세포; 푸르키니에세포
이끼섬유
오름섬유
소뇌핵

그림13-15. 소뇌 겉질과 속질 모형도

ter; white substance 로 **소뇌속질**이라고 불리며, **치아핵** dentate nucleus 등 몇 가지 소뇌핵이 이곳에 존재한다(그림 13-15).

조롱박세포 Purkinje cell 는 일렬로 늘어선 대형세포로, 잘게 나뉘며 뻗어 나온 **가지돌기** 수상돌기/dendrite 가 특징이다. 중추신경계통의 여러 부위로부터 정보가 여러 신경세포를 거쳐 조롱박세포로 들어온다. 조롱박세포의 신호는 긴 축삭에 의해 **소뇌핵** cerebellar nuclei (**치아핵** 등)과 **안뜰신경핵**에 전달된다. 치아핵에서 위소뇌다리를 거쳐 **적색핵** 적핵/red nucleus (**중간뇌**)과 **시상** thalamus (**바닥핵**)으로 정보가 보내지고, 다시 대뇌로 전해진다.

이처럼 **소뇌** cerebellum 는 뇌줄기와 **대뇌** cerebrum 에 밀접하게 연결되어 있고, 협동운동의 중추 역할을 맡고 있으며, 몸의 균형을 유지하고, 온몸의 뼈대근육의 긴장도(근육긴장)를 조정하는 역할을 한다.

소뇌가 손상을 받게 되면 혀가 꼬이게 되고(발음장애), 술에 취한 사람처럼 걷게 되며, 팔다리의 운동이 어색해진다(운동실조). 또한 물건을 잡으려고 할 때의 떨림(의도진전), 현기증과 눈떨림(안진) 등이 발생한다.

5. 사이뇌(그림 13-16)

사이뇌 간뇌/diencephalon 는 중간뇌의 위쪽에 있으며 대뇌반구 사이에 위치해 있는 회색질의 신경핵이다. 셋째뇌실에 의해 좌우로 분리되어 있으며 **시상** thalamus, **시상상부** epithalamus, **시상하부** hypothalamus 의 3영역으로 나뉜다.

시상은 사이뇌의 4/5를 차지하고 있으며 인체에서 가장 큰 신경핵이다. 시상상부는 셋째뇌실의 뒤벽을 이루고 솔방울샘과 그에 연결되는 고삐 등으로 이루어져 있다. 시상하부는 사이뇌의 아래부분에 있으며 내분비샘의 뇌하수체로 연결되어 있다. 사이뇌는 안쪽에서 셋째뇌실에 향해 있으며, 그 벽의 아래부분에는 **시상아래고랑** 시상하구/hypothalamic sulcus 이 있어서 시상과 시상하부를 분리하고 있다.

시상은 타원형의 커다란 회색질로, 후각을 뺀 거의 모든 감각이 대뇌로 전달되는 도중에 신경세포를 교체하는 장소이다. 통증이나 온도 감각은 시상 수준에서 이미 막연하게나마 쾌감, 불쾌감, 고통으로 의식된다. 이러한 의미에서 시상은 동물적, 또는 감정적인 의식의

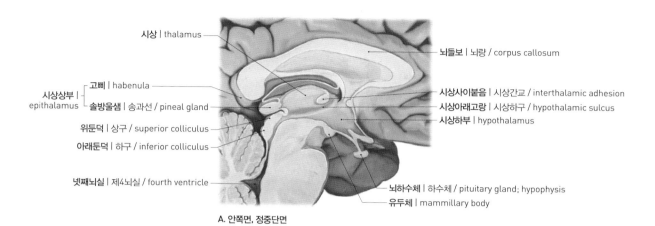

시상 | thalamus

고삐 | habenula
시상상부
epithalamus
솔방울샘 | 송과선 / pineal gland

위둔덕 | 상구 / superior colliculus
아래둔덕 | 하구 / inferior colliculus

넷째뇌실 | 제4뇌실 / fourth ventricle

뇌들보 | 뇌량 / corpus callosum

시상사이붙음 | 시상간교 / interthalamic adhesion
시상아래고랑 | 시상하구 / hypothalamic sulcus
시상하부 | hypothalamus

뇌하수체 | 하수체 / pituitary gland; hypophysis
유두체 | mammillary body

A. 안쪽면, 정중단면

뇌들보 | 뇌량 / corpus callosum
앞뇌실 | 전뇌실 / prosocoele
꼬리핵 | 미상핵 / caudate nucleus

시상사이붙음 | 시상간교 / interthalamic adhesion

시상 | thalamus
셋째뇌실 | 제3뇌실 / third ventricle
고삐 | habenula
솔방울샘 | 송과선 / pineal gland
시상베개 | 시상침 / pulvinar
위둔덕 | 상구 / superior colliculus
아래둔덕 | 하구 / inferior colliculus

B. 뒤위쪽(뇌들보와 뇌활이 제거됨)

그림 13-16. **사이뇌**

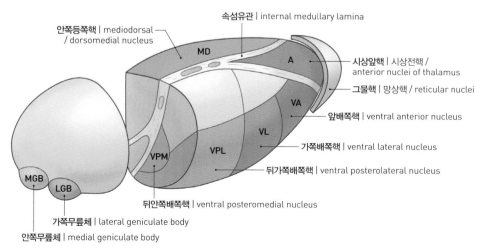

안쪽등쪽핵 | mediodorsal
/ dorsomedial nucleus

속섬유관 | internal medullary lamina

MD

A

VA

VL

VPL

VPM

MGB
LGB

시상앞핵 | 시상전핵 /
anterior nuclei of thalamus

그물핵 | 망상핵 / reticular nuclei

앞배쪽핵 | ventral anterior nucleus

가쪽배쪽핵 | ventral lateral nucleus

뒤가쪽배쪽핵 | ventral posterolateral nucleus

뒤안쪽배쪽핵 | ventral posteromedial nucleus

가쪽무릎체 | lateral geniculate body

안쪽무릎체 | medial geniculate body

그림 13-17. **시상의 신경핵**

장소로 여겨진다. 시상의 뒤에 있는 **안쪽무릎체** 내측슬상체/medial geniculate body 와 **가쪽무릎체** 외측슬상체/lateral geniculate body 라고 불리며, 위로 올라가는 2쌍은 각각 청각과 시각의 전도를 책임진다(그림 13-17).

시상의 앞쪽 아래 부분의 셋째뇌실의 가쪽벽은 **시상하부**라고 불린다. **뇌하수체깔때기**를 정점으로 하는 역삼각형의 새끼손가락 끝마디 정도의 영역에 자율신경계통과 내분비계통의 최고 중추를 이루는 다수의 신경핵이 밀집해 있다(그림 13-18).

시상하부에 있는 **활꼴핵** 궁상핵/arcuate nucleus 등의 신경세포가 **뇌하수체앞엽** 뇌하수체전엽/anterior pituitary gland 으로 방출호르몬과 방출억제호르몬을 보내며, 뇌하수체앞엽과 그 영향 안에 있는 내분비샘을 모두 담당하고 있다.

뇌실곁핵 실방핵/paraventricular nucleus 과 **교차위핵** 시(신경)교차상핵/suprachiasmatic nucleus 의 대형 신경세포는 바소프레신(혈관 민무늬근육을 수축시켜서 혈압을 상승시킨다)과 옥시토신(자궁과 젖샘의 민무늬근육을 수축시킨다)을 생산하고, 긴 축삭과 뇌하수체뒤엽으로 운반

해서 혈액 안으로 방출한다.

시상하부의 신경핵에는 체온과 혈액의 삼투압, pH, 혈당치 등의 변화를 감시하는 신경세포를 포함하고 있는 것이 있고, 변화하는 체내 환경을 원래대로 되돌리기 위한(항상성을 유지하기 위한) 명령을 **교감신경** sympathetic nerve 과 **부교감신경** parasympathetic nerve 에 보낸다.

시상하부의 앞쪽 끝에 가까이 있는 **시각교차앞구역**은 **성기능**의 중추이며, 둘레계통에서 정보를 전달하는 섬유 연락을 받아서 **성행동**(발기, 성교, 사정 등)을 시작한다. 시각교차 위에는 **교차위핵** 시(신경)교차상핵/suprachiasmatic nucleus 이 있어서, 하루주기리듬의 신체시계 역할을 하고 있다(그림 13-18).

6. 대뇌(그림13-19)

대뇌는 정중앙의 대뇌종열에 의해 좌우의 반구로 나누어져 있다. 양쪽 반구는 **뇌들보** 뇌량/corpus callosum

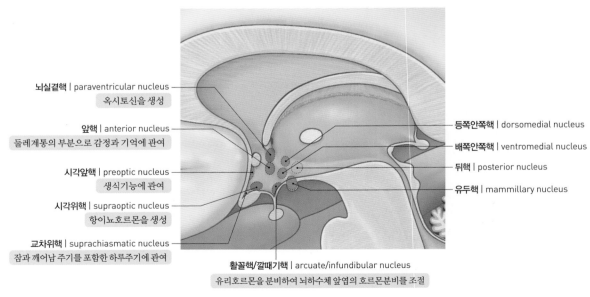

뇌실곁핵 | paraventricular nucleus
옥시토신을 생성

앞핵 | anterior nucleus
둘레계통의 부분으로 감정과 기억에 관여

시각앞핵 | preoptic nucleus
생식기능에 관여

시각위핵 | supraoptic nucleus
항이뇨호르몬을 생성

교차위핵 | suprachiasmatic nucleus
잠과 깨어남 주기를 포함한 하루주기에 관여

등쪽안쪽핵 | dorsomedial nucleus

배쪽안쪽핵 | ventromedial nucleus

뒤핵 | posterior nucleus

유두핵 | mammillary nucleus

활꼴핵/깔때기핵 | arcuate/infundibular nucleus
유리호르몬을 분비하여 뇌하수체 앞엽의 호르몬분비를 조절

그림 13-18. 시상하부의 신경핵

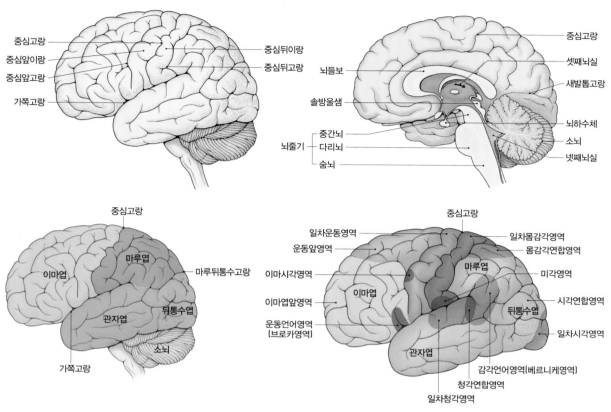

중심고랑
중심앞이랑
중심앞고랑
가쪽고랑

중심뒤이랑
중심뒤고랑

중심고랑
셋째뇌실
새발톱고랑

뇌들보
솔방울샘

중간뇌
뇌줄기 다리뇌
숨뇌

뇌하수체
소뇌
넷째뇌실

중심고랑
마루엽
이마엽
마루뒤통수고랑
관자엽
뒤통수엽
소뇌
가쪽고랑

중심고랑
일차운동영역
운동앞영역
이마시각영역
이마엽앞영역
운동언어영역
(브로카영역)
이마엽
마루엽
관자엽

일차몸감각영역
몸감각연합영역
미각영역
시각연합영역
일차시각영역
감각언어영역(베르니케영역)
청각연합영역
일차청각영역
뒤통수엽

그림 13-19. **대뇌**

라고 하는 두꺼운 **백색질** ^{백질/white matter; white substance}의 덩어리에 의해 결합되어 있다. 뇌들보는 좌우의 뇌반구를 연결하는 섬유(맞교차섬유)로 이루어져 있다.

대뇌반구의 표면은 꾸불꾸불하고 굴곡진 띠 형태의 편평한 면(이것을 **뇌이랑** ^{회/gyrus} 이라고 부른다)이 좁은 **고랑** ^{구/sulcus} 으로 분리되어 있는, 특유의 패턴으로 뒤덮여 있다. 고랑 중에서 특히 큰 것으로는 **가쪽고랑** ^{외측구/lateral sulcus}, **중심고랑** ^{중심구/central sulcus}, **마루뒤통수고랑** ^{두정후두구/parietooccipital sulcus} 이 있다. 이것들에 의해 대뇌반구는 **이마엽** ^{전두엽/frontal lobe}, **마루엽** ^{두정엽/parietal lobe}, **뒤통수엽** ^{후두엽/occipital lobe}, **관자엽** ^{측두엽/temporal lobe} 으로 나뉜다. 가쪽고랑은 깊이 파여 있으며, 대뇌의 깊은 부위에 **대뇌섬** ^{뇌섬엽/insula} 이라고 불리는 '숨겨진 대뇌표면'을 만든다.

1) 대뇌겉질과 기능국재

대뇌표면은 **회색질** ^{회백질/gray matter; gray substance} 로 이루어져 있는 **대뇌겉질** ^{대뇌피질/cerebral cortex} 로 덮여 있고, 그 밑층은 **백색질**로 이루어져 있다. 백색질 안에는 크고 작은 회색질이 있으며 이를 **바닥핵** ^{기저핵/basal ganglia} 이라고 부른다.

대뇌겉질의 두께는 부위에 따라 다르지만 약 1.5~4.5 mm 정도이다. 조직학적으로는, 기본적으로 6층의 구조로 되어 있지만 겉질의 부위에 따라 각 층의 발달 양상이 다르다. 겉질의 영역에 따른 층 구조의 차이를 중심으로 제작된 **브로드만** ^{Brodmanns} 의 **뇌지도**가 널리 이용되고 있다(그림 13-20).

대뇌겉질 안에서 온몸의 뼈대근육에 수의운동의 명령을 내리는 부위를 **운동영역**이라고 부른다. **중심고랑**

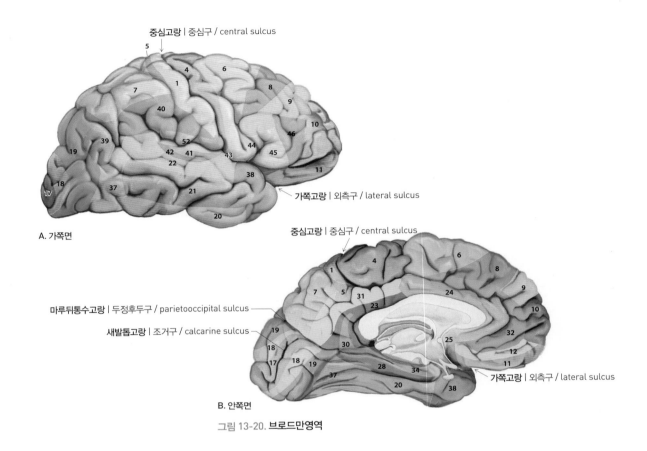

중심고랑 | 중심구 / central sulcus

가쪽고랑 | 외측구 / lateral sulcus

A. 가쪽면

중심고랑 | 중심구 / central sulcus

마루뒤통수고랑 | 두정후두구 / parietooccipital sulcus

새발톱고랑 | 조거구 / calcarine sulcus

가쪽고랑 | 외측구 / lateral sulcus

B. 안쪽면

그림 13-20. **브로드만영역**

중심구/central sulcus 의 앞에 있는 **중심앞이랑** 중심전회/pre-central gyrus (브로드만의 제4영역에 해당한다)이 바로 그것이다. 겉질의(6층 구조의) 4번째 층에는 대형의 베츠 Betz 피라미드세포가 있어서, **축삭** 축삭돌기/axon 을 척수의 **앞뿔** 전각/anterior horn 세포로 보낸다.

중심고랑 뒤에 있는 **중심뒤이랑** 중심후회/postcentral gyrus (브로드만의 제3, 제1, 제2영역)은 촉각과 온도감각 등, 온몸의 피부감각 자극이 도달하는 부위이며, **몸감각 영역**이라고 한다(그림 13-21).

또한 운동영역과 몸감각영역 안에서도 기능은 일정 영역 안에 한정되어 있어서, 각각의 겉질부분은 몸의 특정 부위에 대응하고 있다. 이러한 사항은 **펜필드** Penfield 의 '**운동의 난장이**'와 '**감각의 난장이**'라고 명명한 그림에 잘 나타나 있다. 손가락과 발성기관처럼 운동의 복잡함이 요구되는 곳에서는 그에 대응하는 운동

영역이 넓게 분포되어 있다. 몸감각영역 또한 입술과 손가락처럼 감각이 예민한 부위에 대응하는 영역은 넓게 분포되어 있다(그림 13-22).

여기에서 중요한 것은, 운동영역과 몸감각영역 역시 해당 부위의 반대쪽에 있는 반구에서 대응하고 있다는 사실이다. **수의운동의 전도로**(피라미드로)와 **몸감각의 전도로**(척수에서 시상까지) 역시 **숨뇌** medulla oblongata 에서 좌우가 교차되어 있기 때문이다.

시각영역 visual area 은 **시각전도로**가 끝나는 부위로, **뒤통수엽** 후두엽/occipital lobe 의 **새발톱고랑** 조거구/calca-rine sulcus 의 주변에 있으며, 브로드만의 제17영역에 해당한다. 뒤대뇌동맥의 폐색으로 인해 그 부위에 장애를 입게 되면 눈에는 이상이 없어도 반대쪽의 시야가 절반 정도 손상을 입는데 이를 반맹이라 한다.

청각신경 auditory nerve 은 **관자엽** 측두엽/temporal lobe 의

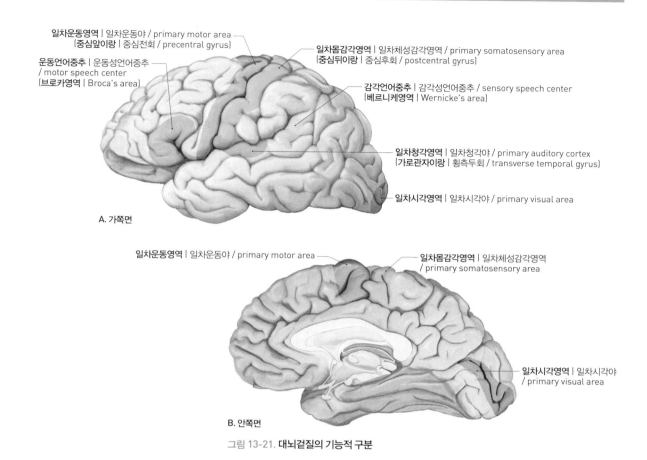

일차운동영역 | 일차운동야 / primary motor area
〔중심앞이랑 | 중심전회 / precentral gyrus〕

운동언어중추 | 운동성언어중추
/ motor speech center
〔브로카영역 | Broca's area〕

일차몸감각영역 | 일차체성감각영역 / primary somatosensory area
〔중심뒤이랑 | 중심후회 / postcentral gyrus〕

감각언어중추 | 감각성언어중추 / sensory speech center
〔베르니케영역 | Wernicke's area〕

일차청각영역 | 일차청각야 / primary auditory cortex
〔가로관자이랑 | 횡측두회 / transverse temporal gyrus〕

일차시각영역 | 일차시각야 / primary visual area

A. 가쪽면

일차운동영역 | 일차운동야 / primary motor area

일차몸감각영역 | 일차체성감각영역
/ primary somatosensory area

일차시각영역 | 일차시각야
/ primary visual area

B. 안쪽면

그림 13-21. 대뇌겉질의 기능적 구분

위쪽면에 있으며, 시각영역의 장애에 비하면 청각영역의 장애에 따른 청각장애는 매우 적다.

언어중추는 **우성대뇌반구** dominant hemisphere (오른손잡이의 경우에는 왼쪽 반구)의 **이마엽** 아랫부위와 **관자엽**에 있다. 오른손잡이의 왼쪽 **중간대뇌동맥** 중대뇌동맥/ middle cerebral artery 에 폐색이 일어나면 오른쪽 반신마비와 함께 실어증이 발생한다. 실어증에는 언어를 이해하는 것은 가능해도 말하는 것은 불가능한 **운동성실어증** motor aphasia 과, 말하는 것은 가능해도 이해하는 것은 불가능한 **감각실어증** 감각성실어증/sensory aphasia 이 있다. 전자는 **이마엽** 전두엽/frontal lobe 의 가쪽 측면 아래에 있는 **운동언어중추(브로카영역** Broca's area**)**의 장애에 의해 일어나고, 후자는 **관자엽**에 있는 **감각언어중추 (베르니케영역** Wernicke's area**)**의 장애에 의해 일어난다

(그림 13-21A).

여기까지 설명해 온 중추는 일차원적인 단순한 감각과 운동에 관여하는 중추이다. 그러나 인간이 생활하며 주위의 상황을 파악하고 적절한 행동을 취하기 위해서는 고차원의 능력이라고 할 수 있는 보다 복잡한 종합적 작업을 수행해야 한다. 이 역할을 하는 것이 **대뇌겉질** 대뇌피질/cerebral cortex 의 **연합영역**으로 뇌의 여러 부분과 연결을 한다.

운동마비가 없는 환자라도 옷을 입거나 벗지 못할 수도 있고 입방체를 그리지 못할 수도 있는 것은 **이마엽** 전두엽/frontal lobe 등에 있는 연합영역의 종합적인 기능에 장애가 발생했기 때문이다.

이마엽연합영역 frontal association area 은 **중심앞이랑** 중심전회/precentral gyrus 보다 앞에 있는 영역이며, 영장류,

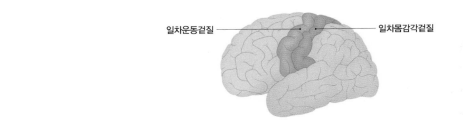

일차운동겉질   일차몸감각겉질

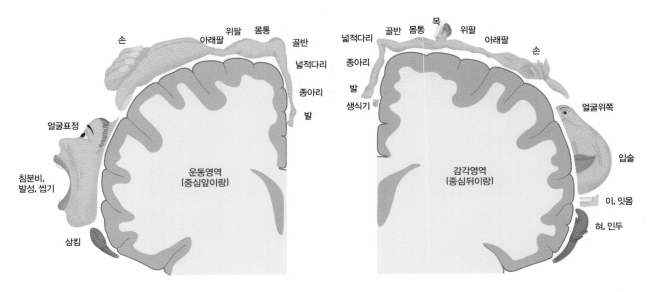

| 대뇌겉질의 운동과 감각영역 |

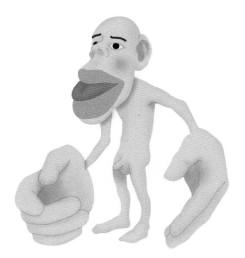

운동 난장이(Motor Homunculus)

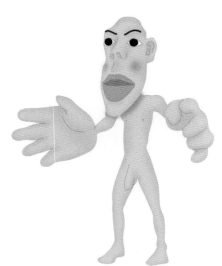

감각 난장이(Sensory Homunculus)

| 난장이(Homunculus) |

그림13-22. 펜필드(Penfield)의 운동의 난장이와 감각의 난장이

특히 인간에게 현저하게 발달되어 있다. 인간은 정보와 기억에 기초해서 사고, 계산, 판단, 계획, 의사결정 등을 행한다. 이른바 '생각하는 인간'을 만드는 것은 **이마엽 앞영역** prefrontal area 이다(그림 13-19).

앞에서 설명한 감각, 운동, 종합 등 고도의 신경활동을 담당하는 대뇌반구는 계통발생적으로 보아 새롭게 발달한 부위이며, **새겉질** 신피질/neocortex 이라고 불린다.

새겉질과 뇌줄기의 이행 부위에 고리 모양으로 분포되어 있는 일련의 조직들은 **둘레계통** 변연계/limbic system 이라고 한다. 둘레계통은 **편도체** amygdaloid body, **해마** hippocampus, **뇌활** 뇌궁/fornix, **유두체** mammillary body, **띠이랑** 대상회/cingulate gyrus 등으로 이루어져 있다. **둘레계통**은 **기억**과 **정보**에 깊은 관련이 있다(그림 13-23).

편도체 amygdaloid body 는 아몬드 씨앗 같은 모양의 핵이며 공포와 분노 등의 정보와 좋고 싫은 감정을 만들고 기억한다. 편도체는 후각신경에서 신경세포연쇄를 가지기 때문에 냄새나 섭식, 성에 관련된 감정을 만들고 기억해서 오래 보존한다.

해마 hippocampus 는 가쪽뇌실아래뿔의 안쪽 측면에 몇 가닥의 융기를 만드는 가늘고 긴 조직이며, 앞쪽 끝과 편도체에 붙어 있다. 해마는 새로운 사실을 기억하고, 또한 오래된 기억을 상기하는 일을 담당한다.

2) 대뇌속질과 바닥핵

대뇌속질 대뇌수질/cerebral medulla 은 **대뇌겉질** 대뇌피질/cerebral cortex 과 **바닥핵** 기저핵/basal ganglia 에서 나오는 **신경섬유다발**로 이루어져 있다. **말이집** 수초, 미엘린초/myelin sheath 으로 인해 희고, 예리하고, 반짝이며, 겉질보다 훨씬 단단한 줄기가 뻗어 있다. 버섯처럼 손으로 찢을 수 있지만 섬유가 교착되어 있는 부분은 찢어지지 않는다. 운동성 겉질영역에서 발생하는 **날신경섬유** 수출신경섬유; 원심신경섬유/efferent nerve fiber; centrifugal nerve 와, 감각성 겉질영역으로 향하는 **들신경섬유** 구심신경섬유; 수입신경섬유/afferent nerve fiber; centripetal nerve 다발이 이곳을 통과한다. 같은 쪽 반구의 다른 겉질영역을 아치 모양으로 결합하는 섬유다발도 있으며, 이를 **연합섬유** 연합신경섬유/association fiber 라고 부른다. 또한 대뇌의 정중앙을 잘라 보면 반구의 좌우를 연결하는 맞교차 섬유로 이루어진 큰 연결다리가 있는데, 이를 **뇌들보** 뇌량/corpus callosum 라고 한다.

운동성 전달경로인 **피라미드로**와 시상에서 대뇌겉질로 향하는 **감각성전도로**는 대뇌의 심부에서 **속섬유막**이라고 불리는 섬유다발에 모여 있다. 속섬유막의 좁은 백색질 영역을 **운동성전도로(피라미드로)와 감각성전도로**가 통과하며, 그 영역에 접해 있는 조가비핵과

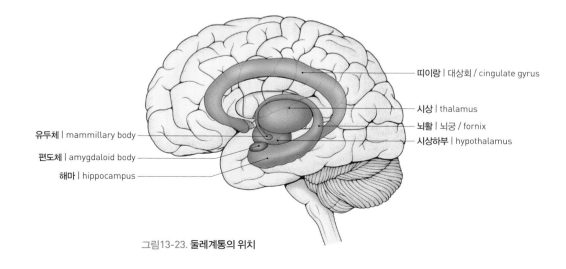

유두체 | mammillary body

편도체 | amygdaloid body

해마 | hippocampus

띠이랑 | 대상회 / cingulate gyrus

시상 | thalamus

뇌활 | 뇌궁 / fornix

시상하부 | hypothalamus

그림13-23. 둘레계통의 위치

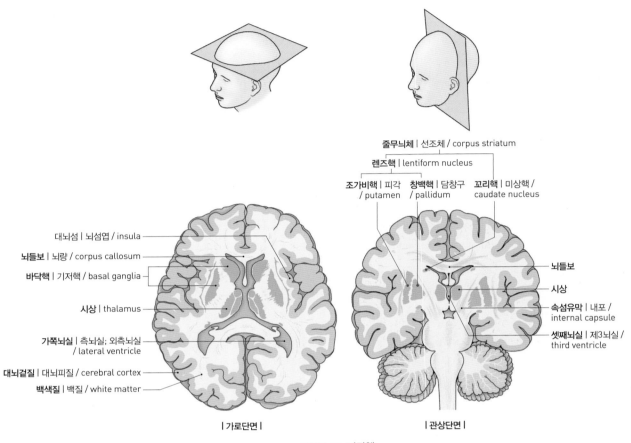

줄무늬체 | 선조체 / corpus striatum

렌즈핵 | lentiform nucleus

조가비핵 | 피각 / putamen   창백핵 | 담창구 / pallidum   꼬리핵 | 미상핵 / caudate nucleus

대뇌섬 | 뇌섬엽 / insula

뇌들보 | 뇌량 / corpus callosum

바닥핵 | 기저핵 / basal ganglia

시상 | thalamus

가쪽뇌실 | 측뇌실; 외측뇌실 / lateral ventricle

대뇌겉질 | 대뇌피질 / cerebral cortex

백색질 | 백질 / white matter

뇌들보

시상

속섬유막 | 내포 / internal capsule

셋째뇌실 | 제3뇌실 / third ventricle

| 가로단면 |

| 관상단면 |

그림13-24. **바닥핵**

시상에 분포되어 있는 동맥은 경색과 출혈을 일으키기 쉽다. **대뇌속질** 안에 있는 **회색질** 회백질/gray matter; gray substance 은 **바닥핵**이라고 불리며 **조가비핵** 피각/putamen, **창백핵** 담창구/pallidum, **꼬리핵** 미상핵/caudate nucleus 이 포함된다. 조가비핵과 창백핵을 묶어서 **렌즈핵** lentiform nucleus 이라고 하고, 꼬리핵과 렌즈핵을 묶어서 **줄무늬체** 선조체/corpus striatum 라고 부른다(그림 13-24).

7. 뇌의 혈관(그림 13-25)

뇌는 좌우의 **속목동맥** 내경동맥/internal carotid artery 과 **척추동맥** 추골동맥/vertebral artery 으로부터 혈액을 공급받는다. 속목동맥은 **온목동맥** 총경동맥/common carotid artery 에서 **바깥목동맥** 외경동맥/external carotid artery 으로 갈라진 후, **목동맥관** 경동맥관/carotid canal 을 통해서 머리뼈바닥을 관통하여 **해면정맥굴** 해면정맥동/cavernous sinus 을 통해 뇌의 아랫면에 도달한다. 속목동맥의 중요한 줄기(곁가지)는 **앞대뇌동맥** 전대뇌동맥/anterior cerebral artery 과 **중간대뇌동맥** 중대뇌동맥/middle cerebral artery 이며, '속목동맥계통'을 형성하고, 대뇌반구의 **이마엽** 전두엽/frontal lobe 과 **관자엽** 측두엽/temporal lobe, 그리고 **마루엽** 두정엽/parietal lobe 을 담당한다. **척추동맥**은 **빗장밑동맥** 쇄골하동맥/subclavian artery 에서 분기하여 제6목뼈 위에 있는 목뼈의 가로돌기를 관통해서 위로 올라간 후, **큰후두구멍**을 통해 머리뼈 안으로 들어가며, 오른쪽과 왼쪽의 혈관은 하나로 합쳐져서 **뇌바닥동맥** 뇌저동맥/basilar artery 이 된다. 척추뇌바닥동맥계통에서는 **뒤아래소뇌동맥** 후하소뇌동맥/posterior inferior cerebellar artery, **앞아래소뇌동맥** 전하소뇌동맥/anterior inferior cerebellar artery, **위소뇌동맥** 상소뇌동맥/superior cerebellar artery, **뒤대뇌동맥** 후대뇌동맥/posterior cerebral artery 이 중요한 가지이며 **숨뇌** medulla oblongata, **다리뇌** 교뇌/pons, **시상** thalamus, **소뇌** cerebellum, **뒤통수엽** 후두엽/occipital lobe 등을 통과 한다.

속목동맥계통과 척추뇌바닥동맥계통은 **뇌바닥**에서 **뒤교통동맥** 후교통동맥/posterior communicating artery 에 의해 결합된다.

또한 좌우의 **앞대뇌동맥**은 **앞교통동맥** 전교통동맥/anterior communicating artery 으로 결합되고, 뇌바닥에서 **대뇌동맥고리** 대뇌동맥륜/cerebral arterial circle [**윌리스고리** circle of Willis]라고 불리는 혈액순환의 우회로(혈류의 상호 공급과 혈압의 상호조정) 구조를 형성한다(그림 13-26).

뇌의 정맥은 동맥과 전혀 다른 경로를 가진다. 동맥이

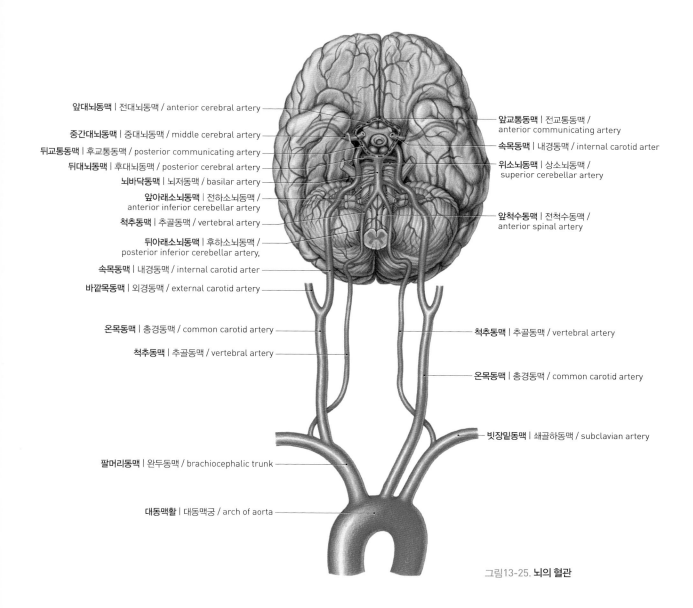

앞대뇌동맥 | 전대뇌동맥 / anterior cerebral artery

중간대뇌동맥 | 중대뇌동맥 / middle cerebral artery

뒤교통동맥 | 후교통동맥 / posterior communicating artery

뒤대뇌동맥 | 후대뇌동맥 / posterior cerebral artery

뇌바닥동맥 | 뇌저동맥 / basilar artery

앞아래소뇌동맥 | 전하소뇌동맥 / anterior inferior cerebellar artery

척추동맥 | 추골동맥 / vertebral artery

뒤아래소뇌동맥 | 후하소뇌동맥 / posterior inferior cerebellar artery,

속목동맥 | 내경동맥 / internal carotid arter

바깥목동맥 | 외경동맥 / external carotid artery

온목동맥 | 총경동맥 / common carotid artery

척추동맥 | 추골동맥 / vertebral artery

팔머리동맥 | 완두동맥 / brachiocephalic trunk

대동맥활 | 대동맥궁 / arch of aorta

앞교통동맥 | 전교통동맥 / anterior communicating artery

속목동맥 | 내경동맥 / internal carotid arter

위소뇌동맥 | 상소뇌동맥 / superior cerebellar artery

앞척수동맥 | 전척수동맥 / anterior spinal artery

척추동맥 | 추골동맥 / vertebral artery

온목동맥 | 총경동맥 / common carotid artery

빗장밑동맥 | 쇄골하동맥 / subclavian artery

그림13-25. **뇌의 혈관**

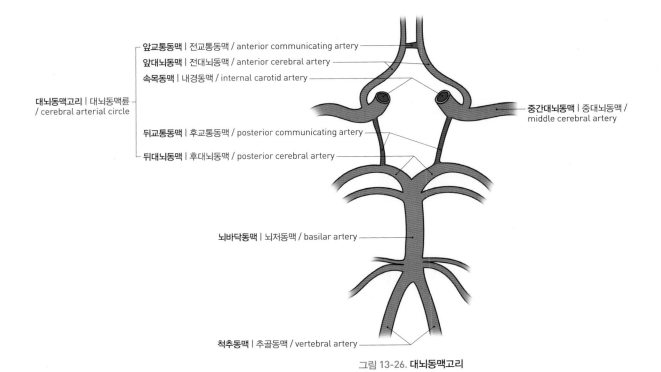

앞교통동맥 | 전교통동맥 / anterior communicating artery

앞대뇌동맥 | 전대뇌동맥 / anterior cerebral artery

속목동맥 | 내경동맥 / internal carotid artery

대뇌동맥고리 | 대뇌동맥륜 / cerebral arterial circle

중간대뇌동맥 | 중대뇌동맥 / middle cerebral artery

뒤교통동맥 | 후교통동맥 / posterior communicating artery

뒤대뇌동맥 | 후대뇌동맥 / posterior cerebral artery

뇌바닥동맥 | 뇌저동맥 / basilar artery

척추동맥 | 추골동맥 / vertebral artery

그림 13-26. **대뇌동맥고리**

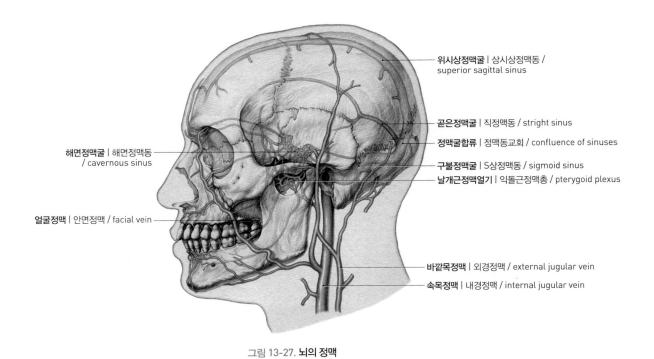

위시상정맥굴 | 상시상정맥동 / superior sagittal sinus

곧은정맥굴 | 직정맥동 / stright sinus

정맥굴합류 | 정맥동교회 / confluence of sinuses

해면정맥굴 | 해면정맥동 / cavernous sinus

구불정맥굴 | S상정맥동 / sigmoid sinus

날개근정맥얼기 | 익돌근정맥총 / pterygoid plexus

얼굴정맥 | 안면정맥 / facial vein

바깥목정맥 | 외경정맥 / external jugular vein

속목정맥 | 내경정맥 / internal jugular vein

그림 13-27. **뇌의 정맥**

뇌바닥에서 들어가는 것과는 반대로, 정맥은 주로 뇌의 바깥 주위로 나온다. 그리고 머리뼈 안쪽 면에 있는 **경막**의 양엽 사이에서 발달한 **경막정맥굴** 경막정맥동/dural venous sinus 이라고 불리는 두꺼운 정맥으로 흘러든다. **정맥굴** 정맥동/sinus venosus 은 머리뼈바닥에 모여서 **목정맥구멍** 경정맥공/jugular foramen 을 관통하고, **속목정맥** 내경정맥/internal jugular vein 이 되어 목 부위로 내려간다. **뇌** 골/brain 로 들어가는 **동맥** arteries 이 2쌍 있는 것에 비해, **뇌**에서 나오는 혈액은 거의 이 1쌍의 **속목정맥**만으로 운반된다(그림 13-27).

8. 뇌실과 뇌척수막

1) 뇌실(그림13-28)

뇌의 심부에는 쌍으로 이루어진 한 종류와 쌍으로 이루어지지 않은 두 종류, 합해서 4개의 **뇌실** ventricle 이 있으며, 그 안에 **뇌척수액** cerebrospinal fluid 이 들어 있다. 우선 한 쌍의 큰 아치 형태의 뇌실이 대뇌의 심부에서 **이마엽** 전두엽/frontal lobe 으로부터 **뒤통수엽** 후두엽/occipital lobe 으로 확장되어 있으며, 또한 **관자엽** 측두엽/temporal lobe 으로도 확장되어 있는데 이를 **가쪽뇌실** 측뇌실; 외측뇌실/lateral ventricle 이라고 한다. 다음으로 좌우의 사이뇌 사이에 끼여 있는 정중앙 부위의 뇌실을 **셋째뇌실** 제3뇌실/third ventricle 이라고 한다. 또한 **다리뇌** 교뇌/pons, **숨뇌** medulla oblongata, **소뇌** cerebellum 사이에는 텐트와 같은 형태의 뇌실이 있으며, 이를 **넷째뇌실**이라고 부른다.

좌우의 **가쪽뇌실** 측뇌실; 외측뇌실/lateral ventricle 과 **셋째뇌실** 제3뇌실/third ventricle 은 둥글고 짧은 **뇌실사이구멍** 실간공/interventricular foramen 으로 연결되어 있으며, 셋째뇌실과 넷째뇌실은 가늘고 긴 **중간뇌수도관** 중뇌수도관/cerebral aqueduct 으로 연결되어 있다. 넷째뇌실은 좁아져서 척수의 중심관으로 이어진다. 넷째뇌실에는 **정중구멍** 정중구/median aperture 과 **가쪽구멍** 외측구/lateral sulcus (1쌍)이라고 불리는 출구가 있어서 뇌의 바깥면을 둘러싸고 있는 **거미막밑공간** 지주막하강/subarachnoid space 으로 연결된다(그림 13-28).

중추신경은 단순한 관 형태에서 발생했다. **중간뇌** 중뇌/midbrain 와 **척수** spinal cord 처럼 관 형태를 가진 부위에서는 그 안쪽 공간이 좁은 중심관과 도관으로 남아 있지만, 뇌처럼 크게 발달한 부위는 안쪽 공간도 넓어

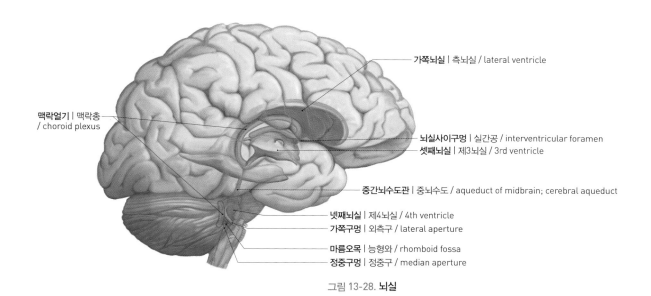

맥락얼기 | 맥락총 / choroid plexus

가쪽뇌실 | 측뇌실 / lateral ventricle

뇌실사이구멍 | 실간공 / interventricular foramen
셋째뇌실 | 제3뇌실 / 3rd ventricle

중간뇌수도관 | 중뇌수도 / aqueduct of midbrain; cerebral aqueduct

넷째뇌실 | 제4뇌실 / 4th ventricle
가쪽구멍 | 외측구 / lateral aperture

마름오목 | 능형와 / rhomboid fossa
정중구멍 | 정중구 / median aperture

그림 13-28. **뇌실**

지고 복잡한 뇌실을 이루고 있다.

뇌실계통의 벽은 **뇌실막** 상의/ependyma 이라고 하는 **단층원주세포**로 덮여 있다. 이는 특수화된 **신경아교세포** 신경교/neuroglia 이다. 뇌실계통의 내부는 **뇌척수액** cerebrospinal fluid 이라고 불리는 액체로 채워져 있다. 4개의 뇌실에는 각각 벽이 매우 얇게 된 부분이 있으며, 그곳의 **뇌실막층** ependymal layer 이 물결치며 수많은 돌기를 만들어 낸다. 그리고 그 안으로 혈관이 들어와서 모세혈관을 끌어들인다. 볶은 알을 끈 모양으로 늘어놓은 것 같은(색은 혈액 때문에 붉다) 이 조직은 **맥락얼기** 제4뇌실맥락총/choroid plexus 라고 하며, 이곳에서 혈액을 공급받아서 **뇌척수액**을 분비한다.

2) 뇌척수막(그림13-29)

뇌와 **척수**는 두부처럼 부드러운 기관이며, 단단한 뼈의 내부에서 특별한 방식의 물리적인 보호를 받는다. 즉, **뇌**와 **척수**는 **뇌척수액**에 담겨 있으며, 3종류의 **결합조직** 막이 주위를 덮고 있다. 결합조직의 피막은 **경막** 경질막/dura mater, **거미막** 지주막/arachnoid mater, **연막** pia mater 이며, 이를 총칭해서 **뇌막**, 또는 **뇌척수막** 수막/meninges 이라고 한다.

3) 경막(그림 13-29)

두꺼운 아교섬유의 판이며, **바깥층**을 이룬다. 안쪽과 바깥쪽의 2엽으로 구성되어 있으며, 바깥엽은 머리뼈 구멍과 척주관 안쪽 면의 뼈막에 해당한다. 양엽은 **척수경막**에서 완전히 나뉘고, 그 사이에 **정맥얼기** 정맥총/venous plexus 와 지방이 들어 있다. **뇌경막** cranial dura mater 의 대부분은 서로 엉겨 붙어 한 장의 판을 이루며, **정맥굴** 정맥동/sinus venosus 이 통과하는 장소에서만 양엽이 열려서 **정맥굴**을 받아들인다.

뇌경막은 머리뼈 안에 예리한 돌기를 뻗어서 뇌의 각 부위를 불완전하게 나눈다. 정중면에는 머리덮개뼈로부터 아래로 늘어진 돌기가 있다. 이는 낫의 칼날 모양을 하고 있어 **대뇌낫** 대뇌겸/falx cerebri; cerebral falx 으로 불리며, 좌우의 **대뇌반구** cerebral hemisphere 를 나눈다. 또한 아래쪽으로 계속 이어지는 작은 돌기는 **소뇌낫** 소뇌겸/falx cerebelli; cerebellar falx 으로 불리며, 좌우의 **소뇌반구** cerebellar hemisphere 를 가로막고 있다. **소뇌천막** tentorium cerebelli; cerebellar tentorium 이라고 불리는 수평방향으로 뻗은 큰 선반 모양의 **경막돌기**는 대뇌와 소뇌의 경계를 만든다(그림 13-30).

4) 거미막(그림 13-29)

경막의 안쪽 면에는 부드러운 반투명의 막이 있다. 이 막과 뇌의 표면(**연막**) 사이에는 뇌척수액이 들어 있는 **거미막밑공간** 지주막과립/arachnoid granulations 이라고 하는 넓은 공간이 있으며, 막에서 거미줄 같은 섬세한 돌기가 나와서 **연막** pia mater 에 도달한다. 막과 실 모양의 돌기를 합쳐서 **거미막** 지주막/arachnoid mater 이라고

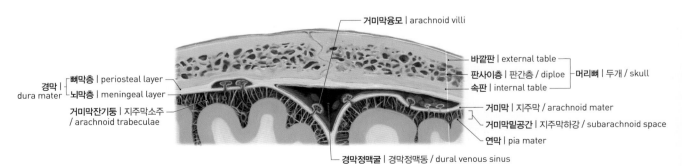

그림 13-29. 뇌척수막

부른다. 거미막의 돌기에는 뇌에 분포하는 혈관이 휘감겨 있다.

거미막의 바깥층은 세포가 단단하게 결합해서 **거미막장벽세포층**을 이루며, 이는 **뇌척수액**을 **거미막밑공간** 지주막하강/subarachnoid space 안에 닫히게 해서 **경막** 경질막/dura mater 밑으로 새지 않도록 한다.

5) 연막(그림 13-29)

연막은 가장 안쪽의 얇은 층이며, 뇌와 척수의 표면에 밀착되어 있다. 뇌와 척수의 표면이 매끄럽게 빛나는 것은 바로 이 연막 때문이다.

경막과 **거미막**은 서로 접해 있으며, **경막밑공간**이라고 하는 좁은 공간이 있다. 머리뼈를 열어서 뇌를 꺼낼 때에는 이 경막밑공간에서 떨어지므로 경막은 **머리뼈** 두개골/cranium 쪽에 남고, 거미막과 연막이 뇌의 표면에 붙어 있게 된다. 거미막밑공간은 3개의 구멍 즉 **정중구멍**과 좌우의 **가쪽구멍**에 의해 **넷째뇌실** 제4뇌실/fourth ventricle 과 교통하고 있다(그림 13-28).

거미막은 일정한 장소에서, **연막**과 **연막정맥동**의 안에 **거미막과립** 지주막과립/arachnoid granulation 이라고 불리는 사마귀 모양의 돌기를 뻗고 있다.

뇌척수액 cerebrospinal fluid 은 일반적으로 **허리뼈** 요추/lumbar vertebrae 부위에서 채취되므로, 이 방법을 **허리천자** spinal tap 라고 부른다.

뇌척수액(수액)을 채취해서 시행하는 조직검사는 신경계통의 병상을 알아내는 데 매우 유익하다. 뇌척수액은 무색투명하고, 거미막밑출혈은 토마토주스처럼 붉고 혼탁하며, 수막염 등의 염증으로 백혈구가 증가하게 된다. 단백질과 당의 양적 변화 역시 신경계통질환의 진단에 중요한 정보를 제공해 준다.

뇌척수액의 순환 | **뇌척수액**의 총량은 130~150 ml 이고, 하루에 400~500 ml가 생산되므로, 뇌척수액은 하루에 3회 이상 교체된다. 뇌척수액의 흐름에 대해서는 아직 알려지지 않은 부분도 많지만 우리 몸에서 **혈액** blood, **림프구** lymphocyte 다음으로 제3의 순환계를 이루고 있다. 뇌척수액이 생산되는 장소는 뇌실의 3개 장소에 배치된 **맥락얼기** 제4뇌실맥락총/choroid plexus 이고, 뇌척수액은 혈액에서 생산된다. 3개의 **맥락얼기**에서 분비된 **뇌척수액**은 넷째뇌실의 **정중구멍**과 **가쪽구멍**에서 뇌의 바깥쪽으로 나와 **거미막밑공간**의 위쪽과 아래쪽으로 이동한다.

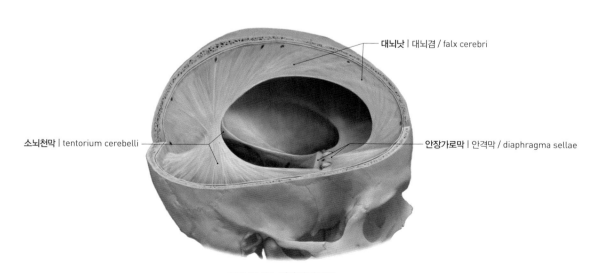

대뇌낫 | 대뇌겸 / falx cerebri

소뇌천막 | tentorium cerebelli

안장가로막 | 안격막 / diaphragma sellae

그림 13-30. **경막의 가로막**

말초신경계통
Peripheral nervous system

1. 뇌신경(그림 13-31)

뇌신경 cranial nerve 은 머리안으로부터 머리뼈의 구멍을 통해 나가는 말초신경이며 12쌍이 있다. 로마숫자로 I~XII 번호가 붙여져 있다. 뇌신경은 각각 고유의 성질을 갖고 있으며 인접한 번호라도 분포영역이나 기능이 비슷한 경우는 없다.

12쌍의 뇌신경은 **(I) 후각신경, (II) 시각신경, (III) 눈돌림신경, (IV) 도르래신경, (V) 삼차신경, (VI) 갓돌림신경, (VII) 얼굴신경, (VIII) 속귀신경, (IX) 혀인두신경, (X) 미주신경, (XI) 더부신경, (XII) 혀밑신경**을 말한다.

1) 뇌신경의 기능구분(표 13-1)

말초신경의 신경섬유에는 중추에서 말초로 명령을 전달하는 **운동성** motor (**원심성** efferent)과 말초에서 나온 중추에 감각정보를 전달하는 **감각성** sensory (**구심성** afferent)의 2종류가 있다.

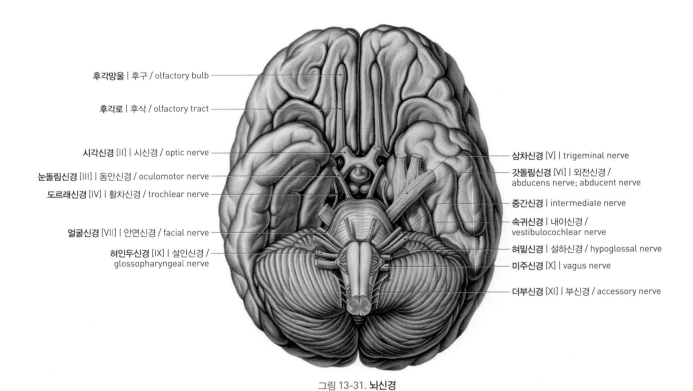

후각망울 | 후구 / olfactory bulb

후각로 | 후삭 / olfactory tract

시각신경 [II] | 시신경 / optic nerve

눈돌림신경 [III] | 동안신경 / oculomotor nerve

도르래신경 [IV] | 활차신경 / trochlear nerve

얼굴신경 [VII] | 안면신경 / facial nerve

혀인두신경 [IX] | 설인신경 / glossopharyngeal nerve

삼차신경 [V] | trigeminal nerve

갓돌림신경 [VI] | 외전신경 / abducens nerve; abducent nerve

중간신경 | intermediate nerve

속귀신경 | 내이신경 / vestibulocochlear nerve

혀밑신경 | 설하신경 / hypoglossal nerve

미주신경 [X] | vagus nerve

더부신경 [XI] | 부신경 / accessory nerve

그림 13-31. **뇌신경**

표 13-1. **뇌신경의 개요**

		통로	기능	주요분포부위
I 후각신경		벌집체판	후각	코안의 후각점막
II 시각신경		시각신경관	시각	안구의 망막
III 눈돌림신경		위눈확틈새	운동성	바깥눈근육
			부교감성	안구의 섬모체와 홍채
IV 도르래신경		위눈확틈새	운동성	바깥눈근육의 하나
V 삼차신경				
	V$_1$ 눈신경	위눈확틈새	감각성	이마부위
	V$_2$ 위턱신경	원형구멍	감각성	위턱부위
	V$_3$ 아래턱신경	타원구멍	감각성	아래턱부위
			운동성	씹기근육
VI 갓돌림신경		위눈확틈새	운동성	바깥눈근육의 하나
VII 얼굴신경		속귀길	운동성	얼굴근육
			미각	혀의 앞쪽 2/3
			부교감성	턱밑샘, 혀밑샘, 눈물샘
VIII 속귀신경		속귀길	청각, 평형감각	청각, 평형감각: 속귀
IX 혀인두신경		목정맥구멍	운동성	인두
			감각성	혀의 뒤쪽 1/3, 인두
			부교감성	귀밑샘
X 미주신경		목정맥구멍	운동성	후두근
			감각성	후두
			부교감	가슴배부위의 내장
XI 더부신경		목정맥구멍	운동성	목빗근, 등세모근
XII 혀밑신경		혀밑신경관	운동성	혀근육

2) 뇌신경의 종류

(1) 후각신경[I] [그림 13-32]

후각신경[I] 후신경/olfactory nerve 은 후각을 담당하는 특수감각신경섬유로 이루어져 있다. 코안의 가장 위 부분에 있는 코상피에 후각세포가 있고, 거기서 나온 축삭(후각끈)이 벌집체판의 작은구멍을 통해 머리뼈 바닥으로 들어가고 후각망울로 들어가서 신경세포(뉴런)를 교체한 후, 대뇌하부의 후각영역과 편도체에 투사한다.

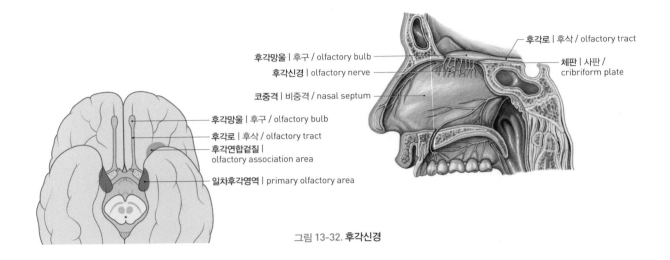

후각망울 | 후구 / olfactory bulb
후각신경 | olfactory nerve
코중격 | 비중격 / nasal septum

후각망울 | 후구 / olfactory bulb
후각로 | 후삭 / olfactory tract
후각연합겉질 | olfactory association area
일차후각영역 | primary olfactory area

후각로 | 후삭 / olfactory tract
체판 | 사판 / cribriform plate

그림 13-32. **후각신경**

(2) 시각신경[II] [그림 13-33]

시각신경[II] 시신경/optic nerve 은 시각을 담당하는 특수감각신경섬유로 이루어져 있다. 망막의 신경절 이후세포에서 나온 축삭이 시각신경으로 들어가고 시각신경관을 통해 머리뼈바닥으로 들어간다. **뇌바닥**에서 좌우의 시각신경은 X자 모양으로 결합해 있다. 이를 **시각교차** 시신경교차/optic chiasm 라고 부른다. 여기에서 모든 섬유가 좌우교환되는 것이 아니라, 망막 안쪽 측면에 있는 절반의 섬유만이 교차하므로 **반교차**라고 부른다. 이 구조로 인해, 양쪽 눈이 받아들인 망막의 시각정보 중 오른쪽의 것은 왼쪽 뇌에 전달되고, 왼쪽의 것은 오른쪽 뇌로 전달된다.

(3) 눈돌림신경[III], 도르래신경[IV], 갓돌림신경[VI]
[그림 13-34]

이들은 모두 위눈확틈새를 통해 눈확으로 들어간다. 운동신경섬유로 이루어져 있으며 바깥눈근육을 지배해서 안구를 움직인다.

눈돌림신경[III] 동안신경/oculomotor nerve 은 안구를 움직이는 4개의 근육, 즉 **위곧은근**, **아래곧은근**, **안쪽곧은근**, **아래빗근**을 담당하는 신경이다. 또한 눈꺼풀을 끌어올리는 **눈꺼풀올림근** 역시 눈돌림신경이 담당하고 있다(그림 13-34A).

눈돌림신경 중에는 **동공**의 크기와 **수정체**의 긴장을 조절하는 **민무늬근육**(동공조임근과 **섬모체근**)의 운동을

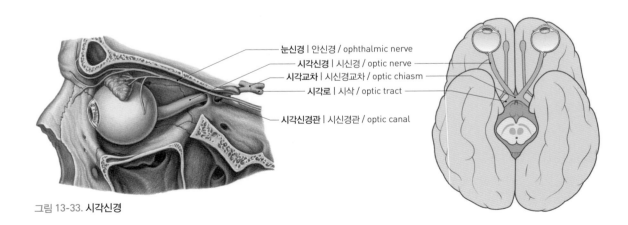

눈신경 | 안신경 / ophthalmic nerve
시각신경 | 시신경 / optic nerve
시각교차 | 시신경교차 / optic chiasm
시각로 | 시삭 / optic tract
시각신경관 | 시신경관 / optic canal

그림 13-33. **시각신경**

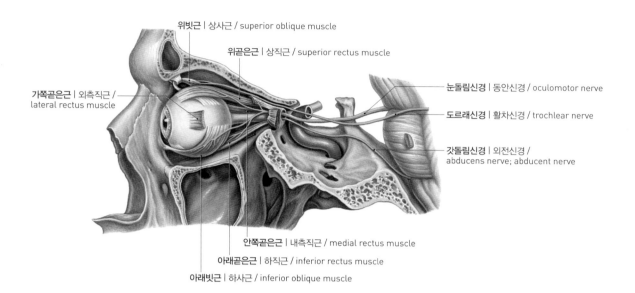

위빗근 | 상사근 / superior oblique muscle

위곧은근 | 상직근 / superior rectus muscle

가쪽곧은근 | 외측직근 / lateral rectus muscle

눈돌림신경 | 동안신경 / oculomotor nerve

도르래신경 | 활차신경 / trochlear nerve

갓돌림신경 | 외전신경 / abducens nerve; abducent nerve

안쪽곧은근 | 내측직근 / medial rectus muscle

아래곧은근 | 하직근 / inferior rectus muscle

아래빗근 | 하사근 / inferior oblique muscle

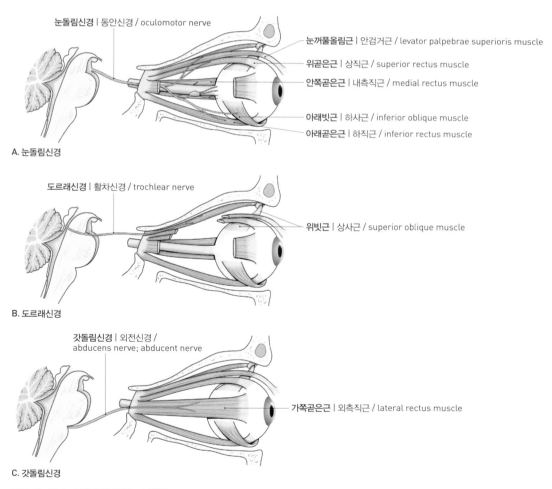

눈돌림신경 | 동안신경 / oculomotor nerve

눈꺼풀올림근 | 안검거근 / levator palpebrae superioris muscle

위곧은근 | 상직근 / superior rectus muscle

안쪽곧은근 | 내측직근 / medial rectus muscle

아래빗근 | 하사근 / inferior oblique muscle

아래곧은근 | 하직근 / inferior rectus muscle

A. 눈돌림신경

도르래신경 | 활차신경 / trochlear nerve

위빗근 | 상사근 / superior oblique muscle

B. 도르래신경

갓돌림신경 | 외전신경 / abducens nerve; abducent nerve

가쪽곧은근 | 외측직근 / lateral rectus muscle

C. 갓돌림신경

그림 13-34. 눈 근육을 움직이는 신경들

담당하는 **부교감신경**이 포함되어 있다. 동공은 **교감신경**의 자극으로 더 크게 열리며(동공확대), 눈돌림신경이 우위를 점하게 되면 작아진다(동공축소). 동공에 빛을 비추면 동공이 축소하는 반사를 **빛반사**라고 부른다.

도르래신경[IV] 활차신경/trochlear nerve 은 **위빗근**을 담당하는 운동신경이다. 이 근육은 아래쪽 바깥을 보는 방향으로 안구를 움직이는 근육이다. 도르래신경마비는 계단을 내려가기 어렵게 만든다(그림 13-34B).

갓돌림신경[VI] 외전신경/abducens nerve 은 안구의 **가쪽곧은근**을 담당하는 가는 운동신경이다(그림 13-34C).

이처럼 안구를 움직이기 위해 눈돌림, 도르래, 갓돌림으로 이루어진 3개의 신경이 서로 협력해서 안구가 정확하고 신속하게 움직일 수 있게 한다. 어느 한쪽의 신경이 마비되면 장애가 일어난 쪽의 안구의 움직임에 장애가 발생하고, 사시가 되어 물체가 이중으로 보이게 될 수도 있다.

(4) 삼차신경[V] (그림 13-35)

삼차신경[V] trigeminal nerve 은 가장 두꺼운 뇌신경이며, **다리뇌**에서 나오자마자 3개로 분리되어서 이 명칭을 지니게 되었다. 이 3개의 가지는 **눈신경** 안신경/ophthalmic nerve, **위턱신경** 상악신경/maxillary nerve, **아래턱신경** 하악신경/mandibular nerve 이다.

삼차신경은 대부분을 차지하는 감각성 신경과 작은 부분을 차지하는 운동성 신경으로 이루어져 있다. 감각섬유는 얼굴(안구, 코안, 구강을 포함한다) 피부와 점막에 분포하며, 감각신경절은 삼차신경이 3개로 분기하는 곳에서 반달 모양의 결절을 이루고 있다. 이것이 **삼차신경절** trigeminal ganglion 이며, 얼굴에 광범위한 마비가 오면 이곳에 **국소마비**가 일어나기도 한다.

삼차신경의 제1가지인 **눈신경**은 위눈확틈새에서 눈확으로 들어가 **안구**와 그 부속기관에 분포하며, 또한 눈확에서 이마부위로 가지를 뻗어, 이마 부위의 피부와

코안의 **점막**에도 분포한다. 우리가 잘 알고 있는 **각막**과 **결막**의 예리한 감각은 이 신경에 의한 것이며, **눈신경**은 **시각**과는 관계가 없다는 점을 알아둘 필요가 있다(그림 13-35A).

제2가지는 **위턱신경**이다. **원형구멍**을 통해 **머리덮개**의 아래 면으로 나와서, 윗입술에서 **광대뼈** 부위에 걸쳐 얼굴근육과 위턱부위와 **입천장**의 점막에 분포하며, 감각을 전달한다. 위턱 치아의 **치아속질**로 들어가는 것도 이 신경의 가지이다(그림 13-35B).

제3가지는 **아래턱신경**이며, **타원구멍** 난원공/foramen ovale 을 통해 **머리덮개**의 아래 면으로 나온다. 얼굴에는 아래턱 부위에서 관자 부위에 걸쳐 있는 피부, 입안에는 **뺨, 입안바닥**, 혀의 앞 2/3의 점막에 분포하며 그 부위의 감각을 담당한다. 아래턱 치아의 **치아속질**로 들어오는 것은 이 신경의 가지이다. 치아의 통증을 전달하는, 치의학상 매우 중요한 신경이 **삼차신경**의 제2가지와 제3가지이다. 또한 **혀점막**의 감각을 맡고 있는 이 가지는 **혀의 촉각, 온도감각, 통각** 등을 전달하며, **미각**을 전달하는 것은 **얼굴신경**이다.

아래턱신경에는 운동성 신경섬유의 작은 다발이 포함되어 있으며, 이것은 **깨물근, 관자근, 가쪽날개근, 안쪽날개근**인 4개의 **씹기근육**에 분포한다(그림 13-35C).

(5) 얼굴신경[VII] (그림 13-36)

얼굴신경[VII] 안면신경/facial nerve 은 속귀길로 들어가며 얼굴신경관 안에서 감각성 **무릎신경절** 슬신경절/geniculate ganglion 을 형성하고 붓꼭지구멍을 통해 머리뼈바닥바깥면으로 나온다. 4종류의 신경섬유로 이루어진다.

- 인두굽이운동섬유는 얼굴근육에 분포해서 **얼굴의 피부를** 움직이며 그 외에 **턱두힘살근뒤힘살, 붓목뿔근, 등자근**에 분포한다.
- 내장운동신경은 부교감성 신경절이전섬유로 이루어져 있다. 턱밑신경절을 거쳐서 **턱밑샘**과 **혀밑샘**을

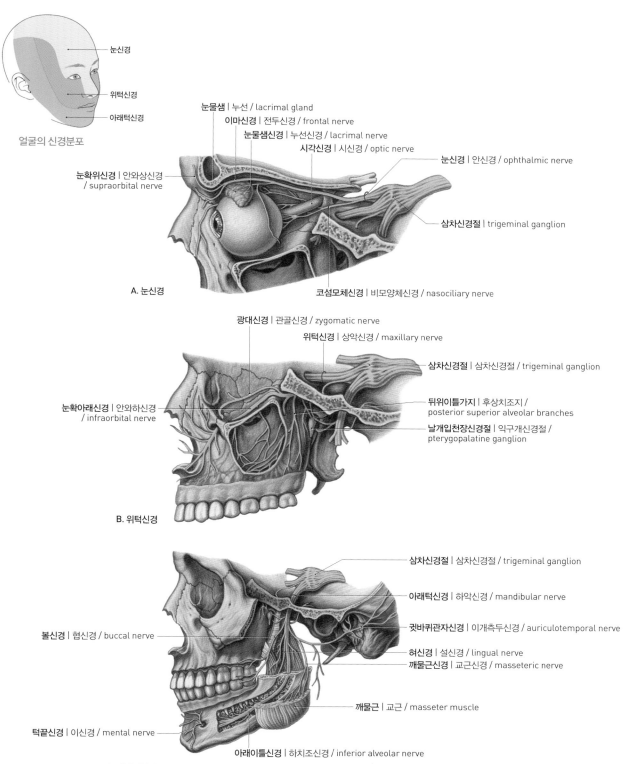

얼굴의 신경분포

눈신경

위턱신경

아래턱신경

눈물샘 | 누선 / lacrimal gland
이마신경 | 전두신경 / frontal nerve
눈물샘신경 | 누선신경 / lacrimal nerve
시각신경 | 시신경 / optic nerve

눈신경 | 안신경 / ophthalmic nerve

눈확위신경 | 안와상신경 / supraorbital nerve

삼차신경절 | trigeminal ganglion

코섬모체신경 | 비모양체신경 / nasociliary nerve

A. 눈신경

광대신경 | 관골신경 / zygomatic nerve

위턱신경 | 상악신경 / maxillary nerve

삼차신경절 | 삼차신경절 / trigeminal ganglion

눈확아래신경 | 안와하신경 / infraorbital nerve

뒤위이틀가지 | 후상치조지 / posterior superior alveolar branches

날개입천장신경절 | 익구개신경절 / pterygopalatine ganglion

B. 위턱신경

삼차신경절 | 삼차신경절 / trigeminal ganglion

아래턱신경 | 하악신경 / mandibular nerve

귓바퀴관자신경 | 이개측두신경 / auriculotemporal nerve

볼신경 | 협신경 / buccal nerve

허신경 | 설신경 / lingual nerve

깨물근신경 | 교근신경 / masseteric nerve

깨물근 | 교근 / masseter muscle

턱끝신경 | 이신경 / mental nerve

아래이틀신경 | 하치조신경 / inferior alveolar nerve

C. 아래턱신경

그림13-35. 삼차신경

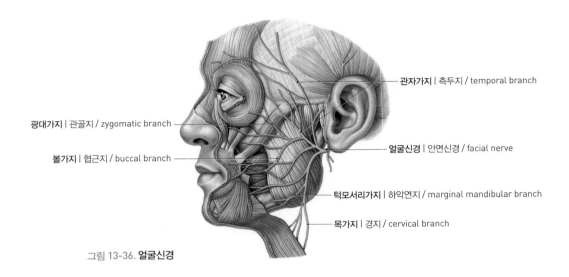

관자가지 | 측두지 / temporal branch

광대가지 | 관골지 / zygomatic branch

볼가지 | 협근지 / buccal branch

얼굴신경 | 안면신경 / facial nerve

턱모서리가지 | 하악연지 / marginal mandibular branch

목가지 | 경지 / cervical branch

그림 13-36. **얼굴신경**

지배하고, 날개입천장신경절을 거쳐서 **눈물샘을** 지배한다.

- 특수감각섬유는 **미각을** 담당하고 **혀의 앞쪽 2/3에** 분포한다.

(6) 속귀신경[VIII] (그림13-37)

속귀신경[VIII] 내이신경/vestibulocochlear nerve 은 **다리뇌와 숨뇌**의 경계에서 나온 두꺼운 신경이며, 얼굴신경과 함께 **속귀길**로 들어가고, 그 바닥에서 **안뜰신경** 전정신경/vestibular nerve 과 **달팽이신경** 와우신경/cochlear nerve 으로 나뉜다. 안뜰신경은 속귀의 **둥근주머니와 타원주머니**의 평형반과 **반고리관**의 **팽대능선**에 분포해서 평형감각과 속도감각을 전달하고, 달팽이신경은 **달팽이관**의 **나선기관**에 분포해서 청각을 전달한다.

(7) 혀인두신경[IX] (그림 13-38)

혀인두신경[IX] 설인신경/glossopharyngeal nerve 은 혀와 인두에 분포된 신경이라는 의미이며, 목정맥구멍에서 목부위의 인두곁공간으로 나온다. 4종류의 신경섬유로 이루어져 있다.

- 인두굽이운동섬유는 **붓인두근**에 분포한다.
- 내장운동섬유는 부교감성 신경절이전섬유로 이루어져 있으며 귀신경절을 거쳐서 **귀밑샘**을 지배한다.
- 특수내장감각섬유는 혀의 뒤쪽 1/3의 **미각**을 담당한다.
- 일반내장감각섬유는 혀의 뒤쪽 1/3, 목구멍편도, 인두구멍부위, 가운데귀와 귀관 점막의 촉각과 통각을 담당한다.

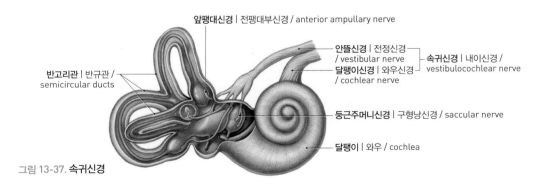

앞팽대신경 | 전팽대부신경 / anterior ampullary nerve

안뜰신경 | 전정신경 / vestibular nerve

속귀신경 | 내이신경 / vestibulocochlear nerve

달팽이신경 | 와우신경 / cochlear nerve

반고리관 | 반규관 / semicircular ducts

둥근주머니신경 | 구형낭신경 / saccular nerve

달팽이 | 와우 / cochlea

그림 13-37. **속귀신경**

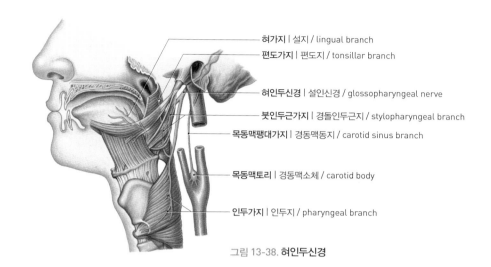

허가지 | 설지 / lingual branch

편도가지 | 편도지 / tonsillar branch

허인두신경 | 설인신경 / glossopharyngeal nerve

붓인두근가지 | 경돌인두근지 / stylopharyngeal branch

목동맥팽대가지 | 경동맥동지 / carotid sinus branch

목동맥토리 | 경동맥소체 / carotid body

인두가지 | 인두지 / pharyngeal branch

그림 13-38. **허인두신경**

(8) 미주신경[X] (그림13-39)

미주신경[X] vagus nerve 은 숨뇌에서 발생한 두꺼운 신경으로, 목정맥구멍을 통해 머리덮개의 아래 면으로 나온다. 속목동맥과 온목동맥의 뒤쪽을 끼고 목부위로 내려오며, 오른쪽의 것은 오른빗장밑동맥과 대동맥활의 앞을 통해서 가슴안으로 들어가고, 기관지의 뒤쪽과 식도의 양쪽 옆을 거처 **가로막**을 통해 **배안**으로 들어간다. 긴 경로의 도중에 목가슴부위에서는 **인두**,

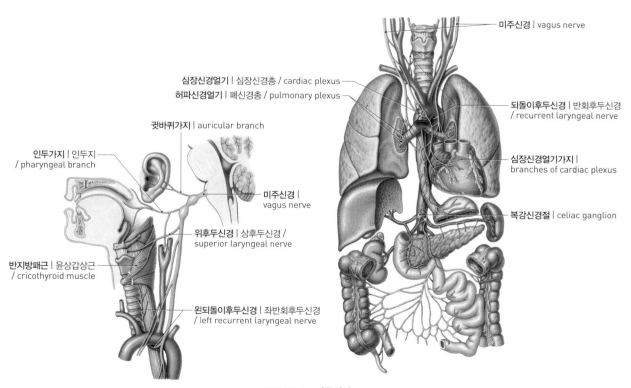

미주신경 | vagus nerve

심장신경얼기 | 심장신경총 / cardiac plexus

허파신경얼기 | 폐신경총 / pulmonary plexus

되돌이후두신경 | 반회후두신경 / recurrent laryngeal nerve

심장신경얼기가지 | branches of cardiac plexus

복강신경절 | celiac ganglion

귓바퀴가지 | auricular branch

인두가지 | 인두지 / pharyngeal branch

미주신경 | vagus nerve

위후두신경 | 상후두신경 / superior laryngeal nerve

반지방패근 | 윤상갑상근 / cricothyroid muscle

왼되돌이후두신경 | 좌반회후두신경 / left recurrent laryngeal nerve

그림 13-39. **미주신경**

후두, **심장**, **허파**, **식도**로 뻗어 나가고, **배**에서는 골반내
장을 제외한 모든 내부장기(**위**에서 **가로잘록창자**까지
의 **창자**, **간**, **이자**, **지라**, **콩팥** 등)로 뻗어 나간다.

　후두에 분포하는 가지 중에는 **되돌이후두신경** 반회후두
신경/recurrent laryngeal nerve 이 있는데, 이는 가슴우리의
위쪽 부위에서 미주신경의 중심줄기로부터 갈라진 후,
오른쪽으로는 **빗장밑동맥** 아래에서, 왼쪽으로는 **대동
맥활** 아래에서 뒤쪽으로 구부러져서, 다시 반대방향
으로 돌아서 위로 올라가는 가지이다. **성대근육**에 분포
되는 운동섬유를 포함하고 있기 때문에, 되돌이후두
신경에 마비가 오면 목소리가 쉬게 된다.

　가슴배부위의 내부장기에 분포되는 미주신경의 가
지는 부교감신경섬유를 포함하며, 각 내부장기의 **민무**

뇌근육운동과 **샘의 분비**를 조절한다. 이때 교감신경과는
대체로 반대의, 즉 대항하는 작용을 보인다.

(9) 더부신경[XI] (그림 13-40)

　더부신경[XI] 부신경/accessory nerve 은 **미주신경**과 나란
히 **목정맥구멍**에서 나오는 신경이며, 운동성섬유로
이루어져 있다. **목빗근**과 **등세모근**에 분포한다.

(10) 혀밑신경[XII] (그림 13-41)

　혀밑신경 설하신경/hypoglossal nerve 은 **숨뇌**에서 나와 **혀
밑신경관**을 통해 **머리덮개**의 외부로 나온다. **혀근육**에
분포하며 혀를 움직이는 신경이다. 이 신경에 마비가
오면 혀의 운동에 장애가 발생해서 말할 수 없게 된다.

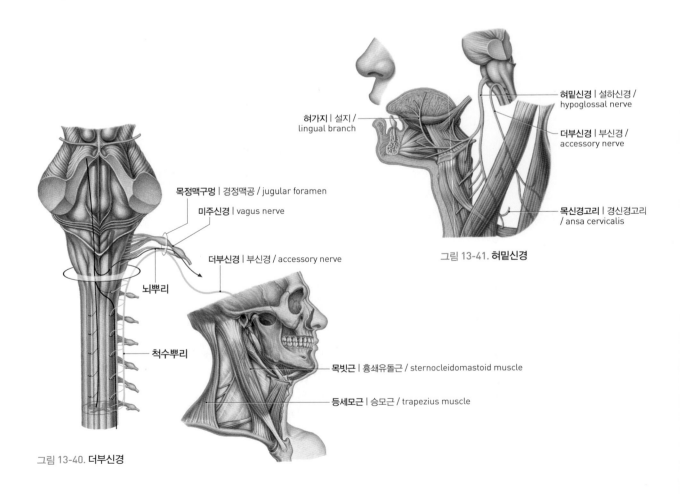

허가지 | 설지 / lingual branch

혀밑신경 | 설하신경 / hypoglossal nerve

더부신경 | 부신경 / accessory nerve

목신경고리 | 경신경고리 / ansa cervicalis

그림 13-41. **혀밑신경**

목정맥구멍 | 경정맥공 / jugular foramen

미주신경 | vagus nerve

더부신경 | 부신경 / accessory nerve

뇌뿌리

척수뿌리

목빗근 | 흉쇄유돌근 / sternocleidomastoid muscle

등세모근 | 승모근 / trapezius muscle

그림 13-40. **더부신경**

2. 척수신경

척수의 양쪽 옆으로 31쌍의 **척수신경** spinal nerve 이 나와 있다. **목신경** 경신경/cervical nerve 8쌍(C1~8), **가슴신경** 흉신경/thoracic nerve 12쌍(Th1~12), **허리신경** 요신경/lumbar nerve 5쌍(L1~5), **엉치신경** 천골신경/sacral nerve 5쌍(S1~5), **꼬리신경** 미골신경/coccygeal nerve 1쌍(Co)으로 구별된다. 제1목신경은 **뒤통수뼈** 후두골/occipital bone 와 제1목뼈 사이에서 나오며, 제8목신경은 제7목뼈와 제1갈비뼈 사이에서 나온다. 그 이하의 신경은 신경의 명칭과 동일한 번호의 척추 아래에서 나온다. 따라서 **목뼈** 경추/cervical vertebra 의 수(7개)와 **목신경**의 수(8개)

만이 어긋나 있다(그림 13-42).

1) 척수신경의 구성(그림 13-43)

각각의 척수신경은 척수의 앞가쪽의 고랑과 뒤가쪽의 고랑에서 **앞뿌리** 전근/anterior root 와 **뒤뿌리** 후근/posterior root 로 불리는 **섬유다발** fiber bundle 에서 출발하며, 양쪽 뿌리에서 합류해 **척수사이공간**을 통해 **척주관** vertebral canal 밖으로 나온다. 척수의 **앞뿔세포**에서 나오는 **운동신경섬유**(뼈대근육을 담당)는 모두 앞뿌리에 포함된다. 그것에 비해 피부감각을 시작으로 하는 **감각신경섬유**는 뒤뿌리를 경과하고, 그 **신경세포체** nerve cell body 는 뒤뿌리에 **척수신경절** spinal ganglion 이라고 하는 부푼

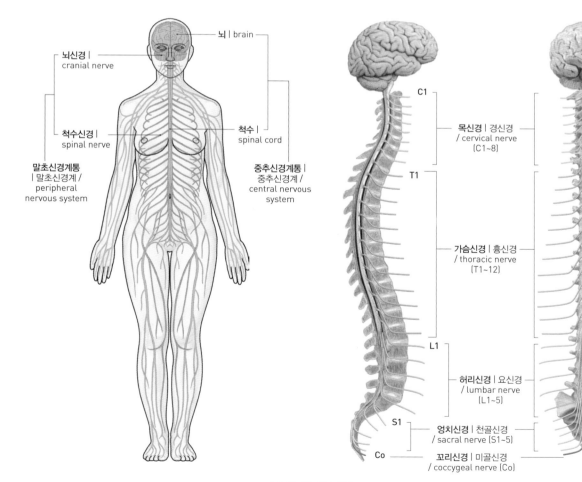

그림 13-42. **척수신경**

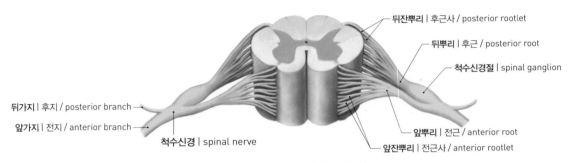

그림 13-43. **척수신경의 구성**

형태를 이루며 모여 있다(그림 13-44).

　척주관 vertebral canal 을 나온 **척수신경** spinal nerve 은 **앞가지** 전지/anterior ramus 와 **뒤가지** 후지/posterior ramus 로 갈라진다. **앞가지**는 **몸통**의 **측면**과 **전면** 그리고 **팔다리**의 **피부** skin 와 **근육**에 분포하며 **뒤가지**는 **등**의 **피부**와 **척주세움근** 척주기립근/erector spinae muscle 을 담당한다. 즉 감각성 섬유와 운동성 섬유가 앞가지와 뒤가지의 합류로 인해 뒤섞이며 앞가지와 뒤가지는 다시 분포 영역별로 재배치된다. **뒤가지**는 등 부위에 제한된 영역만을 담당하므로 **앞가지**에 비해 현저하게 좁다.

2) 척수신경의 분포와 주행(표 13-2)

　성장함에 따라 **척수**는 **척주**보다 짧아지며, 성인이

되면 척수는 제2허리뼈까지만 내려오게 된다. 31쌍의 척수신경은 각각 정해져 있는 척추의 **척추사이구멍** 추간공/intervertebral foramen 에서 나오므로 **허리척수** lumbar part; lumbar segment 의 **신경뿌리** 신경고리/nerve root 는 척수의 **거미막밑공간** 지주막하강/subarachnoid space 을 길게 통과하고, **신경뿌리**가 다발을 이루며 **말총** 마미/cauda equina 을 형성한다.

　위에서 말한 것처럼 몸통의 측면은 척수신경의 앞가지가 담당하고 있으며, 팔다리의 피부와 근육은 바로 이 신경이 연장된 것이다. 이처럼 신경을 배치하는 몸의 분절 형태는 팔다리와 그 부근에서 현저하게 뒤엉켜 있다. 그뿐만 아니라 연장된 신경에는 2가지의 변화가 발생한다.

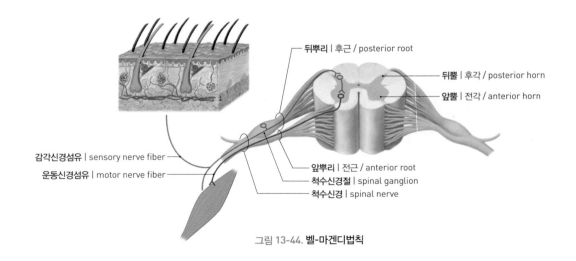

그림 13-44. **벨-마겐디법칙**

표 13-2. 척수신경의 신경얼기와 분포영역

	신경얼기	분포영역
C1~4	목신경얼기	목부위의 근육과 피부
C5~T1	팔신경얼기	팔의 근육과 피부
T1~12	(갈비사이신경과 갈비밑신경)	신경얼기를 만들지 않음 가슴배벽의 근육과 피부
T12~L4	허리신경얼기	넓적다리 앞쪽의 근육과 피부
L4~S3	엉치신경얼기	다리 대부분의 근육과 피부
S4~Co	꼬리신경얼기	꼬리뼈 주변의 피부

C: 목(cervical), T: 가슴(thoracic), L: 허리(lumbar), S: 엉치(sacral), Co: 꼬리(coccygeal)

첫 번째 변화는 팔의 발달에 대응해서 목신경의 앞가지가 두꺼워지고 얽힌 그물 모양으로 연결되어서 **목신경얼기** 경신경총/cervical plexus (제1~제4목신경)와 **팔신경얼기** 완신경총/brachial plexus (제5목신경~제1가슴신경)를 만든다. 두 번째 변화로는 다리가 발달함에 따라 **허리신경** 요신경/lumbar nerve 과 **엉치신경** 천골신경/sacral nerve 의 앞가지가 두꺼워지고 서로 뒤엉키면서 **허리신경얼기** 요신경총/lumbar plexus (제12가슴신경~제4허리신경)와 **엉치신경얼기** 천골신경총/sacral plexus (제5허리신경~제3엉치신경)를 만든다.

팔다리가 돌출되어 있지 않은 가슴 부위는 척수신경의 앞가지가 거의 완전하게 발생 초기의 분절형태를 유지하고 있다. 제1~제12가슴신경의 앞가지는 **갈비사이신경** intercostal nerve 이라고 불리며 가슴부위와 배부위의 피부와 근육에 뒤엉켜 있지 않은 줄무늬 형태로 분포되어 있다.

척수신경의 뒤가지가 담당하고 있는 척수에 덧붙여진 근육(**척주세움근**)과 등의 **피부**는 발생초기의 분절형태를 잘 유지하며 분포되어 있다.

3] 척수신경의 중요한 가지

척수신경의 중요하면서도 잘 알려진 가지는 모두 앞가지에 속해 있다. 척수신경에서는 앞가지가 주요

역할을 담당한다. 위(제1목신경)로부터 아래 방향으로 중요한 가지들은 다음과 같다.

목신경얼기의 가지 | **목신경얼기** 경신경총/cervical plexus 는 목부위에서 어깨에 걸쳐 피부와 근육에 많은 가지를 뻗는다(그림 13-45). 그 아랫부위에서 나오는 **가로막신경** 횡격막신경/phrenic nerve 은 목부위와 가슴부위로 내려오는 기다란 신경이며, **가로막** 횡격막/diaphragm 에 도달해서 해당 운동을 담당한다. 이는 발생 초기에 가로막의 원래 있던 부위가 목 부위의 높이에 위치해 있었기 때문에 생긴 명칭이다.

가로막신경에 마비가 오면 가로막을 움직이지 못하게 되어 손상부위의 가로막은 위로 들어 올려진 상태로 있게 된다. 교통사고 등으로 인한 목척수의 손상은 팔다리마비를 불러일으키며, 위쪽의 목척수 손상은 양쪽 가로막신경의 마비로 인해 호흡곤란이 되고, 때때로 생명에 위협을 주기도 한다. 딸꾹질은 가로막신경의 경련으로 발생한다.

팔신경얼기의 가지 | **팔신경얼기** 완신경총/brachial plexus 는 위가지와 위가지 띠의 피부와 근육으로 갈라져 나간다. 그 중 중요한 것은 **정중신경** median nerve, **자**

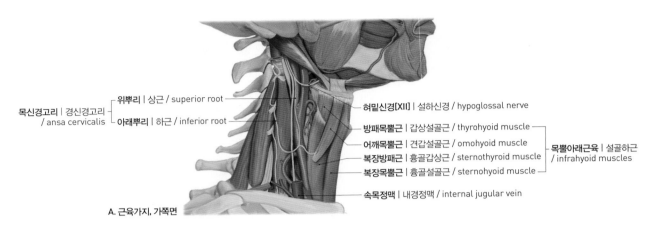

목신경고리 | 경신경고리 / ansa cervicalis
위뿌리 | 상근 / superior root
아래뿌리 | 하근 / inferior root
허밑신경[XII] | 설하신경 / hypoglossal nerve
방패목뿔근 | 갑상설골근 / thyrohyoid muscle
어깨목뿔근 | 견갑설골근 / omohyoid muscle
복장방패근 | 흉골갑상근 / sternothyroid muscle
복장목뿔근 | 흉골설골근 / sternohyoid muscle
속목정맥 | 내경정맥 / internal jugular vein
목뿔아래근육 | 설골하근 / infrahyoid muscles

A. 근육가지, 가쪽면

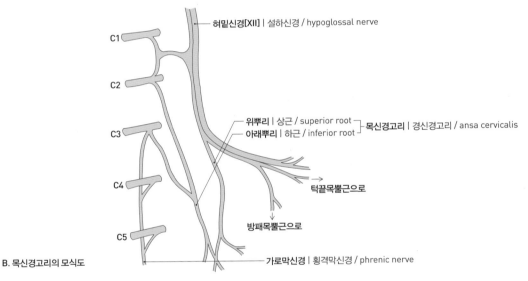

허밑신경[XII] | 설하신경 / hypoglossal nerve
C1
C2
C3
C4
C5
위뿌리 | 상근 / superior root
아래뿌리 | 하근 / inferior root
목신경고리 | 경신경고리 / ansa cervicalis
턱끝목뿔근으로
방패목뿔근으로
가로막신경 | 횡격막신경 / phrenic nerve

B. 목신경고리의 모식도

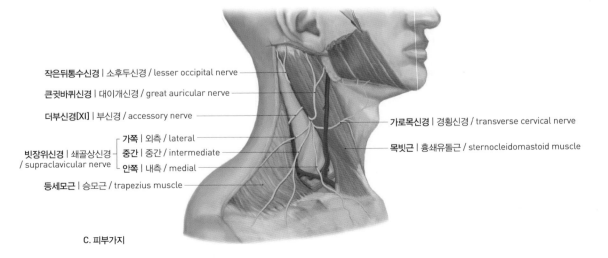

작은뒤통수신경 | 소후두신경 / lesser occipital nerve
큰귓바퀴신경 | 대이개신경 / great auricular nerve
더부신경[XI] | 부신경 / accessory nerve
가쪽 | 외측 / lateral
빗장위신경 | 쇄골상신경 / supraclavicular nerve
중간 | 중간 / intermediate
안쪽 | 내측 / medial
등세모근 | 승모근 / trapezius muscle
가로목신경 | 경횡신경 / transverse cervical nerve
목빗근 | 흉쇄유돌근 / sternocleidomastoid muscle

C. 피부가지

그림 13-45. **목신경얼기**

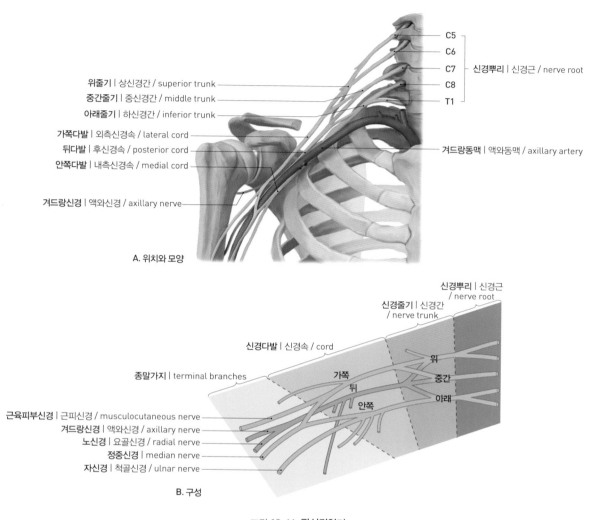

위줄기 | 상신경간 / superior trunk
중간줄기 | 중신경간 / middle trunk
아래줄기 | 하신경간 / inferior trunk
가쪽다발 | 외측신경속 / lateral cord
뒤다발 | 후신경속 / posterior cord
안쪽다발 | 내측신경속 / medial cord
겨드랑신경 | 액와신경 / axillary nerve

C5
C6
C7
C8
T1

신경뿌리 | 신경근 / nerve root

겨드랑동맥 | 액와동맥 / axillary artery

A. 위치와 모양

신경뿌리 | 신경근 / nerve root
신경줄기 | 신경간 / nerve trunk
신경다발 | 신경속 / cord
종말가지 | terminal branches
근육피부신경 | 근피신경 / musculocutaneous nerve
겨드랑신경 | 액와신경 / axillary nerve
노신경 | 요골신경 / radial nerve
정중신경 | median nerve
자신경 | 척골신경 / ulnar nerve

가쪽
뒤
안쪽

위
중간
아래

B. 구성

그림 13-46. 팔신경얼기

신경 척골신경/ulnar nerve, **노신경** 요골신경/radial nerve, **근육피부신경** 근피신경/musculocutaneous nerve, **겨드랑신경** 액와신경/axillary nerve 이다(그림 13-46).

정중신경은 팔오금의 중앙을 내려오기 때문에 그러한 이름이 생겼다. 정중신경은 앞팔의 **굽힘근육** flexor muscle 과 손바닥의 **엄지두덩근육**을 담당한다. 또한 손바닥 가쪽의 피부에 분포하기 때문에 손가락 감각으로 전달하는 신경으로서는 가장 중요하다(그림 13-47A, 표 13-3).

이 근육에 마비가 오면 엄지손가락, 집게손가락, 가운뎃손가락이 끝마디뼈와 중간마디뼈 사이에서 휘지 않게 되어 엄지두덩이 편평하게 된다(그림13-48A).

자신경은 손근육의 대부분을 담당하며, 이 신경에 마비가 오면 손가락의 미세한 운동이 불가능해지고, 손가락은 '독수리손'과 같은 모양으로 고정된다(그림 13-48B). 이 신경은 손바닥과 손등의 척측반 피부에도 분포한다(그림 13-47B, 표 13-3).

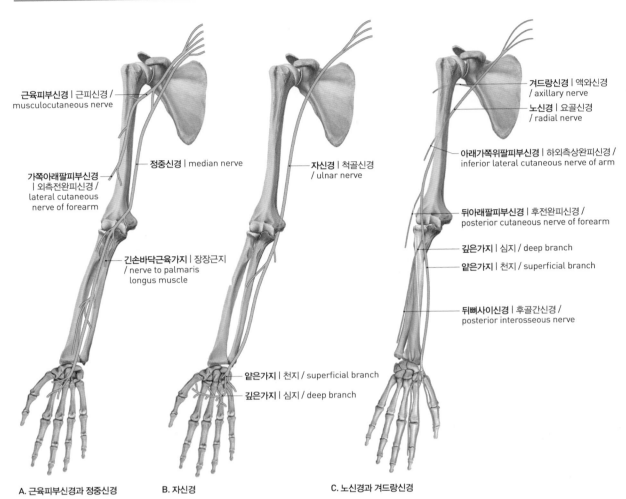

A. 근육피부신경과 정중신경
B. 자신경
C. 노신경과 겨드랑신경

그림 13-47. 팔신경얼기와 종말가지

표 13-3. **팔신경얼기 종말가지**

신경	시작	척수분절	근육지배		피부분포
근육피부신경	가쪽다발	C5~7	위팔 굽힘쪽의 근육		아래팔 가쪽부분
정중신경	가쪽·안쪽다발	C6~T1	아래팔 굽힘쪽 근육의 대부분(자쪽손목굽힘근, 깊은손가락굽힘근 자쪽부분 제외) 엄지두덩근육(짧은엄지벌림근, 엄지맞섬근, 짧은엄지굽힘근 얕은갈래) 첫째, 둘째벌레근		손바닥, 손가락의 노쪽 70%
자신경	안쪽다발	C8, T1	아래팔 굽힘쪽의 자쪽손목굽힘근, 깊은가지굽힘근자쪽부위 손바닥의 근육(새끼두덩근육, 바닥쪽뼈사이근, 등쪽뼈사이근, 셋째, 넷째벌레근, 엄지모음근, 짧은엄지굽힘근 깊은갈래)		손바닥, 손가락의 자쪽 30%, 손등의 자쪽
노신경	뒤다발	C6~T1	위팔, 아래팔 폄쪽의 근육		위팔가쪽 아래·뒤부분, 아래팔 뒤부분, 손등 노쪽
겨드랑신경		C5, 6	어깨세모근, 작은원근		위팔가쪽위부분

C: 목(cervical), **T**: 가슴(thoracic)

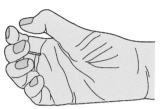
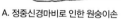

A. 정중신경마비로 인한 원숭이손

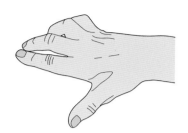

B. 자신경마비로 인한 독수리손

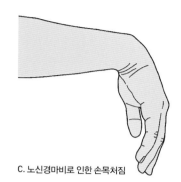

C. 노신경마비로 인한 손목처짐

그림 13-48. 정중신경, 자신경, 노신경의 마비현상

노신경은 팔의 최대의 신경으로, 그 경로와 분포영역도 팔의 등쪽면(펴는쪽)에 있다. 그리고 위팔, 앞팔, 손의 모든 폄근에 운동섬유를 제공해 주고, 위팔의 등쪽면 피부(손에는 손등의 가쪽)에 감각섬유를 제공해 준다(그림 13-47C, 표 13-3).

이 신경에 마비가 오면 손목과 손가락이 펴지지 않기 때문에 '손목처짐'이라고 불리는 형태가 된다(그림13-48C).

근육피부신경 근피신경/musculocutaneous nerve 은 위팔의 3개의 **굽힘근육** flexor muscle (**부리위팔근** 오훼완근/coracobrachialis muscle, **위팔두갈래근** 상완이두근/biceps brachii muscle, **위팔근** 상완근/brachialis muscle)을 담당하는 한편, 앞팔 피부의 일부에도 분포한다(그림 13-47A, 표 13-3).

겨드랑신경 액와신경/axillary nerve 은 겨드랑이에서 어깨쪽으로 돌아서 **어깨세모근** 삼각근/deltoid muscle 과 그 부근의 피부에 분포한다(그림 13-47C, 표 13-3).

이 신경에 마비가 오면 팔을 수평보다 위로 들지 못하게 된다.

갈비사이신경 | 가슴신경 12쌍의 앞가지를 **갈비사이신경** intercostal nerve 이라고 부른다. 같은 이름의 동정맥과 함께 각각의 갈비뼈 아래쪽의 가장자리를 따라서 **갈비사이공간** 늑간극/intercostal space 을 통과한다. 아래쪽은 **갈비활** 늑골궁/costal arch 을 넘어서 배벽을 사선으로 아래쪽 앞방향으로 통과한다. 이 신경들은 중간에 작은 가지를 뻗어 **갈비사이근육**과 **배벽의 모든 근육**을 담당하며, 가슴배부위의 앞면과 측면의 피부에 분포한다. 갈비사이신경은 **가슴부위**뿐만 아니라 대부분의 **배벽**(아래쪽 끝부위를 제외하고) 피부에 분절 형태로 분포하며 감각을 전달한다(그림 13-49).

허리신경얼기 | **허리신경얼기** 요신경총/lumbar plexus 에서는 배부위의 가장 아랫부위와 넙다리 앞면의 피부와 근육에 분포되어 있는 신경이 나오며, **넙다리신경** 대퇴신경/femoral nerve 과 **폐쇄신경** obturator nerve 이 대표적이다(그림 13-50).

넙다리신경은 **샅고랑인대** 서혜인대/inguinal ligament 밑을 통해 넙다리 앞면으로 나온다. 넙다리폄근을 담당하고 있으며, 넙다리 앞면의 피부에 분포되어 있다(그림 13-51).

폐쇄신경은 골반의 **폐쇄구멍** 폐쇄공/obturator foramen 에서 나와서 넙다리의 모음근과 넙다리 안쪽의 피부에 분포한다(그림 13-52).

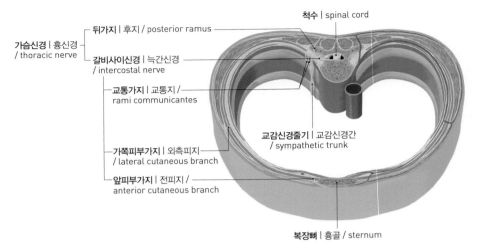

그림 13-49. **갈비사이공간의 동맥과 신경**

엉치신경얼기 | **엉치신경얼기** 천골신경총/sacral plexus 에서는 **볼기근** gluteus muscle 과 **회음** perineum (의 피부와 근육), 넙다리 뒷면의 피부를 담당하는 작은 가지가 나오며, **궁둥신경** 좌골신경/sciatic nerve 이라고 불리는

매우 중요한 인체 최대의 신경(연필 정도의 굵기) 역시 이곳에서 나온다(그림 13-53). 궁둥신경은 **큰궁둥구멍** 대좌골공/greater sciatic foramen 을 통해 **골반** pelvis 밖으로 나오며, **큰볼기근** 대둔근/gluteus maximus muscle 밑의

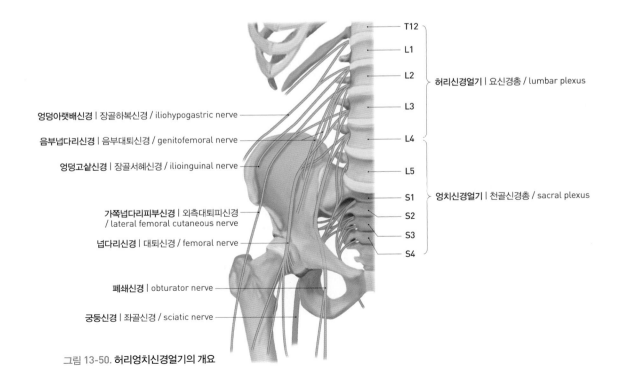

그림 13-50. **허리엉치신경얼기의 개요**

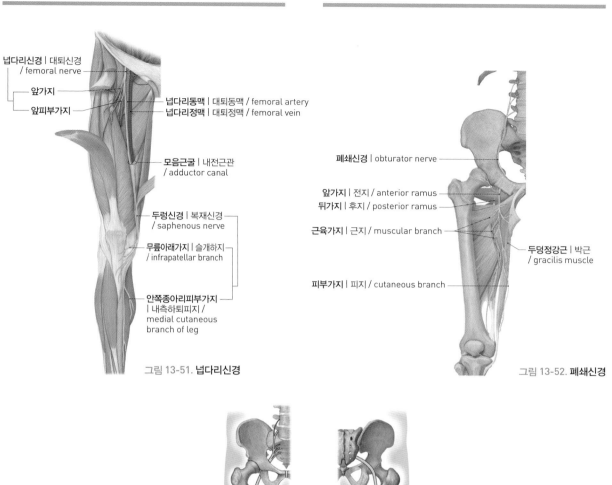

넙다리신경 | 대퇴신경
/ femoral nerve

앞가지

앞피부가지

넙다리동맥 | 대퇴동맥 / femoral artery
넙다리정맥 | 대퇴정맥 / femoral vein

모음근굴 | 내전근관
/ adductor canal

두렁신경 | 복재신경
/ saphenous nerve

무릎아래가지 | 슬개하지
/ infrapatellar branch

안쪽종아리피부가지
| 내측하퇴피지 /
medial cutaneous
branch of leg

그림 13-51. 넙다리신경

폐쇄신경 | obturator nerve

앞가지 | 전지 / anterior ramus
뒤가지 | 후지 / posterior ramus

근육가지 | 근지 / muscular branch

두덩정강근 | 박근
/ gracilis muscle

피부가지 | 피지 / cutaneous branch

그림 13-52. 폐쇄신경

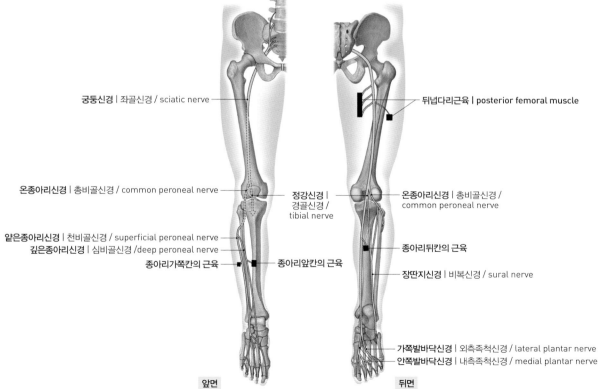

궁둥신경 | 좌골신경 / sciatic nerve

온종아리신경 | 총비골신경 / common peroneal nerve

얕은종아리신경 | 천비골신경 / superficial peroneal nerve
깊은종아리신경 | 심비골신경 /deep peroneal nerve

종아리가쪽칸의 근육

뒤넙다리근육 | posterior femoral muscle

정강신경 |
경골신경 /
tibial nerve

종아리앞칸의 근육

온종아리신경 | 총비골신경 /
common peroneal nerve

종아리뒤칸의 근육

장딴지신경 | 비복신경 / sural nerve

가쪽발바닥신경 | 외측족척신경 / lateral plantar nerve
안쪽발바닥신경 | 내측족척신경 / medial plantar nerve

앞면

뒤면

그림 13-53. 궁둥신경과 그 가지

가장자리 중앙에서 넙다리 뒷면으로 나온다. 넙다리의 굽힘근육에 가지를 제공해 준 후, **다리오금** 슬와/popliteal fossa 의 위쪽 방향에서 바깥쪽의 **온종아리신경** 총비골신경/common fibular nerve 과 안쪽의 **정강신경** 경골신경/tibial nerve 으로 나뉜다. 온종아리신경은 다리오금의 약간 밑쪽에 있는 **얕은종아리신경** 천비골신경/superficial fibular nerve 과 **깊은종아리신경** 심비골신경/deep fibular nerve 으로 나뉜다.

얕은종아리신경은 종아리의 표층을 타고 내려와서 종아리근육을 담당하는 동시에 발등 피부에 분포한다. 정좌 시에 저리는 현상은 얕은종아리신경의 일시적 마비이다.

깊은종아리신경은 종아리의 폄근과 발등의 모든 근육을 담당한다.

정강신경은 종아리의 **굽힘근육** flexor muscle 과 발바닥의 모든 근육을 담당하며, 종아리의 뒤쪽면과 발바닥 피부에 분포한다(그림13-53).

3. 자율신경

말초신경 peripheral nerve 에는 위에서 설명한 **뼈대근육**의 운동과 피부, 그리고 그 밖의 감각기관으로부터 감각을 책임지는 **뇌척수신경** cerebro-spinal nerve 외에도, 내부장기, 혈관, 피부 등의 민무늬근육의 운동과 샘의 분비를 담당하는 신경계통이 있다. 이것은 의식과 의지에 거의 영향받지 않고, 자율적으로 활동하기 때문에 **자율신경계통** autonomic nervous system 이라고 불린다.

1) 교감신경과 부교감신경
자율신경 내장신경/autonomic nerve 은 **교감신경** sympa-thetic nerve 과 **부교감신경** parasympathetic nerve 으로 구분된다. 교감신경은 **뇌척수신경**과는 형태적으로 독립적인 계통을 이루고 있지만, 부교감신경은 뇌척수신경 안에 혼재해 있으므로 형태적으로 분리하기 어렵다.

교감신경이나 부교감신경의 모든 자율신경은 중추신경의 바깥에서 적어도 한 번은 신경세포를 교체하기 때문에 신경섬유(세포)가 집합해 있는 **자율신경절** 내장신경절/autonomic ganglion 이 있다. 이 신경절의 위치는 교감신경과 부교감신경 양쪽 계통이 서로 다르다. 중추에서 자율신경절에 도달하는 **신경세포** 뉴런/neuron 를 **신경절이전신경세포** (신경)절전뉴런/preganglionic neuron 라고 하고, 자율신경절에서 말초부위로 나가는 신경세포를 **신경절이후신경세포** (신경)절후뉴런/postganglionic neuron 라고 한다(그림 13-54).

생리학적으로는, 교감신경의 말단(종말)에서는 자극전달물질(또는 신경호르몬)인 **노르아드레날린** noradrenaline 이 분비되고, **부교감신경** parasympathetic nerve 의 종말에서는 **아세틸콜린** acetylcholine 이 분비된다. 교감신경과 부교감신경 모두 **신경절이전섬유** 절전섬유/preganglionic nerve fiber 의 말단에서는 **아세틸콜린**이 분비된다. 거의 모든 기관에서 교감신경과 부교감신경은 서로 반대되는 활동을 한다(저항한다). 일반적으로 하나의 기관은 교감신경과 부교감신경 양쪽의 종말을 받아들이며, 양쪽 저항 작용의 균형에 의해 생체기능의 항상성이 유지되며, 또한 여러 가지 환경 변화에 대응하는 생체의 적절한 반응이 가능하게 된다(그림 13-55, 표 13-4).

2) 교감신경계통 [그림 13-56]
교감신경계통의 기본줄기는 척주의 양쪽 가장자리를 통과하는 1쌍의 **교감신경줄기** 교감신경간/sympathetic trunk 이다. 이 줄기는 20개 이상의 부풀어 오른 **줄기신경절**을 갖고 있다. 줄기신경절은 한편으로는 각각의 **척수신경** spinal nerve 과 가는 교통가지로 정보를 교환하며, 다른 한편으로는 말초가지를 각각의 기관에 보낸다.

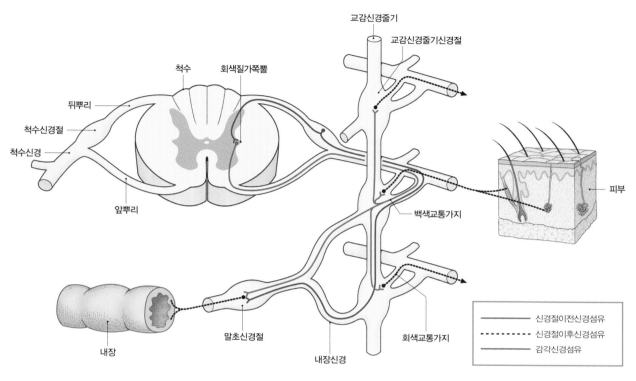

그림 13-54. **자율신경계의 교감신경분지**

말초가지는 대부분 그물 형태로 이루어져 있으며, 혈관의 벽에 달라붙어서 목표 기관에 도달하며, 또한 도중에 신경절이 존재하는 경우도 있다.

교감신경의 **제1(신경절이전)신경세포** (신경)절전뉴런/preganglionic neuron 는 척수의 가쪽뿔세포이며, 그 돌기(신경절이전섬유)는 척수신경의 앞뿌리와 위에서 설명한 **교통가지** 교통지/communicating branch 를 통해 **줄기신경절**, 또는 **말초신경절** peripheral ganglion 에서 **신경세포**를 교체한다. **제2(신경절이후)신경세포** (신경)절후뉴런/postganglionic neuron 의 돌기(신경절이후섬유)는 목표 기관

표 13-4. **교감신경과 부교감신경의 작용**

	교감신경	부교감신경
심장	심장박동이 빨라진다.	심장박동이 느려진다.
혈관	소동맥과 모세혈관이 수축한다(얼굴이 창백해진다).	소동맥과 모세혈관이 확장된다(얼굴이 붉어진다).
혈압	상승한다.	내려간다.
동공	확장된다.	수축된다.
창자	꿈틀운동이 억제된다(변비).	꿈틀운동이 촉진된다(설사).
기도	기관지의 민무늬근육이 이완된다.	기관지의 민무늬근육이 수축한다.
털세움근	수축한다(닭살이 돋는다).	수축이 이완된다.

으로 향한다. 교감신경은 편의상 목, 가슴, 배, 골반부위로 나뉜다.

목부위 | 교감신경줄기의 목부위에는 3개의 신경절이 부풀어 오른 형태로 존재하며, 이는 위, 중간, 아래목신경절로 불린다. 이 신경절에서 나온 신경은 동맥의 벽에 달라붙어 있으면서 머리부위와 목부위의 기관과 샘(**안구** 눈알/eyeball, **눈물샘** 누선/lacrimal gland, **침샘** 구강선; 타액선/gland of mouth; salivary gland, **인두** pharynx, **후두** larynx 등)에 분포한다. 또한 위, 중간, 아래목신경절에서는 각각 하나의 목심장신경이 나와서 심장에 도달하며, 특히 **굴심방결절** 동방결절/sinuatrial node 에 분포되어 심장박동을 빠르게 하는 역할을 한다.

가슴부위 | 교감신경줄기의 가슴부분에는 10~12개의 **가슴신경절** 흉신경절/thoracic ganglia 이 있으며, 그곳에서 나온 신경은 **기관** trachea, **허파** lung, **식도** esophagus 등의 가슴부위 내부장기에 분포한다. 또한 중간에 있는 여러 개의 신경절과 아래에 있는 신경절로부터 각각 크고 작은 **심장신경** cardiac nerve 이라고 불리는 신경이 나와서 가로막을 통해 내려간 후, **복강신경얼기** 복강신경총/celiac plexus 와 **위창자간막신경얼기**로 들어간다.

배부위 | 신경줄기의 배부위는 4~5개의 **허리신경절** 요신경절/lumbar ganglia 을 가지고 있다. 여기에서 나오는 신경은 뒤쪽 배벽의 동맥 주위에 그물 형태로 **신경**

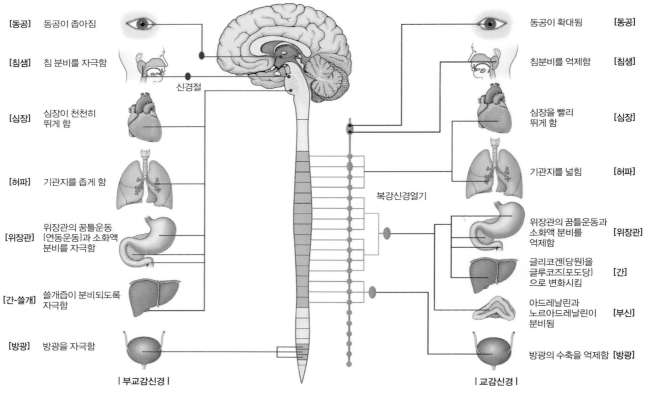

	부교감신경		교감신경	
[동공]	동공이 좁아짐		동공이 확대됨	[동공]
[침샘]	침 분비를 자극함		침분비를 억제함	[침샘]
	신경절			
[심장]	심장이 천천히 뛰게 함		심장을 빨리 뛰게 함	[심장]
[허파]	기관지를 좁게 함		기관지를 넓힘	[허파]
		복강신경얼기		
[위장관]	위장관의 꿈틀운동(연동운동)과 소화액 분비를 자극함		위장관의 꿈틀운동과 소화액 분비를 억제함	[위장관]
			글리코겐(당원을 글루코즈(포도당)으로 변화시킴	[간]
[간-쓸개]	쓸개즙이 분비되도록 자극함		아드레날린과 노르아드레날린이 분비됨	[부신]
[방광]	방광을 자극함		방광의 수축을 억제함	[방광]

그림 13-55. **자율신경계통의 작용**

얼기 nerve plexus 를 이루며, 그중에는 신경세포집단인 **신경절** ganglion 이 포함되어 있다. 그 대부분은 **복강신경얼기**(또는 신경절)와 **위창자간막신경얼기**(신경절), **아래창자간막신경얼기**(신경절)이며, 각각 **복강동맥, 위·아래창자간막동맥** 상·하장간막동맥/superior·inferior mesenteric artery 의 기본적인 부위를 둘러싸며 발달한다.

복강신경절은 가장 크고, 좌우의 것은 도넛 모양으로 복강동맥의 기초부위를 에워싸며, 그곳에서 나오는 신경이 몸 전체로 퍼져 나가는 모양이 태양을 연상시킨다고 해서 **태양신경절**이라는 별칭을 가지고 있다. 이 신경얼기에서 나온 신경은 **위, 창자, 이자, 간, 콩팥** 등의 복부 내부장기에 널리 분포해 있다.

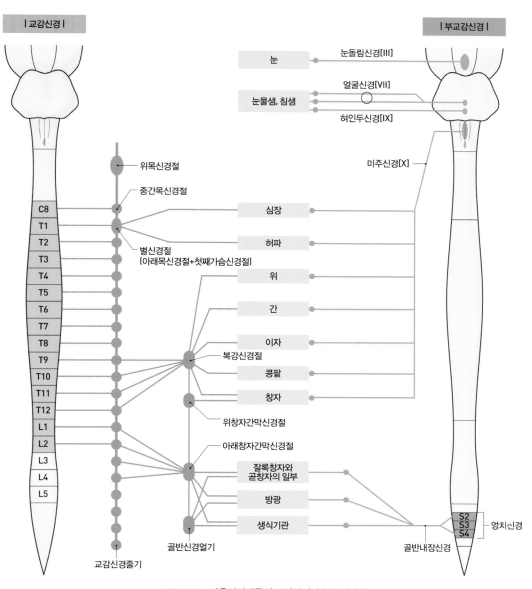

그림 13-56. **자율신경계통의 교감신경과 부교감신경**

골반부 | 골반부분의 신경줄기는 **엉치뼈** 천골/sacrum 의 앞면에 있으며, 4~5쌍의 **엉치신경절** 천골신경절/ sacral ganglia 을 갖는다. 이곳에서 나오는 신경은 직장 과 방광 주변에 커다란 **신경얼기** nerve plexus 를 만들며, 이 기관들과 **생식기, 바깥음부** 등에 섬유를 보낸다.

3) 부교감신경계통[그림 13-56]

부교감신경 parasympathetic nerve 은 **뇌척수신경** cerebro- spinal nerve 안에 포함되어 있으며, 그 존재는 다음 4개의 **뇌신경** cranial nerve 과 **엉치신경** 천골신경/sacral nerve 에 국한되어 있다.

눈돌림신경 | 운동신경인 **눈돌림신경** 동안신경/oculo- motor nerve 은 소량의 부교감성섬유를 포함하고 있다. 이 섬유는 **중간뇌** 중뇌/midbrain 에 있는 특별한 **신경세 포집단**(눈돌림신경부핵)에서 출발해서 눈돌림신경 안을 통과한 후, **눈확** 안와/orbit 안에서 옆가지로 돌아 쌀 한 톨 크기의 **섬모체신경절** 모양체신경절/ciliary gan- glion 로 들어간다. 이곳에서 나오는 제2신경세포(신경 절이후섬유)는 안구로 들어가 **섬모체근** 모양체근/ciliary muscle 과 **동공조임근** 동공괄약근/sphincter pupillae muscle 에 분포되고, 해당 운동을 담당한다.

얼굴신경 | **얼굴신경** 안면신경/facial nerve 역시 운동신 경이며, **눈물샘** 누선/lacrimal gland, **턱밑샘** 악하선/sub- mandibular gland, **혀밑샘** 설하선/sublingual gland 의 분비 를 담당하는 **부교감신경**에 경로를 빌린다. 이 섬유의 시작핵은 **다리뇌** 교뇌/pons 에 있다. 눈물샘으로 가는 섬유는 도중에 **날개입천장신경절** 익구개신경절/pterygo- palatine ganglion 에서 신경세포를 교체하고, 턱밑샘과 **혀밑샘**으로 가는 섬유는 **턱밑신경절** 악하신경절/sub- mandibular ganglion 에서 신경세포를 교체한다.

혀인두신경 | **혀인두신경** 설인신경/glossopharyngeal nerve 은 **귀밑샘** 이하선/parotid gland 에 분포하는 섬유의 경로 를 빌린다. 이 섬유의 시작핵은 **숨뇌** medulla oblongata 에 있으며, **귀밑샘**으로 가는 도중에 **아래턱신경뿌리** 근처에 있는 **귀신경절** 이신경절/otic ganglion 에서 신경 세포를 교체한다.

미주신경 | **미주신경** vagus nerve 은 대부분 부교감성 섬유로 이루어진 신경이며, 목, 가슴, 배 부위의 모든 내부장기(**내림잘록창자** 하행결장/descending colon 와 **구불창자** 구불결장/sigmoid colon, 골반내부장기를 제외 하고)에 분포하고, 그 운동과 분비기능을 조절한다. 시작핵은 **숨뇌**에 있으며, 그곳에서 나오는 제1신경 세포는 각각의 내부장기 안에 산재해 있는 신경절 (예를 들어 창자에는 **점막밑신경절** Meissner ganglion 과 **근육층신경절** Auerbach ganglion 이 있다)에서 신경세포 를 교체한다.

위액의 분비는 미주신경에 의해 조절(촉진)된다. 최근 에는 위액의 분비를 억제하는 약이 발달하였지만, 이전 에는 난치성 위궤양 환자에게 위에 분포되어 있는 미주 신경의 절제술이 시행되어 왔다.

엉치신경 | **척수신경** spinal nerve 중에서 **엉치신경**에서 나오는 골반내부장기신경은 부교감성 섬유를 포함 하고 있다. 이는 골반내부장기와 바깥음부에 분포 하며, 방광의 수축(배뇨)이나 음경의 발기를 담당 하는 중요한 신경이다.

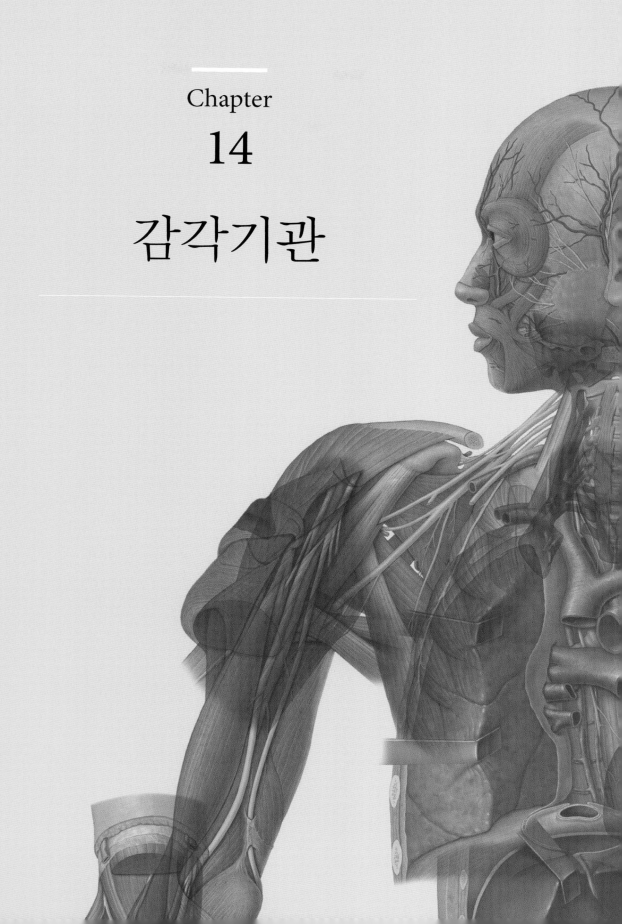

Chapter

14

감각기관

감각기관의 개요

감각기관이란 우리 몸의 차고 뜨거움, 몸의 위치에 대한 감각, 압력이나 통증, 균형을 잡고 서 있을 수 있는 감각 등의 감각을 받아들이는 다양한 수용체가 분포해 있는 기관을 말한다.

피부는 여러 가지의 기능을 가지는 기관으로 **촉각 · 압각 · 온각 · 냉각 · 통각**을 수용하는 감각기관으로서의 기능을 가지고 있다. 인체의 감각기관은 눈의 시각기관과 귀의 평형청각기관이 그 전형이다.

단순한 구조의 감각기관으로서는 혀의 미각기관이나 코의 후각기관이 있는데 자세한 내용은 각각의 소화계통과 신경계통에서 다루고 여기에서는 일반적인 내용을 소개한다.

외피

외피 integument 는 인체 표면을 덮고 있는 피부와 부속기관(피부샘, 털, 손발톱)으로 이루어져 있다.

1. 피부 (그림 14-1, 2)

피부 skin 는 인체 표면을 덮고 있으며 그 면적은 1.5~2.0 m²이다. 피부의 두께는 보통 1~4 mm이며 부위에 따라 다르다. 피부의 무게는 피부밑 조직을 제외하고 체중의 15~ 20%를 차치하고 있어서 인체 최대의 기관이라고 할 수 있다. 피부는 표피(상피조직)와 진피(질긴 섬유성 결합조직)로 구성되며, 피부 밑에 피부밑조직(성긴 섬유성 결합조직)이 있다(그림 14-1).

1) 표피

표피 epidermis 는 각질중층편평상피로 이루어져 있다. 현미경으로 관찰해 보면 다섯 개의 층으로 나뉜다. 진피와의 경계면은 물결모양이며 진피가 표피를 향해 돌출되어 유두를 형성하고 있다.

표피의 가장 깊은 층(**바닥층** 기저층/basal layer)에는 입방체 모양의 세포가 있고 활발하게 세포분열을 한다. 표피세포는 바닥층으로부터 떨어져서 활발하게 **각질** keratin 을 합성하고(**가시층** 유극층/stratum spinosum), 각질잔

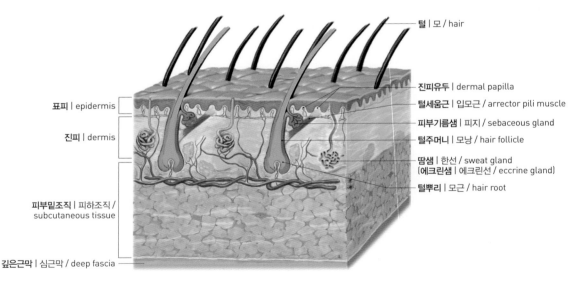

표피 | epidermis

진피 | dermis

피부밑조직 | 피하조직 / subcutaneous tissue

깊은근막 | 심근막 / deep fascia

털 | 모 / hair

진피유두 | dermal papilla

털세움근 | 입모근 / arrector pili muscle

피부기름샘 | 피지 / sebaceous gland

털주머니 | 모낭 / hair follicle

땀샘 | 한선 / sweat gland
(에크린샘 | 에크린선 / eccrine gland)

털뿌리 | 모근 / hair root

그림 14-1. **피부의 구조**

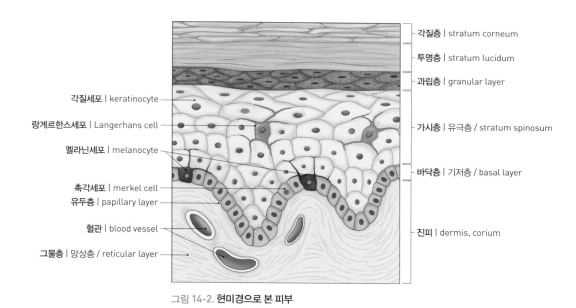

각질세포 | keratinocyte
랑게르한스세포 | Langerhans cell
멜라닌세포 | melanocyte
촉각세포 | merkel cell
유두층 | papillary layer
혈관 | blood vessel
그물층 | 망상층 / reticular layer

각질층 | stratum corneum
투명층 | stratum lucidum
과립층 | granular layer
가시층 | 유극층 / stratum spinosum
바닥층 | 기저층 / basal layer
진피 | dermis, corium

그림 14-2. **현미경으로 본 피부**

섬유가 농축되어 과립 상태가 되고(**과립층** granular layer), 세포질에 각질잔섬유가 가득 차서 각질화되고(**각질층** stratum corneum), 최종적으로 표피의 표면에서 떨어져 나가 때가 된다. 한편 **투명층** stratum lucidum 은 각질층 바로 아래에 위치하고, 보통 손바닥과 발바닥의 두꺼운 피부에만 있다(그림 14-2).

2) 진피[그림 14-3]

진피 dermis 는 촘촘하게 모인 아교섬유와 그물구조로 배열된 탄력섬유로 이루어진 질긴 섬유결합조직층이다.

진피유두 dermal papilla 가 표피를 향해 돌출되어서 경계면이 물결무늬처럼 보인다. 털뿌리를 감싸고 있는 털주머니와 땀샘 등의 분비샘이 분포하고 있으며 혈관, 신경섬유, 감각신경종말 등이 많이 있다.

진피에는 여러 방향으로 뻗어있는 아교섬유가 서로 얽혀있으며, 부위에 따라 특정 방향의 성분이 우세해서 피부에 작은 상처가 생기면 그 방향을 따라 선 모양으로 벌어지게 된다. 이 선을 **분할선** cleavage line (**랑게르선** Langer's line)이라 한다. 팔다리에서는 긴축 방향으로, 몸통에서는 가로 방향으로 뻗어나가는 경향이 있다.

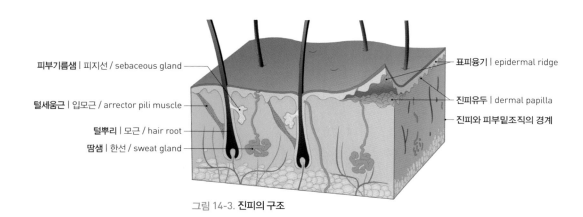

피부기름샘 | 피지선 / sebaceous gland
털세움근 | 입모근 / arrector pili muscle
털뿌리 | 모근 / hair root
땀샘 | 한선 / sweat gland

표피융기 | epidermal ridge
진피유두 | dermal papilla
진피와 피부밑조직의 경계

그림 14-3. **진피의 구조**

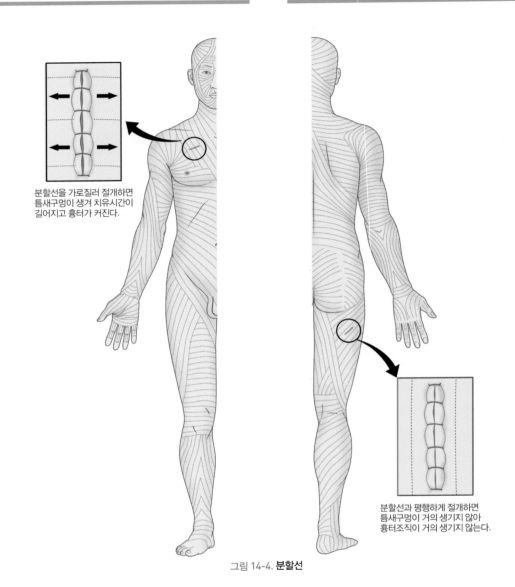

분할선을 가로질러 절개하면
틈새구멍이 생겨 치유시간이
길어지고 흉터가 커진다.

분할선과 평행하게 절개하면
틈새구멍이 거의 생기지 않아
흉터조직이 거의 생기지 않는다.

그림 14-4. **분할선**

수술할 때 분할선 방향으로 피부를 자르면 상처부위가
벌어지지 않고 잘 아물어 흉터가 작게 남을 수 있다
(그림 14-4).

3) 피부밑조직[그림 14-5]

피부밑조직 피하조직/subcutaneous tissue 은 느슨하게 배열
된 아교섬유와 지방세포를 포함한 성긴 섬유결합조직
층이다. 진피에 분포해 있는 혈관과 신경의 통로 역할을
하고 있다. 피부밑조직은 연약하고 변형이 잘 되기 때

문에 표피와 진피로 이루어진 피부가 깊은층의 **뼈대**나
근육 위를 미끄러져 움직일 수 있게 한다.

4) 피부의 기능

피부는 크게 3가지의 기능을 한다.

외부와 체내의 차단 insulation | 외부로부터 물리적인
침해, 유해물질, 자외선, 미생물 등을 차단해서 몸속의
조직을 보호하고, 체액 같은 몸속의 성분이 몸밖으로

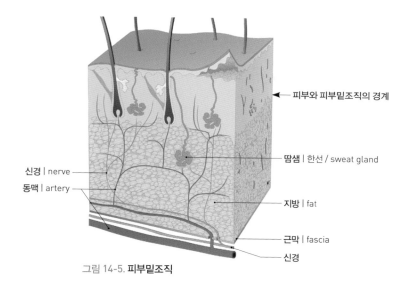

그림 14-5. **피부밑조직**

피부와 피부밑조직의 경계

땀샘 | 한선 / sweat gland

신경 | nerve

동맥 | artery

지방 | fat

근막 | fascia

신경

빠져나가는 것을 차단해서 내부환경을 보호한다.

체온조절 thermoregulation | 땀흘림으로 열을 방출하고 동맥을 수축시키거나 동정맥연결을 확장하여 체온을 유지한다.

몸감각 somatesthesia | 촉각이나 진동감각 등의 물리적인 감각, 온도감각, 통각을 감지하여 중추신경으로 전달한다.

2. 피부 부속기관

1) 털[그림 14-6]

털 모/hair 은 각질화된 표피가 변형되어 만들어진 것이다. 표피의 일부가 파고들어 **털주머니** 모낭/hair follicle 를 만들고, 그 안에서 **털뿌리** 모근/hair root 가 성장해 **털줄기** 모간/hair shaft 가 되어 몸표면으로 나온다. 털뿌리에는

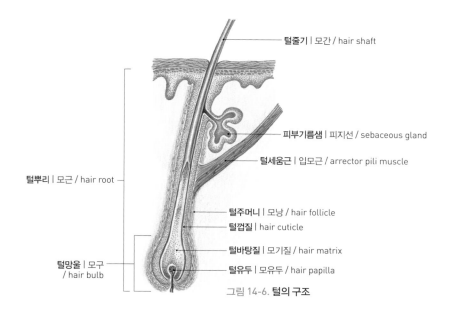

털줄기 | 모간 / hair shaft

피부기름샘 | 피지선 / sebaceous gland

털세움근 | 입모근 / arrector pili muscle

털뿌리 | 모근 / hair root

털주머니 | 모낭 / hair follicle

털껍질 | hair cuticle

털바탕질 | 모기질 / hair matrix

털유두 | 모유두 / hair papilla

털망울 | 모구 / hair bulb

그림 14-6. **털의 구조**

민무늬근육인 **털세움근** 입모근/arrector pili muscle 이 붙어 있다. 털은 특정 부위(손바닥, 발바닥, 입술, 유두, 귀두, 음핵 등)를 제외한 거의 모든 피부에 나있으며, 그 대부분은 가늘고 짧은 **솜털** downy hair 이다. 신체 일부에서는 굵고 강한 **성숙털** 성모/terminal hair 로 바뀌며 부위에 따라 다른 이름으로 부른다. **머리털** 모발/scalp hair, **눈썹** eyebrow, **속눈썹** eyelash, **콧털** nose hair, **수염** beard (턱수염), whisker (구렛나루), mustache (콧수염), **겨드랑털** 액모/axillary hair, **두덩털** 거웃; 음모/pubic hair 등이 있다.

2) 손(발)톱 (그림 14-7)

손(발)톱 조/nail 은 손과 발의 끝마디 등쪽에서 발생한 각질판이며 표피가 변형되어 만들어진 것이다. 손(발)톱 몸통을 **손(발)톱판** 조갑/nail plate, 손(발)톱의 기틀이 되며 피부에 가려져 있는 부분을 **손(발)톱뿌리** 조갑근/nail root, 손(발)톱의 깊은층에 있는 표피를 **손(발)톱바닥** nail bed 이라 한다. 손(발)톱은 손(발)톱바닥의 몸쪽 부위와 손(발)톱뿌리를 덮고 있는 부위인 **손(발)톱바탕질** 조상/nail matrix 의 상피세포가 분열하여 먼쪽으로 이동하고 각질화되어 만들어진다.

손톱은 손가락 끝부분을 지지하여 손가락 끝부분의 손바닥쪽 면에 가해지는 힘에 대해 저항력을 높여 작은 물체를 잡는 데 도움을 주고, 촉각을 예민하게 하는 역할을 한다.

3) 피부샘

피부에는 샘분비땀샘(에크린땀샘), 부분분비땀샘 (아포크린땀샘), 피부기름샘 등 3종류의 피부샘이 있다.

샘분비땀샘 에크린땀샘/eccrine sweat gland 은 온몸의 피부에 분포하며 손바닥과 발바닥에 특히 많다. 에크린땀샘의 분비액은 유기물질이 거의 없어서 점도가 낮다. 우리가 흔히 말하는 땀이 여기에 해당한다. 더운 환경에서 땀을 배출해 체온을 조절하고(온열성 땀남, 발한), 신경성 긴장이 일어나도 땀을 배출한다(신경성 땀남).

부분분비땀샘 아포크린땀샘/apocrine sweat gland 은 겨드랑이나 샅 등 특정 부위에 분포하고 있다. 성호르몬에 의해 성숙되며 사춘기 이후에 활발히 분비한다. 부분분비땀샘의 분비액에는 유기물이 풍부해서 세균 활동에 의해 분해되어 땀악취(액취) 등의 독특한 냄새를 풍긴다. **젖샘** 유선/mammary gland 은 부분분비땀샘이 발달해서 변형된 것이다.

피부기름샘 피지선/sebaceous gland 은 거의 온몸의 피부에 분포하며 털주머니의 위부분에 구멍이 나있다(그림 14-6). 분비물인 **피부기름** 피지/sebum 은 왁스나 중성지방 등의 지질을 포함하고 있으며 피부와 털을 매끄럽게 해서 건조되는 것을 막는다. 성호르몬 작용에 의해 성숙되며 사춘기 이후에 활발하게 분비한다.

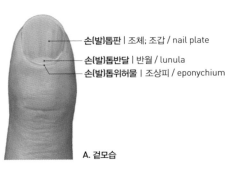

손(발)톱판 | 조체; 조갑 / nail plate
손(발)톱반달 | 반월 / lunula
손(발)톱위허물 | 조상피 / eponychium

A. 겉모습

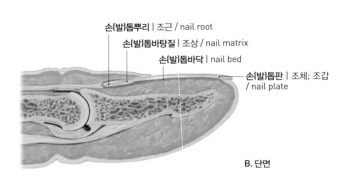

손(발)톱뿌리 | 조근 / nail root
손(발)톱바탕질 | 조상 / nail matrix
손(발)톱바닥 | nail bed
손(발)톱판 | 조체; 조갑 / nail plate

B. 단면

그림 14-7. 손(발)톱 구조

시각기관: 눈

빛의 자극을 받고, 반응하는 시각기관은 '눈'이지만, 정확히 말하면
안구와 그것의 부속기관인 **눈꺼풀·결막·눈물기관·안구근육** 등이다.

1. 안구 [그림 14-8]

안구 eyeball 는 지름 2.5 cm 정도의 공이며 눈확 앞부분에 위치해 있다.
안구 표면의 대부분은 흰 공막으로 덮여 있으며 앞쪽 1/6은 투명한 각막
으로 되어 있다. 안구의 뒤끝부분에서는 두꺼운 신경세포가 뻗어 나와
있다. 공막 표면의 앞쪽 일부는 안구결막으로 덮여서 결막주머니와 마주
보고 있으며, 나머지 부분은 6개의 바깥눈근육의 닿는부위를 제외하고
안구집으로 감싸여 있다.

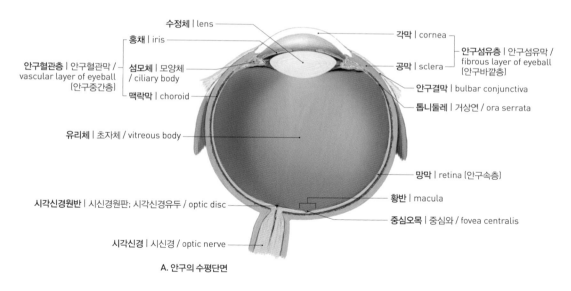

A. 안구의 수평단면

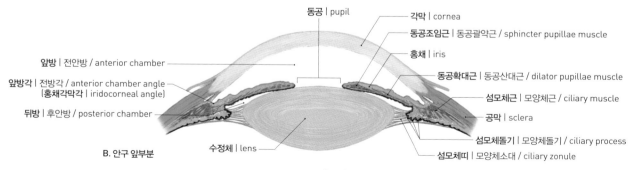

B. 안구 앞부분

그림 14-8. **안구의 구조**

1) 안구벽의 구조

안구의 벽은 3층으로 이루어져 있다. 바깥층부터 안구섬유층, 안구혈관층, 망막 순으로 되어 있다.

● 안구섬유층

안구섬유층 fibrous layer of eyeball **(안구바깥층)**은 튼튼한 결합조직으로 이루어져 있다. 뒤쪽 5/6는 불투명한 **공막** sclera 으로 안구의 모양을 지지하며 속을 보호한다. 앞쪽 1/6은 투명한 **각막** cornea 이며 안구 속으로 들어오는 빛의 입구가 된다. 공막의 앞부분은 투명한 안구결막으로 덮여 있어서 외부에서 보았을 때 흰자로 보이며 각막 부분은 검은자로 보인다.

● 안구혈관층

안구혈관층 vascular layer of eyeball **(안구중간층)**은 혈관이 풍부하게 있는 층이며 임상적으로는 **포도막** uvea 이라고 한다. 공막 안쪽면의 대부분을 덮고 있는 **맥락막**, 앞쪽에서 수정체로 향해 튀어나와 있는 **섬모체**, 수정체의 앞쪽 표면으로 튀어나와 있는 **홍채**의 3부분으로 이루어져 있다.

맥락막 choroid | 공막과 망막 사이에 끼어있으며 멜라닌색소와 혈관을 풍부하게 포함하고 있다. 외부에서 들어오는 빛을 막고 망막에 영양을 공급해 준다.

섬모체 모양체/ciliary body | 맥락막 앞모서리의 두꺼운 부분이며 안구 내부로 튀어나와서 수정체를 고리 모양으로 둘러싸고 있다. 섬모체 뒤쪽의 끝부분 근처에는 여러 개의 주름 모양의 **섬모체돌기** 모양체돌기/ciliary process 는 수정체를 지지하는 **섬모체띠** 모양체소대/ciliary zonule **(진대** Zinn's zonule**)**의 부착부위가 되며 또한 방수를 생산한다. 섬모체 속에는 민무늬근육의 **섬모체근** 모양체근/ciliary muscle 이 있다. 부교감신경의 자극으로 섬모체근이 수축해서 섬모체가 안쪽으로 튀어나오고 섬모체끈의 섬유가 이완되어 수정체가

탄성에 의해 앞뒤로 팽창하면 가까운 곳이 잘 보이게 된다. 교감신경의 자극으로 섬모체근이 이완되면 먼 곳이 잘 보이게 된다.

홍채 iris | 섬모체의 앞쪽에서 고리 모양으로 튀어나온 구조이다. 수정체의 앞쪽에 위치하고 중심부분에는 **동공** pupil 이라고 하는 입구가 있으며 그 내부가 빛의 통로가 된다. 멜라닌색소를 포함하고 있어서 빛이 들어오는 것을 막고 2종류의 민무늬근육을 통해 동공의 크기를 조절한다. **동공조임근** 동공괄약근/sphincter pupillae muscle 은 동공에 가까운 가장자리를 따라 고리 모양으로 뻗어있으며 부교감신경의 자극으로 수축해서 동공을 수축시킨다. **동공확대근** 동공산대근/dilator pupillae muscle 은 홍채 뒤쪽에 방사 모양으로 뻗어있으며 교감신경의 자극으로 수축해서 동공을 확대시킨다.

● 망막 [그림 14-9]

망막 retina **(안구속층)**은 망막혈관막의 안쪽면을 덮고 있다. 앞쪽 1/4은 빛을 감지하지 못하는 망막비시각부분으로 홍채와 섬모체를 덮고 있으며 뒤쪽 3/4은 빛을 감지하는 망막시각부분으로 맥락막을 덮고 있다. 양쪽의 경계는 **톱니둘레** 거상연/ora serrata 에 의해 구분된다.

망막시각부분 망막시부/optic part of retina 은 2층으로 이루어져 있다.

색소층 pigmented layer | 색소층은 맥락막에 접해 있는 쪽에 있으며 망막비시각부분까지 뻗어 있다. 단층의 색소상피세포로 이루어져 있고 멜라닌색소를 포함하고 있으며 늙은 시각세포를 처리한다.

신경층 neural layer | 신경층은 빛이 도달하는 층에 있으며 3층의 세포층(신경절세포층, 속핵층, 바깥핵층)을 포함한다. **바깥핵층** 외핵층/outer nuclear layer 은 2종류의 시각세포로 이루어져 있다. **원뿔세포** 원추세포/cone cell 는 3가지 색의 빛을 구별하며 감도가 낮아서

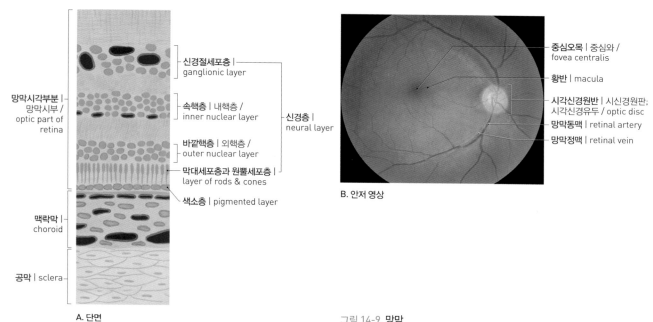

A. 단면

B. 안저 영상

그림 14-9. 망막

밝은 곳에서 기능한다. **막대세포** 간상세포/rod cell 는 어두운 곳을 감지하며 감도가 높아서 어두운 곳에서 기능한다. **신경절세포층** ganglionic layer 은 신경절세포를 포함하고 있으며 그곳에서 나온 축삭이 시각신경을 통해 중추에 도달한다.

안구 뒤부분의 망막에는 특징적인 부위가 두 군데 있다.

황반 macula | 황반은 뒤부분 가운데에 있는 지름 1.5 mm 정도의 영역이며 황색 색소가 침착되어 있고 원뿔세포가 밀집해 있어서 시력이 높다. 황반 중심부분은 **중심오목** 중심와/fovea centralis 이라고 하는 함입부위로 되어 있다.

시각신경원반 시신경원판/optic disc (시각신경유두) | 시각신경원반은 황반의 3~4 mm 안쪽에 있으며 시각신경이 망막에서 나오는 부위에 있다. 색소상피세포가 없기 때문에 주위보다 색이 옅다. 시각세포가 없기 때문에 빛을 감지하지 못한다. 이곳에서 망막중심동

맥이 나와 망막주위로 퍼져있다.

2) 안구 속의 빛의 통로 [그림 14-8]

앞쪽에서 안구로 도달한 빛은 **각막**, **앞방**과 **뒤방**의 **방수**, **수정체**, **유리체**를 순차적으로 통과해서 망막에 도달한다.

각막 cornea | 각막은 안구섬유막의 앞쪽에 있는 원형의 투명한 영역이며 빛의 굴절에 가장 중요한 역할을 한다. 콜라겐섬유가 규칙적으로 배열되어 있어서 투명하다. 촉각에 대해 매우 민감하며 눈신경[V1]에 의해 지배된다. 각막은 혈관이 없고 가쪽면의 공기와 눈물, 안쪽의 방수를 통해 산소와 영양분을 공급받는다.

앞방 전안방/anterior chamber, 뒤방 후안방/posterior chamber | 앞방은 각막과 홍채 사이의 공간이고, 뒤방은 홍채와 수정체 사이의 공간이며 동공을 통해 이어져 있다. 앞방과 뒤방은 **방수** 안방수/aqueous humor 로 채워져 있다. 방수는 혈관이 분포되어 있지 않은 각막과 수정체에 영양을 제공한다. 방수는 섬모체의 섬모체돌기

에서 생산되며, 동공을 통해 앞방으로 나와 각막과 홍채의 접합부(**앞방각** 전방각/anterior chamber angle, **홍채각막각** iridocorneal angle)에서 혈액으로 흡수된다.

수정체 lens | 수정체는 동공 뒤쪽에 있는 양면이 볼록한 지름 10 mm 정도의 투명한 구조체이다. 수정체는 탄력성이 있는 구조이고, 주변이 섬모체띠를 통해 섬모체로 당겨져 있으며 섬모체근의 수축을 통해 수정체의 두께를 변화시켜 원근을 조절한다.

유리체 초자체/vitreous body | 유리체는 안구 속에서 수정체보다 뒤쪽 공간을 채우는 투명한 젤리 모양의 물질이다. 유리체는 안구의 압력을 유지해서 형태를 유지하는 기능을 한다. 성인의 수정체에는 혈관이 없다.

2. 눈부속기관

눈부속기관 부안기/accessory visual structure 에는 3종류의 기관이 있다. **눈꺼풀, 눈물기관, 눈근육**이 그것이다.

1) 눈꺼풀 [그림 14-10]

눈꺼풀 안검/eyelid 은 눈확 앞쪽을 덮고 있는 피부의 주름이며 안구를 보호하고 안구로 들어오는 빛을 제어한다. **위눈꺼풀** 상안검/upper eyelid 과 **아래눈꺼풀** 하안검/lower eyelid 이 있어서 그 사이의 **눈꺼풀틈새** 안검렬/palpebral fissure 라고 하는 틈새를 열고 닫는 역할을 한다. 눈꺼풀틈새 양쪽 끝부분의 위치를 **가쪽·안쪽눈구석** 외·내

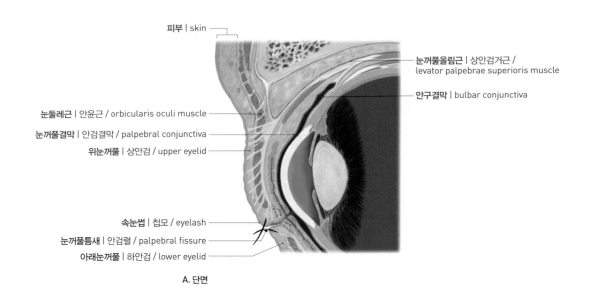

A. 단면

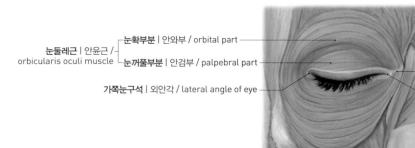

B. 눈둘레근

그림 14-10. **눈꺼풀**

안각/lateral · medial angle of eye 이라고 하며, 이곳에서 위아래의 눈꺼풀이 합쳐져서 **가쪽 · 안쪽눈꺼풀연결** 외측 · 내측 안검교련/lateral · medial palpebral commissure 을 형성한다.

2) 눈물기관 (그림 14-11)

눈물기관 누기/lacrimal apparatus 은 눈물을 만들어 내는 눈물샘과 안쪽눈구석에서 눈물을 방출시키는 눈물길로 이루어져 있다. 눈물은 안구의 표면을 촉촉하게 해서 안구 표면의 각막을 보호한다.

● 눈물샘

눈물샘 누선/lacrimal gland 은 눈확앞모서리의 위가쪽 부분에 위치해 있으며 길이 2 cm 정도의 타원형이다.

눈물샘에서는 8~12개의 도관이 나와서 위결막구석의 가쪽부분으로 열려 있다.

● 눈물길

눈물길은 **눈물소관, 눈물주머니, 코눈물관**으로 이루어져 있다.

눈물소관 누소관/lacrimal canaliculi | 위아래로 2개가 있으며 안쪽눈구석에서 눈물주머니까지 눈물을 운반한다. 위 · 아래눈꺼풀 안쪽끝부분의 안쪽면에 **눈물유두** 누유두/lacrimal papilla 라고 하는 작은 둔덕이 있으며 그 정점에 있는 **눈물점** 누점/lacrimal punctum 이 눈물소관의 입구이다.

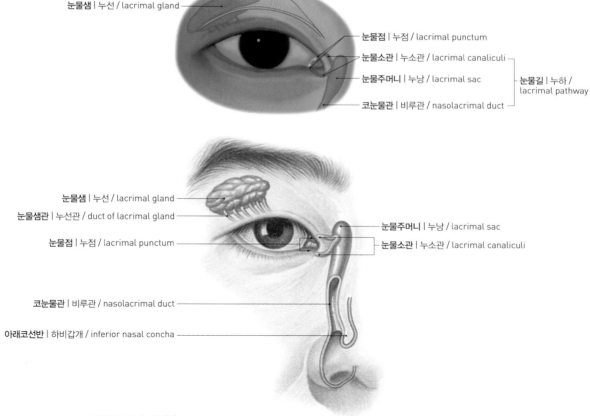

그림 14-11. **눈물기관**

눈물주머니 누낭/lacrimal sac | 눈확 안쪽모서리의 눈물주머니오목에 있는 주머니이다. 막힌부분으로 끝나며 아래쪽에서 코눈물관으로 이어진다. 위아래의 눈물소관과 연결된다.

코눈물관 비루관/nasolacrimal duct | 눈물주머니에서 아래쪽으로 뻗어있는 1.5~2 cm의 관이며 뼈로 이루어진 코눈물관을 통해 코안의 아래콧길로 이어진다.

3) 눈근육 [그림 14-12, 표 14-1]

눈근육 안근/ocular muscle 은 눈확 속의 뼈대근육이며 위눈꺼풀을 움직이는 **눈꺼풀올림근** 상안검거근/levator palpebrae superioris muscle 외에 안구를 움직이는 4개의 **곧은근(위곧은근** 상직근/superior rectus muscle, **아래곧은근** 하직근/inferior rectus muscle, **안쪽곧은근** 내측직근/medial rectus muscle, **가쪽곧은근** 외측직근/lateral rectus muscle)과 2개의 **빗근(위빗근** 상사근/superior oblique muscle, **아래빗근** 하사근/inferior oblique muscle)으로 이루어져 있다. 이들은 협동하여 안구의 위, 아래, 안쪽 및 가쪽당김운동과 안쪽 및 가쪽회전을 자유롭게 한다.

눈근육은 안구 속에서 수정체와 홍채를 움직이는 **속눈근육**(민무늬근육)과 구별하기 위해 **바깥눈근육**이라고 한다.

4) 안구의 지지장치 [그림 14-13]

안구 주위에는 안구를 지지하거나 안구운동을 보조하기 위한 결합조직이 발달되어 있다.

안구집 안구초/fascial sheath of eyeball (**테논주머니** Tenon's capsule)은 안구의 주요성분을 주머니 모양으로 감싸는 얇은 결합조직이며, 안구지방체 안에서 안구가 매끄럽게 움직일 수 있도록 돕는다.

안구걸이인대 안구제인대/suspensory ligament of eyeball 는 안구집의 아래부분이 두꺼워진 것이며, 안쪽 · 가쪽곧은근, 아래빗근, 아래곧은근의 근막 및 가쪽 · 안쪽곧은근제한인대와도 연결되어 안구를 아래쪽에서 지지하는 역할을 한다.

가쪽 · 안쪽곧은근제한인대 외측 · 내측직근건막/check ligament of lateral · medial rectus muscle 는 가쪽 · 안쪽곧은근의 근막에서 눈확벽으로 뻗어있는 삼각형의 근막판이며, 안구가 과도하게 움직이지 않도록 제한한다.

표 14-1. **눈근육(바깥눈근육)**

근육	이는곳	닿는곳	신경지배	작용
눈꺼풀올림근	눈확 위벽에서 시각신경관의 앞쪽	위눈꺼풀 앞쪽, 일부는 피부와 위결막구석으로	눈돌림신경[III] 위가지	위눈꺼풀을 올림
위곧은근	온힘줄고리 위부분	안구, 위쪽 앞부분의 공막	눈돌림신경[III] 위가지	안구를 올림 (부차적: 모음, 안쪽돌림)
아래곧은근	온힘줄고리 아래부분	안구, 아래쪽 앞부분의 공막	눈돌림신경[III] 아래가지	안구를 내림 (부차적: 모음, 가쪽돌림)
안쪽곧은근	온힘줄고리 안쪽부분	안구, 안쪽면 앞부분의 공막	눈돌림신경[III] 아래가지	안구를 모음
가쪽곧은근	온힘줄고리 가쪽부분	안구, 가쪽면 앞부분의 공막	갓돌림신경[VI]	안구를 벌림
위빗근	시각신경관의 위안쪽	도르래를 거쳐 안구의 위쪽에서 뒤가쪽부분	도르래신경[IV]	안구를 내림 (부차적: 벌림, 안쪽돌림)
아래빗근	눈확 안쪽벽의 앞아래부분 코눈물관의 가쪽	안구, 아래쪽의 뒤가쪽부분	눈돌림신경[III] 아래가지	안구를 올림 (부차적: 벌림, 안쪽돌림)

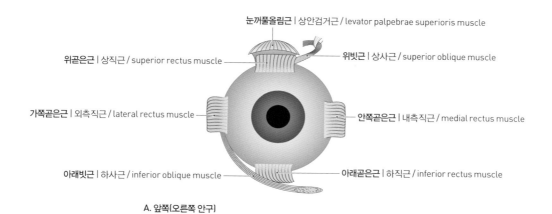

눈꺼풀올림근 | 상안검거근 / levator palpebrae superioris muscle

위곧은근 | 상직근 / superior rectus muscle

위빗근 | 상사근 / superior oblique muscle

가쪽곧은근 | 외측직근 / lateral rectus muscle

안쪽곧은근 | 내측직근 / medial rectus muscle

아래빗근 | 하사근 / inferior oblique muscle

아래곧은근 | 하직근 / inferior rectus muscle

A. 앞쪽(오른쪽 안구)

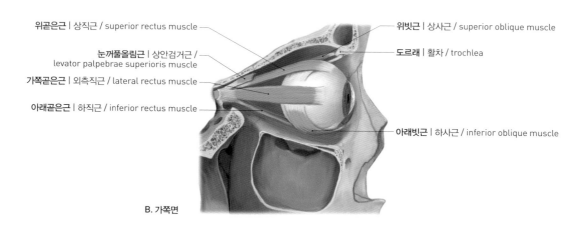

위곧은근 | 상직근 / superior rectus muscle

위빗근 | 상사근 / superior oblique muscle

눈꺼풀올림근 | 상안검거근 / levator palpebrae superioris muscle

도르래 | 활차 / trochlea

가쪽곧은근 | 외측직근 / lateral rectus muscle

아래곧은근 | 하직근 / inferior rectus muscle

아래빗근 | 하사근 / inferior oblique muscle

B. 가쪽면

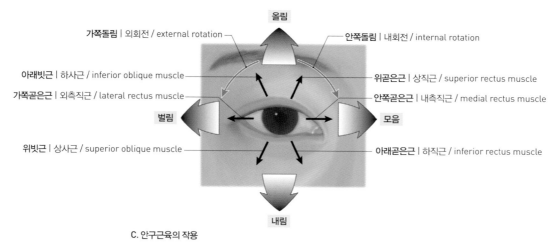

올림

가쪽돌림 | 외회전 / external rotation

안쪽돌림 | 내회전 / internal rotation

아래빗근 | 하사근 / inferior oblique muscle

위곧은근 | 상직근 / superior rectus muscle

가쪽곧은근 | 외측직근 / lateral rectus muscle

안쪽곧은근 | 내측직근 / medial rectus muscle

벌림

모음

위빗근 | 상사근 / superior oblique muscle

아래곧은근 | 하직근 / inferior rectus muscle

내림

C. 안구근육의 작용

그림 14-12. **바깥눈근육과 작용**

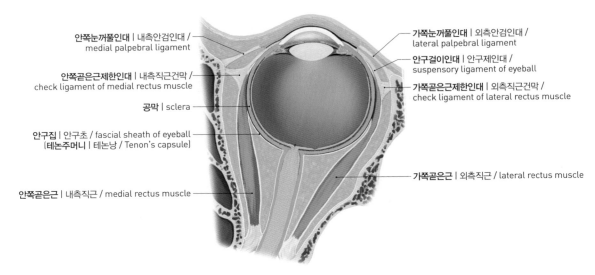

안쪽눈꺼풀인대 | 내측안검인대 /
medial palpebral ligament

안쪽곧은근제한인대 | 내측직근건막 /
check ligament of medial rectus muscle

공막 | sclera

안구집 | 안구초 / fascial sheath of eyeball
(테논주머니 | 테논낭 / Tenon's capsule)

안쪽곧은근 | 내측직근 / medial rectus muscle

가쪽눈꺼풀인대 | 외측안검인대 /
lateral palpebral ligament

안구걸이인대 | 안구제인대 /
suspensory ligament of eyeball

가쪽곧은근제한인대 | 외측직근건막 /
check ligament of lateral rectus muscle

가쪽곧은근 | 외측직근 / lateral rectus muscle

그림 14-13. **안구의 지지장치, 수평단면**

청각과 평형기관: 귀 [그림 14-14]

귀 ^{이/ear} 는 청각과 균형감각의 감각기관이며 바깥귀, 가운데귀, 속귀로 이루어져 있다. 1) 바깥귀는 외부와 연결되는 부분(귓바퀴, 바깥귀길), 2) 가운데귀는 관자뼈 속에서 공기를 포함하고 있는 부분(고실, 귀관), 3) 속귀는 관자뼈 속에서 체액을 포함하고 있는 미로 모양의 부분(달팽이, 안뜰, 반고리관)이며, 평형감각을 담당하는 기관이기 도 하다.

1. 바깥귀

바깥귀 ^{외이/external ear} 는 귓바퀴과 바깥귀길로 이루어져 있다. 바깥귀길의 속에는 고막이 있어서 바깥귀와 가운데귀의 경계를 이룬다. 바깥귀는 외부에서 들어온 음파를 고막으로 전달하는 역할을 한다.

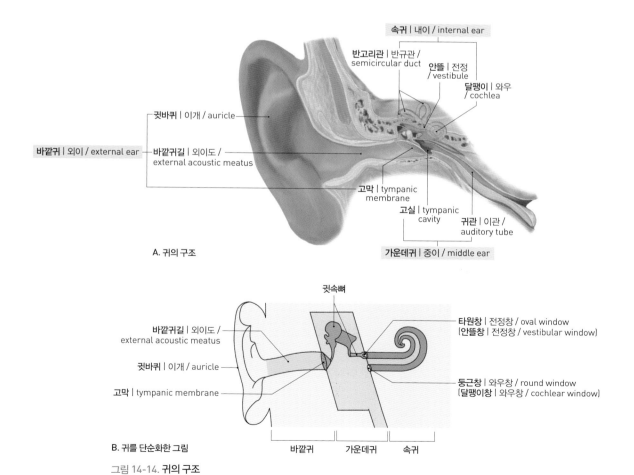

A. 귀의 구조

B. 귀를 단순화한 그림

그림 14-14. **귀의 구조**

1) 귓바퀴 [그림 14-15]

귓바퀴 이개/auricle 는 머리부위의 가쪽에서 튀어나와 있으며 소리를 모아주는 역할을 한다. **귓바퀴연골** 이개연골/auricular cartilage 을 피부가 덮고 있으며 여러 개의 융기와 함입부분으로 이루어져 있다.

귓바퀴의 뒤모서리는 **귀둘레** 이륜/helix 이며 크게 활 모양으로 튀어나와 있다. 귓바퀴의 아래모서리는 **귓불** 이수/lobule of auricle 이며 연골 이외의 물렁조직으로 이루어져 있다. 가운데의 함입부분은 **귀조가비** 이갑개/concha of auricle 이며 그 앞부분으로 열려있는 **바깥귓구멍** 외이공/external acoustic pore 은 바깥귀길의 입구 역할을 한다. 바깥귓구멍 바로 앞쪽에는 **귀구슬** 이주/tragus 이 튀어나와 있다. 귀조가비의 뒤모서리는 **맞둘레** 대륜/antihelix 이고 그 아래모서리는 **맞구슬** 대주/antitragus 이며 귀구슬과 마주보듯이 튀어나와 있다.

귓바퀴는 **앞·위·뒤귓바퀴근** 전·상·후이개근/auricularis anterior·superior·posterior muscle 에 의해 움직인다. 이들은 얼굴신경[VII]에 의해 지배된다.

2) 바깥귀길 [그림 14-14]

바깥귀길 외이도/external acoustic meatus 은 귀조가비의 깊은부분에서 고막까지 이어지는 길이 2~3 cm의 관이다. 벽의 가쪽 1/3에서는 연골로 이루어져 있는 귓바퀴연골에서 계속 이어지며, 안쪽 2/3는 뼈로 구성된 관자뼈로 이루어져 있다. 바깥귀길은 가볍게 S자 모양으로 구부러져 있다.

벽의 표면은 피부로 덮여 있다. 가쪽부분의 피부에는 털과 기름샘, 부분분비땀샘의 일종인 **귀지샘** 이도선/ceruminous gland 이 있으며 그 분비물과 바깥귀길 피부의 박리물질 등이 섞여 **귀지** 이구/cerumen 가 된다.

3) 고막 [그림 14-16]

고막 tympanic membrane 은 바깥귀길과 가운데귀를 분리하는 지름 1 cm 정도 되는 원형의 막이다. 바깥귀길에 대해 수직이 아니라 앞아래쪽으로 기울어져 있다. 고막의 바깥면은 피부로, 안쪽면은 점막으로 덮여 있으며 그 사이에 얇은 결합조직층이 끼여 있다.

고막 주변은 **섬유연골둘레** 섬유연골륜/fibrocartilaginous ring 로 둘러싸여 있으며 고막을 관자뼈에 부착시킨다. 고막의 위쪽에 있는 **이완부분** 이완부/pars flaccida 은 고막이 얇고 느슨해져 있으며, 아래쪽에 있는 **긴장부분** 긴장부/pars tensa 은 고막이 두껍고 긴장되어 있다.

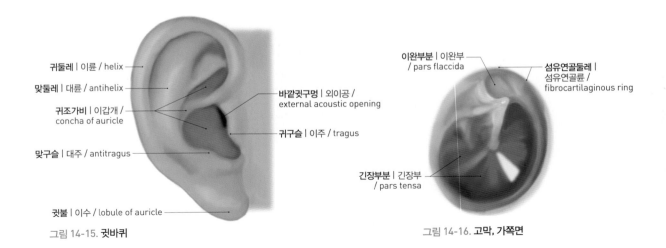

귀둘레 | 이륜 / helix
맞둘레 | 대륜 / antihelix
귀조가비 | 이갑개 / concha of auricle
맞구슬 | 대주 / antitragus
바깥귓구멍 | 외이공 / external acoustic opening
귀구슬 | 이주 / tragus
귓불 | 이수 / lobule of auricle

그림 14-15. **귓바퀴**

이완부분 | 이완부 / pars flaccida
섬유연골둘레 | 섬유연골륜 / fibrocartilaginous ring
긴장부분 | 긴장부 / pars tensa

그림 14-16. **고막, 가쪽면**

2. 가운데귀

가운데귀 중이/middle ear 는 공기로 채워져 있는 관자뼈 속의 빈 공간이다. 고막 안에 있는 **고실** tympanic cavity 을 중심으로 인두로 이어져 있는 **귀관** 이관/auditory tube, 고실에서 뒤쪽으로 뻗어 나와 있는 꼭지방과 꼭지벌 집이 있다. 고실 안에는 **귓속뼈** 이소골/auditory ossicle 가 있어서 고막의 진동을 속귀로 전달한다.

1) 고실[그림 14-17]

고실은 관자뼈 바위부분 속에 있는 작은 공간이며 공기로 채워져 있다. 고막보다 위쪽으로 뻗어 나와 있는 부분은 **고실위오목** 고실상함요/epitympanic recess 이라고 한다. 고실은 위아래, 앞뒤, 안쪽과 바깥쪽의 6개 방향의 벽으로 구분된다.

2) 귀관[그림 14-17A]

귀관은 고실과 인두를 연결하는 관이다. 고실 앞벽 에서 앞아래안쪽으로 뻗어나가며 코인두부위의 귀관 인두구멍으로 열려있다. 길이는 3.5 cm 정도이며 가운데 귀쪽 1/3의 벽은 뼈로, 인두쪽 2/3는 연골로 이루어져 있다.

연골부분 연골부/cartilaginous part 은 평소에는 닫혀 있 지만 외부의 기압이 급격하게 변화해서 고실과 외부 사이에 압력의 차이가 발생하면 귀관이 열려서 고실 속의 기압을 조절한다.

3) 귓속뼈[그림 14-18]

귓속뼈는 고실에 있는 3개의 작은 뼈이며 서로 관절로 연결되어 있다. 고막에서 고실 안쪽벽의 타원창까지 연결되어 있어서 고막의 진동을 효율적으로 속귀까지 전달하는 역할을 한다. 고막쪽에서부터 차례로 **망치뼈** 추골/malleus, **모루뼈** 침골/incus, **등자뼈** 등골/stapes 가 귓속 뼈를 구성하고 있다.

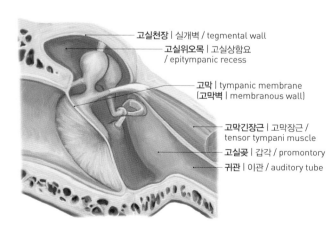

고실천장 | 실개벽 / tegmental wall
고실위오목 | 고실상함요 / epitympanic recess
고막 | tympanic membrane [고막벽 | membranous wall]
고막긴장근 | 고막장근 / tensor tympani muscle
고실곶 | 갑각 / promontory
귀관 | 이관 / auditory tube

A. 앞쪽에서

그림 14-17. 고실의 해부

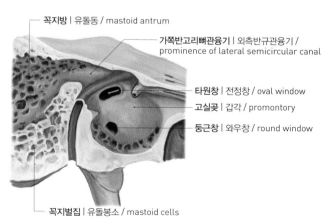

꼭지방 | 유돌동 / mastoid antrum
가쪽반고리뼈관융기 | 외측반규관융기 / prominence of lateral semicircular canal
타원창 | 전정창 / oval window
고실곶 | 갑각 / promontory
둥근창 | 와우창 / round window
꼭지벌집 | 유돌봉소 / mastoid cells

B. 가쪽에서 본 안쪽벽[미로벽]

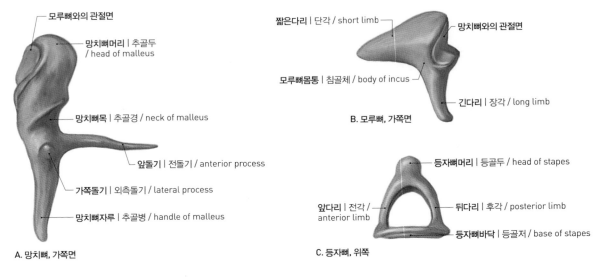

A. 망치뼈, 가쪽면

B. 모루뼈, 가쪽면

C. 등자뼈, 위쪽

D. 귓속뼈의 연결과 근육, 위안쪽면

그림 14-18. **귓속뼈**

3. 속귀 (그림 14-19)

속귀 내이/internal ear 는 관자뼈바위부분 안에서 형성된 복잡한 모양의 기관이다.

속귀는 2개의 미로로 구성되어 있다. **뼈미로** 골미로/bony labyrinth 는 뼈로 이루어진 공간이며, **막미로** membranous labyrinth 는 거의 동일한 모양의 막으로 구성된 주머니이다. 뼈미로 속의 공간은 막미로에 의해 2개로 나뉘며 성분이 다른 액체로 채워져 있다. 뼈미로와 막미로 사이에는 **바깥림프** perilymph 가 차 있고, 막미로 속에는 **속림프** endolymph 가 차 있다. 속귀의 감각세포는 막미로의 벽에 위치해 있으며 속림프로 향한다.

속귀는 총 3개의 부위로 이루어져 있다. 앞쪽부터 달팽이는 소리를 감지하고, 안뜰(직선가속도 감지)과 반고리뼈관(회전가속도 감지)은 평형감각을 담당한다.

1) 달팽이 (그림 14-19B~D)

달팽이 와우/cochlea 는 속귀의 앞아래쪽에 있는 원뿔 모양의 기관이며, 마치 달팽이 껍질과 비슷하여 이렇게 부른다. 달팽이는 두 바퀴 반 정도 나선처럼 돌아 있어, 그 속을 **달팽이나선관** 와우나선관/spiral canal of cochlea 이라고 한다. **달팽이바닥** 와우저/base of cochlea 은 고실의 안쪽면을 향하여 고실에 불룩한 융기를 이루고 고실곶을 형성하며, 꼭대기는 앞가쪽을 향한다. 달팽이는 뼈로

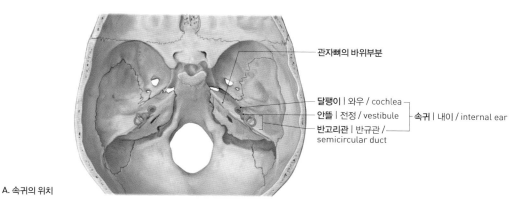

A. 속귀의 위치

관자뼈의 바위부분

달팽이 | 와우 / cochlea
안뜰 | 전정 / vestibule
반고리관 | 반규관 / semicircular duct
속귀 | 내이 / internal ear

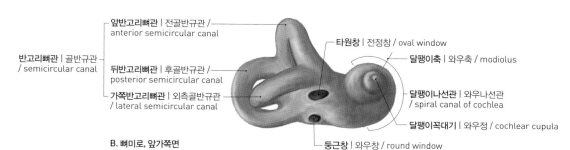

B. 뼈미로, 앞가쪽면

앞반고리뼈관 | 전골반규관 / anterior semicircular canal

반고리뼈관 | 골반규관 / semicircular canal

뒤반고리뼈관 | 후골반규관 / posterior semicircular canal

가쪽반고리뼈관 | 외측골반규관 / lateral semicircular canal

타원창 | 전정창 / oval window

달팽이축 | 와우축 / modiolus

달팽이나선관 | 와우나선관 / spiral canal of cochlea

달팽이꼭대기 | 와우정 / cochlear cupula

둥근창 | 와우창 / round window

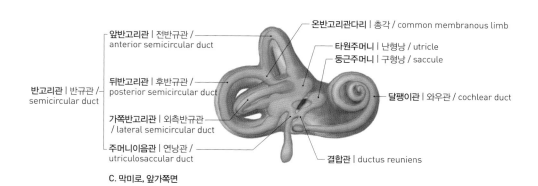

C. 막미로, 앞가쪽면

앞반고리관 | 전반규관 / anterior semicircular duct

반고리관 | 반규관 / semicircular duct

뒤반고리관 | 후반규관 / posterior semicircular duct

가쪽반고리관 | 외측반규관 / lateral semicircular duct

주머니이음관 | 연낭관 / utriculosaccular duct

온반고리관다리 | 총각 / common membranous limb

타원주머니 | 난형낭 / utricle
둥근주머니 | 구형낭 / saccule

달팽이관 | 와우관 / cochlear duct

결합관 | ductus reuniens

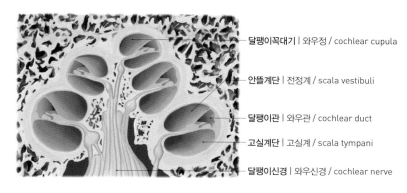

D. 달팽이

달팽이꼭대기 | 와우정 / cochlear cupula

안뜰계단 | 전정계 / scala vestibuli

달팽이관 | 와우관 / cochlear duct

고실계단 | 고실계 / scala tympani

달팽이신경 | 와우신경 / cochlear nerve

그림 14-19. **속귀**(다음 페이지에 계속됨)

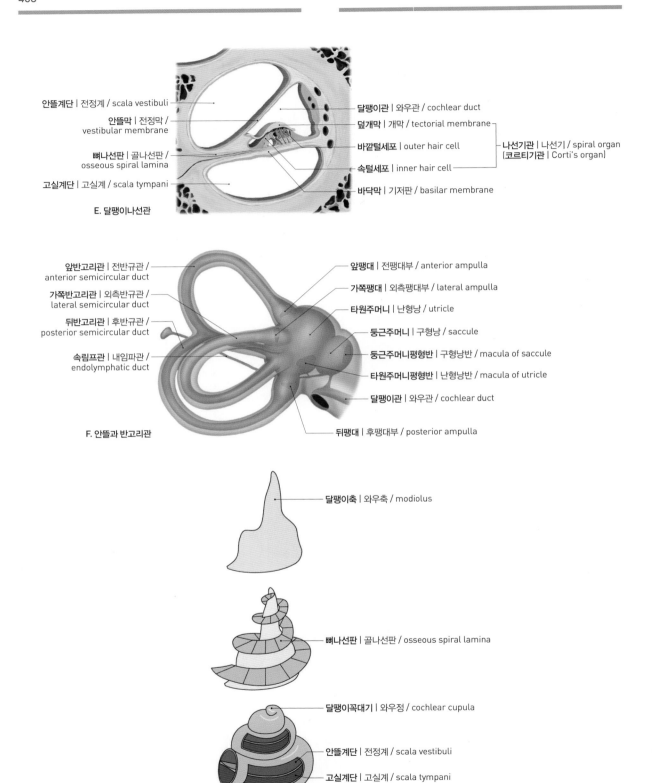

안뜰계단 | 전정계 / scala vestibuli

안뜰막 | 전정막 /
vestibular membrane

뼈나선판 | 골나선판 /
osseous spiral lamina

고실계단 | 고실계 / scala tympani

E. 달팽이나선관

달팽이관 | 와우관 / cochlear duct

덮개막 | 개막 / tectorial membrane

바깥털세포 | outer hair cell

속털세포 | inner hair cell

바닥막 | 기저판 / basilar membrane

나선기관 | 나선기 / spiral organ
(**코르티기관** | Corti's organ)

앞반고리관 | 전반규관 /
anterior semicircular duct

가쪽반고리관 | 외측반규관 /
lateral semicircular duct

뒤반고리관 | 후반규관 /
posterior semicircular duct

속림프관 | 내임파관 /
endolymphatic duct

F. 안뜰과 반고리관

앞팽대 | 전팽대부 / anterior ampulla

가쪽팽대 | 외측팽대부 / lateral ampulla

타원주머니 | 난형낭 / utricle

둥근주머니 | 구형낭 / saccule

둥근주머니평형반 | 구형낭반 / macula of saccule

타원주머니평형반 | 난형낭반 / macula of utricle

달팽이관 | 와우관 / cochlear duct

뒤팽대 | 후팽대부 / posterior ampulla

달팽이축 | 와우축 / modiolus

뼈나선판 | 골나선판 / osseous spiral lamina

달팽이꼭대기 | 와우정 / cochlear cupula

안뜰계단 | 전정계 / scala vestibuli

고실계단 | 고실계 / scala tympani

G. 달팽이의 구조

그림 14-19. **속귀**(앞 페이지에서 이어짐)

된 중심부분을 갖는데 이것을 **달팽이축** 와우축/modiolus 이라고 하며, 이곳에 달팽이신경과 신경절이 있다.

이 축에서 나사의 테두리 같이 뼈로된 선반이 돌아가는데 이것을 **뼈나선판** 골나선판/osseous spiral lamina 이라고 한다.

달팽이의 뼈관 속의 구조를 달팽이미로라고 하며, 뼈나선판과 **달팽이관** 와우관/cochlear duct 의 **안뜰막** 전정막/vestibular membrane 과 **바닥막** 기저판/basilar membrane 에 의해 세 개의 구획으로 나뉜다. 중간의 달팽이관은 위쪽에 위치한 **안뜰계단** 전정계/scala vestibuli 은 안뜰막에 의해 분리되고, 아래쪽에 있는 **고실계단** 고실계/scala tympani 은 뼈나선판 끝부분에 붙어 있는 바닥막에 의해 분리된다.

달팽이관 속에 청각수용기관인 **나선기관** spiral organ (**코르티기관** Corti's organ)이 있다.

2) 안뜰 (그림 14-19C, F)

안뜰 전정/vestibule 은 속귀의 중앙부분에서 타원주머니와 둥근주머니라고 하는 2개의 막미로주머니를 포함하고 있다. 안뜰의 가쪽벽은 고실로 향해 있으며 **타원창** 전정창/oval window 이라고 하는 작은 구멍이 등자뼈바닥에 의해 막혀 있다. 안뜰의 안쪽벽은 속귀길 바닥에 맞닿아 있으며 신경을 통과하는 여러 개의 작은 구멍에 의해 연결되어 있다.

안뜰 안에서 **둥근주머니** 구형낭/saccule 는 앞아래쪽에 있으며 결합관에 의해 달팽이관으로 연결되어 있다. **타원주머니** 난형낭/utricle 는 뒤쪽에 있으며 3개의 반고리관 양쪽 다리로 연결되어 있다.

둥근주머니와 타원주머니의 벽의 일부에는 감각수용

기관이 있다. **둥근주머니평형반** 구형낭반/macula of saccule 은 거의 수직면 안에 위치해 있으며 수직 방향의 가속도를 감지하고, **타원주머니평형반** 난형낭반/macula of utricle 은 거의 수평면 안에 위치해 있으며 수평 방향의 가속도를 감지한다.

3) 반고리뼈관과 반고리관 (그림 14-19B, C, F)

반고리뼈관은 속귀 뒤부분에 위치해 있는 3개의 C자 모양의 관이며 양쪽 다리가 타원주머니로 연결되어 있다. **반고리뼈관** 골반규관/semicircular canal 속에 있는 같은 모양의 **반고리관** 반규관/semicircular duct 은 완전하게 수용되어 있다. 앞·뒤·가쪽반고리관 3개가 있다. **앞반고리관** 전반규관/anterior semicircular duct 은 수직면 안에서 바위부분의 축과 직각으로, **뒤반고리관** 후반규관/posterior semicircular duct 은 수직면 안에서 바위부분의 축과 평행하게, **가쪽반고리관** 외측반규관/lateral semicircular duct 은 수평면 안에 위치하고 있으며 그 면은 서로 직각을 이루고 있다.

각 반고리관의 양쪽 끝부분에 있는 다리의 한쪽에는 **팽대** 팽대부/ampulla 가 있으며 그곳에 감각수용기인 **팽대능선** 팽대부능/ampullary crest 이 있다. 앞반고리관과 뒤반고리관의 팽대가 없는 쪽의 다리는 합체되어 **온반고리관다리** 총각/common membranous limb 가 되고 둥근주머니로 연결된다.

앞반고리관 속의 앞림프는 회전가속도가 가해지면 흐름이 생성되어 팽대능선의 감각세포를 자극한다. 3개의 반고리관이 3차원적으로 교차하기 때문에 여러 방향의 회전가속도를 감지할 수 있게 된다.

미각, 후각기관

미각은 수용성물질을 감지하고, 후각은 휘발성물질을 감지하는 화학수용감각이다.

1. 미각

미각을 수용하는 미각세포는 꽃봉오리처럼 모여 있기 때문에 **맛봉오리** 미뢰/taste bud 라고 부른다. 맛봉오리는 보통 **혀유두** 설유두/lingual papilla (혀 표면에 오돌토돌하게 나있는 것)의 꼭대기에 있으며, 혀의 안쪽에서는 혀유두의 바닥부위에 모여서 존재한다. 혀의 유두는 **성곽유두** 유곽유두/vallate papilla, **버섯유두** 심상유두/fungiform papilla, **실유두** 사상유두/filiform papilla, **잎새유두** 엽상유두/foliate papilla 가 있다(그림 14-20). 미각세포에서 나온 정보는 혀의 앞 2/3는 얼굴신경의 가지인 **고실끈신경** 고삭신경/chorda tympani nerve 을 통해 전달되고, 뒤쪽 1/3은 **혀인두신경** 설인신경/glossopharyngeal nerve 을 통해 중추로 전달된다. 또한 아픔, 접촉, 온도 등의 일반감각의 경우는 혀의 앞 2/3는 삼차신경에서 갈라진 아래턱신경의 가지인 **혀신경** 설신경/lingual nerve, 혀의 뒤 1/3은 **혀인두신경** 설인신경/glossopharyngeal nerve 에 의해서 지배를 받는다(그림 14-21).

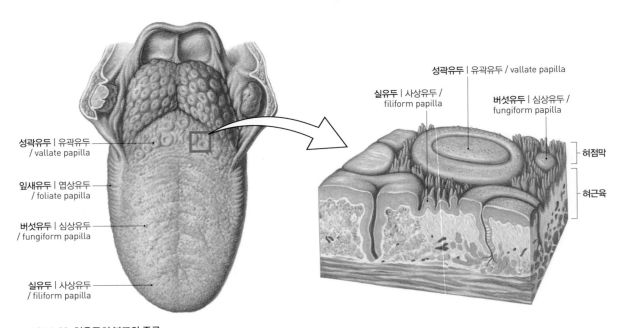

성곽유두 | 유곽유두 / vallate papilla

실유두 | 사상유두 / filiform papilla

버섯유두 | 심상유두 / fungiform papilla

성곽유두 | 유곽유두 / vallate papilla

잎새유두 | 엽상유두 / foliate papilla

버섯유두 | 심상유두 / fungiform papilla

실유두 | 사상유두 / filiform papilla

혀점막

혀근육

그림 14-20. **혀유두의 분포와 종류**

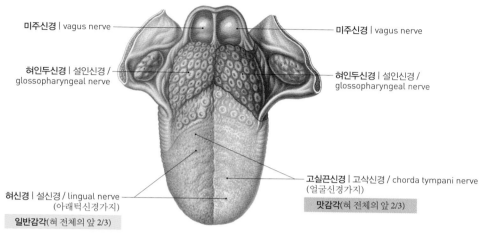

그림 14-21. **혀의 일반감각신경과 맛감각신경의 분포**

맛은 **짠맛** salty, **단맛** sweet, **신맛** sour, **쓴맛** bitter, **감칠맛** umami 의 기본적인 맛이 혼합되어 발생한다. 미각의 존재 의의는 먹어도 좋은 것인지 아닌지를 판별하는 것이며, 맛있는 음식은 식욕을 증진시켜서 소화와 흡수를 촉진하는 효과가 있다.

2. 후각

후각은 코안의 내면을 덮고 있는 코점막의 천장부분(후각상피)에 산재해 있는 약 2,000만 개의 후각세포를 통해 수용되고(그림 14-22) 후각신경에서 **후각망울** 후구/olfactory bulb 을 거쳐 대뇌겉질로 정보가 전달된다

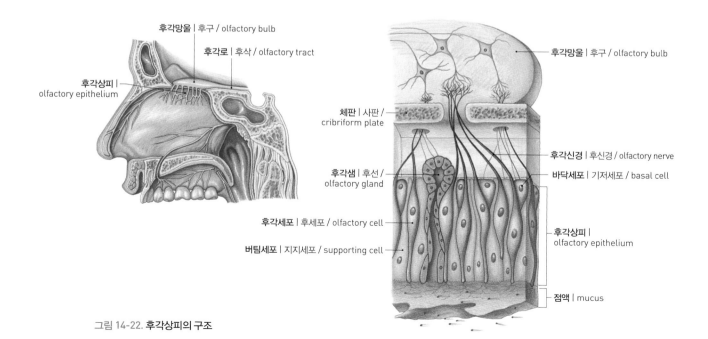

그림 14-22. **후각상피의 구조**

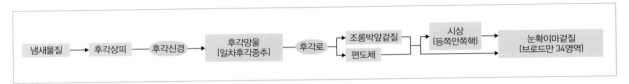

그림 14-23. **후각의 전달경로**

(그림 14-23). 냄새는 8종류(겨드랑땀냄새, 정액냄새, 생선냄새, 맥아냄새, 소변냄새, 사향냄새, 박하냄새, 장뇌냄새)의 기본 냄새가 혼합되어 만들어지는 것으로 알려져 있다. 냄새 감각은 농도에 따라서도 크게 변한다. 예를 들어 쟈스민 향기는 저농도일 때는 호감이 가는 냄새이지만 농도가 높아지면 대변냄새가 된다.

후각은 주로 대뇌겉질 둘레엽으로 입력되기 때문에 정동 affection 이나 **본능행동** instinctive behavior 에 주는 영향이 매우 크다. 음식물에서 나는 냄새는 식욕을 증진시키고, 좋지 않은 냄새는 불쾌한 감정을 일으킨다. 또한 향수는 성적으로 이성을 끌어당기는 효과를 발휘한다. 마음을 안정시키기 위해 예전부터 향을 이용해 왔으며 현대에는 아로마테라피 등이 보편화되어 있다.

국문 찾아보기

영문 찾아보기